多 发 性 硬 化
MULTIPLE SCLEROSIS

主 编 刘广志

主 审 许贤豪

北京大学医学出版社

DUOFAXING YINGHUA

图书在版编目（CIP）数据

多发性硬化/刘广志主编 . —北京：北京大学医学出版社，
2012.9

ISBN 978-7-5659-0440-0

Ⅰ.①多⋯ Ⅱ.①刘⋯ Ⅲ.①多发性硬化症—诊疗
Ⅳ.①R744.5

中国版本图书馆 CIP 数据核字（2012）第 195927 号

多发性硬化

主　　编：刘广志

出版发行：北京大学医学出版社（电话：010-82802230）

地　　址：(100191) 北京市海淀区学院路 38 号 北京大学医学部院内

网　　址：http：//www. pumpress. com. cn

E - mail：booksale@bjmu. edu. cn

印　　刷：北京佳信达欣艺术印刷有限公司

经　　销：新华书店

责任编辑：陈 奋　　**责任校对**：金彤文　　**责任印制**：张京生

开　　本：889mm×1194mm 1/16　　**印张**：17　　**字数**：488 千字

版　　次：2012 年 10 月第 1 版　2012 年 10 月第 1 次印刷

书　　号：ISBN 978-7-5659-0440-0

定　　价：88.00 元

本书由
北京大学医学科学出版基金
资助出版

编者（以姓氏拼音为序）

程　琦（上海交通大学瑞金医院神经病学研究所）

段云云（首都医科大学北京宣武医院放射科）

樊永平（首都医科大学北京天坛医院中医科）

方丽波（首都医科大学北京复兴医院神经内科）

高　晶（北京协和医院神经内科）

高旭光（北京大学人民医院神经内科）

郭玉璞（北京协和医院神经内科）

何　洋（北京大学人民医院神经内科）

黄　靖（首都医科大学北京宣武医院放射科）

姜国鑫（上海交通大学瑞金医院神经病学研究所）

矫毓娟（卫生部中日友好医院神经内科）

李坤成（首都医科大学北京宣武医院放射科）

刘广志（北京大学人民医院神经内科）

刘亚欧（首都医科大学北京宣武医院放射科）

孙　莉（北京大学人民医院神经内科）

王　飞（首都医科大学北京宣武医院放射科）

肖保国（复旦大学神经病学研究所）

谢琰臣（首都医科大学北京友谊医院神经内科）

杨亭亭（北京大学人民医院神经内科）

叶　静（首都医科大学北京宣武医院神经内科）

殷　剑（卫生部北京医院神经内科）

张　华（卫生部北京医院神经内科）

张伟赫（卫生部中日友好医院神经内科）

张星虎（首都医科大学北京天坛医院神经内科）

前　言

"工欲善其事，必先利其器"，这是我在上研究生期间，老师们最常教诲的名言之一。毕业后，随着临床经验的积累，我越发体会到这句话所蕴含的哲理。作为一名临床工作者，如果对于病人所患的疾病缺乏全面、深刻的认识，往往很难收获满意的治疗效果。正是出于这种想法，我萌生了编写一部关于多发性硬化的专著的念头。

本书共分 16 章，以临床实用为宗旨，全面、系统地介绍了中枢神经系统脱髓鞘疾病，尤其是多发性硬化的基本理论和近期的研究进展。内容包括流行病学、遗传学、病因及发病机制、临床表现、诊断以及治疗，涵盖了对新的诊断方法和神经影像学在诊断中所起作用的讨论。有关章节涉及了循证治疗的流程，并综述了治疗方面的最新临床试验结果。

按照国家继续教育和医学院校对医学生、研究生和临床医师的要求，我和其他各个医院的同仁们，经过仔细考虑后撰写了该书。本书可供神经科、精神科、内科、儿科、放射科医师在医疗、教学、科研中更新知识、提高诊疗水平时阅读参考，也可以作为医学生的参考书籍。著名的神经免疫学专家许贤豪教授在百忙之中对全文进行了详细的审阅与修改，在此深表感谢。

本书的出版得到北京大学医学出版社的大力支持与帮助，对此深表谢意。当然，由于我们的水平有限，加之编写时间偏紧，书中存在一些不足和错误，我们诚挚地希望广大读者提出批评和指正，以便再版时加以更正，谨此一并致谢。

刘广志

2012 年 4 月 9 日

目　录

第 1 章

髓鞘结构和脱髓鞘的相关改变

第一节 引 言

白质作为中枢神经系统（central nervous system，CNS）的主要成分之一，由大量髓鞘包绕的轴索组成，于甲醛保存条件下因肉眼观察呈白色而得名。CNS 的另一主要成分——灰质内含有大量神经元胞体及其树突，髓鞘成分则相对缺乏。CNS 白质内通常也含有胶质细胞，主要包括星形胶质细胞和少突胶质细胞（oligodendrocyte，OLG）两类。现认为胶质细胞具有多种功能，包括参与神经元发育及其营养的支持、稳定细胞外离子和神经递质环境、引导神经元发育过程中神经元的迁徙以及调节 CNS 的组织修复和再生，尤其是 OLG，可形成髓鞘包被轴索。髓鞘作为 CNS 的白质成分，同时也是周围神经系统（peripheral nervous system，PNS）的重要组分，主要发挥维持 CNS 和 PNS 内神经纤维正常功能的作用。

CNS 有髓纤维的结构与 PNS 有髓纤维有很大的相似性，亦是以轴索为中轴，外围节段性覆盖髓鞘，且髓鞘亦呈螺旋状的板层结构。但 CNS 有髓纤维较 PNS 又有明显的差别：①CNS 有髓纤维的髓鞘成自OLG；②每个 OLG 伸出若干个突起在邻近的数条轴索上分别形成髓鞘，呈一对多的关系，而施万（Schwann）细胞呈一对一关系；③OLG 胞体本身并不包绕在髓鞘的表面，而是借细长而稍折的胞突将胞体及其生成的髓鞘联系在一起；④CNS 有髓纤维髓鞘上 Schmidt - Lanterman 切迹较少；⑤CNS 有髓纤维的郎飞结处的轴索表面不仅无髓鞘覆盖，亦无 OLG 的其他结构与基膜覆盖，故有“裸区”之称，其上仅有星形胶质细胞胞突包绕。该胞突与轴膜之间隔有宽约 20nm 的细胞外间隙。除形态结构方面的诸多差别之外，CNS 髓鞘生化方面也有不同于 PNS 之处，如 PNS 髓鞘中糖蛋白高于 CNS 髓鞘，PNS 髓鞘兼有 P_1和 P_2蛋白，而 CNS 髓鞘仅含 P_1而无 P_2蛋白。

第二节 髓鞘的形态学和胶质细胞

一、髓鞘的形态学

对髓鞘结构的分析始于 20 世纪 30 年代，髓鞘作为呈螺旋状紧绕于轴索周围的膜结构，含有大量脂溶性的脂质成分。在未经处理的石蜡切片中，镜下可见脑内多数髓鞘溶解消失，经染色后原髓鞘所在区显示大量的圆形空泡，其中部分空泡中心见及圆形小点，代表轴索的横断面。倘若事先采用固定的方法则可使髓鞘不被溶解而可见及其存在，如锇酸法可将髓鞘染为黑色，在低倍镜下观察白质时呈黑色，在高倍镜下则可见到每条神经纤维周围环绕的、排列整齐的小环形髓鞘。

随着偏振光显微镜和 X 光衍射等技术的发展，渐已发现髓鞘呈螺旋状的板层结构，电子显微镜（简称电镜）下的研究则进一步证实了髓鞘的多薄层结构。现已证实髓鞘是由蛋白-脂质-蛋白-脂质-蛋白层交替组成的紧密质膜（图 1 - 1），厚度为 160～180Å。在电镜下观察，锇酸固定染色的髓鞘显示为一系列由未染色区交替分隔的暗线和次暗线，这些暗线呈螺旋状包绕于髓鞘周围（图 1 - 1）。在电镜下所见的暗线

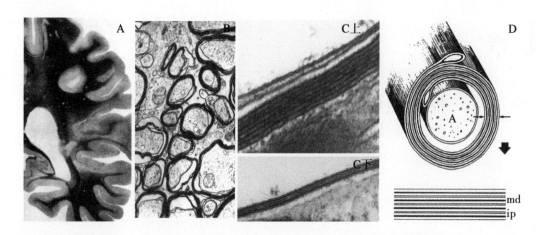

图 1-1　光镜和电镜下的白质和髓鞘，锇酸法光镜下可见到黑染的髓鞘（A），电镜下白质结构（B），经 X 线衍射和电子显微镜下（C 上）显示包括主致密线和周期内线在内的髓鞘五层结构，高倍镜下的两层髓鞘薄层（C 下）显示髓鞘的周期性。D 图示电镜下髓鞘包绕轴索（A），同时显示了主致密线（md）和周期内线（ip）。（摘自 van der Knaap MS, Valk J. Magnetic resonance of myelination and myelin disorders [M] . 3rd ed. Spirnger, 2005. ）

代表蛋白层，未染色区则代表脂质，蛋白层的不均匀染色是由于髓鞘自质膜形成的方式所致。由于髓鞘螺旋的每一板层均由两层细胞膜组成，每层膜的内、外表面均有一层相应的内、外蛋白质分子层，因此，暗线〔即主致密线（major dense lines，md）〕系同一板层细胞膜融合的内在蛋白分子层构成，而次暗线〔即周期内线（intraperiod lines，ip）〕则由相邻板层细胞膜紧密贴近的外在蛋白分子层形成，有趣的是高倍电镜下发现周期内线亦具有双层特征（图 1-1）。

质膜主要由脂类和蛋白构成，亦含少量的糖类物质。脂类主要包括磷脂、糖脂和胆固醇三类，共同特点是其存在具有脂溶性的疏水基团和水溶性的亲水基团，分别对应非极性的尾部和极性的头部。在水环境中，该特性使其聚集成微粒或双分子层结构。在微粒内两性分子中的亲水基团与水分子直接接触，疏水基团则居中不和水分子接触，微粒具有相当的热动力学稳定性，同时亦是能够提供最低能量的结构；双分子层则作为质膜的基本结构，同样能够满足两性分子在水环境中的热动力学要求，其中的疏水基团被夹在中间而脱离与水环境的接触，该双分子层结构是脂质作为两性分子的固有特征，其形成是一个自我聚集的过程。髓鞘的双分子层含有大量的脂质成分，主要为超长链饱和脂肪酸，该脂肪酸构成了紧密而稳定的膜结构，其内亦存在两性蛋白并与膜接触。这些蛋白作为膜结构的必需成分，其亲水部分突出于膜的外表面，而疏水部分则贯穿于膜内部的疏水核团；另一些外周的蛋白，并不直接与双层膜中的脂质接触，而是结合于特定整合蛋白的亲水部分上。脂质结构具有内外不对称性特征，与之相应的是整合蛋白和外周蛋白也不对称地分布于双层膜两侧，而且膜内外的蛋白成分各不相同。

髓鞘并非连续包绕整个轴索，而是呈节段性覆盖，即由未包被轴索的区域——郎飞结所分隔，髓鞘层在邻近郎飞结时中断，该区域被称为结旁区，每个髓鞘段因位于两结之间而称为结间段（internode）。在电镜下观察结旁区的纵向切片，显示主致密线展开并形成环从其上方回绕，从而将其胞质包绕（图 1-2），在结旁区郎飞结的远端，最内层的髓鞘首先中断；之后螺旋层依次形成并依次覆盖其下的内层髓鞘，导致最外层髓鞘覆盖于其他的髓鞘层上，并于距郎飞结最近处中断，而且距郎飞结越近，髓鞘越薄。不同轴索周围包绕的髓鞘层差别很大，通常轴索直径与髓鞘层层厚成正比。此外，结间段的长度也与轴索的直径大小有关，即神经纤维直径越大，其结间段越长。

二、少突胶质细胞和星形胶质细胞

(一) 少突胶质细胞

OLG 是 CNS 白质中的主要胶质细胞，其胞体较小，呈球形或多角形。突起细小而少，常呈串珠状，其中常见胶质粒，突起的分支亦少。电镜下，OLG 的胞质呈中等密度，量较少，围绕胞核呈窄平缘状。胞质内粗面内质网丰富，呈环状围于胞核外，并有较多的游离核蛋白体。Golgi复合体发达，线粒体较多且有许多微管，但细丝和糖原颗粒甚少；胞核内染色质聚集成团。OLG 多位于由髓鞘包绕的轴索之间，作为髓鞘形成细胞发挥着关键的作用。CNS髓鞘膜起源于 OLG 胞膜，亦作为 OLG 的细胞膜。OLG 胞体本身并不包绕于髓鞘表面，而是借细长的胞突将胞体与其生成的髓鞘联系在一起。在这些胞突中，除了外侧环之外均不含胞质，其所剩细胞膜相互紧密贴近而形成一个致密结构。

尽管髓鞘是 OLG 胞膜的延伸，但髓鞘和 OLG 胞膜在化学成分上有显著的差别，OLG 胞膜须经过修饰和分化等步骤方能最终形成髓鞘。在同一根轴索上，相邻的髓鞘节段分属不同的 OLG 支配，反之，一个 OLG 也为多个不同轴索的节间段产生髓鞘，甚至可多达 40 根神经纤维。该特征解释了何以在疾病状态下和修复过程中，少数 OLG 受损即可引起广泛的脱髓鞘病变。

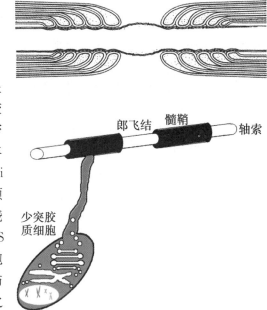

图 1-2　郎飞结和少突胶质细胞，轴索在两个髓鞘节段之间裸露在外，外层髓鞘层依次包被内层髓鞘层并在郎飞结的连接处覆盖于内层髓鞘外。(摘自 van der Knaap MS, Valk J. Magnetic resonance of myelination and myelin disorders [M]. 3ʳᵈ ed. Spirnger, 2005.)

(二) 星形胶质细胞

通过对大鼠视神经的观察，Raff 等将星形胶质细胞据其形态学特征分为两类，Ⅰ型星形胶质细胞呈类"成纤维细胞"状，分布于灰质和白质；Ⅱ型星形胶质细胞则呈类"神经元"状，仅见于白质。对于星形胶质细胞的功能，以往认为其主要具有骨架作用以及构架其他 CNS 成分的功能。近来，人们对该细胞在维持组织结构和功能完整性方面所发挥的作用有了更多的认识。现已普遍认为星形胶质细胞主要具有以下功能：①参与 CNS 的修复过程，当损伤持久存在时，星形胶质细胞会增殖并在其胞内积累糖原和神经丝，形成胶质增生状态并遗留胶质瘢痕；在某些状态下星形胶质细胞亦可合成一些生长因子和吞噬残片，参与髓鞘修复的过程。②参与血脑屏障、脑脊液-脑屏障的构成，其细胞终足作为上述屏障的组分，分布于血管周围和软脑膜下区域，但与内皮细胞的紧密连接不同，星形胶质细胞与内皮细胞之间隔以基底膜，并未直接构成屏障，故而在血脑屏障中的确切作用尚未肯定。③参与血脑屏障、脑脊液-脑屏障的物质转运，血管周围的星形胶质细胞终足含有多种转运蛋白，可以转运一元羧酸（monocarboxylates）、葡萄糖、谷氨酸和水分子。有趣的是，水通道蛋白-4（aquaporin-4，AQP4）作为脑内的水通道蛋白之一，被发现位于星形胶质细胞的终足上，近来的研究证实针对 AQP4 的抗体与视神经脊髓炎（neuromyelitis opitica，NMO）密切相关，现已将该抗体作为 NMO 的特异性检查指标用于临床诊断。④参与神经冲动的传导，已发现星形胶质细胞和轴索在郎飞结存在密切的接触，在郎飞结区及其结旁段周围的星形胶质细胞富含钠通道，表明星形胶质细胞在该区域的功能特性。⑤其他功能，神经递质谷氨酸和 γ-氨基丁酸（gamma aminobutyric acid，GABA）的合成可源自谷氨酰胺和 α-酮酸，与此相关的谷氨酰胺合成酶和丙酮酸羧化酶表达于星形胶质细胞；突触旁区的星形胶质细胞突起可从突触内摄取谷氨酸，并将其转化成谷氨酰胺前体，提示星形胶质细胞在神经递质的合成和再循环、保护神经元免受兴奋毒性等过程中的重要作用。

如前所述，星形胶质细胞通过局部分泌不同的生长因子促进 OLG 与轴索的黏附、刺激髓鞘的形成并参与髓鞘的沉积（deposition）过程，如血小板衍生生长因子（platelet-derived growth factor，PDGF）源于星形胶质细胞和神经元，能刺激 OLG 祖细胞的增殖、迁移和分化；白细胞介素（interleukin，IL）-11 作为星形胶质细胞的源性因子，可促进 OLG 的存活、成熟以及髓鞘形成；星形胶质细胞亦释放碱性成纤维细胞生长因子（basic fibroblast growth factor，bFGF）促进 OLG 的分化，通过 bFGF 的释放促进 OLG 突起的延伸，而该过程系髓鞘形成最重要的早期步骤之一；胰岛素样生长因子-1（insulin-like growth factor 1，IGF-1）可以来源于包括星形胶质细胞在内的多种细胞，在 OLG 的发育和髓鞘形成过程中发挥重要的作用，亦可作为 OLG 的丝裂原（mitogen）和分化存活因子，影响髓鞘产生的数量；星形胶质细胞亦表达神经营养因子-3（neurotrophin-3，NT-3），促进 OLG 前体细胞的增殖和 OLG 的存活，现已证实 NT-3 与脑源性神经生长因子（brain-derived neurotrophic factor，BDNF）可协同诱导内源性OLG 前体细胞的增殖以及之后再生轴索的髓鞘形成。

第三节　成熟髓鞘和白质的生化成分

髓鞘约占 CNS 白质干重的 50%，其余 50% 则来自非髓鞘结构。由于髓鞘的含量较高，从而使得白质内含水量（72%）低于灰质（82%），而白质内 80% 的水则分布于非髓鞘结构。现已发现髓鞘富含各类脂类，占其干重的 70%~80%，其中非极性脂类和糖脂（半乳糖脂）含量较高，蛋白含量则较少（20%~30%）。就其所占的质量百分比而言，CNS 髓鞘中脂类由 24%~28% 胆固醇、27%~30% 半乳糖脂以及40%~45% 磷脂组成。就其分子数量（molar ratio）而言，CNS 髓鞘形成所需胆固醇、磷脂和半乳糖脂（galactolipid）的比率约为 2∶2∶1。

如前所述，在成熟白质内髓鞘和非髓鞘结构分别占干重的 50%（表 1-1），其中脂类含量是用其占总脂类重量的百分比表示。因为灰质和白质，髓鞘和非髓鞘中所含水分和脂质干重成分的迥异，故用此方式表示并不能直接获知干重和湿重组织中的脂类浓度，尽管这些浓度可经计算后得出。与灰质比较，白质内半乳糖脂的含量更多而磷脂则较少，半乳糖脂（半乳糖脑苷脂和硫脂）在白质脂类中占 25%~30%（灰质仅占 5%~10%），磷脂在灰质脂类中约占 2/3（白质则不到 50%），由此可见，脑苷脂是髓鞘最具特征性的脂类组分之一。与此相一致的是，在发育过程中脑内的脑苷脂浓度与所示髓鞘的数量呈正比。除了在其脑苷脂和硫脂中富含 α-羟基脂肪酸以及不同类的长链脂肪酸，髓鞘亦含有单不饱和脂肪酸以及少量的多不饱和脂肪酸。髓鞘磷脂主要由以缩醛磷脂形式（即缩醛磷脂酰乙醇胺）存在的乙醇胺磷酸甘油酯构成，约 80% 的髓鞘和白质内乙醇胺磷酸甘油酯显示为缩醛磷脂，仅有少部分由磷脂酰乙醇胺形成。缩醛磷脂多为乙醇胺的形式，而较少表现为缩醛磷脂酰丝氨酸。

神经节苷脂（ganglioside）在髓鞘脂类中的含量很少（0.3%~0.7%），主要分布于神经元的细胞膜外侧。作为一类带唾液酸的鞘糖脂，神经节苷脂分子由疏水性神经酰胺和亲水性含唾液酸的寡糖链组成。根据其所含的唾液酸残基数量的不同，分为 GM（单唾液酸神经节苷脂）、GD（二唾液酸神经节苷脂）、GT（三唾液酸神经节苷脂）和 GQ（四唾液酸神经节苷脂），根据糖基数目的不同分为：GM_1（含 4 个糖基）、GM_2（含 3 个糖基）、GM_3（含 2 个糖基）。其中，GM_1 构成主要的髓鞘神经节糖苷，占其总量的 70%，而 GM_4 可能是 CNS 髓鞘和 OLG 特有的脑苷脂衍生物。

表 1－1　人类 CNS 灰质、白质、白质中髓鞘和非髓鞘成分的物质组成

	灰质	白质	髓鞘	非髓鞘[5]
水[1]	82.0	72.0	44.0	82.0
总蛋白[2]	55.3	39.0	30.0	62.2
总脂[2]	32.7	54.9	70.0	41.2
胆固醇	22.0	27.5	27.7	14.6
糖脂	7.3	26.4	27.5	28.2
脑苷脂	5.4	19.8	22.7	19.9
硫脂	1.7	5.4	3.8	7.7
磷脂	69.5	45.9	43.1	51.9
乙醇胺 PG[3]	22.7	14.9	15.6	6.8
胆碱 PG[3]	26.7	12.8	11.2	16.5
丝氨酸 PG[3]	2.7	0.9	0.6	1.0
鞘磷脂	6.9	7.7	7.9	5.6
缩醛磷脂[4]	8.8	11.2	12.3	9.2

注：[1]脑总重量中所占比例；[2]总蛋白和总脂的数值为干重中所占比例；其他数值为总脂重量中所占比例；[3]PG：（phosphoglycerides）磷酸甘油酯；[4]缩醛磷脂主要表现为乙醇胺磷脂甘油酯；[5]牛脑的数据，被认为与人脑接近。(摘自 Morell P. Myelin [M] . Plenum, 1984.)

在构成髓鞘的各类蛋白中，蛋白脂蛋白（proteolipid protein，PLP）和髓鞘碱性蛋白（myelin basic protein，MBP）占蛋白总量的 60%～80%。其中，PLP 及其异构体 DM20 约占 CNS 髓鞘总蛋白的 50%，均具有疏水特性。现已发现 PLP 和 DM20 具有相同的基因编码，通过对其原始基因转录物的交替剪接而形成，两者的差别在于前者存在一个长达 35 个氨基酸的亲水肽段，并导致其生成，DM20 在早期发育构成中占优势，而 PLP 则是成熟髓鞘中的主要蛋白成分。MBP 占髓鞘总蛋白的 30%～35%，具有亲水性，且不含延展的疏水残基区，存在多类异构体，源于对原始基因转录物的不同剪接所致，转录后的蛋白修饰则进一步增强了其异质性。用 MBP 主动免疫动物，可以诱导细胞免疫应答，并导致 CNS 自身免疫病——实验性过敏性脑脊髓炎（experimental allergic encephalomyelitis，EAE）的发生。现已发现数种高分子量的 CNS 髓鞘糖化蛋白，包括髓鞘相关糖化蛋白（myelin-associated glycoprotein，MAG）、髓鞘少突胶质细胞糖化蛋白（myelin oligodendrocyte glycoprotein，MOG）以及少突胶质细胞髓鞘糖化蛋白（oligodendrocyte myelin glycoprotein，OMgp），其中 MAG 约占髓鞘总蛋白的 1%，而 MOG 则仅为 0.05%。此外，尚有一些其他髓鞘蛋白，髓鞘/少突胶质细胞特异性蛋白（myelin/oligodendrocyte specific protein，MOSP），位于 OLG 和髓鞘的胞外侧面。少突胶质细胞特异性蛋白（oligodendrocyte specific protein，OSP）是一种紧密连接蛋白，髓鞘相关少突胶质细胞碱性蛋白（myelin-associated oligodendrocyte basic protein，MOBP）则是一种分布于致密髓鞘上的碱性蛋白。

此外，已发现髓鞘内存在多种酶，如 2′，3′-环核苷酸-3′-磷酸二酯酶（2′,3′-cyclic nucleotide-3′-phosphodiesterase，CNP）和胆固醇酯水解酶。与脑组织匀浆比较，上述二酶在髓鞘内的活性很高，提示其具有髓鞘特异性，亦可能发生于 OLG 细胞膜上，而其他多种酶则被证实存在于其他脑组织中，提示其具有非髓鞘特异性。

第四节　髓鞘的分子结构

目前，普遍认为髓鞘是两面被覆蛋白的脂双层，其重复亚单位由蛋白-脂类-蛋白-脂类-蛋白层所构成，其中一些蛋白全部或部分埋入脂双层，其他蛋白则通过微弱连接结合于表面。蛋白和脂类均呈不对称性分布，半乳糖脂、胆固醇、磷脂酰胆碱和神经鞘髓磷脂选择性地分布于脂双层的胞外侧（周期间线），而乙醇胺醛缩磷脂和 MBP 则位于胞内侧。

髓鞘具有流动性和弯曲性（curving）的生理学特征。通常情况下，在表现为液体结构的质膜内，所含脂类分子在膜平面上能迅速地扩散，蛋白亦如此，尽管一些由于特定相互作用所固定的蛋白除外。另一方面，脂类从一侧向对侧的自发旋转移动相当缓慢，我们将分子自一侧膜表面向对侧膜表面的转移称作横向扩散或翻转，而对其在膜平面内的移动称作侧向扩散，鉴于脂双层中脂类分布的不对称性，横向运动的能力在一定程度上受限。

PLP 是一种膜内在蛋白（integral membrane protein），由交替的亲水和疏水序列组成，该序列具有 4 条疏水残基，亦 4 次穿越脂双层（即 4 个跨膜蛋白域），疏水性的跨膜片段连接于膜两侧的亲水部分上，表明该蛋白具有周期间线和主致密线区。DM20 是早期发育过程中的 PLP 异构体，而 PLP 则系成熟髓鞘的主要产物，两者可能与周期间线的稳定有关，其具体作用之一是使密切贴近的薄层之间保持距离。现认为 DM20 可能与早期少突胶质细胞前体细胞（OLG precursor cell，OPC）的发育和分化过程有关，而 PLP 随后在 OLG 存活以及髓鞘周期间线的形成过程（即后期的完善和致密）中发挥一定的作用。有趣的是，新近研究发现 PLP 亦能调节 OLG 的线粒体功能，表达过多时能造成内环境紊乱（酸碱度）和影响细胞的存活。

MBP 作为外在蛋白，主要位于髓鞘膜胞质侧上，可能通过静电的相互作用使髓鞘层的胞质侧紧密贴近而起到稳定主致密线的作用，从而参与正常髓鞘的形成和维持。

MOBP 作为另一类碱性蛋白，分布于髓鞘主致密线，有证据表明 MOBP 增强了髓鞘胞质面的排列，提示其功能可能与髓鞘致密性（myelin compaction）和所谓的"径向分量（radial component）"有关。如前所述，神经节苷脂几乎完全分布于膜外侧，作为一类带唾液酸的鞘糖脂，可能在细胞表面识别和髓鞘形成的信号传导过程中发挥一定的调节作用。

髓鞘糖化蛋白为跨膜蛋白，其多肽延伸穿过脂双层，且糖基化部分暴露于脂双层的外侧。其中，MAG 外侧区含有 5 个免疫球蛋白（immunoglobulin，Ig）样结构，是免疫球蛋白超家族成员之一。MAG 集中分布于髓鞘轴周（periaxonal）的内侧膜上，少见于致密的多层髓鞘，其分布特征提示 MAG 与 OLG-轴索的相互作用相关，包括维持成熟髓鞘内胶质细胞-轴索黏附的结构完整性。有观察发现，在髓鞘形成的早期即可测及该蛋白，推测其作用可能与髓鞘形成之前的介导 OLG-轴索相互作用以及髓鞘沉积、包绕轴索的过程有关；进一步的研究发现，MAG 亦可能参与轴索和胶质细胞间的双向信号转导，作为胶质细胞上的受体接受轴索的信号而促进了髓鞘形成，或者作为配体与轴索上的受体结合而影响轴索的特性。另一类髓鞘糖化蛋白-MOG 属于 Ig 超家族，多位于髓鞘的最外层和 OLG 质膜上，其功能还不明确，可能与相邻有髓纤维之间的黏附有关，并发挥在 CNS 中维持轴索束的"黏附剂"功能；MOG 也可作为细胞表面受体从外部环境向 OLG 或髓鞘内转导信号。OMgp 是一种由 440 个氨基酸组成的糖化胞外分子，通过糖基磷脂酰肌醇（glycosylphosphatidylinositol）与髓鞘膜连接，表达于发育和成人的 CNS 内，亦可表达于神经元，被认为参与了轴索再生的髓鞘相关抑制过程。

CNP 位于髓鞘和 OLG 内，在前者位于髓鞘内非致密区的胞质侧，如轴周间隙以及节旁环（paranodal loops）内。目前对其了解不多，尽管在体外实验中显示了该酶的活性，但在髓鞘内尚未识别出其作用底物，现多认为 CNP 与轴索的存活关系密切而与髓鞘的装配无关。另有研究结果发现 CNP 的催化活性与核糖核酸酶 A（RNase A）相关，提示其可能与核糖核酸（ribonucleic acid，RNA）的代谢有关，使一些髓鞘蛋白 mRNA 可被转至髓鞘和髓鞘形成细胞的周围突起上，对此尚需更多的证据。近来在其髓鞘外的效应方面取得了更多的研究进展，如 CNP 对成熟 OLG 的突起外生（process outgrowth）的调节作用，然而尚不明确其能否影响不成熟 OLG 或 OLC。

第五节　髓鞘的生理功能

神经纤维的冲动传导是通过动作电位沿着轴索传导实现的，其形成过程如下：在静息的神经纤维上存在膜的极化，即内侧相对外侧带负电荷；在兴奋区则与之相反，即内侧相对外侧带正电荷，被称为膜的去极化；由于兴奋区极化的翻转，导致在兴奋区及其临近的静息区之间产生了电势差；为了补偿此电势差，局部环路电流经轴索流入轴索膜兴奋区并向外流经邻近的膜极化区，引起膜邻近区的去极化，当该极化到达兴奋阈值，即产生一个动作电位。动作电位具有“全或无”的特征，即局部电流不能引起刚兴奋过的膜再次兴奋，系其正处于不应期所致，由此保证神经纤维沿同一方向传导冲动且不持续兴奋。无髓纤维通过此方式传导冲动，在动作电位通过时，所有膜表面均须能被兴奋。

髓鞘作为一种绝缘体，在冲动传导过程中能更有效地促进冲动在轴索内的传导。在有髓纤维上，被兴奋的轴索膜仅于郎飞结处暴露在外，此处的轴索富含钠通道，较其他覆以髓鞘部位的轴突膜具有更高的电阻和更低的电容；当郎飞结处的膜兴奋时，局部产生的电流不能通过高阻抗的髓鞘，而只能传至下一个郎飞结，自此流出并将该处的细胞膜去极化，即呈现为跳跃式传导，明显地增快了传导速度，而且可更为节省能量，究其原因系仅部分膜须经去极化和复极化过程所致。目前对于影响传导速度的因素，现认为：①神经纤维直径与传导速度成正比，因为内部阻抗小导致电流增大，从而缩短了兴奋传至相邻膜区域或下一个郎飞结的时间；②随着髓鞘厚度的增加，如伴以神经纤维直径的增大，亦可加快传导速度，系由髓鞘的电容改变所致；③结间距离可影响传导速度，结间距越短，有髓纤维的特性就接近无髓纤维，而结间距愈长，下一个郎飞结的电流密度就愈小；④随着温度升高，传导速度加快，在 42℃ 左右时达峰值，但如高出该温度速度则明显减慢。

对于有髓纤维来说，髓鞘形成不仅使其传导方式发生了改变，而且亦使其传导性能发生了一些改变，多个研究证实有髓纤维比无髓纤维的传导安全性更高。此外，有髓纤维较无髓纤维的不应期为短，能维持较长时间高频率连续冲动的传导，而且有髓纤维冲动之间的时间间隔并不恒定，而沿纤维的行程也有所不同，是此前的冲动之后出现相应的相对不应期、超常期和低常期之故。

第六节　脱髓鞘的生化和生理改变

“脱髓鞘”这一术语经常被用于描述髓鞘缺失的过程，该过程主要累及 OLG 和髓鞘膜。脱髓鞘可继发于轴索损害或与轴索损害同时发生，轴索和髓鞘之间相互依赖，脱髓鞘最终会导致轴索损害，轴索损害反之亦能引起髓鞘缺失，因此，目前的组织学检查很难辨别髓鞘缺失是原发还是继发性病变。

脱髓鞘疾病是指以髓鞘缺失为特点的各类疾病，目前主要分为两大类，包括源于先天代谢异常的遗传性疾病和继发于内、外环境不良因素的获得性疾病。这些疾病均可能在髓鞘膜和少突胶质细胞两个水平发生，由此影响髓鞘的形成、维持和更新等过程。现有研究表明：髓鞘的形成过程异常复杂，该过程涉及大量基因的表达、多种作用物的参与、许多酶的活化、OLG 的功能调节及其与周围环境的相互作用。因此，该复杂的动态过程特别易受损，从而产生对正常髓鞘形成的干扰，包括：①髓鞘成分的缺乏，在一些代谢性疾病如佩-梅病、激素失衡或严重的营养不良中，由于髓鞘组分的缺失，造成髓鞘形成过程的紊乱；②髓鞘维持和更新障碍，例如，一些先天代谢疾病（如异染性脑白质营养不良和球形细胞脑白质营养不良）和获得性脱髓鞘疾病（如中毒性疾病），由于降解髓鞘中某些成分的酶缺陷，使得这种成分在髓鞘中累积，当增多到一定程度时，使得髓鞘的稳定性丧失而发生脱髓鞘；③ OLG损害，亦可造成髓鞘的形成、维持和更新紊乱，如在球形细胞脑白质营养不良中，鞘氨醇半乳糖苷（psychosine）中毒是造成OLG死亡和髓鞘缺失的原因，在进行性多灶性白质脑病中亦有OLG的病毒感染。

一、髓鞘脱失的生化改变

对髓鞘和白质的生化研究证明，由多种不同病因所致的脱髓鞘疾病之间存在同样形式的异常改变，即为非特异的髓鞘破坏，究其病因可能是沃勒变性、感染（如亚急性全脑炎）、中毒（如三乙基锡）或遗传性疾病（如肾上腺脑白质营养不良）所致。在一些影响髓鞘代谢的遗传性疾病中，现已证实存在某些成分的特异性改变，如极长链脂肪酸水平的升高见于X-连锁肾上腺脑白质营养不良，芳香基硫酸酯酶A见于异染性脑白质营养不良。然而，这些生化成分的失调在同一疾病中有明显的个体差异，可能与其处于不同的疾病阶段有关。

在变性的髓鞘内，尽管总蛋白/总脂肪量的比率通常无显著改变，但是数种脂类比例则出现异常。其中，半乳糖脂（galactolipid）的水平下调，脑苷脂相对硫脂受到的影响则更为突出；乙醇胺磷酸甘油酯（多为缩醛磷脂）常中度下调，达到总脂肪量的50%以上（在正常髓鞘内仅占27%左右），非酯化胆固醇的水平亦呈明显增多。

CNS白质成分的改变主要与髓鞘缺失的程度相关，次之为髓鞘成分的改变。通常，典型的脑白质改变包括水分增多、脂类与蛋白比率下降，后者是胆固醇、脑苷脂、硫脂和乙醇胺磷酸甘油酯的下调所致。此外，胆固醇酯在一些疾病的整个白质中明显增多，但这些酯类的脂肪酸成分迥异于白质内少量正常存在酯类所属的脂肪酸，而更接近于连接于2'-卵磷脂的脂肪酸，推测其源自髓鞘的胆固醇和磷酸甘油酯脂肪酸。现多认为这些胆固醇酯的出现系髓鞘被吞噬的证据，亦提示为脱髓鞘改变，但无此改变并不能意味着无脱髓鞘的发生。

二、髓鞘脱失的生理功能改变

一般情况下，正常有髓纤维中的传导呈跳跃性，而且结间的传导时间相当规律，在脱髓鞘轴索内的传导则可能表现为跳跃性或连续性特点。然而即使其呈跳跃性传导，结间的传导时间也会差异很大，究其原因在于结间电流的渗漏增多和郎飞结处胞膜的兴奋性减退，造成了结间传导时间的延长，由此导致电流产生能力的下降和兴奋阈值的升高。在脱髓鞘纤维中短的节段内，传导则非常缓慢，甚至仅为正常传导速度的5%；如果未达到所需的最低阈值，冲动传导即被阻滞，即脱髓鞘纤维的不应期增加，会导致高频的冲动传导失败。总之，脱髓鞘基于其病变范围和严重程度可引起明显的生理功能丧失。另一方面，神经元损害的致病效应虽然不如髓鞘破坏那样明显，也可能在髓鞘的功能缺失过程中发挥作用，尤其在先天代谢疾病中，毒性物质在轴索膜内的积累引起轴索的功能障碍，进而促使髓鞘功能的丧失。

三、髓鞘再生

在CNS髓鞘的再生过程中，再生的髓鞘可因其（相对轴索）较短的节间段和较薄的髓鞘而易被识别，但是正常的轴索与髓鞘比率亦未恢复正常，尽管就新生髓鞘自身而言是正常的，且具有周期性的规律。即使在OLG已消失的脱髓鞘区，亦可发生髓鞘的再生，OLG的出现可能来自残存的成熟OLG增殖，亦可能来源于由OPC增殖分化而来的髓鞘生成OLG增殖。现已发现轴索倾向于通过簇集方式进行髓鞘再生，提示单个OLG在其周围区可能承担多根轴索的髓鞘生成。

　　在脱髓鞘疾病中，髓鞘再生通过多种方式进行，例如经典的髓鞘再生出现于迅速的脱髓鞘状态下，无论病程为急性单相或复发-缓解，但髓鞘再生在出现慢性脱髓鞘病变时则受到较多的限制，伴有轴索损伤的出现对潜在的髓鞘正常再生亦产生不良影响；现已发现一些局部分泌的因子可能会刺激髓鞘的再生，如表皮生长因子、IL－2、IL－11、免疫球蛋白、甲状腺激素（thyroid hormone，TH）、PDGF 和 IGF 均会通过不同的途径刺激 OLG 的存活和增殖及至髓鞘再生；与之相反，淋巴毒素-α 则会影响髓鞘的再生，对此尚需更多的证据。

（何　洋　刘广志）

参 考 文 献

[1] Baumann N，Pham－Dinh D．Biology of oligodendrocyte and myelin in the mammalian central nervous system．Physiol Rev，2001，81（2）：871－927．

[2] Boggs JM．Myelin basic protein：a multifunctional protein．Cell Mol Life Sci，2006，63（17）：1945－1961．

[3] Butt AM，Berry M．Oligodendrocytes and the control of myelination in vivo：new insights from the rat anterior medullary velum．J Neurosci Res，2000，59（4）：477－488．

[4] Dziewulska D，Jamrozik Z，Podlecka A，et al．Do astrocytes participate in rat spinal cord myelination? Folia Neuropathol，1999，37（2）：819－86．

[5] Fulton D，Paze PM，Campagnoni AT．The multiple roles of myelin protein genes during the development of the oligodendrocyte．ASN Neuro，2010，2（1）：25－37

[6] Goddard DR，Berry M，Butt AM．In vivo actions of fibroblasts growth factor－2 and insuline－like growth factor－I on oligodendrocyte development and myelination in the central nervous system．J Neurosci Res，1999，57（1）：74－85．

[7] Gould RM，Freund CM，Palmer F，et al．Messenger RNAs located in myelin sheath assembly sites．J Neurochem，2000，75（5）：1834－1844．

[8] Harauz G，Musse AA．A tale of two citrullines－structural and functional aspects of myelin basic protein deimination in health and disease．Neurochem Res，2007，32（2）：137－158．

[9] Kursula P．Structural properties of proteins specific to the myelin sheath．Amino Acids，2008，34（2）：175－185．

[10] Lappe－Siefke C，Goebbels S，Gravel M，et al．Disruption of Cnp1 uncouples oligodendroglial functions in axonal support and myelination．Nat Genet，2003，33（3）：366－374．

[11] Larocca JN，Rodriguez－Gabin AG．Myelin biogenesis：vesicle transport in oligodendrocytes．Neurochem Res，2002，27（11）：1313－1329．

[12] Meyer－Franke A，Shen S，Barres BA．Astrocytes induce oligodendrocyte processes to align with and adhere to axons．Mol Cell Neurosci，1999，14（4－5）：385－397．

[13] Nave KA．Myelination and support of axonal integrity by glia．Nature，2010，468（7321）：244－252．

[14] Quarles RH．Myelin－associated glycoprotein（MAG）：past，present and beyond．J Neurochem，2007，100（6）：1431－1448．

[15] Russell JW，Chen HL，Golovoy D．Insuline－like growth factor－1 promotes myelination of peripheral sensory axons．J Neuropathol Exp Neurol，2000，59（7）：575－584．

[16] Sakamoto Y，Tanaka N，Ichimiya T，Kurihara T，Nakamura KT．Crystal structure of the catalytic fragment of human brain 20，30－cyclicnucleotide 30－phosphodiesterase．J Mol Biol，2005，346（3）：789－800

[17] Vourc'h P，Moreau T，Arbion F，et al．Oligodendrocyte myelin glycoprotein growth inhibition function requires its conserved leucine－rich repeat domain，not its glycosylphosphatidyl－inositol anchor．J Neurochem，2003，85（4）：889－897．

[18] Vourc'h P，Andres C．Oligodendrocyte myelin glycoprotein（OMgp）：evolution，structure and function．Brain Res Rev，2004，45（2）：115－124．

［19］Yamamoto Y, Yoshikawa H, Nagano S, et al. Myelin‐associated oligodendrocytis basic protein is essential for normal arrangement of the radial component in central nervous system myelin. Eur J Neurosci, 1999, 11 (3)：847‐855.

［20］Yoshikawa H. Myelin‐associated oligodendrocytic basic protein modulates the arrangement of radial growth of the axon and the radial component of myelin. Med Electron Microsc, 2001, 34 (2)：160‐164.

［21］Ye P, Carlson J, D'Ercole AJ. Insuline‐lilke growth factor‐I influences the initiation of myelination：studies of the anterior commissure of transgenenic mice. Neurosci Lett, 1995, 201 (3)：235‐238.

［22］方鑫，姜亚平. 影响多发性硬化髓鞘再生的因素及其机制. 临床神经病学杂志，2008，21 (2)：159‐160.

［23］顾文莉，陆佩华. 髓鞘相关糖蛋白与神经系统的髓鞘发育和轴突生长. 生理科学进展，2006，37 (3)：243‐246.

［24］何洋，刘广志，高旭光. 水通道蛋白‐4 抗体与神经系统自身免疫病. 中华内科杂志，2011，50 (3)：264‐266.

［25］唐向东. 神经节苷脂的结构、合成和功能. 生命的化学，1995，15 (2)：32‐34.

［26］杨铭，龙丹，吴小平. 神经节苷酯的研究进展. 医学临床研究，2010，27 (6)：1159‐1160.

第 **2** 章

中枢神经系统髓鞘疾病概述

第一节 引 言

对中枢神经系统（central nervous system，CNS）髓鞘的研究可追溯到 19 世纪中叶，1854 年，Virchow 首次提出了"髓鞘"的术语，用以描述围绕 CNS 轴索的鞘状结构。在 1878 年由 Ranvier 命名了"郎飞结"，认为其主要功能是与阻止髓鞘液体流至神经纤维远端（轴索）有关。直至 20 世纪 60 年代初，Bunge 的研究才使人们得以认识少突胶质细胞（oligodendrocyte，OLG）在 CNS 髓鞘形成中的作用。

自 19 世纪至 20 世纪早期，对一些脱髓鞘疾病的临床和组织学研究有了长足的进步。通过 Carswell、Cruveilhier 和 Charcot 等的研究，多发性硬化（multiple sclerosis，MS）始被认为是一种临床疾病单元，并获悉脑白质内存在多发脱髓鞘硬化斑的病理学特征。1897 年，Heubner 报道了发生于儿童中的一种少见 CNS 疾病，其组织学特征是大脑白质的弥漫性脱髓鞘并最终造成白质的明显变硬，遂将之命名为"弥漫性硬化"，以区别于 MS。自此，"弥漫性硬化"术语被泛指伴随弥漫性脱髓鞘和大脑白质硬化的疾病，Pelizaeus 和 Merzbacher 随后分别报道了一些慢性进展的家族性弥漫性硬化的病例。

1912 年，Schilder 报道了一种非家族性的新发病例，其特征是发生于儿童中起病更为急骤的弥漫性脱髓鞘脑病，该病例与其前所描述的家族性病例相较，不对称分布的炎性改变更为显著，对此，他建议将其命名为"弥漫性轴周性脑炎"，而非弥漫性硬化。Schilder 认为该疾病在疾病分类和组织学上与 MS 相关，并认为弥漫性硬化有急性和慢性两种不同的类型。自此，多种家族中发病且以广泛脱髓鞘改变为特征的 CNS 疾病被逐渐识别，1916 年，Krabbe 报道了一种婴幼儿型弥漫性硬化，现被证实是球形细胞脑白质营养不良。在 1925—1928 年，Scholz、Bielschowsky 和 Henneberg 分别报道了另一类家族性的弥漫性硬化变异型，特点是发病较晚且进展缓慢，在对这些病例做了分析后，Scholz 特别指出脑内髓鞘破坏的产物具有异染性，现被证实系异染性脑白质营养不良。

第二节 中枢神经系统髓鞘疾病分类方法的发展

1921 年，在观察到"弥漫性硬化"的诊断已被滥用于差异很大的各个疾病实体的情况后，Neubürger 就此提出需将炎症和脱髓鞘加以区分的建议。于是在 1928 年，Bielschowsky 和 Henneberg 建议将弥漫性硬化的脱髓鞘形式更名为"遗传性进展型白质脑病"，并根据起病时间和临床过程制定了更为详细的疾病分类，包括：① Krabbe 婴儿型；②Scholz 亚急性少年型；③Pelizaeus - Merzbacher 慢性型。

1940 年，Hallervorden 认识到存在着引起弥漫脱髓鞘的内源和外源性因素，以及在发生脱髓鞘后而进展的特异性疾病和非特异疾病之间差异明显，据此提出了一种扩展的新分类方法，如下所示：

Ⅰ. 内源性中枢脱髓鞘

　A. 特异脱髓鞘病

  a. Krabbe 和 Scholz 弥漫性硬化

  b. 佩-梅病（Pelizaeus – Merzbacher disease）

 B. 非特异偶发脱髓鞘

  如：Tay – Sachs 病

Ⅱ. 外源性中枢脱髓鞘

 A. 特异脱髓鞘病

  a. 炎性

- 播散性硬化（即 MS）
- 弥漫性硬化（Schilder 病）
- 同心圆性硬化（Balò 病）
- 视神经脊髓炎（Devic 病）
- 播散性脑脊髓炎
- 感染性脑炎

  b. 中毒-代谢型

- 索性脊髓病（funicular myelosis）（即维生素 B_{12} 缺乏）
- Marchiafava – Bignami 病

 B. 非特异性偶发脱髓鞘病

  a. 血流紊乱，如皮质下动脉硬化性脑病（即 Binswanger 病）

  b. 水肿

  c. 中毒（一氧化碳）

  d. 肿瘤

  随着生物化学技术的发展，人们逐渐发现遗传性代谢疾病是由酶缺乏引起的功能障碍和 CNS 髓鞘破坏所致，如 Krabbe 病和异染性脑白质营养不良分别系由半乳糖脑苷脂酶和芳基硫酸酯酶 A 活性的缺乏所致。鉴于在更多的遗传性疾病中发现了酶的缺乏，尽管还有数种疾病尚未确定由何种酶的缺乏引起，但可根据其典型的生化异常特征予以证明。因此，Raine（1984 年）根据疾病的临床、组织学和生化特点提出新的分类方法，将疾病主要分为 5 大类。

Ⅰ. 获得性炎性和感染性髓鞘疾病

 1. MS

 2. MS 变异型（Schilder 病、Balò 病和 Devic 病）

 3. 急性播散性脑脊髓炎（acute disseminated encephalomyelitis，ADEM）

 4. 急性出血性白质脑病

 5. 进行性多灶性白质脑病

Ⅱ. 遗传性代谢性髓鞘疾病

 1. 异染性脑白质营养不良

 2. 球形细胞脑白质营养不良

 3. 肾上腺脑白质营养不良

 4. Refsum 病

 5. 佩-梅病

 6. 髓鞘生成障碍脑白质营养不良（Alexander 病）

 7. 海绵状变性（Canavan 病）

 8. 苯丙酮尿症

Ⅲ. 获得性中毒-代谢性髓鞘疾病

　　1. 六氯酚（hexachlorophene）所致神经病

　　2. 缺氧性脑病

Ⅳ. 营养性髓鞘疾病

　　1. 维生素 B_{12} 缺乏

　　2. 脑桥中央髓鞘溶解症

　　3. Marchiafava‐Bignami 病

Ⅴ. 创伤性髓鞘疾病

　　1. 水肿

　　2. 压迫

　　3. 往返吸注脊髓麻醉（barbotage）

　　4. 减压（pressure release）

　　在该五分法中，仅有 1 类涵盖了遗传性脱髓鞘疾病，其余 4 类均为获得性脱髓鞘疾病。此分类法的逻辑性强，尤其对遗传性脱髓鞘疾病的分类较为精炼，为其进一步细分奠定了良好的基础。1987 年，Poser 提出了一个基于生化代谢紊乱的遗传性髓鞘疾病分类法，将这类疾病分成 6 类：

　　1. 鞘糖脂代谢疾病

　　　　a. 神经节苷脂：GM_1 和 GM_2 神经节苷脂沉积症；血苷脂鞘脂类代谢障碍（hematoside sphingolipo-dystrophy）

　　　　b. 硫脂：异染性脑白质营养不良

　　　　c. 半乳糖脑苷脂：球形细胞脑白质营养不良

　　2. 磷脂代谢疾病

　　　　a. 鞘磷脂：Niemann‐Pick 病

　　3. 脂肪酸代谢疾病

　　　　a. 肾上腺脑白质营养不良

　　4. 氨基酸代谢疾病

　　　　a. 苯丙氨酸：苯丙酮尿症

　　　　b. 支链氨基酸：枫糖尿病

　　　　c. 其他氨基酸病

　　5. 多发异常

　　　　a. 多硫酸酯酶缺乏症（mucosulfatidosis）

　　6. 原因不明的异常

　　　　a. 特发性海绵状硬化（Canavan 病）

　　　　b. 纤维蛋白样脑白质营养不良（Alexander 病）

　　　　c. 佩‐梅病

　　　　d. 特发性嗜苏丹脑白质营养不良

　　随着对亚细胞结构及其正常代谢和功能障碍认识的不断深入，逐渐发现脱髓鞘疾病系由细胞核、溶酶体、线粒体、过氧化物酶体和胞质中的酶功能失调所致。据此，遗传性脱髓鞘疾病可以依据各种酶缺陷的亚细胞定位进行分类。同样，亦可依据致病原因将获得性脱髓鞘疾病分为非感染-炎性、感染-炎性、中毒-代谢性、缺血-缺氧性和外伤性等。然而，还有一些疾病由于致病原因尚未明确而无法进行归类。

　　随着研究的不断深入，逐渐发现"原发性脱髓鞘疾病"或"髓鞘疾病"与"原发神经元性或轴索变性疾病"之间的区别不再明显，如在"原发性脱髓鞘疾病"之一——MS 早期的 CNS 内亦发生轴索丢失，被认为是造成 MS 不可逆性神经功能缺损的病理生理学基础。一些在婴儿期起病的"原发性神经元性疾病"，如婴儿 GM_1 神经节苷脂沉积症和婴儿型神经元蜡样质脂褐质沉积病，伴随明显的白质异常，而这种白质异常并不见于晚发性病例中。鉴于完全区别"原发性神经元/轴索疾病"和"原发性髓鞘疾病"较为困难，van der Knap 等建议用"脑白质病"这种中性词来描述所有主要影响 CNS 白质的疾病，不论白质异常是否由原发性髓鞘异常所致，并将脑白质病进行了新的分类如下：

Ⅰ. 遗传性疾病

1. 溶酶体贮积疾病

　　a. 异染性脑白质营养不良

　　b. 多硫酸酯酶缺乏症

　　c. 球形细胞脑白质营养不良（Krabbe 病）

　　d. GM_1 神经节苷脂沉积症

　　e. GM_2 神经节苷脂沉积症

　　f. Fabry 病

　　g. 岩藻糖苷贮积症

　　h. 黏多糖贮积症

　　i. 硅铝酸贮积疾病

　　j. 神经元蜡样质脂褐质沉积病

　　k. 葡萄糖多聚体病

2. 过氧化物酶病

　　a. 过氧化物酶生源疾病（peroxisome biogenesis defects）

　　b. 双功能蛋白缺乏

　　c. 酰基-辅酶 A 氧化酶缺乏

　　d. X-连锁肾上腺脑白质营养不良和肾上腺脊髓神经病

　　e. Refsum 病

3. 线粒体功能障碍合并脑白质病

　　a. 线粒体脑肌病伴高乳酸血症和卒中样发作综合征（mitochondrial myopathy encephalopathy, lactic acidosis, and stroke - like episodes，MELAS）

　　b. Leber 遗传性视神经病

　　c. Kearns - Sayre 综合征

　　d. 线粒体神经消化道脑肌病（Mitochondrial neurogastrointestinal encephalomyopathy，MNG-IE）

　　e. Leigh 综合征和线粒体脑白质病

　　f. 丙酮酸羧化酶缺乏

　　g. 多种羧化酶缺乏

　　h. 脑腱黄瘤病

4. 核 DNA 修复缺陷

　　a. Cockayne 综合征

　　b. 光敏性毛发低硫营养不良

5. 髓鞘蛋白编码基因缺陷

　　a. 佩-梅病

　　b. 18q⁻ 综合征

6. 氨基酸和有机酸代谢疾病

 a. 苯丙酮尿症

 b. I 型戊二酸尿

 c. 丙酸血症

 d. 非酮性高甘氨酸血症

 e. 枫糖尿病

 f. 3-羟基-3-甲基戊二酸单酰-辅酶 A 裂解酶缺乏

 g. Canavan 病

 h. L-2-精氨酸琥珀酸尿症

 i. D-2-精氨酸琥珀酸尿症

 j. 高同型半胱氨酸血症

 k. 尿素循环缺陷

 l. 丝氨酸合成障碍

7. 其他疾病

 a. 亚硫酸盐氧化酶和钼辅因子缺陷

 b. 半乳糖血症

 c. Sjögren - Larsson 综合征

 d. Lowe 综合征

 e. Wilson 病

 f. Menkes 病

 g. 脆性 X 染色体前突变（premutation fragile X）

 h. Ito 色素减少症

 i. 色素失调症

 j. Alexander 病

 k. 巨轴突神经病

 l. 巨脑性白质脑病伴皮层下囊肿

 m. 先天性肌营养不良

 n. I 型肌强直性肌营养不良

 o. 近端肌强直性肌营养不良

 p. X-连锁 Charcot - Marie - Tooth 病

 q. 眼齿指发育不良（oculodigitodental dysplasia）

 r. 消融性白质脑病

 s. Aicardi - Goutières 综合征及其变异型

 t. 伴有钙化和囊肿的脑白质病

 u. 累及脑干、脊髓伴有白质高乳酸水平的脑白质病

 v. 髓鞘形成减少（hypomyelination）伴基底节小脑萎缩

 w. 遗传性弥漫性脑白质病伴神经轴突球状体

 x. 齿状核红核苍白球丘脑下核萎缩（dentatorubropallidoluysian）

 y. 淀粉样血管病

 z. 伴有皮质下梗死和白质脑病的常染色体显性遗传性脑动脉病（cerebral autosomal dominant arteriopathy with subcortical infarcts and leukoencephalopathy，CADASIL） aa. 伴有皮质下梗死和白质脑病的常染色体隐性遗传性脑动脉病（cerebral autosomal recessive arteriopathy with subcortical infarcts and leukoencephalopathy，CARASIL）

bb. Nasu‐Hakola 病

cc. 色素型正染性脑白质营养不良

dd. 成人常染色体显性遗传性脑白质病

Ⅱ. 获得性髓鞘疾病

1. 非感染-炎性疾病

a. MS 及其变异型

b. ADEM 和急性出血性脑脊髓炎

2. 感染-炎性疾病

a. 亚急性 HIV 脑炎

b. 进展性多灶性白质脑病

c. 布氏杆菌病

d. 亚急性硬化性全脑炎

e. 先天巨细胞病毒感染

f. Whipple 病

g. 其他感染

3. 中毒-代谢性疾病

a. 中毒性脑白质病（内源和外源性毒素）

b. 脑桥中央及脑桥外髓鞘溶解症

c. 盐中毒

d. Marchiafava‐Bignami 综合征

e. 维生素 B_{12} 和叶酸缺乏

f. 营养不良

g. 副肿瘤综合征

h. 可逆性后部脑病综合征（posterior reversible encephalopathy syndrome，PRES）

4. 缺血缺氧性疾病

a. 新生儿缺氧-缺血后脑白质病

b. 延迟的缺氧-缺血后脑白质病

c. 皮层下动脉硬化脑病（Binswanger 病）

d. 血管炎

e. 其他原因引起的血管病变

5. 外伤性疾病

a. 弥漫性轴索损伤

在上述分类法中，"胞质中的酶缺陷"类别并未列入，在于胞质中含有多种参与了不同生化途径的酶，如将其纳入分类，会导致出现多组相互重叠的疾病类别，故该分类法以特殊代谢途径为依据进行亚分类。近年来，随着越来越多的遗传性髓鞘疾病的缺陷机制得以明确，分类标准亦随之不断地进行修订，目前提出的分类框架可能会使得今后对疾病信息的整合更为方便。

第三节　常见脑白质营养不良的临床、影像学和病理生理学特征

随着 MRI 和分子遗传学技术的进展，发现了更多形式的脑白质营养不良。这些疾病不再局限于儿童期发病，亦包括成年期发病的白质病变。此外，磁共振波谱（MR spectroscopy，MRS）通过测定异常或过多的脑代谢物水平，用于探究疾病的病理生理学及其进展机制。除了以往所描述的经典型脑白质营养不良外，MRI 亦明显提高了对伴髓鞘形成减少的遗传性白质疾病的认识。

一、儿童期起病的脑白质营养不良的临床表现

起病的隐袭性特点使得本病在早期阶段做出诊断较为困难，在高度疑诊时需要追溯其家族史。尤其是发病早期，很难辨别出其病患是静止还是进展性。患儿通常无身体畸形（dysmorphic），除了婴儿病例在随着髓鞘破坏丧失技能之前通常呈现正常的早期发育。初期表现为人格改变和轻度的认知功能障碍，经常以获得的运动功能逐渐丧失作为起病症状。随之出现更多的局灶体征，如下肢痉挛、共济失调、吞咽功能失调、发音困难、运动障碍、视神经萎缩或痫性发作。尽管在症状学上有明显的重叠，有些临床表现还具有一定的特征性，如肾上腺功能低下几乎独见于 X-连锁的肾上腺脑白质营养不良（X-linked adrenoleukodystrophy，X-ALD），并存的周围神经病常见于 Krabbe 病和 MLD，巨脑为 Canavan 和 Alexander病的特征性改变。

二、成人期起病的脑白质营养不良的临床表现

成人期脑白质营养不良的临床表现基本与儿童期类似，与脑和（或）脊髓白质病损有关。总体而言，表现为进行性认知功能障碍和神经精神异常的"典型成人型"经常伴随假性延髓性麻痹或进行性下肢痉挛，起病形式多样，可呈急性、亚急性，甚至隐袭性，急性表现可由外伤、感染或中毒等因素促发。大脑功能失调主要表现为注意力缺陷和健忘、精神运动迟缓、执行和视空间功能损害、人格改变以及情绪紊乱等"皮层下痴呆"的表现，但明显缺乏"皮层受累"的改变，如失语、忽略、失用。急性起病的病例常被误诊，在于成人期发病者经常不被虑及遗传病，而归因于药物滥用、精神病、纤维性肌痛或 MS 等。当疾病进展时，患者可表现为进行性意志丧失（abulia）、痉挛、额叶释放症状、失禁以及皮层受累的表现。在疾病晚期，可进展为无动性缄默、昏睡、昏迷以及最终死亡。

与儿童期起病者类似，有些临床表现具有一定的特征性。最典型的是进行性痉挛性截瘫伴逼尿肌不稳定（detrusor instability），常见于 X-ALD 中的肾上腺脊髓神经病（adrenomyeloneuropathy，AMN），但亦可发生于 Krabbe 病和 MLD。孤立的肾上腺功能低下可见于 X-ALD，周围神经病可见于 MLD、Krabbe 病和 X-ALD。由精神病所致的单纯精神症状可发生于各种脑白质营养不良患者中，但尤见于 MLD。如同在儿童患者中 MRI 扫描意外地显示出白质异常那样，成人脑白质营养不良亦如此。最后，脑白质营养不良可通过对无症状性家族成员的筛查获诊。

三、影像学特征

在脑白质营养不良的鉴别诊断中经常涉及呈现对称的、大片脑白质 MRI 异常的鉴别诊断。虽然此常见改变提示弥散的脑白质损害，但对遗传性脑白质病而言并非特有的变化。尽管如此，仍有一些针对特定某些脑白质营养不良的脑白质受累的 MRI 特征性改变。Canavan 病显示弥散的（延及内外囊）皮层下 T2 异常信号；佩-梅病的表现则类似于新生儿的髓鞘缺失，而无明显的髓鞘破坏证据；X-ALD 和 GLD 常见及顶枕叶的长 T2 异常信号，但仅在 X-ALD 的病灶增强扫描后呈现强化。此强化现象亦见于 CNS 感染、ADEM 以及 Alexander 病等，且 Alexander 病倾向于以大脑前部为主的白质受累。GLD 也常伴有

基底节和丘脑内的长 T2 异常信号。在发病早期，消融性白质脑病（vanishing white matter disease, VWMD）的特征是不累及中线结构。通常，大多数的症状性脑白质营养不良患者具有 MRI 异常，但有时其（如 MLD 婴儿型）临床恶化仅始见于 MRI 上轻度的脱髓鞘异常。

四、病理生理学特点

现代遗传学的进展使得更多的脑白质营养不良的致病基因得以识别，并可就此评估这类基因突变对器官功能和病理学的作用。同样，亦促进了对遗传性白质疾病病理生理学机制的理解，表 2-1 归纳了多数常见脑白质营养不良的临床表现、影像学改变以及病理生理学特点。

表 2-1 多数常见脑白质营养不良的临床特点、影像学改变和病理生理学特征

疾病种类	遗传形式	临床特点	影像学特点	诊断检查	病理生理学特点
肾上腺脑白质营养不良	X-连锁隐性	脑部症状：行为改变、运动功能衰退；AMN：慢性进行性痉挛性截瘫	大脑：侧脑室后部为主；AMN：皮质脊髓束强化	血浆极长链脂肪酸、ABCD1 突变	脑部症状：炎症；AMN：氧化应激
异染性脑白质营养不良	常染色体隐性	行为改变、锥体束征、共济失调	弥散的白质异常，U-纤维未受累	白细胞芳基硫酸酯酶 A（arylsulfatase A）；尿硫脂水平升高	脂膜内硫脂的积累
球形细胞脑白质营养不良	常染色体隐性	发育衰退、痉挛、角弓反张，晚发者症状轻微	侧脑室后部为主，无强化	白细胞半乳糖苷脂，β-半乳糖苷酶	对 OLG 的鞘氨醇半乳糖苷（psychosine）细胞毒性？
消融性白质脑病	常染色体隐性伴有年龄依赖的外显性	共济失调、痉挛，在不严重的外伤和发热疾病后症状恶化	进行性白质稀疏（rarefaction）、白质的囊性变性	eIF2B α、β、γδ 或 ε 的突变	异常的未折叠蛋白（unfolded protein）应答？
Alexander 病	多数新生突变	巨脑、精神运动衰退、共济失调、痫性发作，成人型伴延髓性麻痹	弥散的白质异常，常以大脑前部为主	GFAP 基因突变	GFAP 的毒性积累？
Canavan 病	常染色体隐性	精神运动衰退、肌张力低下、巨脑	弥散的皮层下异常信号；MRS 示 NAA 水平升高	天冬氨酸酰酶（aspartoacylase）基因突变	不明
脑白质营养不良伴神经轴突球状体	不明，多数散发，亦报道家族性	成人型类似 MS 或痴呆	对称大片或多发的白质异常信号	脑活检示神经轴突球状体、色素性神经胶质	不明
佩-梅病	X-连锁隐性	多在婴儿期起病，眼震、视力损害、共济失调、痫性发作	对称大片的白质异常信号	PLP1 基因突变	髓鞘形成不良
佩-梅病样疾病	不明，可能常染色体隐性	与佩-梅病类似	对称大片的白质异常信号	部分病例 GJA12 基因突变	不明

续表

疾病种类	遗传形式	临床特点	影像学特点	诊断检查	病理生理学特点
巨脑性白质脑病伴皮层下囊肿	不明，可能常染色体隐性	巨脑、缓慢进展的共济失调、痉挛和痫性发作	颞极和额顶叶的皮层下囊肿	MCL1 突变	不明
累及脑干、脊髓并伴白质高乳酸水平的脑白质病	常染色体隐性	在成人早期，小脑性共济失调、痉挛、认知功能障碍	脑干、脊髓受累；MRS 示乳酸水平升高	DARS2 基因突变	不明
Aicardi-Goutières 综合征	多为常染色体隐性，除 V 型为常染色体显性	新生儿型表现为小头症、痉挛、肌张力障碍、发育延迟和衰退；晚发变异型的症状轻微	延展的钙化、脑发育不全、白质异常信号	TREX1 和 RNASEH2A - C 基因突变	DNA 修复功能失调?

AMN：肾上腺脊髓神经病；ABCD1：ATP 结合盒 D 亚家族成员 1；eIF：真核翻译起始因子；GFAP：神经胶质纤维酸性蛋白；NAA：N-乙酰天冬氨酸；MRS：磁共振波谱；MS：多发性硬化；PMD：佩-梅病；PLP：蛋白脂蛋白；GJA12：间隙连接蛋白；ARS2：线粒体天冬氨酸- tRNA 合成酶；TREX - 3：主要修复核酸外切酶 1（prime repair exonuclease 1）；RNASEH2A - C：天冬氨酸- tRNA 合成酶。

第四节　中枢神经系统特发性炎性脱髓鞘疾病

CNS 脱髓鞘疾病分为原发性（即特发性）和继发性两种类型。其中特发性炎性脱髓鞘病（idiopathic inflammatory demyelinating disorders，IIDDs）包括一大类疾病，其临床病程、病灶分布和病程均不同，包括 MS、MS 变异型（如 Marburg 型急性 MS、Balò 病和 Schilder 病）、NMO、ADEM、视神经炎（optic neuritis，ON）、临床孤立综合征（clinically isolated syndrome，CIS）和瘤样炎性脱髓鞘病（tumor - like inflammatory demyelinating diseases，TIDD）。

一、IIDD 的分类及临床特点

尽管 IIDD 家族中的各类疾病均具有自身免疫性病因和发病机制，但其炎性脱髓鞘病变、临床表现、自然病程和神经影像特点不同，治疗反应各异，显示了 IIDD 的复杂多样性、易变性和可转换性，即疾病谱的异质性，使其临床诊断变得更加困难，IIDD 的病理、临床表现、MRI 影像学、脑脊液检查、治疗及预后特点见表 2 - 2。

（一）MS 经典型

根据其临床病程，可分为复发-缓解型（relapsing - remission MS，RRMS）和慢性进展型，后者进一步分为原发进展型 MS（primary progressive MS，PPMS）和继发进展型 MS（second progressive MS，SPMS），诊断目前采用 McDonald 修订标准（2010）。

（二）MS 变异型

1. Marburg 型急性 MS　由 Marburg 于 1906 年首次报道，是快速进展型或急性 MS 的亚型，为典型的单相病程，发病后 1 年内迅速进展直至死亡。

2. Balò 病　又称同心圆硬化（concentric sclerosis），由 Balò 在 1928 年首次描述，较 MS 病情更严重且多为单相进展的病程。临床上罕见，但在亚洲相对较为常见，尤其在菲律宾和中国。

3. Schilder 病　又称弥漫性硬化（diffuse sclerosis），在 20 世纪早期首先由 Schilder 描述，随后 Poser 和 Van Bogaet 等称之为过渡性硬化（transitional sclerosis），目前的研究证据提示该病为 Schilder 病与 MS 的过渡型。为了将真正的 Schilder 病与其他类似的疾病进行分别，尤其是 CNS 遗传性疾病如异染性脑白质营养不良和肾上腺脑白质营养不良，Poser 等曾提出了以下诊断标准：①一个或两个双侧对称性至少 3cm 的斑块，三维尺寸中有两个达 2cm，累及半卵圆中心；②基于临床、亚临床（如诱发电位）或影像学检查发现的仅有的病灶；③外周神经系统绝无受累；④肾上腺功能必须正常；⑤血清脂肪酸须有正常的碳链长度；⑥组织学须与 MS 一致。

4. MS 合并神经根或周围神经脱髓鞘　可出现多发性神经病、多发性单神经病、慢性炎症性多发性神经病及复发性 Bell 麻痹。有报道 MS 病人表现为周围性面瘫，MRI 显示伴脑桥病变累及面神经核及其核下部，Bell 麻痹通常为单相病程且极少复发，对复发性 Bell 麻痹应注意 MS 的可能。

（三）NMO

又称 Devic 病，由 Devic 于 1894 年在总结了 16 例文献报道病例及 1 例其经治的临床死亡病例后首次报道，之后采用 Devic 来命名。NMO 是视神经与脊髓同时或相继受累的急性或亚急性脱髓鞘病变，可呈单时相病程或复发-缓解的多相病程。脊髓病变可为坏死性，导致空洞形成，表现为严重的炎性改变。以往对于 NMO 是一特定的疾病单元还是 MS 亚型尚存在争议，随着 NMO‐IgG 自身抗体（亦为水通道蛋白‐4 抗体）的发现，目前更多地倾向于该病是一种独立于 MS 的 CNS 自身免疫性离子通道病。

（四）ADEM

是一种 CNS 急性多灶性炎性脱髓鞘疾病，多为单相病程。急性出血性白质脑炎（acute hemorrhagic leukoencephilitis，AHLE）是 ADEM 的罕见形式，病情危重，病死率和伤残率高。多相性播散性脑脊髓炎（multiphasic disseminated encephalomyelitis，MDEM）是 ADEM 的复发病例，但目前尚无区分 MDEM 和 MS 的明确标准。

（五）CIS

是首次发生的单时相 CNS 脱髓鞘疾病，包括孤立的视神经炎（optical neuritis，ON）、横贯性脊髓炎或脑干综合征。单病灶首发者占 77%，30%～70% 的 CIS 可演变为 MS。伴运动系统病变的 CIS 进展为 MS 的风险是不伴运动系统病变者的 2 倍。

（六）TIDD

又称脱髓鞘性假瘤（demyelinating pseudotumor，DPT），是一种特殊类型的脱髓鞘疾病，目前缺乏有效的综合诊断标准，其临床表现、MRI 及病理检查与脑胶质瘤难以鉴别。许多 DPT 病例最终被证实为 MS、Schilder 病或 Balò 病。

表2-2 IIDD疾病谱的病理、临床表现、MRI影像特点、脑脊液检查和预后

	MS经典型	Marburg变异型	Balo病	Schilder病	NMO	ADEM	CIS	TIDD
病理	脑白质单一或多发脱髓鞘病灶，常见于脑干、脑室周围，小静脉周围炎性细胞浸润。巨噬细胞和轴索神经细胞相对完整	病灶主要在大脑半球，整个大脑半球受压；静脉周围脱髓鞘区血管周围脱髓鞘浸润。T细胞浸润。巨噬细胞含髓鞘崩解产物，星形胶质细胞增生、轴索相对保留	大脑半球卵圆形中心可见同心圆形脱髓鞘病变；活动性脱髓鞘区血管周围炎性细胞浸润，可见典型硬化斑	皮层、皮层下白质，基底节、脑和脑干多灶性炎性脱髓鞘病变，较MS广泛和严重，可见硬化斑，血管周围有炎性细胞浸润和星形胶质细胞增生反应	病变累及白质与灰质、视神经和脊髓，血管周围大量巨噬细胞、小胶质细胞、B细胞、嗜酸性粒细胞，补体与Ig沉积的玫瑰花环	脑和脊髓小静脉周围播散性多个小病灶，其中皮层下白质90%以上，脑室周围深部灰质30%～60%，脊髓90%以上，小静脉周围炎性细胞浸润，星形胶质细胞反应不明显	视神经、脊髓或脑干孤立的炎性脱髓鞘病灶，与MS和ADEM典型脱髓鞘病灶相同，但无CNS其他部位病变	病理与脑胶质瘤相似，可见及特征性Creutzfeuldt细胞
临床表现	多在15～40岁发病，起病常有肢体无力或麻木，单侧或双侧下肢拖曳、不对称性痉挛性轻截瘫，伴视力障碍、眼震、眼肌麻痹、感觉障碍、精神及认知障碍；发作性症状或共济失调症状常见。多为复发-缓解，少数继发为脊髓炎。多数继发为慢性病程，或原发进展	20～50岁发病，少见，暴发起病，可有假性脑（脊）膜炎，数周出现昏睡、昏迷，去大脑强直，伴脑、脑干、脊髓和脑神经损害症状和体征。单相病程，进展迅速	20～50岁发病，亚急性或脑卒中样起病，表现为轻偏瘫、四肢瘫痪，伴意识模糊及精神发作。首发精神症状如淡漠、无欲、无放发笑、言语错乱和重复言语、缄默症、失语症；脑弥漫损害状如头痛，轻偏瘫、共济失调、感觉性失语、眼肌麻痹、眼球浮动、构音障碍等	儿童晚期和青年期常见。多急性或亚急性起病，呈进展性病程，可见复发-缓解。头痛、意识模糊、视神经炎、构音障碍、面瘫、轻偏瘫或四肢瘫痪、失语症；皮层受累症多见，青春期患者可表现如精神病	5～65岁（平均40岁）发病，迅速发生不完全横贯性脊髓炎、数小时或数天双侧同时或相继发ON，可伴球后疼痛或伴视盘炎。复发性NMO常伴Lhermitte征，强直痉挛、神经根痛	儿童常见，>16岁者占10%。多急性起病，有发热、头痛、意识模糊、痫痫发作、嗜睡和谵安，伴轻偏瘫、脊髓和ON等体征。多为单相病程	常于15～40岁发病。（1）孤立的ON：通常为单侧，偶为双侧；高度提示ON的征象是视神经萎缩，严重视乳头水肿及玻璃膜改变，视盘出血，无痛性视力下降，持续眼球疼痛>2周，进行性视力减退>2周；（2）病变以下孤立的横贯性脊髓炎；脊髓功能完全丧失，极少复发和作为MS首发症	15～40岁（平均30岁）发病，中青年患者较多，多为亚急性或慢性起病。临床按临床分型：（1）脑型：病灶多发及水肿引起颅内压增高，头痛常为首发症状；皮层下白质髓鞘脱失导致认知障碍如定向力、记忆力下降，偏瘫、轻偏瘫、肢体麻木和病理征等；（2）脊髓型：症状较重，早期进展迅速。早期

续表

	MS经典型	Marburg变异型	Balo病	Schilder病	NMO	ADEM	CIS	TIDD
							状；仅出现部分神经功能缺损，如轻截瘫、麻木感，可为首次发作；（3）孤立的脑干综合征：常表现为脑干脑炎，如发热、头痛、眩晕、呕吐、复视、眼震、非对称脑神经麻痹、共济失调、痛性痉挛和轻偏瘫等	很少出现尿便障碍
MRI影像学特点	T_2WI见侧脑室周围白质多发高信号，可呈环状强化。由胼胝体或侧脑室边缘发出放射形 Dawson 指系 MS 典型影像学改变。颈胸髓或颈髓病灶多见	脑室旁多发 T_2WI 高信号，累及整个大脑半球，有增强及占位效应。数日内病变可迅速增大，伴严重脑水肿、坏死	明暗相间洋葱头样相同心圆病变直径 1.5～3.0cm；T_2WI显示清晰，严重脑水肿、坏死及整个脑球，累及整个脑球，有增强及占位效应，须注意强及占位效应。开环征易误诊为脑肿瘤	T_2WI 高信号，T_1WI低信号的大病灶，常为双侧性，不伴或轻度占位效应，完全或不规则环形强化和囊性变	88%NMO患者脊髓纵向融合病变≥3个椎体，常见脊髓肿胀（50%）和钆强化（64%），MS的脊髓病变通常为1～2个椎体	多灶性病变主要在侧脑室周围和胼胝体，可有弥漫性水肿、轻度增强，无环死和萎缩	通常无脑白质病变。出现多发白质病变的患者进展为 MS 的风险较高	T_1WI 低信号，T_2WI 高信号，单发或多发圆形或类圆形病灶，即病灶明显强化。即病灶中心环死出现典型开环征（肿瘤也常出现），DWI 高信号多见胶质瘤要特点，早期多见等低信号。复发可见新的肿瘤样病变

续表

	MS 经典型	Marburg 变异型	Balo 病	Schilder 病	NMO	ADEM	CIS	TIDD
脑脊液检查	单个核细胞轻度增高或正常（<15×10⁶/L），IgG 指数增高约 70%，95% 患者 OCB（+）	单个核细胞正常，约 1/3 病例中度-中度增高，通常不超过 50×10⁶/L	单个核细胞通常不增多，OCB（-）	单个核细胞通常不增多，OCB（-）	单个核细胞明显增多，>5×10⁶/L 者单相病程 73%，复发型 82%；>50×10⁶/L 者单相型 36%，复发型 34%；迅速进展型 >100×10⁶/L。OCB（+）不常见	单个核细胞 >50×10⁶/L 者占 30%～80%，少数 OCB（+）	单个核细胞正常，多数 OCB（-）	单个核细胞正常或增多，少数 OCB（+）
预后	高度不同，50% 起病 10 年后进行性残疾，15 年行走需辅助	疾病进展迅速，对治疗几乎无反应，常在 1 年内死亡，个别病例治疗有效	单相进展病程，数月导致严重残疾或死亡，颇似 Marburg 变异型，但许多病例可有临床改善	数月至数年发生完全残疾和死亡，良性转归少见	1 个月内出现双侧 ON 和脊髓炎通常预示单相病程	单相病程，死亡率约 10%，多可恢复，有后遗症，儿童常伴精神发育迟滞或癫痫发作	典型单相病程，预后较好或很好，但 CIS 可为 MS 早期表现	多单相病程，预后相对较好；少数为多相病程
其他	T₂WI 显示 3mm 以上病灶，临床发作 30 天后出现新病灶，表明有时间上多发	迄今无特异的临床表现，影像学或脑脊液检查可明确区别 Marburg 变异型与 ADEM	临床上颇似 Marburg 变异型，可凭病理或影像学特征鉴别	须注意与异染性或肾上腺脑白质营养不良鉴别	血清可检出自身 NMO-IgG 抗体（即水通道蛋白-4 抗体）	少数 ADEM 病例发生在双侧 ON 的基础上	孤立的脑干综合征须与脑干卒中、后颅窝肿瘤、延髓空洞症等鉴别	许多 TIDD 病例最终被证实为 MS 或 Balo 病

注：NMO：视神经脊髓炎；ADEM：急性播散性脑脊髓炎；CIS：临床孤立综合征；TIDD：瘤样炎性脱髓鞘；ON：视神经炎；OCB：寡克隆区带；Ig：免疫球蛋白；T₁WI：T₁加权像；T₂WI：T₂加权像。

（何 洋 刘广志）

参 考 文 献

［1］Gupta SR，Naheedy MH，Young JC，et al. Periventricular white matter changes and dementia. Clinical，neuropsychological，radiological and pathological correlation. Arch Neurol，1988，45（6）：637－641.

［2］Hauw JJ，Delaère P，Seilhean D，et al. Morphology of demyelination in the human central nervous system. J Neuroimmunol，1992，40（2－3）：139－152.

［3］Matthieu JM. An introduction to the molecular basis of inherited myelin diseases. J Inherit Metab Dis，1993，16（4）：724－732.

［4］Menkes JH. The leukodystrophies. N Engl J Med，1990，322（1）：54－55.

［5］Polman CH，Reingold SC，Edan G，et al. Diagnostic criteria for multiple sclerosis，2005 revisions to the "McDonald Criteria". Ann Neurol，2005，58（6）：840－846.

［6］Poser CM. Dysmyelination revisited. Arch Neurol，1978，35（7）：401－407.

［7］Seitelberger F. Structural manifestations of leukodystrophies. Neuropediatrics，1984，15（suppl）：53－61.

［8］van der Knaap MS，Valk J. Magnetic resonance of myelination and myelin disorders. 3rd ed：Springer，2005.

［9］Costello DJ，Eichler AF，Eichler FS. Leukodystrophies：classification，diagnosis，and treatment. Neurologist，2009，15（6）：319－328.

［10］何洋，刘广志，高旭光. 水通道蛋白-4 抗体与神经系统自身免疫病. 中华内科杂志，2011，50（3）：264－266.

［11］刘广志. 多发性硬化和脱髓鞘疾病. 北京：人民卫生出版社，2008：24－42.

［12］王维治. 多发性硬化与特发性炎性脱髓鞘疾病诊断的若干问题. 中华神经科杂志，2009，42（6）：365－369.

第 **3** 章

多发性硬化的流行病学

第一节　引　言

多发性硬化（multiples sclerosis，MS）作为一种发生于中枢神经系统（central nervous system，CNS）的炎性脱髓鞘疾病，在西方国家中是导致中青年人群运动障碍的最主要原因之一。MS 的病理学特征为血管周围炎性细胞浸润、髓鞘脱失以及轴索和少突胶质细胞的病理改变。MS 临床特征的表现为进行性神经功能缺损和病变在时间上和空间上的多发性。所谓时间上的多发性，是指有至少 2 次 MS 病变发作并间隔一定的时间。所谓空间上的多发性，则是指 CNS 内至少存在 2 个 MS 病灶。目前该病病因仍未明确，一般认为可能与基因遗传、地理环境因素、社会经济结构以及这些因素交互作用而产生的病理性自身免疫过程密切相关。围绕上述与 MS 发病可能有关的各个环节，西方各国已进行了大量的流行病学研究。已有的结果显示：①MS 的发病率高峰约在 30 岁左右，女性明显多于男性；②全世界 MS 发病率与患病率的分布随着不同的地理位置而存在明显差别；③在一些国家和地区，MS 的发病率与患病率呈现随着纬度增加而增高的趋势；④MS 的发病风险在白种人中高于其他有色人种，在高收入人群中高于低收入人群。根据现有的研究结果将中国归于 MS 低患病率国家。

流行病学是研究疾病和健康在人群中的分布以及可能影响这些分布的各种有关因素。通过流行病学研究，发现并分析与疾病和健康有关的种种线索，可据此进一步探索和揭示疾病发生的原因，并制定相应的医疗卫生方针和防治策略，从而达到最终控制和预防疾病，改善和增进人民健康的根本目的。需要强调的是，流行病学研究总是从群体的角度来进行观察和分析问题，而不是着眼于具体的单个患者。

本章主要描述 MS 的一般流行病学特征，讨论 MS 的自然史并介绍与 MS 发病可能有关的各种因素。

第二节　多发性硬化的一般流行病学特征

一、MS 的患病率和发病率

MS 在人群中的频率分布可用发病率（incidence，即某个特定人群在某个特定期间内新发病的 MS 病例数与平均人口数的比值，比如某年某地区人群中的 MS 发病率）或患病率［本章特指点患病率（point prevalence），即某个特定人群在某个特定时间点患有 MS 的病例数与平均人口数的比值，比如某年某月某日某地区人群中的 MS 患病率］来表示。发病率是估计在某个期间（一般指一个年度）某一特定人群发生该病的可能性，而患病率是估计某个特定时间点某一特定人群患有该病的可能性。目前，该方面的信息资料大都来自于有关 MS 患病率的研究报告，而有关 MS 发病率的报告则相对较少，究其原因主要是由于MS 一般发病过程相对缓慢，往往需要经过一段时间才能最后获得一个明确的诊断，而病程则比较长，因此进行 MS 的发病率研究要比患病率研究困难得多。

要得到一个真实可靠的患病率数据，有数个重要的相关因素必须加以考虑。首先，对于研究人群须有一个非常明确的界定，例如，在一个确定的地理或行政区域（如某区，或某市、某县等）内某个时间点（某年某月某日）所有的当地居住人口数（或常住人口、户籍人口等），也就是确定计算患病率的分母部分。这个人口数可以通过参考当地人口普查资料或有关的人口统计数据来确定。其次，是关于这个研究人群中在确定的某个时间点患有 MS 的病例数，这是计算患病率的分子部分。由于 MS 这个疾病的特殊性质，即 MS 是一种慢性病且目前还是在一定程度上不可预测的疾病，包括数种不同的临床类型，患者的病程和严重程度存在着明显差异，即从有着轻微良性的病程伴有轻度功能障碍的患者到有着慢性进展病程同时功能障碍迅速发展的患者。鉴于差别很大，因此较为可靠的 MS 患病率估计一般仅通过专门的流行病学调查方能获得相对确切的数据。

在世界范围内，MS 患者据估计有 200 万～250 万，当然该数字是根据现有的资料估计得出的。事实上，仍有很多地区的 MS 患病情况至今未明，比如就中国而言，通过真正规范的流行病学调查，以较大人群为基础的 MS 患病率的报告十分有限。鉴于我国人口众多，地域宽广，而神经科医师的数量相对较少，故仅靠一些少量的研究结果来对全国的情况作出可靠的估计难度很大。若要真正明确中国 MS 患病的整体情况，尚须做大量的工作。只有在获得各个地区和不同人群的大量研究结果后，方能做出比较确切的全面估计。

文献上报告的 MS 最高患病率超过 200/10 万人，该数据来自苏格兰东南地区和爱尔兰北方地区的研究，而在一些亚洲国家的报道中，MS 的患病率低于 1/10 万人。有学者根据世界范围内 MS 的分布情况，将 MS 患病率划分成高中低三个类别：高患病率（＞30/10 万人），比如见于北欧和北美地区，亦包括新西兰和澳大利亚部分地区，特别是那些具有北欧血统的人群，患病率可高达 100～200/10 万人；中患病率（5～30/10 万人）见于南欧和美国南部地区；低患病率（＜5/10 万人）见于亚洲和南美地区。近 30 年来，在欧洲估计 MS 的患病率约为 83/10 万人，其中位于偏北国家的患病率较高。

对于中国 MS 患病率的大规模研究较少，近年来，来自上海地区的研究得到了广泛关注。在 886 万上海市常住居民中，由上海市 11 个区中 55 个医院的医师（主要是神经科医师）共同组织，建立了 MS 的调查网络系统，并对所研究地区的全部住院登记者进行了仔细查询，注册登记了所有与 MS 可能有关的 CNS 免疫性疾病患者，并查阅了相应的病史资料以填写登记表。通过对所调查资料的仔细查验，由数位资深神经科医师进一步确认诊断，最后确认了 249 例 MS 患者。其中 123 例为上海市常住居民，并据此计算 MS 患病率为 1.39/10 万人（95% CI：1.16～1.66/10 万人），女性的患病率为 1.80/10 万人（95% CI 1.43～2.25/10 万人）约两倍于男性患病率（0.98/10 万人，95% CI：0.71～1.31/10 万人）。女性的 MS 患病率在各个年龄段均高于男性。该研究在调查和确认 MS 病例时严格按照当前新修订的 McDonald 诊断标准，绝大多数的确诊病例（96%）都曾经接受过 MRI 检查，因此诊断的可靠性和准确性程度较高。另外，由于在计算患病率时亦排除了疑似 MS 者，故对患病率的估计较为严格和谨慎。尽管与西方国家的高患病率相比，此研究得出的 MS 患病率数值相当低，但此数值与在亚洲有关人群中报道的数值具有可比性，即略高于以往一些来自于香港和台湾地区并基于人群所做的研究中提及的 MS 患病率。

亚洲以往被认为是 MS 发病较少的地区，然而回顾日本有关 MS 的研究及其在一个较长时期的发展或可为我们带来一些启示。在 1975 年之前，日本报告的 MS 患病率为 0.8～4.0/10 万人，2003 年，在一个日本北方地区的研究报道为 8.57/10 万人，2008 年同样来自日本北方地区的研究报道则达到 13.1/10 万人。近来台湾学者报道了台湾地区的 MS 患病率为 1.9/10 万人，是 1976 年所报道（0.8/10 万人）的 2 倍以上。上述资料也许对今后中国大陆 MS 的流行病学研究具有重要的参考价值。

MS 患者数量的确定受下列因素的影响：①鉴于 MS 的诊断从本质上而言仍基本上属于一种临床诊断范畴。尽管神经影像学的不断发展对 MS 的诊断带来了很多帮助，但除经尸检确诊外并无特异性实验室指标使得患者在生前确诊，而必须由有经验的神经科医师根据病史、神经系统查体和实验室检查的结果，方能做出较为可靠的临床诊断。简而言之，如果把 MS 误诊为其他疾病，或把其他疾病误诊为 MS，均可能直接影响 MS 患病率估计的准确性，其他的影响因素亦涉及不同诊断标准（MS 的诊断标准本身也在不断地被发展和修订）的采用、MS 疑诊病例或一些所谓的"MS 变异型"病例的纳入等。②研究人群中所有的 MS 患者是否都能及时地被诊断、检出和登记，然后归入患病率的计算？研究区域所有相关的医疗机构和医师是否都参与或了解相关的调查？那些症状较轻的 MS 病例是否被包括在内？如果调查仅限于调查区域内的三级医院，则可能造成症状较轻病例的漏失。因此，若以一个三级医院为中心，把初级和次级医疗机构一并整合或建立一个病例登记系统，就可能会得到患病率的最准确估计。有些地区在较长的一段时间内进行了反复多次的调查，就有可能得出相对较高和准确的患病率。在这一点上，可能存在如下原因：首先，首次调查可能遗漏了一些"老病例"，即那些几年或几十年前诊断的病例。当新病例随着时间不断地积累增加，此"老病例"遗失的效应会渐被稀释而变得愈加不明显，根据新的资料就能计算出更为真实的患病率。其次，初期调查可能在研究区域加强相关人员对该病的关注，从而使得这类患者能得以及时地被检查和诊断。最后，患者存活时间的长短与患病率亦关系密切，对于同样数量的患者而言，其存活时间越长，则会使得计算出的患病率亦相应地越高。如在 1917 年，瑞士 MS 患者的预期存活期估计是 12 年，在 1957 年亦只有 12.6 年，但到了 20 世纪 80 年代则已增加为 30 年。由此可见，有些地区不同时期患病率的升高系患者存活时间的延长所致。因此，在评价或比较不同地区的患病率资料，或者评价和比较同一地区不同时期的患病率资料时，一方面要注意所比较资料的可比性，以发现和确定真实患病率的差异和变化；另一方面，应充分考虑到上述有关各项因素可能造成的直接或间接影响。

　　相比患病率来说，发病率是测量疾病风险的更好指标，因为发病率的计算与存活时间无关。而且，发病率比患病率能更快、更直接地反映疾病在人群中的风险。但是，对于 MS 这种病后存活期较长的疾病来说，发病率数值一般比患病率要小得多。这可能会引起统计学估计的不稳定性，原因在于一个很小的患者数字的变化即可导致发病率的较大波动，尤其是在较小样本量的研究人群中做调查且历时又较短时。据目前估计，欧洲 MS 平均年发病率约为 4.3/10 万人。一些研究人员对 2000 年之后的 10 年期间欧洲 MS 流行病学资料做了分析，结果显示：MS 年发病率在女性约为 3.6/10 万人，男性则约为 2.0/10 万人。来自日本北方地区的研究报道，MS 年发病率从 1975—1989 年期间的 0.15/10 万人增加至 1990—2004 年期间的 0.68/10 万人。人口移动亦可改变发病率的趋势，由于来到欧洲的大多数移民来自 MS 风险低的地区，因此移民可能会抵消一些发病率增加的总趋势。然而，这种效应也会随着时间而逐渐减小，因为移民（尤其是移民的后代）会逐渐适应当地的这个风险。

　　是 MS 的发病率确实在增加，还是由于更好的检出手段使得其诊断过程加快所致？在过去的几十年，可能有三个因素使得 MS 患者获得早期诊断。首先，只要是怀疑 MS 或临床孤立综合征，行 MRI 检查已成为目前的常规手段。其次，由于在疾病早期存在改善病情的治疗方法，所以使得尽早作出诊断很有必要，而在以往对于一些无症状或无运动障碍的年轻患者在做出诊断时往往会有所犹豫。最后，更敏感的 McDonald 诊断标准的出现，然而该标准的使用并未造成 MS 获诊者在数量上的明显增加。因此，新标准对 MS 发病率和患病率估计的影响可能并不太大。一个真正的患病率或发病率的增加，必须排除上述那些因素，才能被认可是真正意义上"率"的增加。通常认为，近几十年来 MS 患病率的增加主要是系 MS 患者预期寿命的延长所致。

　　因此，如果患病率是由于生存延长而增加的话，那么这种患病率的增加并非表示该病的风险增加。这也再一次表明发病率是一个确定人群中疾病风险增加的更好指标。上面所提及的来自日本北方地区的研究，研究者特别指出尽管在 2001—2006 年的 5 年期间当地 MS 的患病率有 1.5 倍的增长，但诊断标准和病例检出的方法并无变化，同时 MS 的发病率亦有所增长，进而证实了 MS 风险增加的真实性。

二、MS 患者的年龄、性别分布

　　在 20 世纪初，MS 曾被认为多见于男性，但以后的观察和大量资料证明了这种认识的错误性，原因在于更多基于人群的研究结果表明女性 MS 明显多于男性。以往的误识可能源于当时男性在家庭的角色最为重要，在患 MS 时相对而言更倾向于去寻医求诊，从而比女性患者更易得到关注而获诊。此外，以往的报告常根据较小范围的研究，而可能无较为全面和完整的人群基础，最终导致结果的偏倚。在这之后报道的女性 MS 病例逐渐稳步地增长，一项针对整个加拿大 MS 患者的注册研究发现，在 1936—1940 年出生的患者男女比率为 1.9，而出生于 1976—1980 年者则为 3.2，在加拿大萨斯卡通（Saskatoon）市，该性别比在年龄 35 岁以上者中尤为突出，而在同期当地 MS 的发病率始终处于一个较为稳定的状态。

一些研究人员分析了自 2000 年以后近 10 年间欧洲 MS 流行病学资料，结果显示：女性与男性发病率之比在 1955 年时为 1.4∶1，而到了 2000 年时则增至 2.3∶1。在患儿中，女性与男性之比可达 3∶1，而在 50 岁以上的 MS 患者中男女差别不再显著。如调查在同一地区重复进行，性别比则似随着纬度而下降，但随着时间和发病率而升高，然而尚有一些与此不一致的报道。

通常而言，MS 发生于女性的频率约两倍于男性，且前者的发病年龄略早于后者。MS 患病率在最具经济生产能力的中年达高峰。尽管 MS 在生育期女性相对少见，但随着社会发展的趋势，许多妇女的生育推迟至 40 岁以后，罹患该病可能对于这些作为母亲的患者而言会造成很大的影响，而相应地对于配偶亦是一个难题。

丹麦全国共有人口 540 万，自 1950 年以来就建立了以人群为基础的全国性 MS 登记，对 MS 的发病情况进行了监测，迄今已报道了多项来自该登记资料的研究结果。在 1950—2000 年期间，除了一些随机的变动之外，根据发病时间计算（其他国家的有些研究可能是按诊断时间计算）的 MS 发病率在男性中基本稳定。与之相反，自 1970 年以来按发病时间计算的 MS 发病率在女性则近乎翻倍增长，该增长几乎见于所有年龄组（除了青少年之外），增幅最为显著的见于 40 岁以上的女性，因此导致女性与男性的性别比在 20 世纪后期大幅增加。目前，估计欧洲 MS 女性与男性患病率之比为 2∶1。MS 患病率最高的年龄段是在 35～64 岁，男女两性均明显，患病率高峰是在 50 岁左右。

MS 发病率的增加主要发生于女性，对此的解释之一是女性在症状轻微时比男性更倾向于就医；另一个解释是假定良性的病例更常见于女性，而良性或潜在发病的病例可被更有效的新诊断方法所检出，与之相反，如果假定男性的临床表现从发病开始就较重的话，那么他们的早期诊断率应总是很高。然而，在前述显示性别比有所增加的加拿大研究中发现，性别比的增加从发病到确诊时经历的时间在两性之间并无不同，表明该效应对于上述地区（如加拿大、丹麦）所发现的女性发病率增加影响不大。此外，尚有一种较极端的观点认为性别比的增加是人为造成的，即将其完全归因于当前更好的检出手段可能使得诊断能较早地做出。亦有学者认为 1970 年以来，将近一半丹麦女性 MS 病例的症状非常轻微，使其在随后的 30 年中未获诊，但此可能性应当极小。

通常认为 18 岁之前发病的 MS 患者具有一些特点，在近 20 年针对此儿童期或青少年期发病的 MS 研究得到了越来越多的关注。正如 MS 整体患病率和发病率存在较大的差异，迄今报告的儿童期或青少年期发病的 MS 患病率值亦波动很大。来自一些较大规模的研究结果显示，儿童期或青少年期发病的 MS 患者占所有 MS 患者的 2%～4%，个别甚至达到 10%，亦有一些以人群为基础的研究报道低于 2%。有一项来自美国的 MS 研究报道儿童期或青少年期发病的年发病率为 2/10 万人，10 岁之前发病的 MS 患者一般较为罕见。相对于欧洲或北美而言，亚洲或中东地区所报道的儿童期或青少年期发病的 MS 患者比例略高。

根据大多数有代表性的研究报道，MS 的发病高峰在 30 岁左右，20 岁以前发病的约占 10%，20～40 岁约占 70%，40 岁之后则约占 20%，55 岁之后发病的 MS 罕见，在诊断 MS 时须慎重考虑。男女性别比一般是 1∶2，其中女性比例范围为 51%～71%，且发病的平均年龄较男性略低，但男女性别比多随着发病年龄的增加而升高。

三、MS 的地区分布

研究人员很早就观察到 MS 在全世界分布的不均衡性，尤其在各大洲之间。尽管统计资料尚不一致，但 MS 的高患病率主要见于西欧和北美地区，其居民主要为白人。在中欧和东欧，巴尔干地区、澳大利亚以及新西兰，MS 的患病率则略低。最低则见于亚洲，中东地区和非洲，尽管来自这些地区的资料较为有限，且当地对此病的关注度也较低。来自中美洲和南美洲的资料很少，近期的一些研究报道其 MS 的患病率为 10～20/10 万人。

对于造成这种不规律的 MS 地理分布与种族差异的原因，尽管研究人员在不断地探索和研究，但目前仍不清楚。

20 世纪中期之前，几乎没有对 MS 的系统和全面的流行病学调查。1922 年，Davenport 等描述了从美国北方各州募集的男性军人中较多的 MS 病例，而且注意到祖籍系北欧的人患病风险较高，从而提出可能存在一个纬度效应和种族效应。所谓"纬度效应"，是指居住地的纬度越高，MS 的患病率和发病率也越高，两者之间呈正相关。所谓的"种族效应"，是指 MS 的患病率和发病率在某些种族或人群中明显高于其他一些种族或人群。

近来，针对一些来自欧洲、北美、澳大利亚和新西兰 MS 的荟萃研究发现，当把欧洲和北美的资料合并进行分析并做线性回归时，结果显示 MS 患病率和纬度之间存在弱相关（$r^2 = 0.045$，$P = 0.018$）。但是有些数据结果不一致，如在高纬度地区（超过北纬 55°），有些报道的 MS 患病率超过 200/10 万人，但在更高纬度（北纬 70°）的一些地区，患病率却低于 100/10 万人，甚至低于 50/10 万人。然而，当把西欧地区的 MS 患病率资料换为发病率资料计算时，与纬度的相关性则完全消失（$r^2 = 0.000$，$P = 0.99$）；在北美洲这种相关性和回归系数亦近乎为 0（$P = 0.31$）。在南半球，除了南美国家的一些小样本报道外，多数研究来自新西兰和澳大利亚，结果亦呈现一个 MS 发病率随着纬度增长的趋势，该趋势在新西兰尤为突出。由于新西兰和澳大利亚白种人在种族上基本一致，多为英裔移民，故这些研究很有意义。与此相反，MS 发病率和患病率在毛利人与原住民（Maoris and Aboriginals）中则较低。

经流行病学资料发现，在北半球无北-南梯度效应，而在新西兰和澳大利亚的梯度效应则较为明显，此不一致性引起了学者的研究兴趣。虽然来自新西兰和澳大利亚的病例数量较少，但其结果可靠性高，且为在种族上相当一致的人群资料。尽管仍保留纬度的梯度效应，但现今住在新西兰和澳大利亚的英裔居民 MS 的年发病率为 2～4/10 万人，略低于英国本土（年发病率为 5～7/10 万人）。因此，来自南半球的上述资料在一定程度上支持了环境因素强烈影响 MS 发病风险的观点。

纬度效应和种族效应之间亦可能有关。各大洲的大陆效应被认为是种族起源的一个标志，但种族起源对于北-南梯度效应可能也有关，因为非白种人倾向于住在低纬度地区，从而降低了人群基因相对于与纬度有关环境因素的重要性。不同种族起源但出生并居住在同一地理区域的各个亚人群可能具有不同的 MS 患病风险，如在美国加利福尼亚州出生的日裔美国人患 MS 的风险就显著低于同地居住的白人。在挪威北部的萨米（Sami）人中仅有个别人被诊断为 MS，远少于按照当地白人 MS 患病率所预期的患者数量。与之类似，新西兰毛利人中的 MS 病例亦相当少见。

令人关注的问题首先是 MS 发病率的北-南梯度效应是否真正存在，尽管 MS 发病率和患病率在世界各大洲之间的差异似乎很显著，但在北半球其发病率与纬度之间的梯度效应可能并不存在。如果将资料限于 1980 年之前所进行的发病率-纬度的回归分析，就未能揭示出任何的纬度效应。因此，如果不存在发病率的北-南梯度效应，那么即便证实有患病率的北-南梯度效应亦意义不大。

不同纬度的物理效应之一是日光紫外线辐射程度的差异，而在加拿大纽芬兰地区和澳大利亚，紫外线辐射的程度已被认为与 MS 患病率呈负相关。此外，在澳大利亚的一个病例对照研究中发现，年龄在 6～15 岁时日光暴露的时间与 MS 患病率呈负相关。在一项针对法国农民中的有关 MS 地区差异的研究证实，随着纬度的变化而呈现 MS 的不同分布。进一步的分析发现，法国的 MS 患病率与已知的日光紫外线照射强弱的地理分布密切相关。在保加利亚亦发现 MS 的患病率与各地每年日照的时间（而并非纬度）相关。一项挪威的研究表明，在儿童和青少年时期夏天户外活动较多可降低患 MS 的风险，即使是在北极圈以北地区亦是如此。然而是否经常暴露于日光下也与所在地区的文化习惯有关，例如部分北欧人经常利用夏季，着衣很少以享受少见的日光，或去南部地区（如地中海）度假，而南欧人则倾向于避免过度的日光暴露，上述习惯可能会抵消一部分辐射效应。

上面所提出的涉及日光紫外线照射的联系及其明显效应亦可能由一些生物学机制来解释：维生素 D₃ 是皮肤通过日光暴露而产生，现被认为在 MS 的免疫调节过程中发挥一定的作用。膳食中的维生素 D 亦被认为具有同样的效果。另一方面，日光照射也可能通过直接影响皮肤内的免疫细胞而起作用。

对于 MS 在地理方面的不同分布，亦有一些研究者认为系遗传因素所致，源于如下推测，该 MS 在地理方面的分布只不过是延续了斯堪的纳维亚人群在欧洲和美国的分布而已。支持 MS 遗传病因的观察则来自于一些种族，如斯堪的纳维亚和苏格兰的白人 MS 的易感性很高。然而，另一方面 MS 在蒙古人、日本人、中国人、美洲印第安人和爱斯基摩人中则相当罕见。在非洲黑人、土著居民、挪威拉普人、吉普赛人中 MS 亦较少见。

但是，即便在最近的观察中，仍发现 MS 的患病率存在着纬度梯度的分布特点。在一些国家不同地区所观察到的现象，即较大范围的 MS 发病率和患病率并不遵循纬度或其他地理梯度，则可能提示系环境和遗传因素的共同作用所致。

MS 在萨米人、土库曼人、乌兹别克人、哈萨克人、西伯利亚土著、北美和南美印第安人、中国人、日本人、非洲黑人以及新西兰毛利人中较为少见，而在其他一些种族中的发病风险则很高，表明不同种族对 MS 具有不同的易感性，而这正是导致 MS 地理分布不一致的重要决定因素之一。从近来报道的欧洲 MS 资料中可发现，许多不同于以往描述的所谓"南北梯度"的情况，似不能仅用简单的患病率-纬度的关系予以解释。患病率资料表明在影响 MS 全球分布方面，种族差别的因素相当重要。因此，在涉及 MS 的地理分布时，须虑及可能存在的遗传易感基因不持续分布的因素，而其可能会受环境因素的影响而发生相应的改变。由于地理梯度是由环境和遗传因素决定，二者之间并非相互排斥，所以在种族和地区之间的异议在一定程度上无甚意义，甚至不会有任何结果。

总之，MS 的分布的确存在显著的地区和种族差异，此差异可能是遗传易感性、环境因素以及两者之间的相互作用所致。当然，确切的解释仍须进一步的研究方可获知。至于 MS 患病率和发病率的纬度效应，初期的观察似乎支持存在纬度越高，患病率和发病率亦越高的认识，不过随着近期越来越多的资料所显示出的不一致结果，目前正倾向于推翻该结论。

第三节　多发性硬化的自然史

自然史是关于一种疾病在自然状态下的总体发展过程，原指是在未得到治疗或人为干预的条件下，疾病所经历的从发病开始，经过病情的发展变化，直至最终结局的全过程。有关疾病自然史的知识对于我们理解疾病与健康，疾病对于患者、患者家庭以及整个社会的影响都很重要。我们之所以对疾病进行治疗或采取其他种种的干预手段，都是旨在于改变疾病的自然发展过程以获得更好的结局。而该结局，无论从临床角度还是经济效益出发，都需要以自然史（未经治疗）的资料作为基础方能进行正确的评价和测估。

疾病自然史的知识与临床试验（应用药物或其他治疗）的各个步骤，比如试验设计、临床观察以及如何解释试验结果都密切相关。由于 MS 是一个变化广泛的疾病，无论是在不同患者之间，还是在同一个患者的不同时间阶段，患者的状况都可以有很大的差异。因此，当开展临床试验及解释试验结果时，必须考虑到这个变化的特点，而且需要考虑到不同类型 MS 患者的不同特点。

一、MS 的自然进程

根据多项基于大规模人群的长期流行病学研究资料，研究者对于 MS 的总体病程，尤其是有关从发病后进展至不可逆性神经功能缺损的时间和最终的转归，都有了较为清晰的认识。与 MS 个体之间存在很大的临床差异，MS 的总体进展过程具有较为一致的趋势，即 MS 神经系统的功能异常是在不断和稳定地累积发展。下面的讨论将主要依据来自于欧美国家 20 世纪 70 年代至 90 年代一些较大规模的 MS 资料。随着 90 年代之后，干扰素（interferon，IFN）等数种改变 MS 病程药物的出现，可能在不同程度上影响了对 MS 自然病程的监测。即便如此，大型的药物临床试验中安慰剂对照组的资料亦可作为自然史分析的依据。

MS 通常在青年期发病，但在各个年龄段均可发病，其发病高峰大约在 30 岁，18 岁以下发病的 MS 病例很少见，而 10 岁以下则罕见。MS 患者的病程较长，平均约 30 年。由于大多数 MS 患者通常在其出现早期的发病症状之后数月（甚至数年之后），才去神经科就诊，因此要准确地回忆和描述最初的发病症状经常会有一些困难或错误。根据有关的资料，在 MS 首发症状的频率中，长束功能障碍占 50%，视神经炎 15%，脑干功能障碍 10%，上述功能障碍的不同组合则占 25%。这些首发症状的发生频率在男性和女性患者之间几无差别，但在年龄方面则明显不同。发病年龄较小者中发生视神经炎和复视的比例较大，而发病年龄较大者中发生运动障碍的比例则较大。

可通过以下两种方式描述 MS 的自然进程：①定性方式，根据复发和进展之间的相互影响来显示疾病的过程；②定量方式，描述和分析神经功能缺损的逐渐累积和发展，据此判断预后。

MS 的病程在临床表现上可以复发和缓解代表，而临床上的表现必然与 CNS 内特定的病理生理过程密切相关。MS 临床上的复发亦可称为恶化（exacerbation）或发作（attack），是 CNS 急性炎症的表现，亦可指 CNS 内产生了一个新的局灶的急性炎性病变或是一个老病灶的再次激活。通常把复发定义为神经功能缺损症状的发生、再发或加重，多自一个持续数小时或数天的亚急性发病开始，达到一个顶峰后，以部分或完全的缓解而结束。一般情况下，复发持续时间多超过 24h（亦有认为应至少 48h）。有一些学者认为发生在一个月内的症状通常应属于同一次复发的过程。而单纯的疲劳、在短暂发热或者运动后发生的症状加重则不应当定义为复发。与之相反，如果患者反复出现阵发性单一的神经系统症状并超过 24h 则可视作为一次复发。

进展被定义为神经系统症状或体征持续加重至少 6 个月（也有认为至少 12 个月）。一旦 MS 病情开始进入进展期，那么其过程一般会持续进行，尽管可能间或伴有一些轻微的症状改善或停顿。进展是 CNS 内发生了慢性进行性的弥漫变性病理过程中的临床表现，是除了急性局灶的炎性病变过程之外 MS 的另一特点。由于多数患者是在经过了 6 个月或 12 个月的病情持续加重后方去回忆进展起始的时间，因此进展开始的确切日期可能存在一定程度上的不确定性。

观察 MS 病程的另一角度是所谓的"定量"方法，即观察有关神经功能缺损的表现和发展。功能障碍既可能呈短暂和部分可逆性，亦可能为完全不可逆性，而确定不可逆功能缺损的发生及发生的时间点相当重要。描述 MS 自然史结果的方法之一就是判断功能缺损累积的时间过程，涉及何以判断和记录 MS 的功能状态，以用来比较不同时间点所测定的功能状态并评价功能状态的发展。有一个被广泛地应用于 MS 研究的扩展的残疾状况量表（expanded disability status scale，EDSS），该量表最初由 Kurtzke 于 1950 年提出，其后历经数次修改，在临床上用于量化地测定不同程度的神经功能缺损（详见后附量表内容），其评分范围为 1～10 分（即障碍轻微至死于 MS），0 则为正常。然而，该评分表并非很理想，原因在于其偏注疾病对于运动（尤其行走）的影响，而并不注重对行为的影响。另外，尽管该量表采用分值来记录观察结果，但因为其分值并非连续定量，因而实际上只是一种等级性量表，故被认为仅具有中等程度的可靠性。

长期的自然史研究一般注重于不可逆性神经功能缺损的累积，系指不可逆性功能缺损须持续至少 6 个月，且不包括与复发有关的短暂性功能障碍进展。所以，一旦已经给患者确定了一个功能障碍的测定分值，那么在随访过程中，该同一患者以后的分值只能等于或高于最初确定的此分值。

通常，男性患者比女性患者表现为更多的残疾进展以及与长束功能有关的障碍。进展型 MS 患者视神经和脑干的症状少于复发-缓解型 MS（relapsing - remitting MS，RRMS）患者。在 MS 发病时，年龄与疾病初始病程和临床变量之间的相关性最强，进展型发病的 MS 患者比例随着年龄增加而逐渐升高。

首次神经功能缺损的恢复：缓解的最主要预测指标是入院前所经历的神经系统症状的持续时间，该时间越长，疾病改善的可能性则越小。MS 第一次急性发作之后恢复不完全的患者比例估计为 16%～30%。

首次发作之后发展到再次发作的中位数时间为 1.9～2 年，而且距离首次发作的时间越近，复发的可能性就越大。无论是性别、发病年龄、首发症状的单一病灶或多病灶、首次发作的恢复程度，还是 RR 或进展型病程，都不影响再次发作的可能性。基线头颅 MRI 异常的影响最强，即 T_2 病灶数量越多，再次发作的可能性越大。多次复查头颅 MRI，能更好地预测再次发作的可能性。

自急性脱髓鞘至随后的部分或完全恢复，整个复发过程往往持续数周至数月。随着病变的累积和损害程度的加重，症状持续时间延长或不再恢复，从而导致进行性的神经功能缺损。男女比例大约为 1：2，女性的发病年龄略早于男性。MS 的复发频率则变化很大，从 0.1 次/年到 1 次/年以上不等，究其差异可能系方法学方面的问题所致，如采用横断面回顾性调查方法所获得的 MS 年复发率多低于 0.5；与之相反，如采用前瞻性长期调查方法所获得的 MS 年复发率则多高于 0.5。目前，多认为 MS 年复发率可能为 0.5 或略高，多数研究者认为 MS 复发率随病程的延长而降低，然而对此亦有不同看法。

在 RRMS 患者中，除了不同个体之间的复发率有较大差异之外，同一个体在不同时间段的复发率亦波动很大。然而，就总体而言，均呈现出一个复发越频繁则恶化越严重的趋势，而随着病程的不断延长，复发率亦逐渐降低，该特点可能会使神经科医师在做出针对患者的治疗判断时感到困难，这是因为其需要区分该复发率的降低系疾病的自然病程还是治疗措施起作用所致。一般情况下，发病初期的高复发率对于长期预后的估计帮助不大。

从 MS 起病到发展至进展性病程的中位时间大约为 10 年，包括进展型 MS 患者在内的所有 MS 患者。如果仅就 RRMS 患者而言，发展至进展性病程的中位数时间则为 19 年左右，即每年 2%～3% 的 RR 型 MS 患者会转变成继发进展型 MS（secondary progressive MS，SPMS）。目前认为 MS 的起病年龄是预测转变为 SPMS 的最佳指标，即发病年龄越大，则转变成进展型 MS 的时间越短。与之类似，男性、与脊髓损害有关的症状（较视神经或感觉障碍症状）、与脑干受累有关的症状、首次发作之后的恢复不完全、首次发作到再次发作的间隔时间短以及在疾病的第 2～5 年期间复发频繁等均预示转变成进展型 MS 的可能性较大。

从 MS 起病发展至中度残疾经历的时间中位数为 7～11 年，发展到严重残疾（行走须扶杖辅助）时间则为 15～20 年（或更长时间）。较为特别的是，就个体患者而言，其神经功能缺损的累积在整个 MS 疾病过程中多以一个较稳定且持续的形式发展，而个体患者间的不同之处在于其恶化过程中迥异的进展速度。

一项来自英国的研究报道，在 301 例询诊 MS 患者的病程中，超过 50% 的患者发病时诉有无力（89%）、感觉障碍（87%）、共济失调（82%）、膀胱功能障碍（71%）、疲劳（57%）、痉挛（52%）和复视（51%）等症状，上述大部分症状会于多数患者中持续很长时间。在另一项来自美国的研究中发现，有近 50% 的 MS 患者诉有上楼或行走困难、二便困难或失禁。在这些经调查的 MS 患者中，15% 的患者处于失业、不能上学或做家务的状态，28% 的患者需要外部的经济援助，8% 的患者则须住于专业护理机构；18% 的患者每天至少 3h 需要他人对其进行生活方面的帮助，62% 的患者丧失主动的社交活动或依赖于他人的建议。

目前，仅有一项来自挪威西部的研究报道了 MS 从发病到死亡过程的完整资料，女性或发病年龄较轻者从发病到死亡的平均时间长于其他患者，但与普通人群相比，其死亡风险则相对较高。原发进展型 MS（primary progressive MS，PPMS）从发病到死亡的平均时间较短，且死亡风险相对较高。

作为一种高风险致残的疾病，MS 带来了很严重的社会影响和经济后果，是西方各国中导致青壮年非创伤性致残的主要原因之一。此外，由此所致的社会负担费用昂贵，为支持患者所花的费用与其残疾状况相关，即残疾状况越差，则所需费用越高。在一项来自英国的研究中显示，每个患者的 EDSS 评分为 1～3.5 分时每年须花费约 3350 英镑，当为 6.5～8 分时则高达 9560 英镑。

在进行干预性临床试验并解释结果时，自然史亦有其影响，原因在于该病的特点是患者之间或同一患者在不同的阶段均变化很大，尤其当该试验或治疗是在一些 MS 亚组中进行时，更须虑及这些亚组患者的自然史及其变化的特点。

在评价一种治疗措施的临床效益时，须考及在无此种治疗的情况下，患者可能发生的改变。目前使用的评价方法，通常是应用根据 MS 病程（复发-缓解型或继发进展型等）的分类、复发率和残疾状况作为治疗标准的主要组分，然而上述成分均可能存在较大的不确定性。

MS 是一种对人体功能具有长期广泛影响的慢性疾病，故短期的疗效研究并不能充分地评估长期的终期结果，亦不能提供用于进行卫生经济分析的信息。为了改善对 MS 患者的治疗和护理并更好地了解其自然史，须对所有患者进行全程监测。确立一个 MS 进展模式须结合不同发病阶段的费用及其生活质量以评估进展过程中所发生变化的长期成本效益。

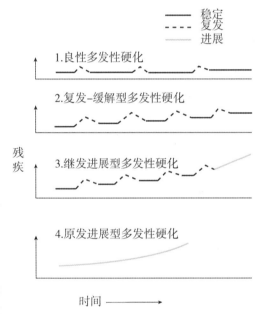

图 3-1　多发性硬化的临床分类

二、MS 的主要临床类型

根据 MS 的病程可进行一些临床类型，尽管这些临床类型之间可能相互重叠。早在 1872 年 Charcot 等描述了以下临床类型，并在 1955 年由 McAlpine 等确定了 RRMS、PPMS、SPMS 和良性（benign）MS 四种类型，包括：①RRMS：急性发病后恢复或有后遗症，两次复发期间病情稳定；②SPMS：RRMS 症状进行性恶化，伴或不伴急性复发；③PPMS 是指进行性发病且仅有短暂、不明显的症状改善；④良性 MS：在最初的 1～2 次发作后伴有完全缓解，并且无加重和持续的神经功能障碍，首次诊断 MS 后 10～15 年间，仅伴有很轻微的功能障碍（图 3-1）。

在这些分类的基础上，之后研究者为了使分类更为完善细致，又提出了进一步的分类或其他分型标准，使得临床分类及其名称随时间或国家而各有不同，从而在比较或综合分析不同来源的数据时产生了困难，如复发-进展型 MS（relapsing-progressive），是基于 PPMS 中部分患者伴有病情急性恶化而被细分出来的。与之类似，PPMS 中的一些患者伴有频繁的复发，而被提出应归为进展-复发型（progressive-relapsing）。更为复杂的是，RRMS 患者的缓解可以是完全恢复而不遗留症状，也可以是部分恢复但仍遗留有持续的神经系统症状。复发可以于 SPMS 甚至是 PPMS 发病之后即可发生，也可在发病 20 年后方才开始。对于是否有必要进行如此细分，迄今对此仍有不同看法。尽管可以预料的是，大多数 RRMS 患者最终会发展成 SPMS，但个体患者在不同的时间段确可被归为不同的临床类型。

RRMS 患者残疾的发展通常相对缓慢，但一旦转换至 SPMS，其残疾发展即显著加快。PPMS 患者的残疾从发病伊始就呈进展性，但从长期来看，PPMS 与 SPMS 的发展速度总体相似。相对而言，PPMS 多见于发病年龄较晚者或男性（男性发病一般较女性晚）。部分患者的临床病程变化波动很大，使其经常从一种类型转换到另一种类型，如进展性病程可能会趋于稳定，或本来较为稳定的病程可能呈现出进展性特点。

对于良性 MS 患者而言，总体不太清楚。由于良性 MS 仅系一种回顾性的归类，只有在经过较长时期的观察方能确定，因此基本上依靠回顾性分析。良性 MS 亦有一些其他称谓，如慢性进展型 MS（chronic progressive MS）。幸运的是，MS 患者未发生严重后果的比例似可高达 20%，但该数字中可能包括一些被疑诊为"可能 MS"者，而实际上并非真正的 MS。

MS 的临床过程变化很大，约 85% 患者早期呈现 RRMS 的特征，即急性发作性新发或复发性的神经系统症状和体征，随后发生完全或部分的恢复，通常持续数天至数个月，无临床疾病活动以及神经系统状况稳定的时期长短不一；10%~15% 的患者呈 PPMS 病程，其特征是自发病始就表现为不断累积的神经功能缺损（主要为渐进性脊髓病变）。其中部分患者亦可叠加复发，被称为进展-复发型 MS。随着时间推移，更多的 RRMS 患者转变成 SPMS 病程，届时神经功能缺损呈进行性累积，无论有无复发。

目前的资料显示，RRMS 和 SPMS 类似之处较多，如发病症状、首次发作后的恢复程度、最初两次发作的间隔时间以及发病时间等。实际上，RRMS 患者每年有 2%~3% 转变成 SPMS，因此两者之间的联系密切。

一些来自亚洲国家（特别是日本）的研究发现，亚洲国家的 MS 患者具有一些较为特殊的临床特点，如一些学者提出根据临床表现可将患者分成为传统型 MS（conventional MS，CMS）和视神经脊髓型 MS（opticospinal MS，OSMS）。前者是指病灶见于 CNS 的多个部位，包括大脑、小脑或脑干，而后者则是指病灶主要限于视神经和脊髓而无大脑或小脑的受累。来自日本的长期研究显示出如下趋势，即近期 MS 的患病率在增加，而 OSMS 的患者比例却在减少。如 30 多年前日本开展第一次 MS 调查时，根据临床检查的判断：80% 的 MS 患者合并视神经和脊髓病灶，而仅 43% 的患者有脑部病灶。近期的一项研究则报道，OSMS 的患者比例减至 30%，而 CMS 增至 70%。全日本第四次 MS 调查的结果显示，OSMS 的患者比例仅为 20%。而 MS 的患病率却自 1975 年之前的 0.8~4/10 万人上升至近年的 8/10 万人以上。国内程琦等在一项上海地区的近期研究报道，在 249 例确诊为 MS 的患者中，OSMS 的患者比例约占 23%。

在儿童期或青少年期发病 MS 中，85%~100% 的患者最初病程呈现为复发-缓解型，可能略高于成人。亦有报告报道 18 岁之前发病的 MS 患者在发病的最初数年内复发率超过成人。然而，儿童期或青少年期发病的 MS 患者发展至严重功能缺损（如 EDSS 4 分、6 分或 7 分）的时间要长于成人（至少 10 年）。

对于复发与不可逆性功能缺损累积的关系，普遍意义上而言，两者关系最为密切，所以一般临床治疗试验的主要终点就是复发次数的减少。事实上，发病最初数年内复发的次数较多、最初两次发作之间的时间间隔较短以及发作之后恢复不完全等均可能与不可逆性功能缺损的迅速累积相关。然而，进展性病程（如 PPMS）进展为不可逆性神经功能缺损的速度与 RRMS 基本相似。就个体患者而言，神经功能缺损的累积在整个 MS 疾病过程中以一个相当稳定且持续的形式发展，而患者之间的差异在于恶化过程的发展速度有所不同，即无论是何种类型的 MS，能够判断预后的重要指标是患者发病之后，发展到某种程度的不可逆神经功能缺损（如 EDSS 4 分、6 分和 8 分）所经历的时间，通常时间越短则预后越差。

对于年龄对病程及预后的影响，发病年龄较晚的 MS 倾向于显示进展性病程，而发病年龄较早的患者则倾向于显示 RRMS 病程，且该特点似是一个独立的影响因素。

通过对 PPMS 和 SPMS 的比较，令人不解的是为何一些 MS 患者自发病开始就表现为 PPMS 病程，该现象甚至使得部分学者认为其可能是另一种完全不同的疾病单元。与 SPMS 比较，PPMS 的发病年龄较大、首发症状更多地显示为与长束有关的功能障碍、发病之后发展到不可逆性神经功能缺损的时间较短。事实上，上述差别有时并不清晰。有些研究者提出，如随访时间足够长，PPMS 和 SPMS 发展至不可逆性神经功能缺损的速度可能基本相同。因此，从现有的资料来看，PPMS 和 SPMS 之间的相似之处明显多于不同之处。

以往认为怀孕会促进 MS 的病情恶化，然而已有研究结果显示，MS 妇女怀孕期间与怀孕前一年相比，复发率下降 2/3，但分娩之后 3～6 个月期间的复发率则有所增加。目前，一般认为 MS 本身并不影响怀孕和分娩的过程，亦不有害于婴儿的健康。

以往普遍认为感染可促进 MS 的复发，对于疫苗接种（如乙型肝炎疫苗）可能导致 MS 或促进 MS 的病情恶化等说法曾一度引起争论，不过目前一般认为疫苗接种（包括乙型肝炎疫苗、破伤风疫苗、脊髓灰质炎疫苗等）均不会引起 MS 的发病，亦不会使病情恶化。因此，MS 患者（包括患者家属）并无必要禁忌疫苗接种。然而，对于 MS 患者而言，选择病情较为稳定时进行疫苗接种可能有益。

MS 是一种包含各种类型且表现为不同临床表现的疾病，而不是一种涵盖了各种具有不同病因和发病机制的疾病组合。因此，MS 所表现的是疾病本身的复杂性，而并非不同疾病混杂的不一致性。总之，MS 的症状取决于其类型以及病灶部位，并随病变的不断发展和积累而愈加持续，使得神经功能缺损变得愈发严重。

三、MS 的远期后果和预后指标

有关 MS 患者的远期后果主要来源于一些 MS 注册（MS registry）的长期研究。在加拿大、美国和欧洲一些国家建立的 MS 注册研究已进行了数十年（如丹麦的 MS 注册建立于 1956 年），收集了大量的患者资料，为了解和分析 MS 的动态变化，估计和预测患者的预后状况，并提出相应的应对措施提供了坚实的基础。

丹麦的 MS 注册不仅为最早建立，亦可能是唯一覆盖全部人口的研究，所有罹患 MS 的丹麦居民都被要求参与该研究。来自丹麦 MS 治疗注册的资料显示，1949—1996 年发病的 9881 例 MS 患者，在随访结束时共有 4254 例（43%）死亡。MS 自发病到死亡的时间中位数是 31 年，女性明显长于男性。MS 患者与年龄校正后的普通人群相比，寿命平均减少 10～12 年。MS 患者的存活状况伴随社会各方面的发展，从 20 世纪 50 年代起有了很大的改善。根据死亡诊断书的记录，死亡者中有半数以上（56.4%）的死因主要归于 MS；其他死因主要包括心血管疾病（15%）、癌症（10%）、感染和呼吸系统疾病（5%）、意外和自杀（5%）。与普通人群相比，MS 患者死于心血管病、感染、呼吸系统疾病以及意外和自杀的人数相对增加，而与癌症有关的死亡则相对较少。总体上，MS 是一种致残性的慢性疾病，而就其本身而言并非是致命的疾病。

一个来自加拿大的研究显示年龄为 20～60 岁的 MS 患者，他们的存活时间比正常人群要少 6～7 年。而到了 60 岁之后这个差别就比较小了，MS 患者与正常人群相比存活时间只少 4 年。有相当一部分（有报告可达到近一半）MS 患者的死亡原因与 MS 的并发症有关。有几个报告证实了 MS 患者的自杀率高于一般人群。

有一项研究报道了 MS 患者从首发症状进展到 EDSS 评分为 6 分（行走须扶杖）的时间中位数为 27.9 年；到发病后的第 15 年时，有 21% 的患者须扶杖行走，而到了发病后第 40 年时则高达 69%。一些有统计学意义的指标包括男性、起病年龄小，临床类型为 PPMS 均预后不良。一项欧洲的研究结果显示，MS 最初表现为视神经炎者，发病第一年时发作的次数较少，首次与再次发作的间隔时间长等均表明预后良好。然而，一些研究在通过多因素统计分析后发现，当将其他相关因素做了校正后，性别对于长期预后的影响可能并非如此重要。对于起病年龄，一方面有些研究结果报道 MS 发病年龄越小者，进展到出现明显功能障碍的时间也越长；而另一方面，这些发病年龄较小者进展到该功能障碍的年龄仍可能小于那些发病年龄较大者，因此前者在达到一定程度功能障碍后的生存时间更长，故有学者认为发病年龄小并不是一项良好的预后指标。与视神经炎相比，最初表现为运动障碍、小脑或括约肌功能障碍者可能预后较差。然而，另有部分学者认为，累及 CNS 多个部位的首发症状相对于单一部位可能是更好的预后指标。

一项来自美国的研究发现，呈进展性病程的 MS 患者后期功能障碍程度较 RRMS 患者更为严重；此外，SPMS 患者的病程（12.5 年）明显长于进展-复发型 MS（9.2 年）或 PPMS（8.8 年），而病程较长则提示后期功能障碍的程度更加严重。

总之，以下的一些 MS 临床指标提示预后较差：男性（目前认为影响较弱）、起病年龄较大（影响较强）、首发症状与脊髓、锥体外系或长束病变有关（影响为弱到中等），最初病程为进展型（影响最强）、发病过程中出现脑干相关的症状、首次发作后恢复不完全、首次发作到再次发作的间隔时间较短、在发病第 2～5 年期间的复发频繁、在发病后的第 2～5 年期间功能障碍程度严重、达到中度功能障碍的时间短以及进展至 SPMS 的时间短。上述后面几项内容其实已经反映了疾病发展过程较快较重的表现。

关于辅助检查的预后意义，目前仅有 MRI 扫描的结果与 MS 的进展呈强相关，其中基线脑 MRI 扫描结果的相关性最强，T_2 病灶数量越多，再次发作的可能性就越大。多次进行脑 MRI 复查，有助于提高是否再次发作预测的准确性。

在一些长期随访的 MS 病例组中，良性 MS 的比例可以达到 25%～30%，甚至在随访 30～40 年后仍维持于 20% 以上。良性 MS 患者以青年女性和复发-缓解型形式居多。目前，美国 MS 协会对其的定义是：良性 MS 患者应在最初的 1～2 次发作后完全缓解，且无加重和持续的神经功能障碍，首次诊断 MS 后 10～15 年间，仅伴有很轻微的功能障碍。

近来，对于儿童期发病 MS 的关注日益增多，在一组最终确诊为 MS 患儿中，经分析发现约 20% 初次被误诊为急性弥散性脑炎（acute disseminated encephalomyelitis）。关于儿童期发病 MS 患者的首发症状，表现为单纯视神经炎占 20%～25%，单纯脑干功能障碍为 10%～25%，单纯长束功能障碍为 40%～50%。此外，多数患者以复发-缓解型形式起病为主（85%～95%）。

MS 的长期后果在个体患者之间差别很大，如能在发病的最初几次即可把握哪些指标可用于预示后果，那么对于患者、医师在其人生规划或治疗方案方面，均有相当重要的意义。迄今为止，关于预后指标的认识均基于人群的观察，故无法更准确地应用于 MS 的个体。

第四节　多发性硬化发病的相关因素

尽管对 MS 的病因和发病机制仍不明确，但目前认为该病是一种由遗传因素与环境因素共同作用所引起的复杂性疾病。早在数十年前，人类白细胞抗原（human leukocyte abtigen，HLA）等位基因被发现与 MS 关联，其他多个非 HLA 基因［如白细胞介素（interleukin，IL）- 7R、IL - 2R）］亦被提示与 MS 的发病风险相关（详见第四章）。另一方面，单合子双胞胎（monozygotic twin，MZ）研究中的不全外显率反映出环境因素对 MS 易感性的作用；移民研究亦发现，在具有共同祖先的移民中，移居至 MS 高发地区者与移居至 MS 低发地区者 MS 的发病危险明显不同，以上发现均提示环境因素的作用。因此，下面主要就环境因素（病原体感染、营养和饮食因素、日光、维生素 D 和吸烟等）做一介绍。

一、病原体感染

从发现 MS 之时，就有学者提出病原体感染是病因的观点，迄今已报道了可能与 MS 相关的多种病毒或细菌感染，但现今多数学者认为该病并非系单一环境因素所致。

目前在所提及的各种病原体中，EB 病毒（Epstein - Barr virus）最令人关注。在工业化国家，约 50% 的人在 1～5 岁时感染此病毒，而其他大部分人则在青少年时期被感染。随着发达国家内卫生条件的改善，更多的人是在较大年龄时才感染 EB 病毒。该病毒感染症状主要表现为传染性单核细胞增多症。新近的一项研究则显示罹患传染性单核细胞增多症后发生 MS 的相对风险可增加至 2 倍以上，而携带 HLA - DRB1 * 1501 等位基因者如果有传染性单核细胞增多症的病史，那么其发生 MS 的相对风险则增加至 7

倍。此外，还有各种疱疹病毒、水痘-带状疱疹病毒、人类内源性反转录病毒、衣原体及细菌等亦被报道与 MS 相关，对此尚需更多的研究证实。

由于病毒感染与其发病的间隔明显短于成人，对儿童期或青少年期罹患 MS 的分析更有利于研究感染因素与 MS 发病机制之间的关系。有数项研究报道，MS 患儿血清中 EB 病毒抗体的阳性率明显高于（2～3 倍）对照组。虽然这些结果提示 EB 病毒对 MS 易感性方面的作用，但 EB 病毒并非 MS 发病的必要条件，因为亦有一部分 MS 患儿的病毒抗体呈阴性。总之，尽管有强烈的流行病学证据提示 EB 病毒感染与 MS 发病机制相关，但尚需要进一步的研究以揭示确切的病理生理机制。

在新近报道的一项研究中，纳入了美国 18 岁之前发病的 MS 患者（n＝189）和对照者（n＝66），结果除了发现 MS 患者血清 EB 病毒核抗原-1（Epstein-Barr nuclear antigen-1，EBNA-1）抗体的阳性率显著高于（3.78 倍）对照组之外，亦提示多种不同病毒感染之间可能存在复杂的相互作用，从而对 MS 的发病风险发挥不同（正性或负性）的影响。

现已发现，儿童期的环境因素可能对 MS 的发病及其进展起着重要的作用，疫苗接种和感染（尤其是乙型肝炎、麻疹、腮腺炎、风疹）可能与 MS 的发病和进展相关。数项研究报道疫苗接种可能会促发一些脱髓鞘疾病，但迄今仍无充足证据表明疫苗可影响 MS 的发病率。然而，不明原因的 MS 发病率升高状况可能掩盖了与大规模疫苗接种相关 MS 风险的下降趋势。

二、其他因素

除了感染因素外，现已发现了一些非感染性环境因素与 MS 发病相关，包括营养和饮食因素、日光、维生素 D 和吸烟等。

作为一种强效的免疫调节因子，维生素 D 可影响炎性反应的相关通路以及 T 细胞的数量和活性。正如前文所提及的 MS 频率分布的纬度梯度效应，可能反映出 MS 的频率分布与日光照射时间及其强度之间呈负相关的关系。有趣的是，在一些虽住于高纬度地区而维生素 D 食物较丰富的人群中，MS 患病率却较低，该现象与 MS 发病率一般随着纬度由高向低而下降的纬度梯度效应不相一致。另有研究分析了 MS 患者的出生月份资料，结果发现出生于 11 月份的患者数量明显较少，而出生于 5 月份的患者数量则明显较多，将该现象归因于可能与母亲怀孕时体内叶酸和维生素 D 水平、出生时体重和感染、各种季节性变化以及上述因素与遗传易感性的相互作用有关。亦有研究通过比较 MS 儿童期日光照射的差异，证实了日光对 MS 的保护作用。此外，数项研究报道血浆维生素 D 水平的季节性变化与 MS 患者的 MRI 强化病灶数量及其临床复发率呈负相关，表明日光照射时间较长以及血浆维生素 D 水平较高可能与脱髓鞘疾病的减少有关，亦有学者提出维生素 D 缺乏可能为近数十年来女性 MS 增长快于男性的因素之一。

目前，普遍认为有吸烟史与 MS 易感性的增加有关，来自挪威的一项研究报道吸烟者患 MS 的发病风险是不曾吸烟者的 1.81 倍，但研究者亦认为仅有吸烟史本身并不可能解释 MS 患病率在世界各地的巨大差别。最近一项来自瑞典的研究报道吸烟与 MS 的两个 HLA 等位基因（携带 HLA-DRB1＊15 和不携带 HLA-A＊02）之间有明显的相互作用，与既不吸烟且无该两等位基因特征的人群相比，具有上述两等位基因特征的吸烟者的 MS 发病风险最高（13.5 倍），不具有两等位基因特征的吸烟者为 1.4 倍，具有两等位基因特征的不吸烟者则为 4.9 倍，作者据此提出如下假设：在具有基因易感性的个体中，起源于肺部的免疫应答可能引发 MS，对此尚需更多的研究方能确定。

MS 往往会影响女性的生育，已发现 MS 患者的单胎妊娠足月婴儿的身高和体重明显低于年龄匹配的健康对照组。MS 复发率可以在怀孕期间下降而在分娩后增加，亦是一个不争的事实。此外，一些其他因素如肥胖、激素的应用等，也可能与 MS 的发病有关。

第五节　结束语

　　虽然针对 MS 的流行病学研究在中国不多见，但在世界范围内还是较多的。来自于全球各个地区的资料显示了在不同地区及人群中迥异的 MS 频率分布，目前将该差异归因于遗传因素、环境因素以及两者之间复杂的相互作用。现已获知的 MS 发病率与患病率的研究结果亦可能受到多方面的影响（如诊断的准确性），尽管近年来随着影像学技术与遗传研究方面的巨大进展，MS 的早期诊断和诊断的正确性都有了很大的改善，但基本上 MS 仍为一个临床诊断，尚缺乏特异性诊断指标。病例确定的完整性、当地医疗护理条件以及神经科医师的数量均可能影响 MS 诊断的及时性和正确性。另一方面，日益频繁的居住人口的流动性和患者就医时的自由选择性亦会对研究人群与研究对象的明确界定带来一定的困难，上述影响因素均是今后需要进一步解决的问题。

　　流行病学研究设计的改进无疑会有助于确定一些较为一致的环境危险因素，如有过传染性单核细胞增多症或 EB 病毒感染史明显增加 MS 的易感性。日光照射和血清维生素 D 水平作为非传染性环境因素，对于 MS 发病可能独立地发挥影响。对环境影响的分析研究在今后数年内将可能会极大地增多，并产生可检验的科学假设，即环境因素与遗传因素之间的相互作用究竟如何共同地影响 MS 的易感性，从研究中获得的信息可能有助于制定相应的预防和治疗策略。

　　MS 是一种慢性疾病，有关治疗效果的短期研究报告尽管是通过随机对照方法而获得，亦不能被充分地判断为有意义的结果。因此，应当发展新的研究方法来更好地监测所有 MS 患者的整个疾病过程，以达到既能改善对患者的治疗和护理，又更有助于了解自然史的目的。此外，对于 MS 患者的生活质量、与不同症状和不同功能障碍程度有关的花费等，亦需要更为准确的干预实验资料，从而获得有关干预措施成本效益的评价资料。总之，鉴于我国的研究现状，对 MS 的流行病学研究须进一步发展并扩大，建议如下：①针对 MS 各种类型多变的临床特征，须审慎地确定研究对象，即是以人群为基础的包括所有各种类型在内的 MS 患者，或是针对某种特殊类型的 MS 患者。②针对 MS 病程较长的特点，需要制订较长时间的研究计划，或者建立 MS 的注册制度，对 MS 患者进行长期的动态监测、定期进行神经系统检查和功能状况测试、追踪病程的变化和最终转归，以明确相关的预后指标。③针对 MS 明显的地理和人群分布不同特点，需要在各地区开展 MS 的流行病学调查，进一步明确我国 MS 的流行病学分布特点，为进一步制定相应的防治策略提供基础。

（程　琦　姜国鑫）

参 考 文 献

[1] Cheng Q, Cheng XJ, Jiang G - X. Multiple sclerosis in China - history and future. Mult Scler, 2009，15（6）：655 - 660.

[2] Cheng Q, Miao L, Zhang J, et al. A population - based survey of multiple sclerosis in Shanghai, China. Neurology, 2007，68（18）：1495 - 1500.

[3] Cheng Q, Miao L, Zhang J, et al. Clinical features of patients with multiple sclerosis from a survey in Shanghai, China. Mult Scler, 2008，14（5）：671 - 678.

[4] Confavreux C, Vukusic S. The clinical epidemiology of multiple sclerosis. Neuroimaging Clin N Am, 2008，18（4）：589 - 622.

[5] Hedström AK, Sundqvist E, Bäärnhielm M, et al. Smoking and two human leukocyte antigen genes interact to increase the risk for multiple sclerosis. Brain, 2011，134（Pt 3）：653 - 664.

[6] Hurwitz BJ. Registry studies of long - term multiple sclerosis outcomes：description of key registries. Neurology, 2011；

76 (1 Suppl 1): S3 - 6.

[7] Hurwitz BJ. Analysis of current multiple sclerosis registries. Neurology, 2011, 76 (1 Suppl 1): S7 - 13.

[8] Milo R, Kahana E. Multiple sclerosis: geoepidemiology, genetics and the environment. Autoimmun Rev, 2010, 9 (5): A387 - 94.

[9] Kakalacheva K, L nemann JD. Environmental triggers of multiple sclerosis. FEBS Lett, 2011, 585 (23): 3724 - 3729.

[10] Koch - Henriksen N, S rensen PS. The changing demographic pattern of multiple sclerosis epidemiology. Lancet Neurol, 2010, 9 (5): 520 - 532.

[11] Koutsouraki E, Costa V, Baloyannis S. Epidemiology of multiple sclerosis in Europe: a review. Int Rev Psychiatry, 2010, 22 (1): 2 - 13.

[12] Kurtzke JF. Natural history and clinical outcome measures for multiple sclerosis studies. Why at the present time does EDSS scale remain a preferred outcome measure to evaluate disease evolution? Neurol Sci, 2000, 21 (6): 339 - 341.

[13] Oksenberg JR, Baranzini SE. Multiple sclerosis genetics—is the glass half full, or half empty? Nat Rev Neurol, 2010, 6 (8): 429 - 437.

[14] Ramagopalan SV, Dyment DA, Ebers GC. Genetic epidemiology: the use of old and new tools for multiple sclerosis. Trends Neurosci, 2008, 31 (12): 645 - 652.

[15] Renoux C. Natural history of multiple sclerosis: long - term prognostic factors. Neurol Clin, 2011, 29 (2): 293 - 308.

[16] Richards RG, Sampson FC, Beard SM, et al. A review of the natural history and epidemiology of multiple sclerosis: implications for resource allocation and health economic models. Health Technol Assess, 2002, 6 (10): 1 - 73.

[17] Scalfari A, Neuhaus A, Degenhardt A, et al. The natural history of multiple sclerosis: a geographically based study 10: relapses and long - term disability. Brain, 2010, 133 (Pt 7): 1914 - 1929.

[18] Sellner J, Kraus J, Awad A, et al. The increasing incidence and prevalence of female multiple sclerosis - A critical analysis of potential environmental factors. Autoimmun Rev, 2011, 10 (8): 495 - 502.

[19] Waubant E, Mowry EM, Krupp L, et al. Common viruses associated with lower pediatric multiple sclerosis risk. Neurology, 2011, 76 (23): 1989 - 1995.

第 **4** 章

多发性硬化的遗传学

第一节　引　言

多发性硬化（multiple sclerosis，MS）是一种发生于中枢神经系统（central nervous system，CNS）的炎性脱髓鞘病，目前认为该病是由遗传因素与环境因素共同作用所引起的复杂性疾病，以中度的疾病遗传危险和多方面的遗传-环境相互作用为主要特征。MS 有数种发病类型，85％的患者急性发病后恢复或有后遗症，但两次复发期间病情稳定，称为复发-缓解型 MS（relapsing‑remitting MS，RRMS），多数在发病 7～10 年后逐渐出现持续性不可逆的神经功能缺损，称为继发进展型 MS（secondary progressive MS，SPMS），约 15％的患者表现为进行性加重的病程且无明显的症状缓解，称为原发进展型 MS（primary progressive MS，PPMS）。近来的研究发现，MS 在临床类型方面存在差异，病理学差异亦提示 MS 病因学的异质性。

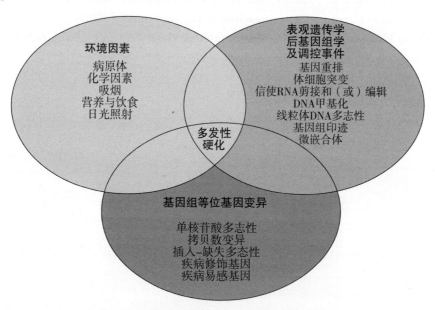

图 4‑1　与多发性硬化发病相关的遗传和环境因素

遗传因素在 MS 中的作用，最初通过对家族性聚集的研究被提出。在早先对 MS 的描述中提及遗传易感性的概念，易感性是指由遗传基础所决定的某个体患病的风险，即在相同环境下不同个体患病的风险。多年来在 MS 病因学领域，始终围绕着遗传流行病学和分子遗传学两方面的研究进行，在 20 世纪 70 年代中期之前主要有四个重大发现，包括该病可能具有的家族性、性别差异和种族危险因素的存在、家族再发危险率（recurrence risk）的系统研究以及主要组织相容性复合物（major histocompatibility complex，MHC）Ⅰ和Ⅱ类抗原等位基因与疾病的关联性。自 20 世纪 80 年代始，建立了 DNA 限制性片段长度多态性（restriction fragment length polymorphism，RFLP）一代标记技术，随之短串联重复序列多态（short tandem repeatment polymorphism）二代（包括微卫星）标记分析的应用，直至目前的单核苷酸多态（single nucleotide polymorphisms，SNP）三代标记的出现，使得其种类和数量逐渐增加，从而为基因组扫描从理论上提供了一系列用于检测所有遗传变异的标记，在一定程度上带动了 MS 遗传易感性研究的进步。此外，现认为 MS 易感性亦可能受其他遗传因素，如父母源性效应（parent-of-origin effect）、线粒体 DNA 多态性、基因组印迹（genomic imprinting）和 X 染色体失活等与表观遗传学（epigenetics）有关现象的影响。

第二节　遗传流行病学

在分子遗传学建立之前，遗传学研究一般通过对多人患病的家系分析进行。对基因和环境在 MS 中相对作用的认识主要来自基于人群的纵向遗传流行病学研究，以确定与背景人群比较，MS 患者的亲属患 MS 的风险是否更大。在流行病学研究中，λs（λs＝患者的兄弟姐妹终生患 MS 的危险/人群患病率）作为一个最常用的评价指标，能粗略地估测遗传因素在某种疾病发病中的作用权重。

MS 早期的遗传学研究多以个案报道形式发表，并无大型系列研究，甚至还出现过将遗传性小脑-锥体外系统疾病或遗传性痉挛性共济失调误诊为家族性 MS 等情况。尽管如此，目前研究已发现了存在着多个家族成员发病，甚至多代遗传的 MS 家系。虽然一些学者做了大胆的尝试来解释 MS 在单一基因方面的家族性特点，即孟德尔遗传方式或多基因阈值模式，但尚未得出令人信服的结论，究其原因，在于 MS 的家族研究一直受到许多因素的干扰，包括：①缺乏确切的人群患病率资料；②多数研究未做年龄修正；③存在针对受累亲属对的一致率报道的普遍偏倚；④未能明确偏移的性别分布；⑤极低的外显率造成家族性 MS 病例的罕见；⑥尚无适宜的（包括实验室和 MRI 检查在内）诊断标准。

在以往 20 余年中，有关 MS 的家系研究取得了长足的进步，包括欧美和日本等国家在内的一些地区已完成了 MS 患病率的研究；愈发认识到 MS 临床表现的多样性、年龄修正和性别比例偏倚等问题；而且，2001 年提出的 McDonald 诊断标准已被报道较以往的 Poser 标准具有更高的敏感性和特异性，并仍在不断的修订当中。鉴于 MS 起病年龄的范围跨度较大而需要进行适当的调整，为此加拿大的 MS 临床网络机构在对其国内 MS 患者纵向随访的研究中使用了年龄修正方法。该研究结果与来自其他国家的研究相一致，显示 MS 患者的一级亲属较普通人群有更高的患病风险（表 4-1），提示遗传因素与 MS 易感性有关，并被 MS 患者家族内二级、三级亲属中增高的复发风险结果进一步证实。

在北欧国家，在受累个体兄妹中的 MS 再发危险率约为 2%，患病率约为 100/10 万。因此在做了年龄修正后，得出 MS 的 λs 值为 15～20，与 1 型糖尿病和其他一些自身免疫病的结果类似。然而，亦有学者提出再发危险率和患病率难以精确定量，通常前者易被高估，而后者则被低估，据此经修正后所得更准确的 λs 值小于 10。

表 4-1　MS 患者不同亲属的再发危险率

与 MS 患者的关系	MS 终生的风险（%）
一级亲属，索引病例仅为 MS	3.0
女性单合子双胞胎	34.0
女性双合子双胞胎	5.4
被收养的子女	0.2
同母异父兄妹	2.2
同父异母兄妹	1.2

续表

与 MS 患者的关系	MS 终生的风险（%）
异父母兄妹	0.2
婚配的子女	30.5
近亲婚配的子女	9.0
30 岁以下起病的男性 MS 患者的姐妹，其父母之一亦受累	12.7

一、双胞胎研究

自 20 世纪 50 年代起开始了双胞胎研究，但早期研究多为零星的小样本报道，其中 Cendrowski 等报道了 MS 的患病一致率在单合子双胞胎（monozygotic twin，MZ）中（24/90，27%）显著高于双合子双胞胎（dizygotic twin，DZ）（11/85；13%）。随着方法学的进步，70 年代之后开展了基于人群的双胞胎研究，其中多数研究结果再次证实 MZ 的一致率高于 DZ，在欧洲和北美不同人群中的研究显示 MZ 为 25.3%，DZ 为 5.4%，而非双生子同胞则为 2.9%，这些结果从而提供了支持 MS 遗传因素的证据；另一方面，MZ 的不全外显率也反映出非遗传因素（环境）和机会因子对 MS 易感性的作用。

二、半同胞（half-siblings）和收养子女研究

对 MS 患者收养亲属或其表亲的研究，旨在于获得信息分析家族性聚集是受共享基因还是共同环境接触的影响。Ebers 等收集在 1 岁之前即被收养以及通过收养关系拥有非血缘同胞或子女的 MS 先证者 238 例，比较了他们在非血缘父母（$n=470$）、同胞（$n=345$）、子女（$n=386$）中的发病率，其再发危险率分别为 1/470、0/345 和 0/386，类似于加拿大"在危险中"人群的患病率（1∶1000）以及终生发病风险（lifetime risks）（1∶500）。上述结果显示，亲缘关系越远，MS 的发病危险越低，MS 患者的收养子女或者兄妹的发病危险并不高于普通人群，这表明 MS 的家族性聚集与遗传因素更为关联，提示了遗传因素的主要作用。然而由于 MS 的外显率较低，尽管家族可能存在多个 MS 易感性基因，但仅当个人在相应的遗传背景和环境因素的基础上方才发病。

半同胞研究有助于诠释家族聚集性的性质，在于半同胞共享了父母部分的亲缘基因，并不同程度地由其后代拥有，不管之后是共同生活还是分离。Sadovnick 等研究了 939 例 MS 患者及其 1839 名半同胞和 1395 名全同胞（full-siblings），结果显示半同胞的年龄调整风险率（age-adjusted risk）为 1.3%，全同胞则为 3.5%；在同母和同父的半同胞之间的风险无显著差异；在共同生活的半同胞（1.2%±0.4%）与分开生活的半同胞（1.5%±0.5%）之间的风险也未见显著差异。据此结合双胞胎、一级亲属和收养的研究结果，强烈倾向于遗传学因素是家族聚集性的基础。Eber 等研究了 1567 例罹患 MS 的先证者及其 3436 名半同胞和 2706 名全同胞，结果发现：①年龄调整后直系兄妹的发病风险是 3.11%；②同一家族内同父异母兄妹的发病风险（1.89%）异常低下；③无论同父异母兄妹是被一起（2.07%）还是分开抚养（1.97%），该风险无显著性差异；④鉴于同父半同胞的确认病例偏少，再发危险率在同母半同胞中（同母 2.4%，95% CI 1.6～3.1）高于同父者（1.3%，95%可信区间 0.7～2.0），在同母半同胞与全同胞中的结果相似，提示母源性基因（可能为线粒体）、印迹或环境因素的潜在影响。

近来，Sadovnick 等分析了 19 746 例索引 MS 患者中 687 例异父母兄妹（stepsibling）的再发危险率，基于半同胞和收养亲属寄养子女的数据，原先预期与普通人群比较，这些人的风险不会增高。实际上，仅识别了 1 例患 MS 的异父母兄妹的 MS 患者，且较基于普通人群的预期率并无显著差异。此外，异父母兄妹的研究亦强调了诊断标准在家族研究中的重要性，因为另外 3 例原先诊断为 MS 的异父母兄妹经随访后被发现系误诊。

三、配偶研究

早在 20 世纪 60 年代，Schapira 等就报道了配偶共患 MS 的发病年龄相似，推测感染是其主要病因之一。但是，鉴于共患 MS 配偶的病例极为罕见，4 个以个例报道方式所进行的研究仅提及了 24 对，表明 MS 并不存在任何非遗传性的性传播。近来，Ebers 等对 13 128 例 MS 索引患者的配偶（从生物学角度泛指任何形式的性伙伴）进行了 MS 传播的测定，结果显示，23 对夫妇中，MS 配偶随后发病，但与对普通人群的预期值无显著性差异，进一步证实了该论点。

第三节　分子遗传学

为了寻找与 MS 发病机制相关的遗传成分，迄今已做了大量候选基因的分析，然而初期报道为阳性的随后多变为阴性。此现象不仅局限在对 MS 候选基因的研究上，Colhoun 等报道了 95% 以上的早期关联研究不能被重复，并且讨论了 Ⅰ 型错误高频率发生的原因。尽管如此，MHC 或 HLA 是最初被证实，也是到目前为止唯一被公认与 MS 密切关联的基因。

一、主要组织相容性复合体

MHC 或 HLA 基因位于 6p21.3 区域，是一紧密连锁的基因簇，分 Ⅰ、Ⅱ 和 Ⅲ 类基因，在自我识别和调节各种免疫应答过程中发挥重要的作用。许多 HLA 基因具有多态性，导致不同的基因型组合或单倍型产生。另外，HLA 等位基因的多态性残基聚集在分子的抗原肽结合套上，在某种程度上对外来或自身抗原的反应能力及特点是由其等位基因的独特氨基酸序列所决定的，因此可用以解释 HLA 基因型和自身免疫病易感性之间的关联。

（一）HLA‐DR 或‐DQ 与 MS 易感性

早期研究显示 MS 与 HLA Ⅰ 类抗原 A3 和 B7 关联，随之发现与 HLA Ⅱ 类抗原 DR2 和 Dw2 多态性关联，进一步的精确定位显示 HLA‐DRB1 * 1501‐DQA1 * 0102‐DQB1 * 0602 单倍型与 MS 关联，且相对危险值约为 3，而当此单倍型为纯合子时则患 MS 的风险升至 6 倍以上，该单倍型几乎完见于北欧人群。基于此基因间的连锁不平衡特点，对不同人群的研究发现：非裔美国黑人 MS 患者的易感性与该扩展的单倍型中 HLA‐DRB1 * 15 关联且独立于 HLA‐DQB1 * 0602，而在巴西黑人群中 MS 却与 HLA‐DQB1 * 0602 关联。意大利撒丁岛（Sardinia）人则与 HLA‐DRB1 * 0301‐DQA1 * 0501‐DQB1 * 0201 以及 HLA‐DRB1 * 0405‐DQA1 * 0501‐DQB1 * 0301 单倍型关联。日本 Ito 等通过对其称为 "亚洲型 MS" ［即视神经脊髓型 MS（optico‐spinal MS，OSMS）］ 和 "西方型 MS"（即传统型 MS）的对比分析发现：HLA‐DRB1 * 1501‐DRB5 * 0101 单倍型与西方型 MS 存在关联，而在 OSMS 患者中 HLA‐DPA1 * 0202、DPB1 * 0501 等位基因的表达则显著增高。

有趣的是，近来有学者提出了 HLA‐DRB1 等位基因的上位性（epistasis）概念，是指在杂合状态下，一条染色体上的 MHC 单倍型对另一条染色体上基因导致的发病风险产生影响，称为基因单倍型之间的上位性。现已发现单纯 HLA‐DRB1 * 08 基因本身仅中度增加 MS 的患病风险，但当来自亲代另一方的染色体上出现 HLA‐DRB1 * DR15 单倍型时，却几乎能将 HLA‐DRB1 * 15 相关联的患病风险增加 2 倍。目前认为是来自父母双方的单倍型综合体，即所谓双倍型（diplotype）最终决定个体患 MS 的风险。Romero‐Pinel 等在对西班牙 MS 患者的研究中发现存在 4 种不同的 MS 致病基因型，按比值比的大小排列依次为 DRB1 * 08/15、DRB1 * 03/03、DRB1 * 03/15 和 DRB1 * 04/15，DRB1 * 01/04 和 DRB1 * 15/15 则与病情短期迅速进展者关联。Ebers 等报道与 HLA‐DRB1 * 1501 反式结合时，HLA‐DQA1 * 0102

增高了疾病风险，三位点单体型分析则显示 HLA - DRB1 * 1501 和 HLA - DQB1 * 0602 可分别影响该风险。最近日本 Isobe 等报道，在水通道蛋白（aquaporin - 4，AQP - 4）抗体表达不同的 MS 患者中，HLA - DRB1 * 09 通过与 HLA - DRB1 * 15 的相互作用减少了 AQP - 4 抗体阴性 MS 的发病风险，而 HLA - DRB1 * 12 则通过与 HLA - DRB1 * 15 的相互作用增加了 AQP - 4 抗体阳性患者的疾病易感性。

除了 HLA - DR15 外，数项对非北欧人群的易感性研究发现，MS 与不同的 DRB1 等位基因关联，已报道意大利、约旦和土耳其人 MS 与 HLA - DR4，墨西哥和日本人 MS 与 HLA - DR6 关联。对加拿大人群的研究显示，HLA - DRBl * 17 等位基因亦增加了 MS 的患病风险，但较 DR15 的风险系数为低。印度孟买地区的研究显示传统型 MS 与 HLA - DRBl * 1501、DRBl * 1506 和 DRBl * 1508 关联。以上研究提示，MS 存在遗传异质性，对此 Dyment 等推测其原因在于：①可能存在着不同程度直接影响 MS 发病危险的 DRB1 等位基因型的等级；②在 DRB1 * 1501 单倍体内部或其附近可能有另一个不同的基因。

此外，现已发现数个 MS 相关的保护性基因，如携带 HLA - DRBl * 14、HLA - DRBl * 11、HLA - DRBl * 01 和 HLA - DRBl * 10 等可使患 MS 的风险降低，尤其是 HLA - DRBl * 14 如果与 HLA - DRBl * 15 一同遗传几乎能完全抵消由后者带来的罹患 MS 的风险，该等位基因的保护作用还可部分解释亚洲人 MS 患病率较低的现象，因为亚洲人群 HLA - DRBl * 14 的携带率较高。

（二）HLA 与 MS 的临床分型及病情

针对 MS 的不同临床亚型，各国研究人员围绕 HLA 与 MS 亚型的关联性进行了研究。在法国 MS 人群中，进展型 MS（尚未分类）患者过度表达 HLA - A1 - B8 - DR3，复发和进展组 MS 患者显示增高的 HLA - B7，而仅有复发组显示 HLA - DR2。英国研究人员报道，PPMS 和 RRMS 较对照组均有显著增高的 HLA - DR12 表达，MS 患者和对照组患者均有 HLA - DR15 的表达，而进展型和 RRMS 患者则显著表达 HLA - DQw1。de la Concha 等报道，在 RRMS 中 HLA - DRB1 * 1501 的频率较高，尤其是良性发病的女性，而携带 HLA - DRβ 链上 86 位缬氨酸（Val）的 HLA - DR4 单倍体在 PPMS 患者中的频率增高。McDonnell 等报道 HLA - DRB1 * 15 与 PPMS 关联，但该等位基因在良性和病情恶化性 MS 中的分布类似。Perini 报道意大利北部良性 MS 与 HLA - DR13 关联，而在挪威则发现 MS 与 HLA - DQB1 关联。Rasmussen 等报道了第 Ⅱ 类转录调控因子（class Ⅱ transcriptional regulator，CIITA）启动子等位基因频率在 PPMS 患者中呈增加趋势，且独立于 DR15。Weinshenker 等报道 PPMS 可能同 HLA - DR4 关联，进一步研究又发现 PPMS 与 HLA - DR4 - DQ8、DR1 - DQ5 单倍型呈正相关。在以色列，PPMS 被报道与 DRB1 * 0801 - DRA1 * 0102 或 DRA1 * 0401 - DRB1 * 0602 关联。对于是否存在与 PPMS 关联的特异性基因，有待于进一步的研究确定。

在亚太地区，以日本学者为主提出了 OSMS 的临床表型以区别于欧美的传统型 MS，但目前对其存在尚有争议，Weinshenker 等认为该临床亚型是复发的 NMO。在全日本开展的研究发现，OSMS 与 DPB1 * 0501 关联，而 DRB1 * 1501 的等位基因频率在西方型 MS 中有所增加。尽管 Fukazawa 等也报道 DPB1 * 0301 的出现频率在西方型 MS 患者中增多，然而其他学者则报道日本 OSMS 与 DRB1 * 0802 关联。Kikuchi 等强调了西方型 MS 伴阳性寡克隆区带和高 MRI 病灶负荷者与 DR15 关联，而寡克隆区带阴性和 MRI 病灶相对较少者则与 DR4 关联。

在此方面我国目前尚缺乏大样本研究，马建军等报道河南 MS 患者中传统型 MS（$n=42$）与 HLA - DRB1 * 1501 相关。吴晓牧等发现中国南方部分地区传统型 MS（$n=26$）与 HLA - DRB1 * 120201 相关，OSMS（$n=13$）与 HLA - DRB1 * 0406 和 DRBl * 1302 相关。张勇等报道上海地区 MS（$n=21$）与 HLA - DQB1 * 0502 显著相关。李善宗等报道广东地区汉族人群 MS 患者（$n=45$）与 HLA - DR2 基因关联。王康等报道中国北方汉族西方型 MS（$n=15$）及视神经脊髓炎（neuromyelitis optica，NMO）患者（$n=15$）的 DR15 等位基因频率未见显著增高，而 DR12 等位基因频率的升高仅见于 NMO 患者；与之采用的方法类似，笔者的研究却发现 MS 患者 DR15 和 DR4 等位基因频率显著升高；分层分析则发现 NMO 亚组（n=19）DR4 频率显著高于西方型 MS（n=39）亚组。国内各家的研究结果不一，可能与遗传背景及地理环境不同有关。当然，国内多数研究应用的 PCR‑RFLP 和 PCR‑SSP 分型方法较落后，亦可导致结果的误判，或许通过今后更大样本的研究和更好的分型方法做进一步的验证。

由于 HLA‑DRB1 与 MS 易感性的确切关联，数项研究试图分析 HLA‑DRB1 等位基因是否影响临床病情，最初 Barcellos 等未发现 DR2 单倍型对病程的效应，但却发现了剂量效应——即携带 DR2 纯合子者的病情更为严重，然而在随后更大规模的美国和欧洲队列研究中未得以证实。晚近，该研究小组的研究提示 HLA‑DRB1 * 15 可影响由磁共振波谱和 MRI 参数表示的疾病严重程度。在另一项针对澳大利亚人群的研究中，除了 HLA‑DR15（即 DR2）携带者的发病年龄更小外，未见及与其他指标（如疾病严重程度、认知功能或脑萎缩）的关联。

二、非 MHC 候选基因

近年关于 MS 非 MHC 候选基因的研究报道为数众多，这些候选基因大致分为几类：①参与介导免疫细胞之间相互作用的分子和细胞因子；②趋化性细胞因子和细胞黏附分子；③各种炎症介质；④生长因子及其受体和参与信号传导通路的分子；⑤其他各种原因选择的候选基因。上述基因经常被认为系疾病易感性基因或疾病修饰基因（disease modifier gene），在一些研究中报道与 MS 关联，但在不同人群中的结果并不完全一致，这里仅就报道较多的部分候选基因等做一介绍。

（一）T 细胞受体

通常 T 细胞受体（T cell receptor，TCR）可直接识别 MHC 分子所递呈的抗原，在免疫识别中起着重要作用。由于大多数成熟 T 细胞表达 α、β 受体，所以 MS 的 TCR 研究主要集中在 α、β 基因，作为 MS 易感性的重要候选基因而被分析，但各家的研究结果不一。α 链位于染色体 14q11，β 链基因复合体位于染色体 7q32，长度为 600 kb。同胞对分析研究显示 MS 与 TCRα、β 基因连锁的结果并不一致。在对 MS 进一步分层后（如 HLA 分类）发现与 TCR 关联。Hockertz 等报道，通过对 HLA‑DRwl5＋患者单或多家族的 TCRβ 链可变区（variableβ，Vβ）的分析，发现 Vβ 链可变区上的某些等位基因（如 Vβ8BamHI、VβllβBamHI）与 RRMS 的易感性关联。但 Dayment 等报道未见及 TCRβ 与 MS 关联。总之，目前尚不确定 TCR 基因与 MS 易感性的关系。

（二）细胞毒性 T 淋巴细胞相关蛋白‑4

细胞毒性 T 淋巴细胞相关蛋白‑4（cytotoxic T lymphocyte associated antigen‑4，CTLA‑4）是一种由 T 细胞表达的抑制性受体，在与共刺激分子 CD80 和 CD86 结合后，阻止 T 细胞的激活并促进其免疫失能。鉴于 MS 发病机制与针对 CNS 髓鞘抗原的异常 T 细胞应答有关，近年来围绕 CTLA‑4 是否与 MS 关联进行了研究，但结果不一。Harbo 等对挪威人群研究后发现，外显子‑1（＋49）双态性在 MS 患者中明显增高，尤其在 RRMS 患者中。瑞典 Liger 等通过纯合子对照分析、传递不平衡、受累家系成员连锁分析等方法分析其关联性，发现 CTLA‑4 启动子上‑318 位点胸腺嘧啶 [T（‑318）] 与 MS 呈负相关。Masterman 等进一步发现，CTLA‑4 外显子和启动子 SNP 组成的单倍型频率在病程分型的 MS 患者中明显偏移，但在另一组研究中未得以证实。Maurer 等报道，德国 PPMS 患者外显子‑1（＋49）鸟嘌呤 [G（＋49）] 的表达显著高于发作性起病者。荷兰 van Veen 则未发现 CTLA‑4‑318、CTLA‑4＋49 和 CD28‑I3＋17 与 MS 易感性或临床病程有关联。Fukazawa 等发现，CTLA‑4 双态性与日本 MS 患者中 MRI 表现严重者、寡克隆区带阳性者关联。Rasmussen 等报道，白人和上海人群 MS 与 CTLA‑4 外显子‑1（杂合子 A/G 基因型）间未见关联。Bagos 等总结了已往发表的文献，对 3375 例患者和 2930 例对照进行了荟萃分析,结果显示 CTLA-4-318、CTLA-4+49 与 MS 不关联,随后的数项研究亦报道了类似结果。

(三) 载脂蛋白 E

载脂蛋白 E (apolipoprotein E, APOE) 基因所编码的 APOE 蛋白是脑内主要的脂质载体,长期以来被认为与中枢和周围神经系统在发生病变后的轴索和髓鞘再生有关。现已发现,MS 患者的鞘内 APOE 合成减少。APOE 基因临近 19q13 染色体区域,而此区域是一个非 MHC 但与 MS 连锁的区域。Evangelou 等首先报道 ApoE ε4 等位基因与 MS 疾病严重程度关联;与之类似,以色列、奥地利、美国和丹麦等国的研究人员亦对该等位基因做了报道,在后两项研究中也显示与 MS 易感性关联,而另外一些研究结果则与之相反。除了 ApoE ε4 外,对 ApoE ε2 等位基因的研究证明了其对疾病严重程度的保护作用,但仅见于女性患者。有趣的是,Enzinger 等发现 MRI T_1 加权像 (weighted image, WI) "黑洞" 的频率以及 T_2WI 病灶改变的比率与 ApoE ε4 相关。鉴于此发现,Barcellos 等总结了已往发表的文献,对 2900 例患者和 4000 例对照进行了荟萃分析,结果显示编码 ApoE 的等位基因对 MS 易感性并无显著影响,对病程也没有预测作用,陆续有数项研究对此做了类似报道。近来,多项研究报道 ApoE ε4 等位基因与 MS 患者的认知功能障碍相关,但近来 Ghaffar 等发现在携带和不携带 ε4 等位基因的 MS 患者之间,认知功能检查的各项结果无显著差别。

(四) 肿瘤坏死因子

肿瘤坏死因子 (tumor necrosis factor, TNF) 基因编码 TNFα 和 TNFβ,位于人类 6 号染色体短臂上 (6p21 区) HLA III 类基因区内,与 HLA 某些单倍体基因紧密连锁。前者主要由激活的单核巨噬细胞分泌,后者主要由淋巴细胞产生。虽然二者来源不同,但作用相似,不但可以诱生 TNF 自身及白细胞介素 (interleukin, IL)-1、IL-6 等其他细胞因子,启动局部炎症反应,还可以增加 HLA-I、II 类抗原的表达,促进 B 细胞、T 细胞的增殖及免疫球蛋白 (immunoglobulin, Ig) 的合成,具有广泛的诱导炎症和调节免疫的功能。以往研究发现 TNF 基因多态性现象的标志是基因内的碱基变化。TNF 基因多个位点具有多态性,但与功能关系最密切的多态性位点是 TNFα-308 位点和 TNFβ+252 位点。Kirk 等研究报道,单倍型 TNF 130-118-127 (TNFd:a:b) 与 MS 关联。另外,Martinez 等的研究结果表明 TNFα-376A 等位基因增加了 MS 的易感性。Fernandez-Arquero 等对 238 例 MS 患者的研究发现 TNFα-376 等位基因与 MS 关联,且独立于 HLA,但当 HLA DRB1 * 1501 存在时增加了 TNFα 启动子-376 多态性与 MS 的易感性。对 TNFα 启动子区 (-674 至+201) 的测序发现,-308 位的 G/A 点突变可能与 MS 相关。尽管 Drukovie 等发现 143 例塞尔维亚 MS 患者 TNFα-308 位点 TNF2 等位基因频率明显下降,但未发现与 MS 的病程、病情相关。Martinez 等研究了 241 例西班牙 MS 患者发现 TNFα376A 与 MS 易感性关联。与之相反,Maurer 等研究了 283 例德国和 66 例希腊 MS 患者,结果提示 TNFα 等位基因多态性与 MS 易患性及疾病的进展无关,74 例法国患者的研究结果亦提示 TNFα-238 和 TNFα-308 基因多态性与 MS 无关。Ma 等对 80 例日本 MS 患者研究后发现 TNF 基因多态性与西方型、亚洲型 MS 的易感性无关联。国内宋秀娟等对 58 例 MS 患者和 79 名健康人进行 TNFβ 基因多态性分析,发现 TNFβ1 等位基因多态性与 MS 的易感性关联,但与 EDSS 评分、首次发病年龄、病程及发病次数无显著相关性;董亚贤等检测了 68 例 MS 患者和 106 名无血缘关系的广东籍健康汉族人的 TNF-α-308G/A 基因型,结果显示 TNF-α 基因-308G/A 多态性与广东人群 MS 无关联。近来,Yang 等总结了已往发表的文献,对 1870 例患者和 2769 例对照进行了荟萃分析,结果显示 TNFα-308A 等位基因与 MS 发病风险的降低相关,同期 Xu 等则对 2639 例患者和 3303 例对照进行了荟萃分析,结果未发现 TNFα-238G/A、-308G/A 或-376G/A 等位基因与 MS 关联。

（五）免疫球蛋白重链

Ig 是产自 B 细胞的一种糖蛋白，由分子量为 23kDa 的 2 条轻链和 53kDa 的 2 条重链构成，其中重链基因簇定位于染色体 14q32；轻链 λ 链基因位于 2p12，κ 链基因位于 22q11。编码 Ig 的区域包括恒定区（C 区），可变区（V 区），和多变区（D 区），结合区（J 区）的基因。以往研究发现在急性脱髓鞘区存在浆细胞和 B 细胞，而且 MS 患者脑脊液中寡克隆区带的频率增高，因此开展了针对编码 Ig 重链等位基因的研究。

最初的研究描述了血清学定义的特异性，但迄今分子学分析仅作为早期实验的补充。Pandey 等研究了美国东南部的 70 例 MS 患者，结果示 Gm1，17，21 单倍型与 MS 关联，当为纯合子时则增加了相对风险。Sandberg - Wollheim 等在瑞典患者中发现 Gm1，21 单倍型与增加的 MS 易感性相关。Blanc 等在法国上比利牛斯（Haute Pyrénées）地区的研究中报道 Gm3，23，5，10，11，13，14 与 MS 易感性相关。Salier 等将 HLA 抗原在法国人群中进行 Gm 分层，证实了同时存在 HLA DR2 和 G1m1 的个体发病相对风险增加。也有观点认为 Gm1 杂合子（Gm1/Gm3）与 HLA B7 存在相互作用并增加疾病的易感性，而 Gm3 纯合子则可独立作为疾病严重程度的标记物。Sesboue 等在法国 MS 患者中也进行了 Gm 同种异型（allotype）Ig 分析，发现疾病严重程度与鞘内 Ig 的合成增加和 Gm3 纯合子相关。Berr 等人报道了在 Km（1）同种异型 Ig 与 MS 中发病年龄大者以及疾病进展相关。与之相反，Francis 等未发现独立的 Gm 同种抗原 Ig 或表型与 MS 关联，但在同时存在 Gm3，5，10，11，13，14 和 DQ1 者的疾病易感性增高。Hillert 等在瑞典和挪威人群中也未发现 3 个编码于 C 区内的 Ig 多态性与疾病关联。有趣的是，Propert 等发现 Gm3，5，13，14 单倍型对 MS 具有保护作用。

随着分子遗传学技术的出现，Gaiser 等利用 RFLP 标记 Ig 重链区域来检测 γ 区的多态性，结果显示经 BstE11 限制性内切酶消化后出现的 5.9 - kb 片段与 MS 呈负相关，该研究混合了加利福尼亚南部来自法国的患者，并选择来自加利福尼亚北部的对照人群，对加利福尼亚病例和对照的分析发现显著关联，但经过多组比较校正后则消失。Walter 等使用同胞对作为先证病例，通过与非亲属及家庭对照比较做了广泛的 V 和 C 重链区域分析，发现了与 V_H2 - 5 多态性的关联，Hashimoto 等进一步的研究涉及编码于 H2 基因区的 3.4 - kb 等位基因，但在 33 个加拿大同胞对中未发现连锁。Yu 等（1993）对 40 个含 2～3 例患病成员的家族做了同种异型 Ig 以及 RFLP 分析，未发现连锁或关联。在随后的挪威、芬兰人群的研究中亦同样地报道了阴性结果。尽管 V_H2 位点可能在 MS 发病中的重要作用得到了 2 个基因组扫描结果的支持，但 14q 和 IgG 重链位点的作用仍不确定。

（六）髓鞘蛋白

MS 自身免疫应答的靶抗原-髓鞘蛋白，主要包括髓鞘碱性蛋白（myelin basic protein，MBP）、少突胶质细胞糖化蛋白（myelin oligodendrocyte glycoprotein，MOG）和蛋白脂蛋白（proteolipid protein，PLP）等。若编码这些靶抗原的基因发生突变，改变了基因的转录或出现髓鞘片段差异，就会通过与抗原提呈细胞相互作用触发了可能由细胞因子、巨噬细胞和补体参与的自身免疫应答。MBP 基因位于 18 号染色体 18q22～23，有 7 个外显子，其第一个外显子 5'端 1kb 处和其他部位存在四核苷酸重复（TGGA）n，它们的拷贝数呈多态性，目前多数研究未报道该多态性与 MS 关联。MOG 基因位于 6 号染色体 6p21.3～p22 区域，距 HLA - F 约 100 kb，马建军等报道河南 MS 患者中，MOG51/52 的 222 bp 等位基因与西方型 MS（n=45）相关，而与亚洲型 MS（n=40）无关，同时发现 MOG51/52 的 226 bp 可能为 MS 的易感基因，但目前多数研究报道阴性结果。

（七）Sp3 基因

Sp3（specic protein 3）是一种广泛存在于人体组织的核转录因子，属于 SP 家族成员之一，通过 GC/

CT 盒与受其调控基因的启动子结合以调控这些基因的表达。Sp3 与 MS 之间的关系尚未完全阐明，Grekova 等对 28 例美国 MS 患者的研究结果显示，MS 组外周血单个核细胞（peripheral blood mononuclear cell，PBMC）Sp3 基因表达缺失率高达 79%，正常人仅 17%。乔立艳等在中国汉族 MS 患者中发现，MS（$n=33$）组 Sp3 基因表达缺如（45%）明显高于非免疫性其他神经系统疾病对照（$n=30$）、神经系统其他自身免疫性疾病对照（$n=30$）和健康对照（$n=30$）（依次为 16%、6% 和 10%），Sp3 表达阴性 MS 患者扩展的残疾状况量表（extended diablility status scale，EDSS）评分显著高于表达阳性者，脑脊液的 IgG 24h 合成率和血清可溶性白细胞介素-2 受体稍高。与之类似，张留福等对贵州地区 MS 患者（$n=31$）研究发现 Sp3 的表达缺失率较健康对照组（$n=30$）显著增高。林艾羽等报道福建地区 MS 患者（$n=56$）中 Sp3 的表达缺失率为 41.1%，显著高于其他疾病对照组（$n=27$）和健康对照组（$n=27$）（分别为 14.3% 和 8.6%）。以上研究表明汉人 MS 病人 PBMC 中有 Sp3 表达缺陷，Sp3 阴性患者残疾程度和免疫功能紊乱程度明显高于阳性者，作为转录调节因子 Sp3 的表达缺乏可能与免疫控制的异常启动有关，但对此尚需更多的证据明确。

（八）白细胞介素

近年来，对不同 T 细胞亚群已有了更多的认识，其中，辅助性 T 细胞（Th）可根据其分泌细胞因子的类型可进一步分为 Th1、Th2、Th3 和 Th17 等亚群：Th1 产生 TNF-α 和干扰素-γ（interferon-γ，IFN-γ），Th2 分泌 IL-4、IL-5、IL-6、IL-10，Th3 则产生转化生长因子-β（transforming growth factor-β，TGF-β），Th17 则产生 IL-17。在正常生理状况下，Th1 应答与 Th2 应答处于动态平衡中，两者之间可通过细胞因子形成网络来相互调节。MS 病人的 Th1 应答增强，是疾病活动的关键因素。Th1 应答产生的促炎症性 CK 促进炎症反应，而 Th2 应答产生的抗炎症性细胞因子下调 Th1 介导的炎症反应。

活化的 IL-12 是一种异二聚体，在细胞免疫应答的调节过程中发挥关键作用，主要在于其可直接或间接通过诱导 IL-18 而生成 IFN-γ，IL-12 可反映 RRMS 和 SPMS 的疾病活动性，其蛋白和信使核糖核酸（messenger RNA，mRNA）的表达水平升高，提示 MS 处于临床复发或活动期。IL-12 与 IL-23 的分子结构相似，有一个共同的亚单位 p40，IL-12 亚单位的 p40 基因（IL-12B）存在多个多态位点，已发现在 IL-12B 基因 3'端非转录区+1188 位点存在着 A/C SNP，并与 IL-12 水平密切相关，携带 A 等位基因者 IL-12 的表达量明显高于携带 C 等位基因者。刘猛等报道在中国南方汉族人群中，RRMS 组（$n=94$）IL-12B 基因+1188A/C 位点 A 等位基因频率高于健康对照（$n=145$）组（64.4% 与 53.8%）。然而，Begovich 等在美国 MS 患者中的研究则未发现 IL-12B 与 MS 存在关联。

IL-10 是由 Th2 产生的一种内源性促炎症性细胞因子的抑制剂，对 MS 病情的缓解和稳定起重要作用。有报道 IL-10 mRNA 的表达抑制可见于急性复发期 MS 病人的 PBMC 中。而且 RRMS 病人在临床复发和活性病灶出现前，PBMC 中 IL-10 mRNA 的表达亦显著下降，与正常对照比较，未接受治疗的 RRMS 病人血清 IL-10 水平显著下降；而当其水平增高时，可见 MRI 钆强化病灶的消退。由此可见 IL-10 宜作为评估 MS 缓解的指标。对 IL-10 基因的研究结果不一，Almeras 等报道在已被识别的启动子区二核苷酸重复元素（即微卫星 G 和 R）中，IL-10.G9/9、G10/13、G11/13 和 G13/14 更多见于轻度疾病进展的法国 MS 患者，而 IL-10.G9/10、G9/11、G9/13 和 G12/13 则见于严重疾病进展者。Luomala 等在芬兰患者中发现 IL-10 启动子区-1082 位点 AG 基因型对病情严重的 MS 具有保护作用。de Jong 等报道在英国患者中，IL-10 启动子区-2849 位点 G→A 的多态性与 IL-10 的产生较少相关，且该多态性频率在 PPMS 患者中显著低于复发起病者以及对照组。然而，其他的数项研究则报道阴性结果。

（九）趋化性细胞因子受体-5

趋化性细胞因子 RANTES、巨噬细胞炎性蛋白-1（macrophage inflammatory protein-1，MIP-1）α 和

MIP-1β等通常与其受体-趋化性细胞因子受体-5（chemokine receptor 5，CCR5）的相互作用促进了侵入MS患者CNS内的免疫细胞迁移。对于CCR5基因的研究发现可存在32bp的缺失（即CCR5-Δ32）。当为CCR5-Δ32纯合子时，会导致在细胞表面CCR5的失表达，而为CCR5-Δ32杂合子时则较纯合子野生型者的受体表达更少。Barcellos等人描述了携带CCR5-Δ32等位基因的MS患者起病年龄晚，Sellebjerg等报道CCR5-Δ32携带者疾病复发的风险较对照降低；在以色列MS人群中发现携带一个以上CCR5-Δ32等位基因拷贝数与更晚的残疾发展相关，在西班牙人群中的研究发现MS患者CCR5-Δ32等位基因的频率较对照降低，Kaimen-Maciel等报道巴西MS患者中携带CCR5-Δ32基因型者的MRI钆强化病灶较CCR5野生基因型患者更少，Pulkkinen等报道在芬兰人群中，增多的CCR5-Δ32纯合子与PPMS关联。然而另有数项研究均报道了阴性结果。

第四节　全基因组扫描

目前，MS的大规模遗传学研究多结合先进的统计学方法和分子遗传学技术进行人类基因定位，通过全基因组筛选以确认易患基因。研究人员主要采用两种筛选方法，包括：①对多发病例家族进行的整个染色体区的连锁分析；②经适当规模地收集病例和对照以寻找候选基因的关联分析。建立基因连锁须收集至少有两个受累成员的家族，用以判断疾病遗传学特征进而识别出不连续的染色体片断。迄今为止，以不同的方法和基因组覆盖范围进行连锁分析已在30个以上的家族性MS数据集中得以完成，结果表明，数个染色体区可能与MS易感性相关，对来自加拿大、美国、英国和芬兰等国MS患者的基因组检测仅发现少数显著连锁的区域，包括6p21（加拿大、美国、英国和芬兰）、3p21-24（加拿大、美国、澳大利亚和芬兰）、18p11（加拿大、美国、澳大利亚和芬兰）、19q13（美国和芬兰）、1q、6p、9q和16p（美国和法国）。欧洲人MS基因相关（Genetic Association of Multiple Sclerosis in Europeans，GAMES）的研究则显示，6p21、17q21和22q13与MS易感性连锁。对来自加拿大、美国、英国的数据经荟萃分析后发现，MS易感性与17p11的连锁最为显著。此外，英国和芬兰的研究人员报道，MS易感性与17q22-24连锁，在加拿大人群中则进一步发现MS易感性与该区标记之一D17S789连锁。上述结果再次证实MS是一多基因疾病。尽管结果不一，HLA Ⅱ类抗原位点被多数研究证实与MS显著连锁，为了全面测评MS连锁方法的潜能，国际MS遗传学联盟（International Multiple Sclerosis Genetics Consortium，IMSGC）于2005年底报道了使用多达4500个SNP在730个含多个成员受累的家族中进行的连锁扫描结果，HLA的LOD峰值为11.7，仍有显著的统计学意义；虽然发现了多个染色体区域有一定的连锁可能，但其他非HLA位点未达到在染色体组范畴上的统计意义。因此，以上结果提示既可能有多个作用于MS易感性的微效基因，也可能存在尚未发现的MS遗传异质性，对此有待于更多的研究验证。

与连锁分析比较，关联研究的统计学效率更高，适用于检测中度致病的常见遗传性变型（genetic variant），该法通过与匹配的受累或未受累个体的某一多态性位点上等位基因频率的比较，在人群水平上测评某些遗传性变型是否与疾病的易感性关联。然而，目前利用该法进行的候选基因研究在识别MS致病基因上仅获得了中等程度的成功，究其原因系存在着自多个貌似真实的候选基因中做出选择的困难性以及对小规模数据集而言的统计学效率有限所致。在早期识别HLA位点的相关性分析过程中，于纳入较小样本量（n=32）的情况下即可测及有统计学意义的关联，增加样本数量（略少于200例）后更为明显，这就使研究人员误认为其他基因在同样条件下亦能被识别。而实际上，虽然人群分层和表型模拟（phenocopy）的采用现已认作是关联研究中的重要因素，但样本量不足无疑是多个MS关联研究发生Ⅰ类错误的主要原因。因此，MS易患基因的识别须更多地依赖基于关联分析且纳入较大规模的队列。全基因组关联研究（Genome-wide Association Study，GWAS）是人类基因组计划完成后实施的针对复杂性疾病一项成套DNA和全基因组测序和扫描的计划，试图通过测定疾病的基因变异和单核苷酸多态性，以确定与疾病易感性相关的区域和基因。鉴于在每项研究中采用的同时检验（simultaneous test）方法差异，故而设定了各种不同的界点（cut-off point）P 值用于评估关联显著性（$P < 1 \times 10^{-10} \sim P < 5 \times 10^{-7}$），且采取了一些重复策略用以验证这些结果（表 4-2）。Wellcome Trust 病例-对照联盟（Wellcome Trust Case Control Consortium）提出针对复杂性疾病的 GWAS 计划应纳入至少 2000 例的患者和对照，而且 $P < 5 \times 10^{-7}$ 以保证结果的可信性。虽然实验方法尚不成熟，但 GWAS 已识别出数百种与疾病和其他性状的关联多态性，由此为进一步的研究奠定了良好基础，尽管大多数这些相关的变型致病风险相对较低。迄今为止，针对 MS 的 7 个 GWAS 研究已被报道，包括仅采用无义编码 SNP 进行基因分型以及近来对来自芬兰和意大利撒丁岛人队列的扫描研究，其中 HLA-DRB1 仍在全部研究中有显著的统计学意义。随后一系列延续研究用于重复该结果并进行荟萃分析，提供了影响疾病易感性的 12 个新位点的充足证据。值得注意的是，这些标记可能并非代表具有因果效应的疾病变型（disease variant），源于每个等位基因仅具有中度的比值比。此外，随访研究更为精确地定位部分上述关联基因并为进一步探究这些基因变型的功能效应提供了早期的依据，如 CD58 变型与其 mRNA 表达水平的下降相关。除了基因识别之外，GWAS 已带来多种更能准确研究 MS 遗传学的模型（如基于途径和网络的分析）。

表 4-2　发表的各项 GWAS 结果

研究者	设计方案	人群和样本量	SNP 数量	位点/基因
Wellcome Trust 病例-对照联盟（2007）	病例-对照	英国；1000 例 MS、1000 名对照	14 436 个无义 SNP	IL-7R
国际 MS 遗传学联盟（2007）	基于家族的病例和对照	美国、英国；931 个"父母-子"三联体	334 923	HLA、IL2R、IL7R、CLEC16、CD58、EVI5、TYK2
Comabella et al.（2008）	病例-对照	西班牙；242 例 MS、242 名对照	500 000	HLA、13q31.3
MS 联盟基因关联（2009）	病例-对照	美国、荷兰、瑞士；978 例 MS、883 名对照	551 642	HLA、GPC5、PARK2、PDZRN4、CSMD1
澳大利亚和新西兰 MS 遗传学联盟（2009）	病例-对照	澳大利亚、新西兰；1 618 例 MS、3 413 名对照	303 431	HLA、METTL1、CD40
De Jager et al.（2009）	荟萃分析和病例-对照	美国、英国、荷兰、瑞士；2624 例 MS、7220 名对照	2 557 248	TNFRSF1A、IRF8、CD6、RGS1
Jakkula et al.（2010）	病例-对照	芬兰；68 例远亲 MS、136 名对照	297 343	STAT3
Sanna et al.（2010）	病例-对照	意大利撒丁岛；882 例 MS、872 名对照	6 600 000	HLA、CBLB

注：全部研究均包括一个针对结果的重复检验。IL-7R：白细胞介素-7 受体；IL-2R：白细胞介素-2 受体；CLEC16：交联酶晶体 16；EVI5：亲嗜性病毒整合点 5（ecotropic virus integration site-1）；TYK2：酪氨酸激酶 2；GPC5：磷脂酰肌醇聚糖 5；PARK2：帕金森蛋白 2（parkinson protein 2）；PDZRN4：PDZ Domain Containing RING Finger 4；CSMD1：CUB and Sushi multiple domains 1；METTL1：甲基转移酶样 1；TNFRSF1A：肿瘤坏死因子受体超家族 1A；IRF8：干扰素调节因子 8；RGS2：G 蛋白信号转导调节因子 2；STAT3：信号转导和转录激活因子 3；CBLB：Casitas B 淋巴瘤细胞系；SNP：单核苷酸多态。

总之，来自 GWAS 的结果可能支持如下观点：MS 易感性依赖于多个基因内的常见序列等位基因变型（即风险等位基因频率＞5％）的作用。然而，尽管对风险位点的认识逐渐增多，但 MS 的遗传学机制仍未完全明确。例如，对基因组片段复制和缺失的分类明显落后于易感性 SNP 的识别，而此两种变化会导致拷贝数变异（copy number variants，CNV）的发生。现已知 CNV 是遗传多样性的主要来源且在罕见的基因组紊乱（genomic disorder）中发挥作用，并影响复杂性疾病和遗传性状，已被报道与系统性红斑狼疮、银屑病、类风湿关节炎和 1 型糖尿病关联，对 CNV 与 MS 的关系需要更多的证据予以明确。

第五节　其他遗传因素

表观遗传学是与遗传学相对应的概念。遗传学是指基于基因序列改变所致基因表达水平变化，如基因突变、基因杂合丢失和微卫星不稳定等；而表观遗传学则是指基于非基因序列改变所致基因表达水平变化，如 DNA 甲基化、基因组印记和母体效应（maternal effects）等；表观基因组学（epigenomics）则是在基因组水平上对表观遗传学改变的研究。近来认为 MS 可能存在着上述与表观遗传学有关的假设易感因素，包括线粒体 DNA 多态性、印迹、X 染色体失活和父母源性效应等，但目前所做较少。另外，单用遗传学机制来解释女性的 MS 高患病率较为困难，尽管原因尚不清，但有一种假说认为其与内分泌因素和免疫系统的相互作用有关，遂有研究试图用微嵌合体（microchimerism）来解释。现围绕研究较多的线粒体 DNA 多态性和父母源性效应、微嵌合体做一介绍。

一、父母源性效应

以往的流行病学研究强烈提示，疾病风险的父母传递表现出父母源性特异性失衡。该研究起始于数项对 MS 家族中母亲-女儿对远多于父亲-儿子对的发现，进一步的研究显示，受累父母-子女对中的父母性别影响其后子女的发病风险，特别是母亲受累时明显增高，而且受累个体的母系半同胞较父系半同胞的发病风险更高，对此现象称之为父母源性效应。近来 Hoppenbrouwers 等报道在比较了荷兰 MS 患者父母的平均发病密切关系（kinship）后发现，患者和母亲之间的发病密切关系较患者与父亲之间者高出 3.8 倍，证实了该效应的存在。数项研究提示该效应可能由 MHC 介导，Marrosu 等报道意大利撒丁岛人的 MS 与 DR4 和 DR3 关联，进一步分析发现，女性 MS 来自父母 DR3 的遗传。Chao 等近来发现当自母亲传递时，HLA‐DRB1 单倍型（尤其是 DRB1＊15）的致病风险更高。

二、线粒体 DNA 多态性

鉴于 MS 临床表型、典型影像学特点和脑脊液中寡克隆区带的出现可能与线粒体 DNA 病理突变相关的认识，研究人员将线粒体基因列为影响 MS 易感性的候选基因进行了研究，但目前阳性和阴性结果不一。线粒体 DNA 的研究首先是基于 Leber 遗传性视神经病（Leber's hereditary optic neuropathy，LHON）与 MS 的临床特征类似（如视神经病变）而开展。实际上，仅有少数以视神经炎为主要表现的 MS 患者可能携带致病性 LHON 突变。这两类疾病间的重叠可能和 MS 与一种线粒体 DNA（mitochondrial DNA，mtDNA）单倍型（即一组 mtDNA 多态性）关联有关，而该单倍型与 LHON 亦密切相关。近来研究分析了 58 例保加利亚 RRMS 患者和 104 例健康对照的 14 种 mtDNA 多态性，包括主要的欧洲人 DNA 单倍型类群（haplogroup）和 3 个次要的 LHON 突变（4216，14 798，13 708），结果显示两组间的单倍型类群相关的多态性变化类似；然而，36.2％的 MS 患者出现 T4216C 的突变并显著多于对照组（11.3％），提示 T4216C 碱基替换可能是 MS 的致病标记；该研究亦支持某些特定 mtDNA 变异可能促进部分 MS 患者的基因易感性的观点。此后，Hwang 等检测了 20 例朝鲜 MS 患者在核苷酸（nt）11 778 和 14 484、3460 和 15 257 位的 mtDNA 突变，但未发现 MS 患者显示这些致病性 mtDNA 突变。上述结果与对日本患者的研究结果相一致，提示种族特征可能会影响关联。

年龄相关的 mtDNA 拷贝数量下降与晚发性 MS 相关，mtDNA 突变可能提高 MS 的发病风险。SNP 分析显示呼吸链复合物 I 基因的基因变异可能会影响 CNS 内组织对炎症的应答程度，如在解偶联蛋白 （uncoupling protein，UCP）内的遗传学改变已被报道与 MS 相关。解偶联蛋白 2（UCP2）系一种线粒体 质子传递家族成员，Vogler 等报道在德国人群中 UCP2 启动子- 866G/A 多态性与 MS 易感性关联，其中 G 等位基因与 MS 关联且与低水平的 UCP2 表达相关，提示该蛋白可能通过调节 CNS 和（或）免疫系统 内的 UCP2 蛋白水平促进了 MS 易感性。

mtDNA 缺陷已被发现与晚发性 MS 关联，Ban 等分析了 159 例 MS 患者的序列，并且在 835 例 MS 患者和 1506 名对照中进行了单倍型类群的分析，结果发现 MS 患者呈现超单倍型类群 U（super - haplo- group U）的过度表达趋势；同时亦发现一种核编码线粒体蛋白基因-呼吸链复合物 I 基因 NDUFS2 与 MS 关联。综合上述结果提示 mtDNA 改变和核编码线粒体蛋白基因可能促进了 MS 易感性。在欧洲进行 的一项研究显示具有潜在功能的 mtDNA SNP nt13708 G/A 与 MS 增加的发病风险相关，nt13708 A 变异 现被认为是 MS 的一个易感性等位基因。近来 Vyshkina 等发现了线粒体 ND2 和 ATP6 的基因变异与 MS 和系统性红斑狼疮关联，提示在两者之间有共享的线粒体遗传背景，与之类似，在 MS 和 LHON 患者中 亦发现了共享的 mtDNA 点突变。

三、微嵌合体

微嵌合体是指少数非宿主细胞在体内稳定出现的现象，通常为其胎儿的干细胞，据此可以推断该现 象主要发生于经产女性中，其生理学作用是限制母亲针对胎儿的免疫应答。显而易见，在两性中存在其 他多种暴露于这种同种异体（allogeneic）细胞的潜在机制。微嵌合体可能会增加经产女性自身性免疫病 的患病风险，对此已在 MS 患者中进行了一些研究。Basso 等调查了 64 704 名曾和至少 2 名男性性交且由 此分娩的丹麦女性，这些人群被认为有发生微嵌合体现象的风险，并与 86 624 名无此性交史的妇女做了 比较。对在这 151 328 名女性中的指数病例（n=213）分析发现，不论其子女生父的数量多少，其患病风 险并无显著差异，但在受孕史少于 2 年且拥有多个性伴侣者中被确诊的风险略高，提示微嵌合体可能会缩 短诊断时间或促进 MS 的发病。

令人关注的是，鉴于 MS 双胞胎发病的不一致性多可能系环境因素的作用所致，晚近 Baranzini 等经 高通量序列分析的方法研究了 3 对 MS 双胞胎（患与未患各一）的 $CD4^+$ T 细胞，旨在于探究在该不一致 性是否能用遗传或表观遗传学的差异解释。该研究首次联合采用了全基因组、表观基因组和转录物组 （transcriptome）扫描技术，测定了其中 1 对 MZ 双胞胎的基因组序列、3 对 MZ 双胞胎的 mRNA 转录物 组和表观基因组序列，结果未发现明显 DNA 序列以及甲基化或基因表达的差异。

第六节　环境因素

以往多项研究报道 MS 患病率与高纬度寒冷地区有关，呈现高纬度地区高于低纬度地区、西方高于亚 洲国家的整体特征，尽管各国的研究略有差异。来自美国的数据显示北-南和东-西梯度分布的特点，与北 欧移民的分布特征类似。Vukusic 等通过 Agricole 健康服务体系（Agricole health - care system）对法国 农民及其家族的研究发现与欧洲、北美的研究结果基本一致，呈现显著的北-南梯度分布。近来 Osoegawa 等对全日本 MS 患者的调研显示：①传统型 MS（conventional MS，CMS）/OSMS 比率的显著北-南梯度 分布；②在以北纬 37°作为分界线将日本分成南北两部分后，北方出生的罹患 MS 的居民较南方居民显示 更高的 CMS/OSMS 比率且更多地符合 Barkhof 标准的脑内病灶频率；以上研究不同程度地提示了环境因 素-遗传因素的相互作用机制。另一方面，在移民研究中发现：第二次世界大战后，大部分南非 MS 病人为来自英国和北欧的移民；MS 患病率的结果显示，说南非语的白人为 3/10 万人、说英语的白人为 11/10 万人、北欧移民为 50/10 万人；进一步分析发现在 15 岁之前移居南非者其 MS 发病危险等同于当地出生的人，而 15 岁以后移居者其发病危险与出生地人群相同。在以后的澳大利亚，夏威夷移民研究中，都得到了类似的结论，其中在澳大利亚的研究将年龄提高至 30 岁，这些发现提示，在 MS 病人儿童期（10～15 岁）以及成人早期接触了同一致病因素，或者从儿童期青春期甚至成人早期反复接触这一因素。

近年来，陆续对一些环境因素进行了研究，包括病原体感染、营养和饮食因素、日光、维生素 D 和吸烟等。

一、病原体感染

1962 年，Adams 等首先用补体结合试验和中和抗体滴度试验测定了 MS 患者外周血麻疹毒抗体水平，发现其滴度明显高于普通人群。随后陆续做了一系列 MS 患者脑脊液和血中病毒抗体水平的检测，包括风疹病毒、流感病毒、副流感病毒、单纯疱疹病毒、水痘病毒、腮腺炎病毒、EB 病毒（Epstein - Barr virus）、巨细胞病毒、呼吸合胞病毒和人类疱疹病毒-6（HHV-6）等，发现上述病毒抗体在 CSF 中的滴度多高于其外周血。此外，亦在 MS 患者的脑脊液中发现了肺炎衣原体（Chlamydophila pneumoniae，Cpn）抗体，但目前尚不肯定上述哪种病原体对于 MS 具有特异性。

（一）肺炎衣原体

Cpn 是一种革兰阴性专性细胞内病原体（obligate intracellular pathogens），已被发现于数种慢性疾病患者体内存在，包括动脉粥样硬化、血管炎以及阿尔茨海默病。最初，对 Cpn 与 MS 发病机制的相关性发现源于自 1 例迅速恶化的 MS 患者脑脊液中分离出了该病原体，且经抗生素治疗后得以缓解。随后的研究通过组织培养，自 64% MS 患者脑脊液样本中分离出 Cpn 而在其他神经系统疾病对照组中仅为 11%。与之类似，通过聚合酶链反应（polymerase chain reaction，PCR）技术在 97% 的 MS 患者脑脊液中识别出 Cpn 外膜蛋白基因而在对照组中仅占 18%。但是，其他数个研究中心则未发现类似结果，将其归结为检测技术的不同。近来，Bagos 等对包括 1332 例 MS 和 1464 名对照在内的 26 个研究做了荟萃分析，做出了如下结论：尽管 Cpn 更可能出现于 MS 患者中，但上述发现尚不足以确立其病因学的相关性。

（二）EB 病毒

EB 病毒是一种嗜淋巴细胞病毒，在儿童期可引起无症状感染，在青少年和成人中则可能引起约 50% 单核细胞增多症的发生。EB 病毒感染已被发现与其他数种自身免疫病相关，包括系统性红斑狼疮、干燥综合征、类风湿关节炎等。在 95% 以上的普通人群中可出现血清学阳性结果，但 MS 患者近呈 100% 阳性，因而提示 EB 病毒可能与 MS 的发病相关，但 EB 病毒的这种广泛存在使得对该观点的确认较为困难。Ascherio 等因此荟萃分析了 13 个研究的结果，发现与在儿童期感染的人群相比较，在青春期和成人期受感染者具有多达 2～3 倍的发病可能性，提示 EB 病毒的作用符合来自卫生学方面的观点。但是，尚无研究报道在 MS 患者脑内见及 EB 病毒。近来，Jilek 等报道了早期 MS 患者中针对 EB 病毒（而非巨细胞病毒）的 CD8$^+$ T 细胞应答，而 Zivadinov 等发现 MS 患者的大脑灰质萎缩与 EB 病毒抗体应答相关。结合 EB 病毒出现于大多数 MS（21/22）患者（而非其他炎性神经系统疾病）的浸润 B 细胞内的发现，上述研究支持 EB 病毒作为 MS 一个环境因素的作用，但仍需更多的证据予以明确。

（三）人类疱疹病毒-6

HHV-6 作为两种与 MS 相关的疱疹病毒之一广泛存在，在多于 90% 的普通人群中呈现血清学阳性。感染通常发生于儿童早期，导致猝发疹（exanthema subitum）的发生。HHV-6 具有亲神经性（neurotrophic）的特点，但其初次感染很少引起脑膜炎、脑炎或高热惊厥。现被认为在初次感染后潜伏于 CNS，并在应激状态时被再度激活。HHV-6 与 MS 发病相关的证据最初来自 MS 脑病灶内存在该病毒 DNA 片段，随后 Soldan 等报道了 MS 患者较对照组呈现更高滴度的 IgM 抗体，表明近期感染的存在。Cermelli 等发现 HHV-6 DNA 出现于 57.8% 的 MS 斑块和 15.9% 的正常脑标本内，但亦有数项研究报道了阴性结果。

（四）其他病毒

人类内源性反转录病毒（human endogenous retroviruses，HERV）已被提示与 MS 相关，另一种反转录病毒 LM7 亦被发现于部分 MS 患者，人冠状病毒（coronaviruses）则被发现与一些 MS 患者相关，对此有待于更多的研究证实。

二、日光和维生素 D

近来有研究提示经日光暴露提高体内的维生素 D_3 水平有助于降低 MS 的发病风险，正成为对 MS 纬度分布特征的另一解释。对于人体而言，紫外线照射是主要的维生素 D_3 合成催化剂。在高纬度地区，当地居民的维生素 D_3 水平降低，尤其是在冬季日光时间变短时更为显著。现已发现，维生素 D_3 对于 T 细胞的激活至关重要，因此其水平降低可能会导致机体免疫调节的缺陷，因此增加了 MS 的发病风险。有趣的是，近来发现 HLA-DR15 单倍型含有一个保守的维生素 D 反应元素，能够调节 MHC II 类分子 DRβ 的表达。然而，近来在 MS 动物模型-EAE 中的研究显示，尽管持续的紫外线照射能明显地抑制 EAE 病情，但是仅见及其血清骨化二醇（1，25-hydroxycholecalciferol）水平的短暂性中度增高，且大量喂饲骨化二醇后亦未能阻止疾病的进展。

三、吸烟

在不同队列中的研究已经证实了 MS 与吸烟相关，且独立于纬度和祖先起源。Riise 等调查了 1997 年 122 312 名挪威 Hordaland 地区的居民，其中 87 例罹患 MS，其中吸烟者发病风险高于从不吸烟者，但是否与剂量有关尚待更多的研究证实。

四、营养和饮食因素

非遗传家族性发病风险的存在提示整个家族（而非个体）饮食因素的作用。与感染因素类似，在人群水平上广泛发生的饮食接触或缺乏可被用于解释这些现象。例如，维生素的摄取与其在病例-对照研究中的保护作用相关，这一结论来自美国看护研究（US Nurses Study）中成人期服用维生素 D 的研究结果；在高纬度地区的维生素 D 缺乏可能逐渐在起作用，究其原因可能与可摄取维生素 D 的食物（如香菇提取物）来源受限所致。

第七节 展 望

通过将 GWAS 数据与转录、蛋白组学和其他信息［如临床、影像学、环境因素和（或）祖先资料］的整合，将无疑会有助于促进对 MS 遗传学和发病机制的理解。但是仍有许多问题有待于进一步的解决，如多数经 GWAS 识别的 DNA 变型可能并非因果关系，GWAS 还未开始检测可能具有较强效应的少见变型。因此，有必要对每个具有统计学意义的关联多态性予以更为精细的定位，并加强针对受累个体的深入测序（deep sequencing）以确定少见变型的作用。今后，更多的方法将应用于对 MS 的研究；将选择更具同源性的群体，包括通过选择不同变量（如起病年龄或 HLA 等）对 MS 同胞对进行分层；检测含多个受累成员的单个家族或者近亲繁殖的同源人群，将可能在一定程度上减少 MS 异质性的影响。总之，对 MS 的研究是复杂的。其方法学应密切结合 MS 的异质性、不同的临床特点、多基因遗传和环境因素对易感性的作用而进行，而结合流行病学、遗传学以及环境因素的研究将有助于揭示 MS 的奥秘。

（刘广志 何 洋）

参 考 文 献

[1] Bagos PG, Karnaouri AC, Nikolopoulos GK, et al. No evidence for association of CTLA‐4 gene polymorphisms with the risk of developing multiple sclerosis: a meta‐analysis. Mult Scler, 2007, 13 (2): 156‐168.

[2] Baranzini SE, Mudge J, van Velkinburgh JC, et al. Genome, epigenome and RNA sequences of monozygotic twins discordant for multiple sclerosis. Nature, 2010, 464 (7293): 1351‐1356.

[3] Barcellos LF, Oksenberg JR, Begovich AB, et al. HLA‐DR2 dose effect on susceptibility to multiple sclerosis and influence on disease course. Am J Hum Genet, 2003, 72 (3): 710‐716.

[4] Barcellos LF, Oksenberg JR, Green AJ, et al. Genetic basis for clinical expression in multiple sclerosis. Brain, 2002, 125 (pt1): 150‐158.

[5] Basso O, Campi R, Frydenberg M, et al. Multiple sclerosis in women having children by multiple partners. A population‐based study in Denmark. Mult Scler, 2004, 10 (6): 621‐625.

[6] Becklund BR, Severson KS, vang SV, et al. Uv radiation suppresses experimental autoimmune encephalomyelitis independent of vitamin D production. Proc Natl Acad Sci USA, 2010, 107 (14): 6418‐6423.

[7] Begovich AB, Chang M, Caillier SJ, et al. The autoimmune disease‐associated IL12B and IL23R polymorphisms in multiple sclerosis. Hum Immunol, 2007, 68 (11): 934‐937.

[8] Chao MJ, Barnardo MC, Liu GZ, et al. Transmission of class I/II multi‐locus MHC haplotypes and multiple sclerosis susceptibility: accounting for linkage disequilibrium. Hum Mol Genet, 2007, 16 (16): 1951‐1958.

[9] Chao MJ, Herrera BM, Ramagopalan SV, et al. Parent‐of‐origin effects at the major histocompatibility complex in multiple sclerosis. Hum Mol Genet, 2010, 19 (18): 3679‐3689.

[10] Committee of Neuroimmunological Diseases. Temporal changes and geographical differences in multiple sclerosis phenotypes in Japanese: nationwide survey results over 30 years. Mult Scler, 2009, 15 (2): 159‐173.

[11] Confavreux C, Vukusic S, Adeleine P. Early clinical predictors and progression of irreversible disability in multiple sclerosis: an amnestic process. Brain, 2003, 126 (pt4): 770‐782.

[12] Correale J, Ysrraelit MC, Gaitan MI. Immunomodulatory effects of vitamin D in multiple sclerosis. Brain, 2009, 132 (pt5): 1146‐1160.

[13] Deluca GC, Herrera BM, Chao MJ, et al. Expression of the multiple sclerosis‐associated MHC class II Allele HLA‐DRB1 * 1501 is regulated by vitamin D. PLoS Genet, 2009, 5 (2): e1000369.

[14] Donadi EA. CCR5‐Delta32 genetic polymorphism associated with benign clinical course and magnetic resonance imaging findings in Brazilian patients with multiple sclerosis. Int J Mol Med, 2007, 20 (3): 337‐344.

[15] Dyment DA, Ebers GC, Sadovnick AD. Genetics of multiple sclerosis. Lancet Neurol, 2004, 3 (2): 104‐110.

[16] Dyment DA, Herrera BM, Cader MZ, et al. Complex interactions among MHC haplotypes in multiple sclerosis: susceptibility and resistance. Hum Mol Genet, 2005, 14 (14): 2019‐2026.

[17] Dyment DA, Steckley JI, Morrison K, et al. Canadian Collaborative Study Group. TCR beta polymorphisms and multiple sclerosis. Genes Immun, 2004, 5 (5): 337‐342.

[18] Ebers GC, Sadovnick AD, Dyment DA, et al. Parent‐of‐origin effect in multiple sclerosis: observations in half siblings. Lancet, 2004, 363 (9423): 1773‐1774.

[19] Fazekas F, strasser‐Fuchs S, Kollegger H, et al. Apolipoprotein E epsilon 4 is associated with rapid progression of multiple sclerosis. Neurology, 2001, 57 (5): 853‐857.

［20］GAMES. Trsnsatlantic Multiple Sclerosis genetics Cooperative. A meta－analysis of whole genome linkage screens in multiple sclerosis. J Neuroimmunol, 2003, 143 (1－2): 39－46.

［21］Ghaffar O, Reis M, Pennell N, et al. APOE epsilon4 and the cognitive genetics of multiple sclerosis. Neurology, 2010, 74 (20): 1611－1618.

［22］Greve B, Simonenko R, Illes Z, et al. Multiple sclerosis and the CTLA4 autoimmunity polymorphism CT60: no association in patients from Germany, Hungary and Poland. Mult Scler, 2008, 14 (2): 153－158.

［23］Guerrero AL, Laherrán E, Gutiérrez F, et al. Apolipoprotein E genotype does not associate with disease severity measured by Multiple Sclerosis Severity Score. Acta Neurol Scand, 2008, 117 (1): 21－25.

［24］Heidari A, Noori Daloii MR, Keramatipour M, et al. CTLA－4 Gene Polymorphisms (－318C/T, ＋49A/G, ＋6230A/G) in Iranian Patients with Multiple Sclerosis. Iran J Allergy Asthma Immunol, 2010, 9 (4): 219－223.

［25］Hemminki, K, Li X, Sundquist J, et al. Risk for multiple sclerosis in relatives and spouses of patients diagnosed with autoimmune and related conditions. Neurogenetics, 2009, 10 (1): 5－11.

［26］Hoppenbrouwers IA, Liu F, Aulchenko YS, et al. Maternal transmission of multiple sclerosis in a dutch population. Arch Neurol, 2008, 65 (3): 345－348.

［27］Isobe N, Matsushita T, Yamasaki R, et al. Influence of HLA－DRB1 alleles on the susceptibility and resistance to multiple sclerosis in Japanese patients with respect to anti－aquaporin 4 antibody status. Mult Scler, 2010, 16 (2): 147－155.

［28］Kaimen－Maciel DR, Reiche EM, Brum Souza DG, et al. Evidence for Novel DRB1 * 15 Allele Association AmongClinically Definite Multiple Sclerosis Patients from Mumbai. India. Hum Immunol, 2003, 64 (4): 478－482.

［29］Kantarci OH, Morales Y, Ziemer PA, et al. CCR5 Delta32 polymorphism effects on CCR5 expression, patterns of immunopathology and disease course in multiple sclerosis. J Neuroimmunol, 2005, 169 (1－2): 137－143.

［30］Kencaly SJ, Balbron MC, Bradford Y, et al. American－French Multiple Sclerosis Genetics Group. A second－generation genomic screen for multiple sclerosis. Am J Hum Genet, 2004, 75 (6): 1070－1078.

［31］Kira J. Multiple sclerosis in the Japanese population. Lancet Neurol, 2003, 2 (2): 117－127.

［32］Koutsis G, Panas M, Giogkaraki E, et al. APOE epsilon4 is associated with impaired verbal learning in patients with MS. Neurology, 2007, 68 (8): 546－549.

［33］Koutsis G, Panas M, Karadima G, et al. APOE genotypes in Greek multiple sclerosis patients: no effect on the MS Severity Score. J Neurol, 2007, 254 (3): 394－395.

［34］Lincoln MR, Ramagopalan SV, Chao MJ, et al. Epistasis among HLA－DRB1, HLA－DQA1, and HLA－DQB1 loci determines multiple sclerosis susceptibility. Proc Natl Acad Sci U S A, 2009, 106 (18): 7542－7547.

［35］Lucchinetti CF, Mandler RN, McGavern D, et al. A role for humoral mechanisms in the pathogenesis of Devic's neuromyelitis optica. Brain, 2002, 125 (pt7): 1450－1461.

［36］Lucchinetti CF, Bruck W, Lassmann H. Evidence for pathogenic heterogeneity in multiple sclerosis. Ann Neurol, 2004, 56 (2): 308.

［37］Mao P, Reddy PH. Is multiple sclerosis a mitochondrial disease? Biochim Biophys Acta, 2010, 1802 (1): 66－79.

［38］Marrosa MG, Sardu C, Cocco E, et al. Bias in parental transmission of the HLA－DR3 allele in Sardinian multiple sclerosis. Neurology, 2004, 63: 1084－1086.

［39］Maurer M, Ponath A, Kruse N, et al. CTLA－4 exon 1 dimorphism is associated with primary progressive multiple sclerosis. J Neuroimmunol, 2002, 13 (1－2): 213－215.

［40］McDonnell GV, Mawhinney H, Graham CA, et al. A study of the HLA－DR region in clinical subgroups of multiple sclerosis and its influcnce on prognosis. Neurol Sci, 1999, 165 (1): 77－83.

［41］Okuda DT, Srinivasan R, Oksenberg JR, et al. Genotype－phenotype correlations in multiple sclerosis: HLA genes influence disease severity inferred by 1HMR spectroscopy and MRI measures. Brain, 2009, 132 (Pt1): 250－259.

［42］Osoegawa M, Kira J, Fukazawa T, et al. Influence of CCR5－Delta32 genotype in Spanish population with multiple sclerosis. Neurogenetics, 2007, 8 (3): 201－205.

［43］ Parmenter BA，Denney DR，Lynch SG，et al. Cognitive impairment in patients with multiple sclerosis：association with the APOE gene and promoter polymorphisms. Mult Scler，2007，13 (1)：25 - 32.

［44］ Pawate S，Sriram S. The role of infections in the pathogenesis and course of multiple sclerosis. Ann Indian Acad Neurol，2010，13 (2)：80 - 86.

［45］ Pericak Vance MA，Rimraler JB，Martin ER，et al. Linkage and association analysis of chromosome l9ql3 in multiple sclerosis. Neurogenetics，2001，3 (4)：195 - 201.

［46］ Perini P，Fagliaferri C，Belloni M，et al. The HLA - DR13 haplotype is associated with "benign" multiple sclerosis in Northeast Italy. Neurology，2001，57 (1)：158 - 159.

［47］ Ramagopalan SV，Deluca GC，Degenhardt A，et al. The genetics of clinical outcome in multiple sclerosis. J Neuroimmunol，2008，201 - 202：183 - 99.

［48］ Ramagopalan SV，Deluca GC，Morrison KM，et al. No effect of APOE and PVRL2 on the clinical outcome of multiple sclerosis. J Neuroimmunol，2007，186 (1 - 2)：156 - 160.

［49］ Ramagopalan SV，Maugeri NJ，Handunnetthi L，et al. The inheritance of resistance alleles in multiple sclerosis. PLoS Genet，2007，3 (9)：1607 - 1613.

［50］ Ristic，S，Lovrecic L，Starcevic - Cizmarevic N，et al. No association of CCR5delta32 gene mutation with multiple sclerosis in Croatian and Slovenian patients. Mult Scler，2006，12 (3)：360 - 362.

［51］ Romero - Pinel L，Pujal JM，Martínez - Yélamos S，et al. Epistasis between HLA - DRB1 parental alleles in a Spanish cohort with multiple sclerosis. J Neurol Sci，2010，298 (1 - 2)：96 - 100.

［52］ Sawcer，S，Ban M，wason J，et al. what role for genetics in the prediction of multiple sclerosis? Ann Neurol，2010，67 (1)：3 - 10.

［53］ Shi J，Zhao CB，Vollmer TL，et al. APOE epsilon 4 allele is associated with cognitive impairment in patients with multiple sclerosis. Neurology，2008，70 (3)：185 - 190.

［54］ Silversides JA，Heggarty SV，McDonnell GV，et al. Influence of CCR5 delta32 polymorphism on multiple sclerosis susceptibility and disease course. Mult Scler，2004，10 (2)：149 - 152.

［55］ Smolders J，Thewissen M，Peelen E，et al. vitamin D status is positively correlated with regulatory T cell function in patients with multiple sclerosis. PLoS ONE，2009，4 (8)：e6635.

［56］ van der Walt A，Stankovich J，Bahlo M，et al. Heterogeneity at the HLA - DRB1 allelic variation locus does not influence multiple sclerosis disease severity，brain atrophy or cognition. Mult Scler，2010，Dec 13.

［57］ van Veen T，Crunius JB，van Winsen I，et al. CTLA - 4 and CD28 gene polymorphisms in susceptibility，clinical course and progression of multiple sclerosis. J Neuroimmunol，2003，140 (1 - 2)：188 - 193.

［58］ Vukusic S，Van Bockstael VV，Gosselin S，et al. Regional variations of multiple sclerosis prevalence in French farmers. J Neurol Neurosurg Psychiatry，2007，78 (7)：707 - 709.

［59］ Weinshenker BG，Wingerchuk DM，Nakashima I，et al. OSMS is NMO，but not MS：proven clinically and pathologically. Lancet Neurol，2006，5 (2)：110 - 111.

［60］ Weinshenker BG，Santrach P，Bissonet AS，et al. Major histocompatibility complex class II alleles and the course and outcome of MS：population - based study. Neurology，1998，51 (3)：742 - 747.

［61］ Willer CJ，Sadovnick AD，Ebers GC. Microchimerism in autoimmunity and transplantation：potential relevance to multiple sclerosis. J Neuroimmunol，2002，l26 (1 - 2)：126 - l33.

［62］ Willer CJ，Sadovnick AD，Ebers GC. Microchimerism in autoimmunity and transplantation：potential relevance to multiple sclerosis. J Neuroimmunol，2002，126 (1 - 2)：126 - 133.

［63］ Willer CJ，Dyment DA，Risch NJ，et al. Canadian Collaborative Study Group. Twin concordance and sibling recurrence rates in multiple sclerosis. Proc Natl Acad Sci USA，2003，100 (22)：12877 - 12882.

［64］ Wray BN，Stankovich J，Whittock L，et al. CTLA - 4 and multiple sclerosis：the A49G single nucleotide polymorphism shows no association with multiple sclerosis in a Southern Australian population. J Neuroimmunol，2008，196 (1 - 2)：139 - 142.

[65] Xu L，Yuan W，Sun H，et al. The polymorphisms of the TNF－α gene in multiple sclerosis：a meta－analysis. Mol Biol Rep，2010，Dec 7.

[66] Yang Y，Sun R，Yang H，et al. －308 G＞A of TNF－{alpha} gene promoter decreases the risk of multiple sclerosis：a meta－analysis. Mult Scler，2010，Dec22.

[67] 董亚贤，许志荣，林佩玉. 血清、脑脊液肿瘤坏死因子-α水平及其-308G/A基因多态性与多发性硬化的相关性. 中华医学遗传学杂志，2006，23（6）：677－679.

[68] 方丽波，刘广志，王拥军，等. HLA－DRB1基因型与北方汉族多发性硬化易感性的研究. 中国神经免疫学和神经病学杂志2008，15（6）：420－423.

[69] 方丽波，王拥军，刘广志，等. 多发性硬化的免疫遗传学研究进展. 中国康复理论与实践，2007，13（1）：42-44.

[70] 何洋，刘广志. 多发性硬化基因组扫描的研究进展. 中国神经免疫学和神经病学杂志. 2011，18（4）：290-292.

[71] 林艾羽，杨期东，慕容慎行，等. 多发性硬化患者外周血单个核细胞SP3基因mRNA表达缺失研究. 中华医学遗传学杂志，2008，25（2）：187-189.

[72] 刘广志，高旭光. 多发性硬化细胞免疫学研究进展. 中华医学杂志，2007，87（39）：2805-2807.

[73] 刘广志. 多发性硬化和脱髓鞘疾病. 北京：人民卫生出版社，2008：15-23.

[74] 刘猛，胡学强，张斌，等. 白细胞介素12亚单位p40基因1188A/C多态与多发性硬化的关系. 中华神经科杂志，2009，42（1）：11-14.

[75] 马建军，徐予明，徐军，等. 亚洲型和西方型多发性硬化髓磷脂少突胶质细胞糖蛋白微卫星等位基因多态性的比较. 郑州大学学报（医学版），2003，38（4）：506-508.

[76] 乔立艳，许贤豪，张华，等. 多发性硬化患者外周血单个核细胞转录因子Sp3基因的缺陷表达. 中华神经科杂志，2002，35（5）：282-285.

[77] 宋秀娟，郭力，侯慧清，等. 肿瘤坏死因子β基因多态性与西方型、亚洲型多发性硬化的相关性. 细胞与分子免疫学杂志，2008，24（3）：288-289.

[78] 吴晓牧，张昆南，王朝东，等. 人类白细胞抗原DRB1及DPB1等位基因多态性与南方部分地区汉族人多发性硬化的相关性研究. 中华医学杂志，2007，87（39）：2741-2744.

[79] 王康，王国相，刘兴洲，等. HLA－DRB1基因型与多发性硬化易患性的关系. 中华神经科杂志，2003，36（1）：21-24.

[80] 张留福，楚兰，梁金，等. 多发性硬化患者外周血单个核细胞转录因子Sp3基因表达缺失及其与免疫的关系. 中华神经科杂志，2008，41（7）：437-439.

[81] 张勇，朱晓，沈帆霞，等. 上海地区多发性硬化症与HLAⅡ类基因和抗原处理相关基因关联研究. 中华微生物学和免疫学杂志，1999，10（5）：406-407.

第**5**章

多发性硬化的病理学

第一节　历史回顾和进展

中枢神经系统（central nervous system，CNS）最常见的自身免疫病是多发性硬化（multiple sclerosis，MS）及其变异型。MS 是 CNS 最常见的脱髓鞘性疾病，最早由 Carswell（1838 年）和 Cruveilhier（1842 年）医生先后报告了病例和病理描述，之后由 Charcot（1868 年）和 Vulpian 作进一步的临床和病理报告，定为独立疾病单元并命名为 MS。在国内，北京协和医院于 1926 年临床诊断了首例 MS。多数病例具有 CNS 的多部位发病以及临床过程的缓解复发，少数患者的临床过程呈进行性加重。临床的炎性脱髓鞘性疾病主要分为：MS［复发-缓解型 MS（relapsing‐remitting MS，RRMS）、继发进展型 MS（secondary progressive MS，SPMS）、原发进展型 MS（primary progressive MS，PPMS）、慢性进展型 MS］；Devic 病（视神经脊髓炎，neuromyelitis optica，NMO）；急性 MS（Marburg 型）；同心圆硬化（Baló 病）以及急性播散性脑脊髓炎（acute disseminated encephalomyelitis，ADEM）等，而病理分型则主要分为以下四型：经典型（Charcot type）MS、急性型（Marburg type）MS、NMO（Devic 病）以及同心圆硬化（Baló 病）。ADEM 在病理描述中独立于 MS，同时还有多种变异型，如复发性视神经病、脱髓鞘假瘤、慢性进行性脊髓病等。随着病理研究手段的不断改进和增加，NMO 由于其独特的免疫相关变化，诸如水通道蛋白‐4（aquaporin 4，AQP 4）抗体的发现以及胶质纤维酸性蛋白的变化等，近年在病理上已将其与经典型 MS 独立区分开来。需要强调的是，临床诊断中区别 MS 与 NMO 较为困难，有些临床表现为 NMO 的患者，经尸检却证实为 MS。因此，目前有部分学者认为存在视神经脊髓型 MS（opticospinal MS，OSMS），建议将其纳入 NMO 谱系疾病（neuromyelitis optica spectrum disorders）内。

作为 CNS 的脱髓鞘疾病须与 CNS 各种脑白质病变相鉴别，包括：①髓鞘形成不良类疾病，诸如各种遗传代谢性的脑白质营养不良；②其他营养代谢中毒等因素引起的发生于脑白质的病变，诸如脑桥中央溶解以及伴桥外的髓鞘溶解、CO 中毒等；③血管、变性等因素参与造成的脑白质病变，诸如轴索性白质脑病、淀粉样血管病性脑白质病等；④特异性炎症、肿瘤，诸如进行性多灶性白质脑病、急性出血性白质脑炎、淋巴瘤等。值得提出的是，MS 与肾上腺脑白质营养不良在活检病理中易于混淆而时常导致误诊。

随着认识手段的不断发展，在神经病理领域看似相对简单的 CNS 脱髓鞘病，在过去的 10～15 年产生了一些新的认识。以往的概念更多地强调髓鞘脱失和轴索保留，而现今越来越多的研究证实轴索损伤亦为脱髓鞘病的一部分，只是程度相对较轻。无论 MRI 中的磁共振波谱（MR spectroscopy，MRS）分析还是病理研究中的轴索特殊标记均有此类发现，并证实细轴索更易受累。以往认为脱髓鞘病系白质病变，灰质通常不受累，现今灰质存在影像或显微镜下的脱髓鞘病灶已得到广泛共识。以往脱髓鞘病的光镜研究主要应用常规或化学染色，目标集中于细胞水平，现今更多地应用了免疫组化、蛋白组化技术，从淋巴细胞激活的不同形式、不同的蛋白表达等更深入地区分不同类型、不同阶段的脱髓鞘疾病。以往认为这类疾病是炎性脱髓鞘性疾病，现已证实除了炎性脱髓鞘以外，变性过程亦参与了其病理过程，且萎缩已是相当常见的病理学描述。

第二节　经典型多发性硬化

大体病理：脑重可以明显减轻，皮质可见萎缩。新鲜的脱髓鞘斑呈黄色，边界不清，有些略呈颗粒状；陈旧的脱髓鞘斑呈蓝灰色，边界清，多数直径为1～2cm，也可融合成片，多见于大脑半球的侧脑室旁、脑干以及脊髓。更多的脱髓鞘斑块大体看不到，如皮质内的小脱髓鞘斑块，其他神经元周围的脱髓鞘斑仅在显微镜下方能看到。总之，脱髓鞘斑块无论形态、大小还是分布均变化多样。可见于前角旁白质亦可见于灰白质交界处的白质、皮质以及深部灰质核团。陈旧性病灶可见囊腔形成，小脑白质亦可见到同样的表现。脑干、脊髓、视神经和视交叉的脱髓鞘斑块大体病理上不容易辨识，经常累及结构边缘，可见及明显的萎缩（图5-1，彩图5-1）。

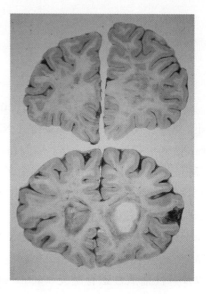

图5-1　（也见彩图5-1）
脱髓鞘斑的大体图像

显微镜下病理：髓鞘脱失，相对轴索保留或有轻度的轴索损害，少突胶质细胞减少，星形细胞增生可形成胶质斑。而梗死、挫裂伤以及炎症感染等则不同，其髓鞘和轴索的损伤程度相近。极早期就可见到血管周围的淋巴细胞和吞噬细胞，因而会因血脑屏障（blood-brain barrier，BBB）的破坏而出现CT或MRI增强扫描后的病灶强化。该现象可出现于髓鞘破坏之前。血管周围的淋巴细胞主要为T细胞，极早期或活动期早期主要为$CD4^+$ T细胞，旧病灶的活动区也可有$CD4^+$ T细胞，稍晚期则以$CD8^+$ T细胞为主。炎性改变主要分布于脱髓鞘病灶的周边，临近正常髓鞘的部分较多。亦会见及脱髓鞘，只是髓鞘修复的出现不确定。急性期激活的单核细胞、淋巴细胞、小胶质细胞和吞噬细胞破坏髓鞘，并且不同程度地影响少突胶质细胞。早期吞噬细胞吞噬了髓鞘碎片，晚期转化为髓鞘蛋白，终末期则转化为脂滴，由髓鞘中的脂质化学分解所致，该过程仅历经数周时间。

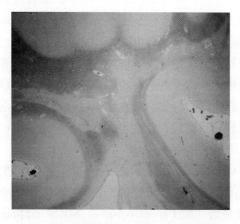

图5-2　（也见彩图5-2）
镜下脱髓鞘斑块（Weil染色）

随后逐渐出现胶质增生，斑块达到静止期，脱髓鞘的轴索穿行于增生的胶质细胞中，残存的少突胶质细胞则试图形成新的髓鞘。如果炎症在早期终止，斑块可以部分修复；而如果髓鞘修复发生稍晚，髓鞘的修复则无效，究其原因在于增生的星形胶质细胞在髓鞘形成细胞和需要修复的轴索之间已经形成屏障所致。病理过程可停止于任何阶段，有时候是在部分脱髓鞘后。绝大多数病例炎性反应均仅发生于另一部位或另一时间。有些病灶中心已经坏死了，周围尚有活跃的反应并延续。在暴发性MS病例，大的病灶伴有弥漫活动性进展以及扩大。尽管髓鞘受累是最初发生，但轴索丢失相当多见，坏死以及坏死腔形成亦可发生，尤其在严重的急性病灶内（图5-2，彩图5-2）。

此外，脱髓鞘斑块还可根据形态学以及分期不同分为：活动性斑块、非活动性斑块和半影斑三种，下面详述其特点。

一、活动性斑块

该类斑块内细胞丰富，血管周围有大量的炎性细胞，多数分布于小静脉和毛细血管周围，脑实质中亦有散在的淋巴细胞和吞噬细胞。有活动性斑块的活动期脑膜也可见大量的炎性细胞。活动性斑块中以及病灶附近血管周围的炎性细胞，多数为 T 细胞，亦有吞噬细胞，有时尚有浆细胞。T 细胞主要表达 CD4 和 CD8，尤以后者占优势。CD8$^+$ T 细胞主要分布于血管周围，而 CD4$^+$ T 细胞则主要分布于脱髓鞘斑周围，并延及周围白质，CD4$^+$ T 细胞提示了更早期、更活跃的脱髓鞘阶段，CD8$^+$ T 细胞则提示其病程处在稍晚于 CD4$^+$ T 细胞为主的阶段。激活的 T 细胞和激活的向吞噬细胞转化的小胶质细胞均可释放可溶性细胞因子，如 T 细胞释放的白细胞介素（interleukin，IL）- 2、干扰素（interferon，IFN）- γ、肿瘤坏死因子- α（tumor necrosis factor - α，TNF - α）、白三烯、血栓素（thromboxanes）、蛋白酶和补体成分等，可引起黏附分子表达的上调，与免疫效应细胞相互作用，导致淋巴细胞、吞噬细胞的移行而造成免疫损伤。斑块内可见 B 细胞和免疫球蛋白（immunoglobulin，Ig）。血管周围以及间质的水肿均提示有 BBB 破坏，导致血浆中活性物质浸入脑组织而进一步参与髓鞘的破坏。斑块内亦散在反应增生性星形胶质细胞，胞浆可嗜伊红，个别星形胶质细胞可有多核。吞噬细胞更多地位于病灶边缘，其胞浆髓鞘染色可显示吞噬的髓鞘，油红 O 染色亦呈阳性，且可表达 MHC Ⅱ 分子。正常情况下，脑组织不表达 MHC Ⅱ，但某些 CNS 炎性疾病（包括 MS）可表达 MHC Ⅱ 分子。因为有大量的细胞-炎性细胞以及反应增生性星形胶质细胞，增生的星形胶质细胞尚可能有多核，所以 MS 患者在急性期进行活检时可能会被误诊为肿瘤。活动性斑块内轴索相对保留完好，但可见及轴索的肿胀和变性。斑块中心有大量的吞噬了髓鞘碎片的含脂吞噬细胞，斑块内亦可见及成丛的髓鞘碎片，以及大量的增生星形胶质细胞。在脱髓鞘斑的中心少突胶质细胞减少，而在脱髓鞘斑的周围则增加，从而有助于髓鞘的修复。

活动性斑块又可进一步细分为四类：①活动前期斑块，无弥漫的炎性细胞但有簇集分布的小胶质细胞，无脱髓鞘但可有血管周围少量的炎性细胞；②早期活动性斑块，分为两种情况，其一为急性过程，有炎性细胞并伴脱髓鞘；其二为慢性过程。炎性细胞呈环状或条带分布，伴有髓鞘脱失，但病灶中心已显示出细胞的减少；③晚期活动性斑块，仍有炎性细胞但无活动性脱髓鞘；④慢性活动性斑块，炎性细胞呈环形或条带形，无进行性脱髓鞘，中央区细胞亦明显减少。但是，也有病理学家将其简单地分为急性活动性斑块和慢性活动性斑块两类。

二、非活动性斑块

该类斑块内无炎细胞以及髓鞘脱失，少突胶质细胞可减少，星形胶质细胞是其主要的细胞成分。斑块边缘清晰锐利，轴索可有变性，或虽无明显的变性，但有异常的蛋白表达（β-淀粉样蛋白前体），轴索破坏重者则可见囊腔形成。大多数神经元保留，但有报告可见及少量神经元凋亡，有时斑块可遍布斑点状的含脂吞噬细胞或小胶质细胞。有的非活动性斑块周围细胞较多，提示病变尚在活动性进展阶段，有时亦可见到不同程度的轴索皱缩。

三、半影斑

无炎性细胞仅有髓鞘脱失，髓鞘染色色淡而非消失。曾一度认为 CNS 髓鞘不能修复，但是半影斑的出现以及其临床过程均证实了其的确存在。该髓鞘修复始于病变早期，可在脱髓鞘发生数周内。半薄切片可见及薄髓鞘（即修复的髓鞘），电镜下则可见到再生的薄髓鞘。由于髓鞘的脱失与修复可多次反复发生，因而在同一斑块内可显示多种髓鞘形态，脑干和脊髓的髓鞘修复部分程度上由施万（Schwann）细胞完成。

Lassman 和 Lucchinetti 等于 21 世纪初提出了脱髓鞘斑块的四种不同类型，并认为 MS 是临床表现相近但病理基础不同的一组疾病，如活动性斑块重新分类的四型中Ⅰ和Ⅱ型更主要显示了针对髓鞘的免疫攻击，Ⅲ和Ⅳ型则更多地突出了少突胶质细胞的病因角色。前三种类型可见于 RRMS 和 SPMS 患者，而第四种类型仅与 PPMS 有关。上述分型主要基于髓鞘蛋白的丢失、少突胶质细胞保留的程度以及炎性细胞侵入的成分不同而建立。Ⅰ和Ⅱ型特征相近，均分界清晰，对Ⅰ型活动脱髓鞘区域的界定：吞噬细胞胞浆内有髓鞘降解产物或髓鞘少突胶质细胞糖化蛋白（myelin oligodendrocyte glycoprotein，MOG），同时伴 T 细胞侵入，有时亦有浆细胞和大量的吞噬细胞，其中 CD8$^+$ T 细胞占 50%～80%，吞噬细胞则在急性脱髓鞘病灶内数量最多；Ⅱ 型可见到激活的补体（如 C9neo）表达于变性的髓鞘和吞噬细胞内；Ⅲ 型的特征是病灶边界不清，无补体及 Ig 的表达，髓鞘相关糖化蛋白（myelin - associated glycoprotein，MAG）的丢失突出，而髓鞘碱性蛋白（myelin basic protein，MBP）、蛋白脂蛋白（proteolipid protein，PLP）或 MOG 亦可表达，甚至过度表达，无髓鞘修复改变，其突出的髓鞘降解活跃区少突胶质细胞的丢失，而在斑块的边缘少突胶质细胞呈凋亡样形态，炎性细胞不仅包括 T 细胞亦有激活的小胶质细胞、吞噬细胞和一些浆细胞；Ⅳ 型的特征是看似正常的白质内少突胶质细胞死亡而导致脱髓鞘，在 PPMS 患者的尸检中对此曾有描述。

MS 斑块的病理分期比较见表 5-1。

表 5-1　MS 斑块的病理分期比较

Trapp	Van de groot	Lessmann	Vienna Consensus
活动性斑块	活动前期	早期活性	Ⅵ 型无炎症，无髓鞘脱失
	活动期伴脱髓鞘		Ⅰ 型斑块弥散，伴炎症和髓鞘脱失
			Ⅲ 型中心细胞少，伴周围炎细胞，有髓鞘脱失
慢性活动性斑块	活动无脱鞘	晚期活性	Ⅱ 型炎症，但无活动性髓鞘脱失
	慢性活动性		Ⅳ 型中心细胞少，伴周围炎性细胞，无髓鞘脱失
慢性非活动性斑块	慢性	非活动早或晚期	Ⅵ 型非炎性改变，无进行性髓鞘脱失
	非活动性	非活动性	Ⅴ 型无炎症，但伴进行性髓鞘脱失

第三节　急性型多发性硬化 Marburg 型

作为一种单时相、进展迅速的疾病，1906 年由 Marburg 首次报道 1 例困倦、头痛、恶心、呕吐和左侧偏瘫的患者，发病 4 周后死亡，其尸检病理学特点为广泛的急性、亚急性的髓鞘脱失。多数该类患者可能在数周至 1 年内死亡，以儿童和青少年最为多见，偶发于老年。

大体病理下可见及多个大的活动性斑块，斑块色灰，边界不清，部分病例有占位效应。病变既可广泛分布于白质又可呈局灶性分布，以脑室、脊髓和视神经等部位最易累及。密集广泛分布的炎性细胞主要为 T 细胞，弥散分布于病灶区内，同时伴大量的含脂吞噬细胞，B 细胞则呈少数散在。吞噬细胞的吞噬物质油红 O 染色呈阳性，而所有的髓鞘蛋白染色均极少。病灶内全部髓鞘脱失，尽管可能存在髓鞘修复。病灶内大量地表达 IgG 和补体产物，斑块周围无少突胶质细胞死亡的证据，而轴索改变则较为突出。病理学改变与 Lassman 和 Lucchinetti 等所描述的 Ⅱ 型特点相近。脱髓鞘斑形状不规则，可见到较少的血管周围炎性细胞袖套样改变。与 ADEM 不同，后者的脱髓鞘斑块发生于同一阶段，而急性 MS 的脱髓鞘斑块可同时见于多个不同时期，有时结构破坏严重者可呈"囊样"特征，早期病变有大量密集的炎性细胞、巨大的星形胶质细胞、偶有坏死而无胶质纤维的形成，吞噬细胞内可能含有 MBP 碎片。需要强调的是，炎性细胞中最多见者为吞噬细胞，轴索的改变不规则，可见到不规则的肿胀以及典型的"轴索球"，病程 2 个月以上则可见及增生的星形胶质细胞和吞噬细胞的髓鞘碎片，不同数量的少突胶质细胞和髓鞘修复亦可见到（图 5-3，彩图 5-3）。

急性 MS 的活检诊断与经典的慢性 MS 不同，须与多种其他疾病鉴别，如 ADEM、急性出血性白质脑炎、消融性白质脑病（vanishing white matter disease）、亚历山大病（Alexander's disease）、X-连锁肾上腺脑白质营养不良（X - linked adrenoleukodystrophy，ALD）、脑桥中央髓鞘溶解症（central pontine myelinolysis，CPM）、炎性疾病（如血管炎、病毒感染等）、肿瘤（淋巴瘤、星形胶质细胞瘤、少突胶质细胞瘤）和脑梗死。

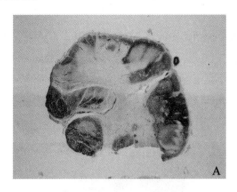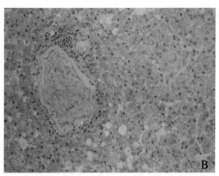

图 5 - 3　（也见彩图 5 - 3）MS Marburg 型的病理改变。A. 延髓的弥漫性坏死脱髓鞘病灶。B. 病灶内大量吞噬细胞。

第四节　Devic 病

Devic 病（视神经脊髓炎，nearomyelitis optica，NMO）最常见的表现是同时发生视神经炎与横贯性脊髓炎，脊髓病变通常严重，多数恢复较差。尸检病理显示脊髓的坏死较不完全性髓鞘脱失更为突出。在部分患者中，视神经病与脊髓病相继发生，其延迟时间与 MS 相同。需要强调的是，NMO 有时临床表现类似于 ADEM，在临床和病理上与"狼疮样硬化"亦难以鉴别。病理表现不同于 MS，表现在以下方面：①NMO 患者外周血可测及 AQP4 抗体，而 MS 则很少见；②病灶主要分布于视神经亦长节段地分布于上段脊髓，脑部几乎无病灶，即便有亦多围绕于 III 和 IV 脑室周围；③脑脊液（cerebrospinal fluid，CSF）的表现亦迥异于 MS，可见及更多的白细胞，但寡克隆区带（oligoclonal band，OCB）少见；④自然病程亦与 MS 不同，预后更差，且其可能与其他自身免疫性疾病相关。

传统意义上，NMO 是不对称的视神经炎和横贯性脊髓炎，在数周内相继发生。2/3 患者则视力下降首发，截瘫和感觉异常则往往随后发生，其余 1/3 则与之相反。部分患者死于急性期，部分患者可长期存活，部分患者亦可出现 MS 的其他症状。

急性期死亡者的病理学检查可见到视神经和脊髓明显的充血水肿，脊髓亦可有坏死。长期存活者大体病理视神经和脊髓均可呈灰褐色并有萎缩。显微镜下可见髓鞘脱失和炎症，脊髓可有部分坏死，炎性细胞包括中性粒细胞、嗜酸性粒细胞，T 细胞相对较少。吞噬细胞较多，血管周围有免疫球蛋白沉积（IgM），小血管壁可有透明变和纤维素样变，脊髓可有明显的坏死腔形成，并有传导束的上行或下行变性，轴索破坏明显。特征性的改变是星形胶质细胞的胶质纤维酸性蛋白染色丢失，尤其是星形细胞蛋白 AQP4 的丢失，胶质存在突出的补体激活，环形或玫瑰花形分布于血管周边。近年的研究证实其星形胶质细胞改变比髓鞘脱失更为突出，甚至有学者认为 NMO 是一种星形细胞病，目前对 NMO 病理特征的共同认识是 AQP4 和胶原纤维酸性蛋白（glial fibrillary acidic protein，GFAP）缺失、组织坏死和髓鞘脱失。

然而，在疾病认识过程中的不同阶段，对疾病的解读亦会有很大的不同。至今，仍有临床和影像学特征均符合 NMO 诊断标准的病例，其病理基础其实为 MS。北京协和医院曾遇及数例临床诊断符合典型 NMO 的患者，经尸检病理却证实为 MS。迄今为止，国际上仍有部分学者坚持认为存在 OSMS。

第五节　同心圆硬化

同心圆硬化（Balé病）大体所见：大脑外形除仅显示轻度脑水肿、脑回扁平、脑沟变浅外，偶可见小脑扁桃体疝，少数可见到颞叶钩回疝。冠状切面上主要病变示大脑半球白质、半卵圆中心，尤以半球前部额叶、颞叶白质一侧或双侧，单发或多发的大小不等圆形、卵圆形或不规则形暗灰色和浅灰色相间呈树年轮状不规则同心圆改变。大小不等，多为1～4cm（图5-4，彩图5-4）。一般脑室多无明显改变，亦多无肿胀或占位效应。

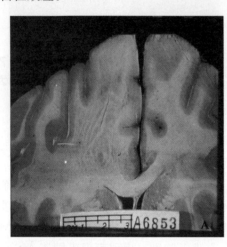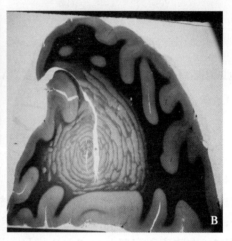

图5-4　（也见彩图5-4）Balé病的大体所见。A. 冠状切面左侧额叶白质同心圆改变。B. 左侧额叶白质切片显示脱髓鞘和髓鞘保留带呈同心圆性病变。

镜下所见：软脑膜轻度充血，主要病变髓鞘染色，同心圆病变区呈髓鞘保留带和髓鞘坏变脱失带相间的同心圆样排列，但所谓髓鞘保留带髓鞘亦较正常白质髓鞘减少、稀疏（图5-5，彩图5-5）。存在多个大的斑块，部分中心坏死，细胞增多明显，有炎细胞、吞噬细胞和星形胶质细胞。当形成特征性的病理改变时，髓鞘脱失呈条带样或岛型分布，亦可有静脉周围的脱髓鞘。经典型MS也可见条带样或岛型分布的脱髓鞘，但无同心倾向，条带亦不会连续超过三条。苏木精-伊红（hematoxylin-eosin，HE）或尼氏（Nissl）染色可见及病变区内的脱髓软化坏死样改变，可有吞噬细胞（即格子细胞）、肥胖星形胶质细胞、髓鞘崩解坏变产物、少突胶质细胞的减少脱失。髓鞘保留带亦显示髓鞘纤维减少、髓鞘纤维粗细不等、少突胶质细胞较少、星形细胞增多、血管充血并有血管周围单核细胞、淋巴细胞的浸润。在同心圆病灶附近脑组织可有水肿，星形胶质细胞稍增多，血管周围淋巴细胞浸润形成血管套。病灶远隔部位脑灰质和白质包括神经元细胞、神经纤维和少突胶质细胞、星形胶质细胞等均无明显异常。经银浸润染色时，显示在髓鞘脱失带的轴索明显减少，相对保留部分亦见轴索肿胀变粗、断裂、断续存在，而髓鞘保留带内轴索基本保留其正常形态，但其中部分呈粗细不均，节段肿胀或呈球状肿胀等。利用免疫组织化学技术，经GFAP和MBP染色方法可见及髓鞘保留带内星形胶质细胞增多的GFAP阳性反应，多数为纤维性星形胶质细胞，在髓鞘脱失带星形胶质细胞阳性者多为肥胖型星形细胞，而GFAP阳性反应较弱。髓鞘保留带MBP均呈强阳性反应，而髓鞘脱失带MBP则无表达，偶见碎壳残片，少突胶质细胞在髓鞘保留带未见增多，髓鞘脱失带明显减少。

电镜所见：非病灶区未见异常，同心圆病灶区脱髓鞘带内少突胶质细胞减少，髓鞘崩解坏变，薄髓纤维的存在意味着再生纤维和吞噬细胞胞浆内含髓鞘坏变碎片和脂肪滴。在髓鞘保留带少突胶质细胞正

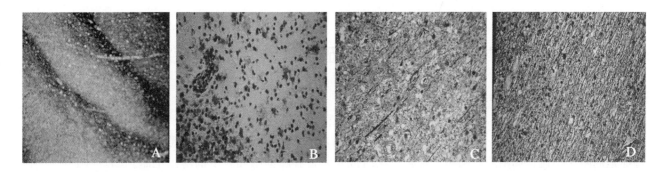

图 5-5　Baló 病同心圆性病变镜下所见。A. 脱髓带和髓鞘保留带呈同心圆性改变，Luxol 固蓝（Luxol fast blue, LBF）×低倍；B. 脱髓带重度吞噬细胞和血管周围淋巴细胞浸润，相对髓鞘保留带细胞浸润轻，HE 染色×中倍；C. 相对髓鞘保留带显示部分有髓纤维存在和吞噬细胞，少突胶质细胞脱失，LBF 染色×中倍；D. 髓鞘保留带白质纤维保留完整可见少数肥胖型星形细胞。银浸润染色×中倍。

常或减少，除正常髓鞘、薄髓鞘外亦可见到髓鞘病变，如髓鞘形态畸异（图 5-6，彩图 5-6）。

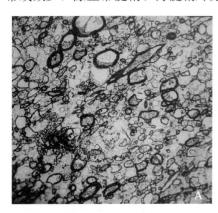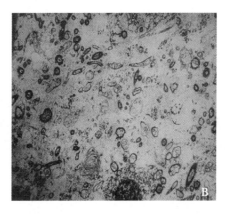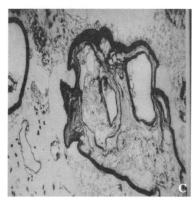

图 5-6　Baló 病电镜所见。A. 右侧额叶白质非病变区可见髓鞘保留部分的轴索变化，（3000×）；B. 左侧额叶同心圆脱髓鞘带显示大的髓鞘纤维脱失，仅残留少数薄髓小纤维，（1500×）；C. 大髓纤维髓鞘紊乱，结构变形和小薄髓纤维，（12000×），此区内亦可见吞噬了髓鞘碎片的吞噬细胞。以上图片为本实验对一例尸检标本电镜观察，虽然有些死后改变，但正常区和同心圆病灶区某些成分仍可看出其病理改变。在髓鞘坏变区可见髓鞘崩解破坏、吞噬细胞胞浆内大量破碎髓壳残片和脂肪滴。所谓髓鞘保留区可见髓鞘改变，形态奇特，亦可见到吞噬细胞与正常白质区迥然不同。

　　综合以上大体所见和光镜组织病理改变，均提示同心圆性硬化与 MS 急性期活动期病变性质相同，亦有报道在 MS 病例脱髓鞘性硬化斑内同时可见同心圆性病变，进一步支持该病与 MS 同属一类疾病。从同心圆病灶亦可看出所谓正常髓鞘保留带并非正常，仍有髓鞘病变、吞噬细胞和少突胶质细胞减少，只是与脱髓鞘坏死区病变轻重程度不同，应理解为同心圆区是一个脱髓病变区，由于未明因素影响而出现此特征性形态学改变，尽管有学者推测并用物理因素影响作为物理现象解释，但仍难以阐明。

第六节　变异型多发性硬化和其他脱髓鞘疾病

一、变异型 MS

ADEM 和急性出血坏死性白质脑炎为单时相疾病，多灶损害症状，经常伴意识障碍。ADEM 病理学特征是局限于小血管周围的脱髓鞘，脱髓鞘灶内侵入大量吞噬细胞和较少的淋巴细胞：CD3⁺CD8⁺ T 细胞、少量 B 细胞和浆细胞。尸检证实所有的脱髓鞘病灶不仅分布于小静脉周围，且病灶时程相同。

急性出血坏死性白质脑炎为小的坏死血管周围出现出血和纤维蛋白沉积，并有中性粒细胞、淋巴细胞以及吞噬细胞浸润。在这些炎性细胞中，中性粒细胞是最主要的成分。与 ADEM 相同，该病髓鞘脱失与炎性浸润区相同，经常是轴索和髓鞘同时因坏死而破坏，而不仅是脱髓鞘改变。

复发性视神经炎：单侧交替发病或双侧同时发病，MRI 有时可发现脑部病灶，CSF 可能有 OCB。儿童和青春期之前的患儿更多见，偶有慢性进展性的患者，表现与其他视神经鞘瘤相近（如脑膜瘤）。双侧同时发生的须与结节病鉴别。

二、需要与 MS 鉴别的脱鞘疾病

1. 脑桥中央髓鞘溶解　脱髓鞘边界清楚，少突胶质细胞丢失，不同的患者之间轴索损伤程度不同。陈旧的病灶可能有坏死腔形成，腔体在脱髓鞘区的中心。神经元保留完整，病灶内有大量的吞噬细胞，吞噬细胞数量及其胞浆中吞噬的髓鞘程度与病灶时程相关。与 MS 不同的是，其淋巴细胞浸润少见。

2. 胼胝体原发性变性（Marchiafava - Bignami 病）　是酒精中毒引起的继发性脱髓鞘疾病，主要见于胼胝体，也可见于视交叉、前联合和皮质，组织学特征与脑桥中央髓鞘溶解相近。

3. 消融性白质脑病　小脑共济失调、痉挛，视神经萎缩、癫痫。MRI 示白质弥漫病变以及囊腔形成。广泛弥散的髓鞘脱失和少突胶质细胞丢失、轴索的明显减少，可见到一些吞噬细胞和小胶质细胞（无 T 细胞和 B 细胞），吞噬细胞胞浆可见髓鞘吞噬 MAG 阳性。正常髓鞘部分区少突胶质细胞增多，且可见少突胶质细胞的凋亡样改变，甚至有凋亡相关蛋白表达。

4. 肾上腺脑白质营养不良　该病和 MS 有很多共同之处，如髓鞘脱失、轴索丢失、炎性应答、病灶内髓鞘蛋白（MBP、MOG、MAG 和 PLP）减少，在病灶内与正常组织边界分界不清，同急性 MS 的 Ⅲ 型表现类似。病灶内的少突胶质细胞减少，仅有很少的少突胶质细胞凋亡或皱缩，血管周围和脑实质内均可见到 CD3⁺CD8⁺ T 细胞、浆细胞和吞噬细胞，但胞浆内和髓鞘上无补体沉积。病灶内弥散分布反应性或异型星形胶质细胞。肾上腺脑白质营养不良特征性改变是吞噬细胞浆内可检出针样包涵体，LFB - PAS 染色显示此包涵体为小的无色腔隙。

5. 亚历山大病　Rosenthal 纤维作为其特征改变，主要分布于血管周围，少突胶质细胞缺失或显著减少。成年发病者可有点状髓鞘脱失，脱髓鞘区大量吞噬细胞浸润，仅有很少的淋巴细胞，T 细胞（尤以 CD8⁺ 为著）主要分布于血管周围，血管周围亦可见到极少的 B 细胞和浆细胞。

6. 进行性多灶性白质脑病　1958 年由 Mancall 和 Richardson 等报道，表现为不同形式的脱髓鞘，中心可以有坏死病灶。组织学特征为不同形状的脱髓鞘，有时中心会出现坏死，边界可清晰或不清。特征性病理改变是巨大的异常形态的星形胶质细胞以及多瘤空泡病毒（papovaviruses）浸润的少突胶质细胞肿大、深染的核，含有包涵体的细胞主要分布于脱髓鞘的周边。脱髓鞘区有大量的吞噬细胞，血管周围的 T 细胞、吞噬细胞以及少量 B 细胞。

7. 亚急性硬化性全脑炎　非特异的白质病变突出，表现为炎症反应伴有脱髓鞘，呈广泛的、局灶的血管周围浸润，灰白质均有星形胶质细胞增生以及小的胶质结节。神经元和少突胶质细胞核内可以有嗜酸性包涵体。

（郭玉璞　高　晶）

参 考 文 献

[1] Kuhlmann T，Lassmann H，Brück W. Diagnosis of inflammatory demyelination in biopsy specimens：a practical approach. Acta Neuropathol，2008，115（3）：275－287.

[2] Frohman EM，Racke MK，Raine CS. Multiple sclerosis－the plaque and its pathogenesis. N Engl J Med，2006，354（9）：942－955.

[3] Lucchinetti C，Brück W，Parisi J，et al. Heterogeneity of Multiple sclerosis lesions implications for the pathogenesis of demyelination. Ann Neurol，2000，47（6）：707－717.

[4] Sobel RA. Primary disease of white matter in manual of basic neuopathology. 2004（4th edition）UK Buterworth－Heinemann p157.

[5] Brück W，Neubert K，Berger T，et al. Clinical，radiological，immunological and pathological findings in inflammatory CNS demyelination：possible markers for an antibody－mediated process. Mult Scler，2001，7（3）：173－177.

[6] Brück W，Sommermeier N，Bergmann M，et al. Macrophages in multiple sclerosis. Immunobiology，1996，195（4－5）：588－600.

[7] Ito M，Blumberg BM，Mock DJ，et al. Potential environmental and host participants in the early white matter lesion of adreno－leukodystrophy：morphologic evidence for CD8 cytotoxic T cells，cytolysis of oligodendrocytes，and CD1－mediated lipid antigen. J Neuropathol Exp Neurol，2001，60（10）：1004－1019.

第 **6** 章

多发性硬化的动物模型

第一节 引 言

多发性硬化（multiple sclerosis，MS）是一种以慢性炎性脱髓鞘病变为主的中枢神经系统（central nervous system，CNS）自身免疫病。根据其病程特点可分为不同的临床亚型，主要包括复发-缓解型 MS（relapsing‐remitting MS，RRMS）、继发进展型 MS（secondary progressive MS，SPMS）、原发进展型 MS（primary progressive MS，PPMS）。其中，RRMS 表现为急性发作后完全恢复或有后遗症，两次复发期间病情稳定，多数 RRMS 发病 10 年左右后转变为 SPMS，逐渐出现不可逆性神经功能缺损。PPMS 表现为进行性的病程，仅有短暂、不明显的症状改善。

MS 的免疫病理学显示 CNS 内 T 细胞和巨噬细胞的浸润、弥散的脱髓鞘斑块以及少突胶质细胞的破坏和血管周围的炎性反应，髓磷脂的脂质与蛋白质的化学成分亦有所改变。MS 的发生可能与潜伏性的病毒（尤其是麻疹病毒）感染有关。许多 MS 患者血清抗麻疹病毒抗体滴度偏高，且来自 MS 患者的 T 细胞克隆能在体外识别麻疹病毒抗原，尽管迄今仍缺乏病毒诱导 MS 的直接证据。MS 患者一级亲属的发病风险较普通人群增多，以及与一些 HLA II 类等位基因关联，提示存在着疾病的遗传易感性。因此，现普遍认为 MS 发病是由遗传背景、环境因素和个体免疫应答共同作用的结果。在过去的近一个世纪中，为了更好地研究 MS 发生、发展的免疫病理过程，探索有效治疗的干预手段，研究人员先后建立了相应的 MS 实验动物模型——实验性自身免疫性脑脊髓炎（experimental autoimmune encephalomyelitis，EAE）。迄今为止，大多数 EAE 模型仍作为国际公认的经典疾病模型。

作为最成功的动物模型之一，EAE 是研究人类 MS 以及 T 细胞介导的自身免疫病的重要工具。早在 20 世纪 20 年代，研究人员就发现接种针对病毒（如兔黏液瘤病毒）感染的疫苗有时会导致瘫痪，这种"疫苗事故"是由于炎性细胞侵入大脑和脊髓造成脱髓鞘病变所致。当时对此现象解释为：①用于免疫接种的病毒灭活不完全；②反复注射大脑组织的提取物引发了超敏反应。之后，人们将动物脑或脊髓制备的组织匀浆配制成佐剂进行免疫，结果发现仅须单次免疫就能诱导豚鼠发生 EAE，而且成功率相当高。在此基础上，人们先后对兔、小鼠、大鼠、羊、猫、豚鼠及猴等动物用同样方法均可复制成功，其中以豚鼠最为敏感，尤其是慢性 EAE 与 MS 在临床表现和病理上更为接近，因此将被作为研究 MS 的发病机制和治疗策略的理想动物模型。

第二节 EAE 模型的特点

EAE 模型按动物来源分类，最常用的主要有小鼠和大鼠模型。以发病分类，主要包括单时相，慢性和复发-缓解模型。以致病方式分类，主要采用主动免疫和被动免疫诱导。EAE 模型的制作方法很多，大量文献也报道了使用不同种属以及不同的免疫抗原所诱导的具有不同临床和病理学表现的动物模型。由于动物的种类、品系和免疫原的成分等因素不同，EAE 模型的发病率、病程、病情和病理改变程度等均有所差异，故而使不同研究结果的可比性受到影响。大多数动物诱导的模型呈单时相病程，但如果选择不同的抗原、免疫方法、动物品种和品系，也可诱导出慢性未复发、复发-缓解型和继发进展型等更类似于各种临床亚型的 EAE 模型。

一、EAE 模型的动物品系、年龄和性别

从鸟类到哺乳类的多种动物如鸡、小鼠、大鼠、豚鼠、家兔、羊、犬、猴等均可被诱导出 EAE，但在不同种属或同一种属不同品系动物之间的敏感性差异很大。对 EAE 敏感的常用动物有 Lewis 大鼠、DA 大鼠、C57BL/6 以及 SJL/J 小鼠等。尽管豚鼠对诱发 EAE 亦相当敏感，然而其品系复杂，有关检测试剂特别是各种用于研究的抗体缺乏，故一般不常被用作实验对象。用大鼠制备 EAE 亦有许多优点，如品系多、选择余地大、繁殖快、同一品系中个体间差异小、实验方便、取材容易和模型成功率高（如 Lewis 大鼠模型成功率一般可达 100%）。相比之下，小鼠的基因背景较明确及相关抗体则较多，对其遗传学和免疫学等方面的研究亦较深入，又有基因敲除或转基因动物可供深入研究。特别是一些小鼠 EAE 模型在其临床、病理、免疫及生化改变等方面都与人类脱髓鞘疾病较为相似，因此目前应用最为广泛。然而，不同品系小鼠对 EAE 的敏感性迥异，故据此将其分为 EAE 易感（EAE susceptible）和 EAE 抵抗（EAE resistant）两种类型。进一步的基因型分析结果发现，单倍型为 H2s 的小鼠（如 SJL/J）及 H2q 的小鼠（如 DBA1/J）属于 EAE 易感型。C57BL/10J 及 P/J 小鼠可发生轻微的脱髓鞘病变。BABL/C 和 AKR/J 小鼠基本不发生 EAE，被认为系 EAE 抵抗小鼠。

不同品种或同一品种不同品系动物对 EAE 的易感性主要受免疫反应基因（Ir 基因）影响，Ir 基因的调节作用表现为 T 细胞表面受体对髓鞘碱性蛋白（myelin basic protein，MBP）的特异性表达。基于动物的种类不同，其受体表达能力不同，且对自身抗原的反应性不同，对 EAE 的易感性亦由此不同，故在选择动物时须寻找 EAE 模型的敏感动物。

鉴于对 EAE 敏感的 Lewis 大鼠、C57BL/6 和 SJL/J 小鼠的价格昂贵，国内亦采用价廉易得的 Wistar 大鼠，但其敏感性不及前者。1998 年 Jon 等用猴建立了 EAE 动物模型，与啮齿类 EAE 模型相比，其特征更接近人类脱髓鞘疾病- MS，并能通过 MRI 扫描评估白质损害和神经组织的病理改变。

EAE 的发生、发展与年龄密切相关，幼龄动物对免疫较不敏感，其发病率相对较低，发病后症状迅速达到高峰，随后又迅速恢复，和成年动物相比病程较短，其抗原注射部位及 CNS 内的炎性细胞浸润程度较轻。若动物年龄偏大，则发病率也相应较低，其发病时间延迟且症状较重，易死亡，所以选择受试动物以青年期为佳（10～12 周为佳）。

临床 MS 发病多为青年女性，实验发现 EAE 的发生、发展也有性别差异。一般来讲，雌性动物较雄性动物更为敏感，表现为雌性的发病率更高，临床症状相对较重（如 Wistar 大鼠及 SJL/J 小鼠），但也有的动物（如 Lewis 大鼠）雄性较雌性敏感。另外，实验时间选择在夏季比冬春季节诱导动物模型的敏感性更高。须注意的是，敏感性高的动物，有时症状较严重且死亡率高。

二、EAE 模型的发病机制

目前一般认为 EAE 模型的发病从抗原特异性 T 细胞激活到脱髓鞘损害的过程中大致须经过下列四个阶段：①外周 T 细胞的免疫激活；②血脑屏障（blood - brain barrier，BBB）破坏和血管周围炎性 T 细胞和巨噬细胞的浸润；③中枢免疫炎性应答"放大"；④脱髓鞘病理改变。

动物经不同抗原免疫后，其外周免疫系统被激活，随即导致 T 细胞的特异性免疫激活。激活的 T 细胞上调多种黏附分子，使其容易黏附于血管内皮细胞。尽管迄今仍不清楚激活 T 细胞向 CNS 定向移行的分子机制，但不容置疑的结果是大量炎性 T 细胞和巨噬细胞通过 BBB 进入了脑和脊髓。可能由于小鼠或大鼠的免疫部位多在足底和脊髓，因此炎性细胞在脊髓内的浸润程度明显强于脑部。

EAE 可诱发小胶质细胞的增生，然而该细胞在 MS 中的作用尚不一致。通常情况下，外周反应性 T

细胞至 CNS 的大量浸润，特别是Ⅰ型辅助性 T（T helper type 1，Th1）细胞，通过释放干扰素（interferon，IFN）-γ 等炎性介质可以激活小胶质细胞，使其诱导表达 MHC Ⅱ 分子和其他共刺激分子，成为具有刺激 T 细胞应答的抗原提呈细胞（antigen presenting cell，APC），上调浸润 T 细胞的数量和功能，具有"免疫放大"的效应，从而造成组织和细胞的损伤或死亡。体内研究表明相对于星形胶质细胞在大脑受损后发生相对迟缓的反应，小胶质细胞的激活发生较早且持续时间较长，提示在小胶质细胞的激活过程中涉及一种迅速且作用范围较广的信号机制。在 CNS 发生自身免疫病时，小胶质细胞可更多地释放多种细胞因子，包括白细胞介素（interleukin，IL）-1、IL-6、肿瘤坏死因子-α（tumor necrosis factor-α，TNF-α）、IFN-γ、转化生长因子-β（transforming growth factor-β，TGF-β）等，而上述细胞因子又进一步激活小胶质细胞或直接损伤神经元。此外，激活的小胶质细胞亦可释放一些蛋白酶、超氧化物中间产物、一氧化氮（nitric oxide，NO）等介质，对正常组织和细胞可造成损害。激活的小胶质细胞尚可释放大量的谷氨酸、天冬氨酸等兴奋性氨基酸，将直接造成 N-甲基-D-天冬氨酸（N-methyl-D-aspartate，NMDA）受体介导的神经元损伤。然而有趣的是，激活的小胶质细胞在造成正常组织细胞损伤的同时，亦可能具有一定的神经保护作用。

星形胶质细胞作为在 CNS 内数量最多的胶质细胞，在 MS 的发生和发展中起什么作用呢？作为脑内的免疫效应细胞，星形胶质细胞的起始和介导作用最终导致炎性应答的激活。鉴于其与脑血管内皮的位置邻近，星形胶质细胞可能以数种方式通过 BBB，接触抗原并呈递给免疫细胞。星形胶质细胞分泌的细胞因子和有关化学因子可影响淋巴细胞的再生和再分布，并可能构成炎性脱髓鞘发展的早期事件。

以往认为小胶质细胞是脑内执行免疫呈递和免疫调控功能的细胞，但最近的研究证实，星形胶质细胞可表达免疫膜分子、分泌炎性因子和释放补体等以参与脑内炎性疾病的发生、发展，从而逐渐受到更多的关注和重视。体内研究通过 EAE 模型证实激活后的星形胶质细胞具有抗原处理和呈递功能，可再次激活 T 细胞并加剧疾病的发展。因此，星形胶质细胞在 CNS 内 T 细胞激活后的效应以及对 T 细胞功能的调控极为重要。但亦有研究发现，星形胶质细胞对 T 细胞的刺激可能迥异于小胶质细胞，在 Th1 和Ⅱ型辅助性 T（T helper type 2，Th2）细胞的平衡中，可能会更有助于 Th2 细胞的激活。

基于以上发现，现多认为胶质细胞是 EAE 发生和发展过程的重要参与者，通过释放促炎症因子、细胞毒素等多种机制损伤神经元及髓鞘，同时亦可能发挥免疫调节和神经保护的双重作用。迄今为止，对胶质细胞在 EAE 中作用机制的研究远逊于外周免疫细胞，因此从细胞和分子水平揭示胶质细胞在炎症状态下的激活过程和作用机制，可为设计新药提供靶点和寻找有效的新型治疗策略提供理论支持依据。

尽管 MS 的发病机制已被从多方面进行了广泛而深入的临床和基础研究，但目前对其免疫级联反应的启动和随后详细过程仍不太清楚，主要涉及以下六个方面：①外周循环中 T 细胞激活的"驱动"信号；②激活后的抗原特异性 T 细胞（即 CNS 抗原自身反应性 T 细胞）如何定向移行和进入 CNS？③进入 CNS 的激活 T 细胞如何激发脑内的胶质细胞应答？④CNS 病损部位其他炎性细胞的趋化倾向；⑤CNS 病灶内组织损害的相关因子；⑥病情复发-缓解的细胞和分子学机制。

目前，基于大量 EAE 免疫病理学的研究，研究人员将 EAE 的发生发展机制大致可归纳为以下四个步骤：① 抗原反应性 T 细胞的激活；②炎性细胞的 CNS 中枢移行；③炎性细胞在 CNS 内的再激活；④有害介质释放引起组织的损害。

三、EAE 模型在生物医学中的意义

对人类疾病（尤其是 CNS 疾病）的系统性研究相当不易。为此，长期以来研究人员就一直致力于寻找相应的实验动物模型。尽管作为 MS 的实验动物模型-EAE 目前仍存在着不完善之处，但仍长期得以公认并为国内外所采用，究其原因在于 EAE 模型具有迥异于人体研究的四个特点：①可在较短时间内复制 MS 的部分临床表现，人类 MS 的发生、发展缓慢且潜伏期长，可能持续数年至数十年，很难进行连续

观察，对此可选用特定的动物群种，通过不同手段诱导 EAE，在人为设计的实验周期内进行较为系统深入的研究。②可按需取样，神经系统疾病特别是脑部病变取样较困难，利用实验动物模型则可在严格控制实验条件的情况下按需随时取样，如脑或脊髓组织。③有较好的均一性，人类 MS 有明显的个体异质性，均一性较差，动物模型不仅在群体数量上易得到满足，且其变异性较少，从而提高了实验结果的可比性和重复性。④可较为全面地了解疾病的发生、发展机制，对于人类 MS 而言，由于其取材相对困难，大部分研究仅局限于表述性观察和相关性方面，缺乏因果关系的深入研究，而动物模型则可利用现代分子生物学技术探讨某些分子在疾病发生、发展中的作用。

通常情况下，一个好的 MS 模型应具备以下特点：①再现性好，应再现所要研究的人类疾病，且动物的疾病表现应与人类疾病类似。②动物背景资料完整，其生命周期应满足实验需要。③复制率高。④专一性好，即一种方法只能复制出一种模型。应该强调的是，任何一种动物模型均不能完全复制出人类疾病的所有表现，动物毕竟并非人体，模型实验仅是一种间接性研究，只可能在某一局部或方面与人类疾病相似。因此，模型实验结论的正确性只是相对的，最终还须在人体上得以验证。

四、EAE 动物模型

（一）Lewis 大鼠 EAE 模型

1. 模型制备　成年 Lewis 大鼠，雌性或雄性均可，但雌性动物较常用。最常用的抗原为 MBP_{68-86} 肽段，用结核分枝杆菌制成完全佐剂，双侧脚掌免疫，但不须随后注射百日咳毒素（pertussis toxin，PTX）增强免疫。

2. 临床表现　该 EAE 模型具有稳定性好、疾病严重程度的变异较小且敏感性高等特点，一般发病率可达 100%。其病程为单时相，起病时间一般为免疫后第 11～12d，同时伴有体重减轻。第 14～15d 临床评分达到峰值，随后症状明显恢复，大多数可在免疫后第 21d 自行恢复至免疫前正常状态。

3. 病理改变　临床症状出现之后，可在脑和脊髓，尤其是脊髓腰膨大处有典型的血管周围炎性细胞的浸润，经免疫染色显示该炎性细胞主要有 T 细胞和巨噬细胞。随着病情的加重，炎性细胞浸润的程度和范围亦相应增加，并可在脑实质部位见到散在的炎性浸润细胞，主要为 T 细胞和巨噬细胞。在缓解期间，临床症状减轻或消失的动物，脑和脊髓内典型的病理变化也相应地减轻或消失。应当注意的是，Lewis 大鼠 EAE 模型通常无髓鞘脱失病理变化。

4. 应用领域　Lewis 大鼠 EAE 模型临床病程表现为单时相，起病后迅速恢复，达到峰值后转入恢复之间的时间很短，一般仅有 2～3d，因此该模型可用于发病和缓解机制的探索，不太适合做治疗干预性研究。

（二）Wistar 大鼠模型

1. 模型制备　成年 Wistar 大鼠，雌性或雄性均可。采用豚鼠脊髓匀浆作为免疫抗原。抗原制备有两种方法：① 非灌注法，不用磷酸盐缓冲液（PBS）灌注，直接将豚鼠麻醉后取豚鼠全脊髓制备匀浆；②灌注法，用磷酸盐缓冲液将豚鼠灌注后，再取豚鼠全脊髓制备匀浆。分别采用上述两种方法制备的豚鼠脊髓匀浆为抗原，免疫 Wistar 大鼠能成功诱导 Wistar 大鼠的 EAE 模型，同样不须随后注射 PTX 增强免疫。

2. 临床表现　Wistar 大鼠雌性或雄性 EAE 的起病时间和临床评分略有不同。雌性 Wistar 大鼠的平均发病时间为 13.67±3.50d，发病率为 60%，而雄性 Wistar 大鼠的发病时间要略早，平均为 12.18±1.55d，但发病率较高，通常为 85%。雌性 Wistar 大鼠 EAE 病程呈复发-缓解的特点，神经功能高峰期评分较高，而雄性 Wistar 大鼠 EAE 的病程呈现为一过性发病，神经功能高峰期评分则较低。

3. 病理改变　在临床症状出现之前，脑和脊髓内几乎见不到典型的血管周炎性细胞浸润，亦无其他的病理学改变。在出现临床症状时，则可见典型的血管周围炎性细胞浸润。随着病情的加重，炎性病灶的范围和细胞浸润程度亦相应增加，临床症状评分为 3 级时仅在腰膨大处发现 EAE 典型的血管周围袖套样炎性细胞浸润；3 级以上者，则可在视交叉区域及大脑皮质、皮髓交界处甚至深部髓质，脑脊膜和侧脑室周围均可见大量典型的血管周围袖套样炎性细胞浸润，当临床表现不一致时，其炎性细胞浸润的部位、程度、范围、数量亦不同。在病情缓解期间，脑和脊髓内典型的病理变化亦相应地减轻或消失，Wistar 大鼠 EAE 模型一般亦无髓鞘脱失的病理变化。

4. 应用领域　Wistar 大鼠 EAE 模型的临床病程与动物性别有关，雌性 Wistar 大鼠 EAE 病程有复发-缓解的特点，可用于发病机制的研究以及治疗干预的探索，而雄性 Wistar 大鼠 EAE 的病程则呈一过性发病，不太适合做治疗干预性研究。

（三）C57BL/6L 小鼠 EAE 模型

1. 模型制备　成年 C57BL/6L 小鼠是国际上最常用于制备 EAE 的动物模型，一般采用雌性动物。该模型 EAE 的发病率为 75%～95%，其病理变化接近于 MS，是研究 MS 较为理想的动物模型。最常用的抗原为髓鞘少突胶质细胞糖化蛋白（myelin oligodendrocyte glycoprotein，MOG）$_{35-55}$ 肽段，用结核分枝杆菌制成完全佐剂，于背部脊髓两侧经皮下多点（一般为 4 点）注射抗原乳剂，且在免疫后第 0d 和第 48h 给予小鼠腹腔或尾静脉注射 PTX。

2. 临床表现　C57BL/6L 小鼠 EAE 动物一般在免疫后第 12d 相继开始发病，首先表现为尾部无力拖垂、步履蹒跚或拖行。免疫后第 16～20d 到达疾病高峰期，并将进入慢性期，一般可维持 4 周左右。

3. 病理改变　HE 染色可见大脑、小脑、脑干及脊髓组织中大量的单个核细胞浸润，血管周围形成炎性细胞袖套，尤以白质区为著；LBF 染色见 EAE 组脊髓白质脱髓鞘改变；可见小血管周围炎性细胞浸润呈袖套状改变、血管周围明显髓鞘脱失和神经元变性。Bielschowsky 银染显示轴索肿胀和轴索卵形体的形成。末端脱氧核苷酸转移酶介导的 dUTP 缺口末端标记测定法 [terminal dexynucleotidyl transferase（TdT）-mediated dUTP nick end labeling] 可见神经元和淋巴细胞凋亡。电镜下则可显示髓鞘结构松散、断裂或融合、轴索内细胞器消失。少突胶质前体细胞在脱髓鞘区有不同程度的髓鞘重建。小鼠脑干、小脑、大脑和脊髓白质区内有不同程度的炎性细胞浸润，多见于小血管旁，呈血管袖套样改变；神经细胞肿胀、变性。在疾病高峰期，髓鞘脱失呈局灶性，严重时可示大片坏死和崩解消失，多位于小血管旁，脊髓脱髓鞘病变大多位于脊髓表面。同时在脱髓鞘区可出现大量格子细胞，大脑皮质下的白质区示散在胶质小结形成，甚至存在噬神经现象。随着病情的加重，炎症病灶的范围和细胞浸润的程度亦相应增加，临床评分 3 级以上者，可在视交叉区域及大脑的皮质、皮髓交界处甚至深部髓质、脑脊膜和侧脑室周围见及大量典型的血管周围袖套样炎性细胞浸润。

4. 应用领域　C57BL/6L 小鼠 EAE 模型表现为一种慢性进展型改变，可用于从发病机制到药物研发的多方面研究。

（四）SJL/L 小鼠 EAE 模型

1. 模型制备　成年 SJL/L 小鼠一般采用雌性动物。采用蛋白脂蛋白（proteolipid protein，PLP）$_{139-151}$ 与完全弗氏（Freund）佐剂制备乳液，于背部脊椎两侧皮下多点（一般 4 点）注射抗原乳剂，且在免疫后第 0d 和第 48h 经小鼠腹腔或尾静脉注射 PTX。

SJL/L 小鼠对再次诱发的敏感性无明显降低，几乎可见到人类 MS 的所有病理改变，且可诱导出更接近于人类 MS 的缓解-复发型 EAE 模型，但其 EAE 发生率及潜伏期变化较大。此外，SJL/L 小鼠价格较贵，在国内使用的频率较低，尽管其发病过程和病理变化人类 MS 最为相似。

2. 临床表现　SJL/L 小鼠 EAE 模型接近于人类 MS 的临床特征，尽管其发生率及潜伏期变化较大，一般在免疫后第 15~22d 起病。雌性 EAE 小鼠的平均发病时间早于雄性小鼠，雌性小鼠 EAE 的病程呈现复发-缓解的特点，而雄性则多呈一过性发病。

3. 病理改变　SJL/L 小鼠 EAE 模型不仅表现类似于人类 MS，具有缓解-复发的特点，且其病理特征亦非常接近人类 MS 的病理变化。小鼠发病时脑和脊髓组织显示明显的血管鞘形成、卫星现象、炎性细胞浸润和脱髓鞘改变。

4. 应用领域　SJL/L 小鼠 EAE 模型作为鼠类动物中最理想的实验模型，可为其病情的监测、复发的预防、治疗方案的选择以及新疗法或新药物的筛选等提供实验依据。

五、EAE 模型的免疫学反应

基于对一系列实验结果的总结，已发现 EAE 和人类脱髓鞘疾病有许多相似之处。将脑或脊髓组织和弗氏佐剂主动免疫后，仅须一次注射即能诱导豚鼠发生 EAE，而且成功率相当高。此后，以兔、小鼠、大鼠、羊、猫、田鼠及猴等动物用同样方法均能复制成功，尤以豚鼠最为敏感。免疫注射半个月后，血清中逐渐出现抗脊髓抗体，皮肤试验呈延缓反应且豚鼠相继出现后肢瘫痪，甚至大小便失禁乃至死亡。该模型可经主动免疫诱导，亦可经被动免疫产生。MBP_{68-86} 肽可在 Lewis 大鼠诱导出急性 EAE，其发病率之高近乎 100%，且疾病严重程度的变异很小，是一个用于研究疾病治疗的理想动物模型。然而，该模型仅有急性期，缺乏慢性复发型的临床特征，亦无脱髓鞘的病理学变化，故与人类 MS 差距较大，尽管其他病理学的改变很接近人类 MS 特征。在缓慢进展型与复发型 EAE 中，所见病损则与 MS 有很多相似之处（表 6-1），通常情况下，该模型不能经血清抗体进行转移，但用淋巴细胞被动转移则获成功，提示导致其病变的本质属于细胞免疫学机制。

表 6-1　多发性硬化和实验性自身免疫性脑脊髓炎的比较

	多发性硬化	实验性自身免疫性脑脊髓炎
病因学	未知	髓鞘抗原或抗原特异性 T 细胞
遗传学		
MHC 易感性	+	+
女（雌）性易感	+	+
临床表现		
病程	复发缓解	单相或复发缓解
瘫痪	+	+
共济失调	+	+
视觉缺陷	+	+
免疫学		
髓鞘反应性 T 细胞	+	+
抗髓鞘抗体	+	+
TNF-α 和 IFN-γ	↑	↑
髓鞘脱失	+	+（在 MOG 或 PLP 诱导的模型）
轴索损害	+	+（在 MOG 或 PLP 诱导的模型）

TNF-α：肿瘤坏死因子-α；IFN-γ：干扰素-γ；MOG：髓鞘少突胶质细胞糖化蛋白；PLP：蛋白脂蛋白。

EAE 模型的诱导抗原一般属于髓鞘蛋白成分，主要包括 MBP、PLP、髓鞘相关糖化蛋白（myelin-associated glycoprotein，MAG）和 MOG，这些原先的隐蔽抗原可在体内引起 T 细胞致敏而使之被激活。致敏的 T 细胞在外周主要表现为 Th1 细胞的增殖以及炎性细胞因子的增多，且可以选择性地移入 CNS，在脑内 APC 的作用下被再次激活和扩增，导致 CNS 内一系列的病理变化和临床症状。EAE 可经 MBP 反应性 CD4$^+$ T 细胞的被动转移致病，证明其是由 MBP 特异的、MHCⅡ类限制性 T 细胞介导的自身免疫病。一般认为抗体在 EAE 中不具致病性，仅抗 MOG 抗体可能与本病有关，目前在某些猴 EAE 模型中的研究结果已证实抗 MOG 抗体可诱导出 EAE 的临床症状。

当动物罹患 EAE 时，CNS 亦有自身反应性 T 细胞和大量巨噬细胞的侵入。侵入的炎性细胞直接或通过其产物激活胶质细胞。在中枢髓鞘抗原的作用下，激活的胶质细胞作为中枢 APC，进一步加剧侵入的 T 细胞激活和扩增。以往认为细胞侵入 CNS 主要通过受损的 BBB 实现，现在认为白细胞可能经以下三条途径移入：①通过脉络丛从血液到 CNS；②通过脑膜血管从血液到蛛网膜下腔；③从血液到实质组织血管周围的空间。将致脑炎性 T 细胞被动转移 2h 后可见及少量细胞聚集于脑膜或髓膜和脉络丛。该初期少量细胞的移行能激活微血管或星形细胞表达趋化性细胞因子，有助于随后的大量非特异性细胞浸润。另一方面，激活的小胶质细胞可产生多种炎性介质，如 NO，TNF-α 和蛋白水解酶等。从临床研究、动物实验及体外细胞培养三个方面对其免疫学发病机制进行了一系列研究，结果证明了细胞因子及其受体、黏附因子及其配体在 EAE 发病机制中的作用。作为血管组成结构的星形胶质细胞，炎性分子可诱导其上调趋化性细胞因子，进一步吸引炎性细胞（尤其是巨噬细胞）的浸润，从而形成 CNS 免疫病理级联反应。目前，抗 Th1 细胞因子治疗取得了令人鼓舞的效果，在 EAE 动物模型中，去除 IL-12（基因敲除）、注射 IL-12、IFN-γ 或 TNF-α 的单克隆抗体、服用选择性 Th1 抑制药物均可降低动物对 EAE 的易感性，防止 EAE 的发生。有研究发现 MS 患者通过服用环磷酰胺/甲基泼尼松龙可使 IL-12、IFN-γ 减少。

迄今为止，仍不清楚 EAE 模型复发-缓解的细胞分子基础，现认为 CNS 内 T 细胞的凋亡是其可能机制之一（图 6-1），可能经以下两条通路作用：①CNS 通过抗原特异机制诱导 T 细胞的凋亡；②CNS 存在使 T 细胞凋亡的特殊环境。现已发现星形胶质细胞和小胶质细胞可能发挥着重要角色，前者可将自身抗原提呈给自身反应性 T 细胞，但其并非"全能的"APC，故不能将 T 细胞完全激活。对此，有研究报道星形胶质细胞对 T 细胞的抗原提呈作用，发现星形胶质细胞作为一种"非典型"的 APC，在一定条件下抑制 T 细胞的活化。在 T 细胞激活后期，在 T 细胞-星形胶质细胞培养物中加入糖皮质类固醇激素，可明显增加 T 细胞的凋亡。同时，缺少共刺激分子的小胶质细胞在抗原提呈时，亦可诱导 T 细胞凋亡通路的类似激活。以上结果表明，CNS 局部细胞可能予以 T 细胞一种凋亡信号，且该刺激信号受多种体液因素（如内分泌因素）的协同影响。

六、EAE 模型的局限性和注意点

依靠临床积累的经验不仅在时间和空间上都有一定的局限性，而且许多实验在伦理和方法学上亦受限。借助动物模型的间接研究，可有目的地改变那些在自然条件下不可能或不易排除的因素，以便能更准确地观察模型的实验结果并与人类疾病做比较研究，从而有助于更方便和有效地认识人类疾病的发生发展规律并研究其防治措施。通过动物实验发现，动物在其生命活动中的生理和病理过程，与人类或异种动物之间均存在着很多相似之处，可互为参照，即一种动物的生命活动过程可成为另一种动物乃至人类的参照物，因此赋予动物实验以更广泛的意义，亦使动物模型的建立成为可能。应该指出的是，任何一种动物模型都不能完全复制出人类疾病的所有表现，原因在于动物毕竟不是人体的缩影，作为一种间接性研究，模型实验只可能在某一局部或方面与人类疾病相似。因此，模型实验结论的正确性是相对的，最终仍须在人体上进行验证，故设计动物模型时除了要了解掌握上述所述的原则外，亦须注意以下四点：

1. 复制模型时须强调从研究目的出发，熟悉诱导条件、宿主特征、疾病表现和发病机制，即要充分

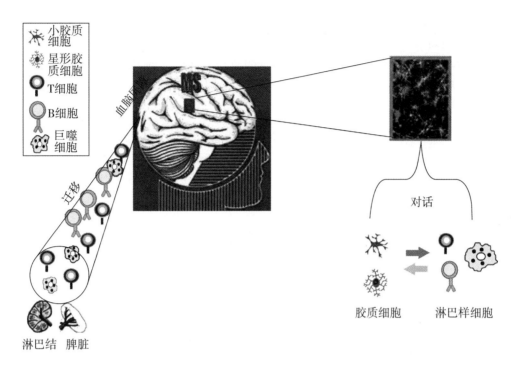

图6-1　多发性硬化免疫病理过程模式图。 首先，可能由于病毒感染导致的模拟分子学说激活 T 细胞和（或）巨噬细胞，然后定向移行进入中枢神经系统，激活中枢神经系统的小胶质细胞，在特异性抗原的作用下，进一步激活 T 细胞反应，引起免疫应答的"放大"，引起髓鞘和神经元的损害。

了解所需动物模型的全部信息，分析能否得到预期的结果。为了增加所复制动物疾病模型与人类疾病的相似性，应尽量选用各种与人类疾病相似的动物模型。

2. 模型应适用于多数研究者使用、容易复制、在实验过程中便于操作和采集各种标本。同时，应该首选通常饲养员较熟悉而便于饲养的动物作为研究对象，这样就无须特殊的饲养设施和转运条件，经济上和技术上容易得到保证。

3. 复制模型的成败通常与环境的改变关系密切。拥挤、饮食改变、过度光照、噪音、屏障系统的破坏等，任何一项被忽略都可能会给模型动物带来严重影响。因此，要求尽可能使模型动物处于最小的变动和最少的干扰之中。

4. 即便作为已形成模型的品系，由于不适当的育种方法和环境改变，可发生新的基因突变和遗传漂变，即存在着变种，甚至断种的危险。

（肖保国）

参 考 文 献

[1] Moore GR. Current concepts in the neuropathology and pathogenesis of multiple sclerosis. Can J Neurol Sci, 2010, 37 (Suppl 2)：S5-15.

[2] Mix E, Meyer-Rienecker H, Hartung HP, et al. Animal models of multiple sclerosis-potentials and limitations. Prog Neurobiol, 2010, 92 (3)：386-404.

[3] Slavin A, Kelly-Modis L, Labadia M, et al. Pathogenic mechanisms and experimental models of multiple sclerosis. Autoimmunity, 2010, 43 (7)：504-513.

[4] Constantinescu CS, Farooqi N, O'Brien K, et al. Experimental autoimmune encephalomyelitis (EAE) as a model for multiple sclerosis (MS). Br J Pharmacol, 2011, 164 (4): 1079 - 1106.

[5] Segal BM. Experimental autoimmune encephalomyelitis: cytokines, effector T cells, and antigen - presenting cells in a prototypical Th1 - mediated autoimmune disease. Curr Allergy Asthma Rep, 2003, 3 (1): 86 - 93.

[6] Almolda B, Gonzalez B, Castellano B. Antigen presentation in EAE: role of microglia, macrophages and dendritic cells. Front Biosci, 2011, 16: 1157 - 1171.

第 **7** 章

多发性硬化的免疫学研究

第一节　引　言

多发性硬化（multiple sclerosis，MS）是一种发生于中枢神经系统（central nervous system，CNS）的炎性脱髓鞘疾病，并发生不同程度的轴索损害。临床表现形式多样，如视力下降、动作失调、共济失调、肢体瘫痪和感觉障碍等。根据其病程特点可分为不同的临床亚型，主要包括复发-缓解型 MS（relapsing-remitting MS，RRMS）、继发进展型 MS（secondary progressive MS，SPMS）、原发进展型 MS（primary progressive MS，PPMS）。其中，RRMS 约占全部 MS 患者的 85%，表现为急性发作后完全恢复或有后遗症，两次复发期间病情稳定，多数 RRMS 在发病 10 年左右后转变为 SPMS，逐渐出现不可逆性神经功能缺损。PPMS 约占全部 MS 患者的 15%，表现为进行性的病程，仅有短暂、不明显的症状改善。

迄今，MS 的病因尚未完全明确，根据患者 CNS 内淋巴细胞浸润、免疫治疗有效以及与遗传因素（如 HLA‐DR2）关联等证据，现已普遍认为该病是一种由免疫细胞（尤其是 T 细胞）所介导针对 CNS 髓鞘的自身免疫病。但是，鉴于正常免疫系统的主要功能之一是对各类组织损害发生应答，因而 MS 病灶内免疫介质（如 T 细胞）的单纯存在并不表明免疫系统启动了疾病过程。对于一个具有明确自身免疫病因学的疾病，应当符合以下标准：①免疫介质出现于患者的病变部位内；②该介质不见于未患此病的患者或组织中；③该免疫介质可经过继转移致病；④去除该介质可对患病机体产生有益的效应。虽然 MS 符合首要的标准条件，但针对 MS 的病理学改变，相对很少的 MS 病灶被确定具有特异性特点，近年来，Lucchinetti 研究则报道了早期 MS 活动期病灶具有四种不同的脱髓鞘组织病理类型，进一步支持 MS 病理异质性的存在；而且，不类同于被动转移重症肌无力患者的血清可诱导受体动物的致病效应，应用 MS 患者血清或免疫细胞未能显示出类似的病理学改变。然而动物实验研究发现：将自实验性过敏性脑脊髓炎（experimental allergic encephalomyelitis，EAE）小鼠中分离的髓鞘抗原特异性 T 细胞克隆过继转移至裸鼠可致病，在髓鞘碱性蛋白（myelin basic protein，MBP）特异性 T 细胞克隆作为体内仅存淋巴细胞的状态下，转基因小鼠均可自发地出现 EAE。这些发现提示异常的髓鞘特异性 T 细胞克隆是在无其他淋巴细胞（包括 B 细胞在内）的情况下诱导和维持 EAE 的必要条件。然而，近来越来越多的研究表明 MS 的免疫学机制远比原先想象复杂得多，尽管急性期 MS 病灶的形成机制与 EAE 类似，但目前认为 MS 除了急性期的炎性反应之外，亦存在神经变性过程而足以导致其残疾的进展。此变性过程包括病灶内的轴索丢失、弥散的白质损害以及大脑深部和皮质灰质的受累，其免疫学因素尚不清楚，但可能迥异于急性期病灶的形成机制。因此，本章主要就 MS 免疫学因素与其病理变化和临床类型的关系讨论如下。

第二节　适应性免疫和固有免疫

根据免疫应答的特征，可将其分为固有免疫应答和适应性免疫应答，前者是指机体在种系发生和进化过程中逐渐形成的一种天然免疫防御功能，构成机体抵御病原生物入侵的第一道防线，该系统主要由单核-巨噬细胞、树突状细胞、粒细胞、自然杀伤（natural killer，NK）细胞和 NKT 细胞组成。适应性免疫应答是指体内抗原特异性淋巴细胞接受抗原刺激后，自身活化、增殖而分化为效应细胞，产生一系列生物学效应的全过程，此系统主要包括 T 细胞和 B 细胞。

现已发现固有免疫应答和适应性免疫应答之间的联系紧密，共享多种分子（如补体、细胞因子）以及转录因子（如 NFκB），固有免疫系统的多种成分在适应性免疫应答中能发挥效应器功能从而影响后者的性质。另一方面，两者之间亦存在不同，固有免疫系统的免疫细胞表面具有 Toll 样受体（Toll‐like receptor，TLR），这类受体无变化且仅识别病原相关分子模式（pathogen‐associated molecular pattern，PAMP），如脂多糖、肽聚糖、CpG DNA 基序，dsRNA 和细菌鞭毛蛋白等，主要发挥针对感染的一线防御效应。与之相反，适应性免疫系统的淋巴细胞抗原受体则呈显著多样性，每个细胞抗原受体以不同的亲和力识别一些抗原决定簇，在其受体识别抗原后细胞能大量地分化增殖，从而维持机体的免疫特异性和记忆功能。

固有免疫应答已被证实与炎症的发生、发展以及免疫调节有关，尽管其在 MS 中的确切作用尚不清楚。目前，多个来自 EAE 的研究结果强烈提示 TLR 可能导致 MS 自身免疫应答的触发；固有免疫应答的效应分子可作用于适应性免疫应答，如补体成分参与 MS 的 CNS 脱髓鞘和组织损害，组织病理学研究显示患者病灶内脱髓鞘边缘区的髓鞘上有 C3 片段和免疫球蛋白（immunoglobulin，Ig）的沉积，对早期 MS 患者的尸检显示脑组织髓鞘和巨噬细胞之间的膜攻击复合物（membrane‐attack complex，MAC）的存在。此外，固有免疫应答相关的细胞因子释放可吸引白细胞并加重炎性微环境，如白细胞介素（interleukin，IL）‐6、IL‐1 和肿瘤坏死因子‐α（tumor necrosis factor‐α，TNF‐α）可引起血脑屏障（blood-brain barrier，BBB）的破坏，使外周血白细胞透过 BBB 向 CNS 内浸润，进而促进 MS 的炎性应答。近年来，树突状细胞（dendrocyte，DC）与 MS 发病的关系引起了更多的关注，人类 DC 根据其细胞表面标志主要分为 Lin‐CD11c$^+$ 髓系（myeloid，mDC）和 Lin‐CD11c^{dim}CD123$^+$ 淋巴样/浆细胞样（lymphoid/plasmacytoid，pDC）两大类。现已证实 DC 与 T 细胞的相互作用在 T 细胞分化为效应 T 细胞[包括 I 型辅助性 T（T helper type 1，Th1）细胞、II 型辅助性 T（T helper type 2，Th2）细胞和 XVII 型辅助性 T（T helper type 17，Th17）细胞]或调节性 T 细胞（regulatory T cell，Treg）[包括 CD4$^+$ CD25$^+$ Treg 和 I 型 Treg（T regulatory cell type 1，Tr1）]的过程中发挥着关键作用。数个研究显示 MS 患者存在外周血 DC 的异常激活及其功能改变，表现为 DC 激活标志物的表达增加和炎性细胞因子的分泌释放。对不同亚型的 MS 研究发现，mDC 介导的炎症在 SPMS 患者中较 RRMS 更为明显，尽管 CD40、CD80 的表达在 SPMS 和 RRMS 患者中均升高，然而程序性死亡配体‐1（programmed death ligand‐1，PDL‐1）的下降则仅见于进展型 MS；进一步发现该激活的 DC 可促进 T 细胞介导的免疫应答，表现为 TNF‐α 和干扰素（interferon，IFN）‐γ 的产生明显增多。MS 外周血 pDC 则显示功能特征的异常改变，其细胞表面激活标志如 CD86、CD83、CD40 和 4‐1BB 配体（4‐1BB ligand，4‐1BBL）的表达减少，并在经刺激后延迟表达，其免疫调节功能如对 T 细胞增殖和 Treg 生成的影响亦较对照组有所下降。总之，以上研究表明，DC 在 MS 炎性 T 细胞应答的过程中发挥重要的调节作用，且在一定程度上影响 MS 病程的转变。

适应性免疫应答进一步分为体液免疫和细胞免疫应答，分别由 B 细胞和 T 细胞介导。其中辅助性 T 细胞激活固有免疫系统，在自身免疫性脱髓鞘的启动和 MS 发病机制中起着关键作用，其他各类免疫细胞包括 Treg、CD8$^+$ T 细胞和 B 细胞等也能通过诱导或调控 CNS 内的免疫应答而参与其发病过程，是我们本章阐述的重点。

第三节　多发性硬化复发：外周的免疫激活

迄今，多认为在 MS 的发病机制中，触发疾病复发的关键步骤是自身反应性 T 细胞的激活，但对于病变发生部位和激活过程尚不清楚，就此主要提出了三种学说：①分子模拟机制：MS 患者感染的病毒与

CNS 髓鞘成分或少突胶质细胞 (oligodendrocyte，OLG) 间存在共同抗原，在病毒感染后体内的 T 细胞被激活，激活的 T 细胞通过 BBB 侵入 CNS 内，与抗原提呈细胞 (antigen presenting cell，APC) 呈递的髓鞘靶抗原结合后引起炎性应答，从而引起 CNS 脱髓鞘病变。②抗原表位扩散 (epitope spreading) 机制：系指病原体感染直接或间接地引起 CNS 组织破坏，随着免疫应答的继续，暴露出更多隐蔽的自身抗原提呈给自身反应性 T 细胞的现象。③旁观者激活机制：当 T 细胞暴露于产生细胞因子的炎症部位时，通过旁路途径被激活而增殖。激活的 T 细胞侵入慢性炎症部位 (如 CNS)，与此处居留的免疫细胞和可溶性炎症介质相互作用引起旁观者效应而致病。

　　目前，多数学者倾向于在 MS 发病始于 T 细胞在 CNS 外 (步骤 1) 的激活，这些 T 细胞能识别 CNS 内的髓鞘抗原，通过一系列的级联反应，这些激活的细胞黏附于 BBB 的内皮细胞 (步骤 2)、吸引 (步骤 3) 和侵入 (步骤 4) CNS，在 CNS 内可能被再激活 (步骤 5)，随后通过各种途径参与 MS 的发病过程 (步骤 6)。值得注意的是，这些侵入 T 细胞的分化状态决定了其发挥促成损伤还是神经保护的作用 (图 7 - 1)。

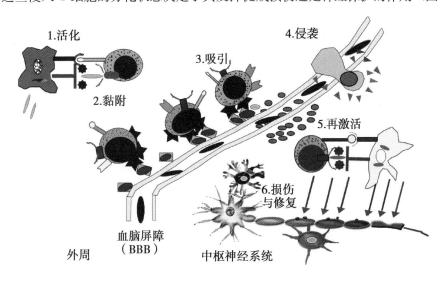

图 7 - 1　**MS 免疫发病机制的简化模型。在周围激活的免疫细胞 (步骤 1) 上调细胞表面分子，以便能更有效地黏附于 BBB 的内皮细胞上 (步骤 2) 并且对局部的趋化性细胞因子梯度发生应答 (步骤 3)。基质蛋白酶的活性分泌 (步骤 4) 促进免疫细胞侵入 CNS 内并被再激活 (步骤 5)，以及影响 CNS 成分的生物学特性 (步骤 6)。**（摘自 Freedman MS. Multiple sclerosis and demyelinating disorder [M]. 1st ed. Lippincott Williamas& Wilkins, 2006.）

　　对 MS 动物模型 - EAE 的研究表明 (详见 MS 的动物模型一章)，MS 的复发是由于针对 CNS 髓鞘成分的自身免疫性 T 细胞在外周被异常激活而触发。依据分子模拟机制，在识别被释放或由 APC 转运至与大脑引流有关的颈部淋巴结内 CNS 自身抗原的片段后，自身反应性 T 细胞被激活，即在遇到与 CNS 自身抗原结构相似的外来抗原后，识别该特定抗原的 T 细胞可被激活。与此相一致的是，部分人的 MBP 反应性 T 细胞可被一些来源于病毒的抗原片段激活，如单纯疱疹病毒、EB 病毒、流感病毒、人类疱疹病毒 - 6。

　　通常情况下，T 细胞通过 T 细胞受体 (T cell receptor，TCR) 识别抗原，被识别的抗原片段必须与主要组织相容性复合物 (major histocompatibility complex，MHC) 构成 MHC - 抗原复合物方能被提呈。MHC 表达于 APC，主要包括 DC、单核 - 巨噬细胞、B 细胞和 CNS 小胶质细胞。目前 MS 的治疗药物 Glatiramer Acetate (GA，商品名 Copaxone)，作为一种多肽混合物，与 MBP 竞争结合 APC 的 MHC，通过与 MBP/MHC 复合体竞争 TCR 而抑制 MBP 特异性 T 细胞的激活。

　　MHC - 抗原复合物与 TCR 结合后传递 T 细胞激活的信号 (即"第一信号")，但一般情况下仅凭此信号不足以全面激活 T 细胞, 尚需共刺激 (costimulation) 信号 (即"第二信号"), 由在细胞表面上表达共刺激分子的 APC 传递。仅经 TCR 刺激而缺少共刺激信号时, 会引起 T 细胞的凋亡或免疫失能 (anergy)。只有在接受 TCR 和共刺激信号刺激时, T 细胞才能被完全激活、增殖并释放多种细胞因子和效应分子, 这些因子可直接或通过对其他免疫细胞的免疫调节间接影响靶器官。当 APC 暴露于一些因子 (感染性微粒, 如通过 TLR) 或者受损的组织内以及各种其他炎性介质时, 会导致细胞的激活及其表面共刺激分子表达的上调。现认为在人类正常或疾病状态下, 数个共刺激分子家族及其受体在免疫调节的过程中发挥关键的作用。其中, 位于 T 细胞上的 CD28 或 CTLA-4 作为重要的共刺激分子, 分别与表达于 APC 上的 CD80 (B7.1) 或 CD86 (B7.2) 分子连接。当 B7 分子与 CD28 结合时能激活 T 细胞, 而结合 CTLA-4 时则会介导抑制性信号; 以往发现在临床活动期, MS 患者外周血中表达 CD80 的 B 细胞增多, 而表达 CD86 的单核细胞在临床复发的 RRMS 患者中则减少。进一步的研究发现 SPMS 患者 PBMC 上 CD80 的表达显著增加, 而表达 CD86 的单核细胞则减少。RRMS 和 SPMS 患者外周血 T 细胞上 CD28 的表达均显著增多。此外, RRMS 和 SPMS 患者经 IFN-β 治疗后表达 CD80 的 B 细胞和单核细胞减少, 而在 SPMS 患者中表达 CD86 的单核细胞增多。此外, 除了 CD28 共刺激之外, 近年来已发现肿瘤坏死因子超家族 (TNFSF) 成员 LIGHT (TNFSF14)、4-1BBL、CD40 等亦参与 T 细胞的激活。笔者的研究发现与正常对照比较, MS 患者 CD14$^+$ 单核细胞 4-1BBL 及其 mRNA 的表达明显增高, 其血浆 s4-1BB 水平亦明显升高而在经免疫调节治疗后呈下降趋势。MS 患者外周血 CD8$^+$ T 细胞上 LIGHT 表达亦较对照组呈增多趋势。由此看来, MS 的自身免疫性 T 细胞的有效激活取决于由 TCR 介导的信号以及特定微环境中共刺激分子的特性。

在 T 细胞被激活后, 其激活过程中所处的微环境是决定细胞分化的关键因素, 包括激活的强度因素 (如经 TCR 和共刺激分子介导的信号) 和细胞因子。现已证实由 APC 释放的数种细胞因子能严格地限定随后的 CD4$^+$ T 细胞应答, 如 IL-12 能作用于 Th0 细胞, 诱导分泌 IFN-γ 和 TNF-α 的 T 细胞产生, 这类 T 细胞属于 Th1 细胞, 作为正常抗病毒应答的一部分发挥效应。与之相反, 在有 IL-4 和无 IL-12 作用的情况下, Th0 细胞被诱导产生分泌包括 IL-4、IL-5、IL-13 和 IL-10 等细胞因子的 T 细胞, 这类 T 细胞属于 Th2 细胞。Th2 细胞在抗寄生虫感染的应答中发挥重要作用。正常状态下, 机体会根据不同情况调整 Th1 和 Th2 应答, 而一旦正常的 Th1 和 Th2 应答之间平衡失调就会致病。

在 EAE 模型中, CNS 的自身反应性 Th1 细胞过继转移会诱导疾病的发生, 而识别同样 CNS 抗原的 Th2 细胞转移却通常不致病。此外, 动物实验发现 Th2 还可以保护机体免于 Th1 介导的疾病。进一步说, 在 MS 中, 针对 CNS 的 Th1 应答可能是促炎症的反应并引起 CNS 损害, 而 Th2 应答可能具有抗感染性和保护性。然而, 近年来通过动物模型的研究发现, 缺乏 IFN-γ 或 TNF-α 的小鼠, 也能发生严重的 EAE, 而 IL-23 缺乏的小鼠则表现为对 EAE 的抵抗性, 由此识别了一种新的 CD4$^+$ 细胞亚群-Th17 细胞, 该细胞群是在有 IL-6 和 TGF-β、(尤其是) IL-23 作用的情况下分化和增殖而来, 因其分泌 IL-17 而命名为 Th17 细胞, 在 CNS 内的炎性应答过程中起重要的作用。但是, 越来越多的证据表明 Th1 (或 Th17) /Th2 细胞的相应改变并不足以揭示 MS 自身免疫应答的复杂性, 如 Th2 应答并非仅发挥神经保护作用, 已发现 Th2 应答的过度诱导亦可引起 EAE。因此, 现认为 Th 细胞能以不同的方式发挥效应, 不同 Th 细胞亚群的失调可能会造成不同的病理学改变。

特异性 CNS 抗原反应性 T 细胞与 MS 发病有关的机制尚未阐明, 迄今尚无一种 CNS 抗原为明确的 MS 靶目标。在多数情况下, MS 复发过程中在患者之间存在着不同的靶抗原, 并且在同一个体中随着炎性应答的继续发生变化 (即表位扩散)。因此, 多种 T 细胞的靶抗原可能与 MS 有关, 包括 MBP、蛋白脂蛋白 (proteolipid protein, PLP)、髓鞘少突胶质细胞糖化蛋白 (myelin oligodendrocyte glycoprotein, MOG)、髓鞘相关糖化蛋白 (myelin-associated glycoprotein, MAG) 等。目前多集中于对 MBP 反应性 T 细胞的研究, 部分由于与水溶性较低的 PLP 或者含量很少的 MOG 比较, 人 MBP 更易分离而用于体外研究。然而，在正常人与 MS 患者血中所测及的 MBP 特异性 T 细胞频率大致相同，究其原因系在 T 细胞的成熟过程中，主要的髓鞘蛋白在胸腺内表达，只有与此 MHC-自身抗原复合物呈低亲和力结合的 T 细胞才能自胸腺进入外周。一旦进入外周后，T 细胞仍须保持对该 MHC-自身肽段复合物刺激的低亲和力才可存活；此外，正常情况下，机体亦保持自身免疫耐受的状态，而不发生自身免疫病。因此，仅 MBP 特异性 T 细胞的出现并非异常改变，而其细胞功能特性的改变则可能是诱导疾病发生的必要条件。已有的研究结果提示：与对照比较，MS 患者 MBP 反应性 T 细胞的激活状态较高，需要的共刺激信号更少、亲和力增强并呈现记忆性 T 细胞的表型。也有证据表明源自 MS 患者的 MBP 反应性 T 细胞更倾向于产生促进炎症的反应（Th1）而非抗炎症的介质。有趣的是，利用一种能识别致脑炎片段 MBP_{85-89}（其仅能结合 HLA-DR2 分子）的抗体对 MS 患者做了免疫组化研究，结果显示：MS 病灶内由 APC 提呈的 DR2-MBP 复合物频率，明显高于正常 $DR2^+$ 个体脑内的频率。

除了 $CD4^+$ Th 细胞外，对 MS 和 EAE 的研究亦证明了 $CD8^+$ T 细胞的重要性。将 MOG 或 MBP 反应性 $CD8^+$ T 细胞被动转移至正常小鼠可诱导 CNS 炎性脱髓鞘病变；在对表达人类 HLA-A2 或-A3 小鼠模型的研究中，MS 患者髓鞘抗原（包括 MOG 和 PLP）特异性 $CD8^+$ T 细胞的过继转移可诱导小鼠 CNS 内 MS 样的病理改变。在 MS 患者早期病灶内，激活的 $CD8^+$ T 细胞数量多于 $CD4^+$ T 细胞，分子生物学研究亦表明在 MS 病灶内抗原特异性 $CD8^+$（而非 $CD4^+$）T 细胞的扩增并可持续很长的时间。与对照组比较，在 MS 患者外周血中 CNS 自身抗原反应性 $CD8^+$ T 细胞更为多见。进一步发现激活的 MBP 特异性 $CD8^+$ T 细胞表现为 $CD45RO^+$ 记忆性 T 细胞表型，并有明显的细胞毒性功能，且经 MBP、MOG 等髓鞘抗原刺激后其 IFN-γ 的分泌明显增多。

另一方面，具有免疫抑制功能的 T 细胞-Treg 在免疫耐受过程中发挥作用，近年来亦正引起了人们的关注。通过细胞表面标记可将其分为 $CD4^+$ Treg 和 $CD8^+$ Treg 两大类，进一步根据其表型及作用机制的不同，可分为多种细胞亚群（表 7-1）。其中，$CD4^+CD25^+$ Treg（即 nTreg）通过对 $CD4^+$ 效应 T 细胞的免疫抑制效应，在针对 CNS 髓鞘抗原的自身免疫应答中起着重要作用。已证实 FOXP3（forkhead box P3）是 $CD4^+CD25^+$ Treg 的主要调控基因，通过控制其他基因影响 $CD4^+CD25^+$ Treg 的功能。动物实验发现经静脉注射给予 EAE 鼠 $CD4^+CD25^+$ Treg 可明显缓解其临床病情，而一旦去除该细胞群则恶化病情，尤其是由自身髓鞘抗原所诱导的 EAE 鼠。对 MS 患者的研究显示 Treg 存在功能失调，导致抑制髓鞘抗原特异性效应 T 细胞的作用减弱是其致病的重要因素。MS 患者 $CD4^+CD25^+$ Treg 内 Foxhead 家族成员 FOXP3 表达显著降低，可能造成了其免疫功能低下，笔者等发现 RRMS 患者外周血 Treg 内 4-1BB 表达减少，亦可能与其功能失调有关。此外，对其他的 Treg 亚群研究发现：MS 患者的 Tr1 应答降低，表现在产生 IL-10 的水平降低；MS 患者 $CD8^+$ T 细胞能够溶解髓鞘特异性 $CD4^+$ T 细胞，但其数量在病情加剧时则显著减少，提示以上 Treg 亚群均有不同程度的功能障碍，因此如何有效地改善 Treg 以治疗 MS 正成为当前的研究热点之一。

表 7-1　调节性 T 细胞（Treg）的亚群分类、表型及其作用机制

细胞类型	表型	作用机制
$CD4^+$ Treg		
胸腺来源、自然发生的 Treg（thymic-derived naturally occuring Treg，nTreg）	$CD4^+$ $CD25^+$ $FOXP3^+$	细胞接触或 IL-10 和 TGF-β 细胞因子依赖途径
外周诱导、自然发生的 Treg（peripheral-induced naturally occuring Treg，iTreg）	$CD4^+$ $CD25^+$ $FOXP3^+$	细胞接触或 IL-10 和 TGF-β 细胞因子依赖途径

细胞类型	表型	作用机制
Tr1 (T regulatory cell type 1)	$CD4^+ CD25^{\pm} FOXP3^- IL-10^{high}$	分泌 IL-10 或细胞间接触
Th3 (T helper type 3，Th3)	$CD4^+ CD25^{\pm} FOXP3^- TGF-\beta^{high}$	分泌 TGF-β 介导
$IL-10^+/TGF-\beta^+ CD4^+$ Treg	$CD4^+ CD25^- IL-10^{high}/TGF-\beta^{high}$	分泌 IL-10 或 TGF-β 介导
$CD8^+$ Treg 分泌 IL-10 的 $CD8^+$ T 细胞	$CD8^+ IL-10^+$	分泌 IL-10 介导
$CD8^+$ Treg 抑制性 T 细胞	$CD8^+ CD28^-$	通过 CTLA-4 进行细胞间接触

TGF-β：转化生长因子-β。

第四节　免疫细胞与血脑屏障的相互作用：黏附、吸引和侵入

当免疫细胞被异常激活时，会导致多种家族分子的表达上调，促进其穿过 BBB 而迁移至 CNS 内（图7-1）。此迁移过程涉及一系列的调节过程：激活的免疫细胞表面选择素和整合素上调，与表达于 BBB 内皮细胞上的相应配体结合，分别导致免疫细胞的"滚动"和"拴系（tethering）/捕获"（步骤2）；由内皮细胞、受损组织或免疫细胞自身分泌的趋化性细胞因子（chemokine），则进一步促进了细胞的捕获过程，亦可驱使表达相应趋化性细胞因子受体的细胞向化学梯度的来源部位迁移（步骤3）；此外，基质金属蛋白酶（matrix metalloproteinases，MMP）等酶的产生，破坏基层膜并引起了组织渗透性的提高。下面将分别介绍上述选择素和整合素、趋化性细胞因子、MMP 等家族分子在 MS 发病中的异常改变及其作用机制。

一、MS 涉及的黏附分子

黏附分子是介导细胞之间或细胞与细胞外基质之间相互黏附的糖蛋白，主要与白细胞的移行有关。黏附分子据其结构可分为免疫球蛋白（immunoglobulin，Ig）G 超家族、整合素、选择素、钙离子依赖性家族和其他未分类分子等五大类。其中，选择素能识别细胞表面的糖类分子，并参与血小板、淋巴细胞和内皮细胞的相互作用，当细胞在内皮层上滚动时允许最初的"拴系"过程；而整合素则介导强烈的细胞相互作用，用以牢固细胞黏附并自血液内向外渗出。

已发现血管细胞黏附分子-1（vascular cell adhesion molecule-1，VCAM-1）在 MS 患者 CNS 慢性活动期病灶内表达，而作为 Ig 超家族成员之一的细胞间黏附分子-1（intercellular adhesion molecule-1，ICAM-1）被发现在活动期 MS 斑块内的内皮细胞、神经胶质细胞和单个核细胞（MNC）上表达，提示这些黏附分子在 CNS 内所发生的白细胞移行过程中起着重要作用。其配体淋巴细胞功能相关抗原-1（lymphocyte function associated antigen-1，LFA-1）和迟现抗原-4（very late antigen-4，VLA-4）也被发现表达于 MS 病灶内血管周围的炎性细胞上，上述发现和相关的动物模型研究，为使用治疗药物那他珠单抗（natalizumab，商品名 Tysabri）以调节细胞迁移作为治疗目标提供了基础。有趣的是，一些黏附分子如 VCAM-1 和 LFA-1 也表达于 MS 病灶内的胶质细胞上，表明这些分子可能在抗原提呈和 T 细胞共刺激过程中有其他的作用。以往多个研究报道血清或 CSF 中可溶性 ICAM-1（sICAM-1）的水平在临床复发或者活动期 MS 患者中显著升高，且与 RRMS 的脑钆强化病灶相关。然而有趣的是，另有研究发现在 IFN-β1b 治疗的早期（3~12 个月），RRMS 患者的血清 sICAM-1 水平亦明显升高，提示 IFN-β 治疗可能对 sICAM-1 有一短期的上调效应。外周血中可溶性 VCAM-1（sVCAM-1）水平则与 MS 的

脑钆强化病灶相关，并且 sICAM - 1 和 sVCAM - 1 的 CSF/血清比率分别与 MRI 活性病灶相关。进一步研究发现：经 IFN - β1b 治疗后，随着临床病情的缓解，多数患者的血清 sVCAM - 1 水平升高且与 MRI 活性相关。亦有报道 MS 患者外周血 CD4$^+$ T 细胞表面 CD54（即 ICAM - 1）、整合素分子 CD49d 的表达在复发期增多，表达 CD54 的 CD4$^+$ T 细胞在治疗 6 个月后才显著减少，提示 CD54、CD49d 可作为 MS 疾病活动性的指标。近来，另一黏附分子接触蛋白- 2（contactin - 2）通过蛋白组学分析得以发现，作为一个新的自身抗原，接触蛋白- 2 通常表达于 CNS 成髓鞘纤维的近结侧区（juxtaparanodal region），亦被发现于 CNS 灰质内（主要为神经元胞体），经体内和体外实验证实了该分子可能作为自身免疫应答的靶抗原，可被自身抗体和 Th1/Th17 细胞识别，能够介导 CNS 灰质的病理学改变，包括神经元和轴索损害。

二、MS 中趋化性细胞因子及其受体的选择性表达

在正常情况下，免疫系统通过一个趋化性细胞因子及其受体的网络调节免疫细胞在组织内和组织间的移行。根据其前两个保守的半胱氨酸残基的所在位置，趋化性细胞因子被分为 CXC、CC、C 和 CX3C 四大类，这些多功能分子不仅参与了白细胞迁移，亦与 CNS 内环境的维持、个体发生过程中的神经元发育以及神经炎性应答有关。通常情况下，趋化性细胞因子及其受体在脑内各种细胞中表达甚低以至于不能测及。进一步的研究证实不同的免疫细胞如 Th1 和 Th2 细胞表达不同的受体，前者多表达高水平的 CXCR3，而后者则表达 CCR3。现已发现，这些趋化性细胞因子与其受体的相互作用与侵入 MS 患者 CNS 内的免疫细胞迁移过程有关（图 7 - 1，步骤 3）。

EAE 和 MS 的研究表明：一些趋化性细胞因子与选择性地募集 T 细胞和单核细胞/DC 至炎性 CNS 内有关，RANTES（CCL5）在 MS 活性病灶边缘的表达上调，对淋巴细胞和 CCR5$^+$ 单核细胞有趋化作用；单核细胞趋化蛋白- 1（monocyte chemoattractant protein - 1，MCP - 1）（CCL2）在脑内局部的星形胶质细胞上表达，能吸引单核细胞和 DC。与神经系统疾病对照组比较，MS 组 CSF INF - γ 可诱导蛋白- 10（interferonγ inducible protein 10，IP - 10）（CXCL10）和 CCL5 水平升高，对表达趋化性细胞因子 CXC 亚家族受体 3（CXC subfamily receptor 3，CXCR3）的激活 T 细胞有趋化作用；MS 患者 CSF 表达 CX-CR3 的 CD4$^+$、CD8$^+$ T 细胞频率增加。对 MS 患者的免疫组化研究亦证实血管周围的 CXCR3 和侵入 MS 病灶内的免疫细胞上趋化性细胞因子受体 5（chemokine receptor 5，CCR5）表达显著增高。上述研究提示 CCL2/趋化性细胞因子受体 2（chemokine receptor 2，CCR2）、CXCL10/CXCR3 和 CCL5/CCR5 的相互作用可能选择性地与 MS 的发病有关，其中，某些趋化性细胞因子与其受体的相互作用可能加强促炎症反应的 Th1 细胞的移行。

近年来对趋化性细胞因子受体 7（chemokine receptor 7，CCR7）与 MS 关系的研究吸引了较多的兴趣。研究证实根据 CCR7 的表达可将记忆性 T 细胞分为 CCR7$^+$CD45RA$^-$ 中心记忆性 T 细胞（central memory T cell，TCM）、CCR7$^-$CD45RA$^-$ 效应记忆性 T 细胞（effector memory T cell，TEM）两个亚群，CD8$^+$ T 细胞尚可另分为 CCR7$^-$CD45RA$^+$ 终末效应记忆性亚群（terminal effector memory T cell）。在生理状态下，初始 T 细胞接触抗原或白细胞介素 IL - 2、- 7 和 - 15 等细胞因子后分化为 TCM，在血流、组织结构和淋巴器官之间循环执行免疫监视功能，在机体再次接触抗原时于相应组织内经 APC 刺激后分化为 TEM，参与组织结构（包括 CNS）内的炎性应答。对 EAE 的研究发现 CCR7 配体 CCL21 和 CCL19 表达于病鼠 CNS 小血管的内皮细胞上，在其周围区域内发现 CCR7$^+$ T 细胞。和对照组比较，MS 患者 CSF 中大多数 T 细胞表达 CCR7，CCR7 - TEM 相对减少；成熟的 DC 大量存在于 MS 患者 CSF 和病灶内，表达 MHC Ⅱ类分子、CD68、CD86 和 CCR7。与之相反，脑实质的 MS 病灶则缺乏 CCR7，提示 TCM 在 CNS 内经抗原再次刺激后局部存留并分化。笔者的研究发现：与正常对照比较，RRMS 和 SPMS 患者外周血 CD8$^+$ TCM（CD8$^+$CCR7$^+$CD45RA$^-$）、终末效应记忆性 T 细胞（CD8$^+$CCR7$^-$CD45RA$^+$）分别明显增多和减少。近来发现应用 Fingolimod（FTY720）通过抑制 MS 患者外周 TCM 的

迁移而能明显改善临床病情，上述研究提示：在炎性状态下 CD4$^+$ 和 CD8$^+$ 记忆性 T 细胞亚群向 CNS 移行并分化为效应细胞参与 MS 的致病过程。据此，有学者提出如下的机制模式：在针对 CNS 免疫应答的传入肢，DC 进入 MS 病灶内捕获了 CNS 抗原后成熟，随后经 CSF 迁移至颈深淋巴结，将 CNS 抗原提呈给 T 细胞，T 细胞遂转化成 CCR7$^+$ TCM 细胞。然后，通过以下过程参与 CNS 免疫应答的传出支：首先，TCM 进入 CSF，随后在 CNS 内经抗原再刺激后下调 CCR7 并形成 CCR7 - TEM 细胞。在 MS 病灶内存留并促进疾病的进展。

三、MS 疾病中基质蛋白酶的选择性表达

炎症细胞需在 BBB 已遭破坏的前提下方能侵入 CNS，这一过程涉及细胞外基质降解酶的蛋白水解活性。在这些酶中，MMP 尤为重要，MMP 家族由多种蛋白水解酶组成，MMP 最初作为酶原产生，需进一步地经溶蛋白性裂解而被激活。基质金属蛋白酶的组织抑制物（tissue inhibitors of MMP，TIMP）则发挥下调基质蛋白酶的功能。激活的免疫细胞在移行穿过屏障（如 BBB）并渗入靶组织细胞外基质的过程中，部分依赖于 MMP 的局部分泌（图 7 - 1，步骤 4）。MMP 不仅表达于激活的免疫细胞，亦可见于 CNS 星形胶质细胞和小胶质细胞。在 MS 的发病过程中，MMP 参与了 BBB 的破坏、CNS 的脱髓鞘和表位扩散，而 CNS 内持续的髓鞘降解则可暴露"额外的"自身抗原，使得自身免疫应答持续进行。另一方面，一些基质蛋白酶亦可能通过清除 FasL 的机制参与 CNS 的修复和再生过程。

RRMS 患者 CNS 病灶和外周血的白细胞中均呈现 MMP - 2、MMP - 7、MMP - 9 的表达增高，MMP - 9 的水平增高与患者的疾病活动性有关，且为 MRI 发现的新钆强化病灶证实，但发现血清 MMP - 9 与 PPMS 患者的临床评分以及 MRI 病灶并不相关。用作治疗 MS 急性发作的糖皮质激素可降低患者的 CSF 中增高的 MMP - 9 水平，而 IFN - β 治疗可降低 RRMS 患者血清 MMP - 9 的水平，同期可见到 MRI 钆强化病灶的消退。另有研究通过反转录-聚合酶链反应（reverse transcription - polymerase chain reaction，RT - PCR）方法比较了经 IFN - β 治疗后，RRMS 和 SPMS 患者的 MMP - 2、- 7、- 9 和 TIMP - 1 等的变化，结果显示，RRMS 患者中外周血白细胞 MMP - 7 和 MMP - 9 mRNA 的水平显著下降，复发率降低，且衡量 MS 临床进展的扩展的残疾状况量表（expanded disablility status score，EDSS）评分亦降低；而 SPMS 患者组则未见该变化。有兴趣的是，与 T 细胞和 B 细胞比较，单核细胞表达更广泛和更多的蛋白水解酶生成，与侵入的单核细胞/巨噬细胞是 MS 病灶的主要促成因素的观点相一致。因此，MMP 的表达水平可在一定程度上反映 MS 的疾病类型、活动性以及疗效。

第五节　多发性硬化发病中的 B 细胞及其抗体应答

50 余年来，已积累了体液免疫在 MS 发病机制中作用的大量证据，多个研究发现在 MS 患者的 CSF 和 CNS 组织中存在浆细胞、B 细胞、抗体以及免疫球蛋白。近来的免疫病理学研究则发现了 MS 患者脑内早期活动性病灶中存在抗体和补体相关的脱髓鞘改变，提示髓鞘的脱失由抗体和补体经调理素和吞噬作用介导所致。此外，B 细胞亦可能通过共刺激作用影响 MS 病程，即发挥抗原提呈功能激活初始 T 细胞。通常情况下，B 细胞可通过其表面的 B 细胞受体（B cell receptor，BCR）识别特定的抗原，在接受抗原刺激并在 T 细胞的帮助下被激活，随后增殖分化为记忆性 B 细胞和浆细胞，分泌大量的抗体，促成针对刺激抗原的体液免疫应答。早在 20 世纪 50 年代，就已报道了 MS 患者 CSF 中存在异常的抗体（即 Ig）鞘内合成，且 CSF 中 IgM 和 IgG 经电泳方法分离后显示寡克隆区带（oligoclonal band，OCB）的类型，进一步分析则发现高水平的 OCB 与不良预后相关，而 OCB 缺乏则与良性病程有关。尽管迄今已经陆续报道了多种针对 CNS 抗原的自身抗体（表 7 - 2），然而对这些抗体的确切作用尚不明确。其中，MOG 为特异性表达于 CNS 少突胶质细胞上的 I 型膜结合糖蛋白，位于髓鞘结构的最外层，多被认为是 CNS 免

疫应答最重要的靶抗原，对 EAE 的研究表明，MOG 可诱导 T 细胞和 B 细胞驱动的免疫应答，对灵长类动物 MOG 抗体可诱导出 EAE，促进并加速 MBP 诱导的 EAE 发生。血清和 CSF 中 MOG 抗体阳性率国外各家报道差异较大，在 0～80％ 和 11.4％～33％，国内高枫和张旭等的报道则分别为 0～35.7％ 为和 28.3％～42.8％。有趣的是，新近 Mathey 等报道在 MS 患者血清中发现一种针对神经束蛋白（neurofascin）的自身抗体，该蛋白位于郎飞结的髓鞘和轴索结合部，被动转移该抗体至小鼠则发现通过介导轴索损害加重 EAE 病情，对此需要更多的研究验证。

表 7-2　MS 患者主要针对 CNS 抗原自身抗体的种类及其特征

抗原	检测部位	自身抗体的证据
MBP	CSF、CSF 细胞和 CNS 组织	针对 MBP 的 OCB、抗-MBP 抗体和 MBP 特异性 B 细胞
PLP	CSF、CSF 和外周血细胞	抗-PLP 抗体
MAG	CSF、CSF 细胞	抗-MAG 抗体、抗 MAG 分泌细胞
MOG	CSF，CSF 细胞，CNS 斑块	MOG 自身抗体、抗 MOG 分泌细胞
少突胶质细胞特异性蛋白	CSF	抗体
2'，3'-环核苷酸磷酸二酯酶	血清	抗体
转醛醇酶（transaldolase）	血清、CSF	抗体
（视紫红质）抑制蛋白（arrestin）	血清	抗体
GD1a 神经节甘酯	CSF	抗 GD1a 抗体
少突胶质细胞细胞分子内的 Alu 重复（Alu repeats in intracellular oligodendrocyte molecule）	CSF	抗体
神经束蛋白（neurofascin）	血清	抗体

MBP：髓鞘碱性蛋白；PLP：蛋白脂蛋白；MAG：髓鞘相关糖化蛋白；MOG：髓鞘少突胶质细胞糖化蛋白；CSF：脑脊液，CNS：中枢神经系统；OCB：寡克隆区带。

对 B 细胞如何在 CNS 内被激活、分化和增殖尚不清楚。与 T 细胞有所不同，B 细胞在二级淋巴器官的生发中心内发生抗原依赖的突变和选择，此过程需要一个特定的微环境，利用体细胞高度突变分析对 MS 病灶内和 CSF 中 B 细胞的研究结果证实了 B 细胞的确产生了 T 细胞介导、抗原驱动的克隆扩增，由此经抗原刺激后 B 细胞进一步分化为记忆性 B 细胞和浆细胞。现今更多的证据表明 CNS 微环境支持 B 细胞的扩增，对 MS 患者脑膜的免疫组化研究显示异位淋巴滤泡和假性生发中心内含有增殖的 CD20+ B 细胞、T 细胞、浆细胞和 CXCL13+ 滤泡 DC，该淋巴滤泡的形成对于持续进行的体液免疫应答和 MS 患者的疾病恶化起着关键作用；对该结构的随后研究提示其可能是 EB 病毒的潜在感染部位，而 EBV 现被认为与 MS 的发病密切相关。此外，另有研究证实 MS 的淋巴样结构新生（lymphoid neogenesis）可能由细胞因子驱动、趋化性细胞因子执行归巢和配置功能，在 MS 患者 CSF 和 CNS 组织内已发现淋巴毒素（lymphotoxin，LT）-α、CXCL12 和 CXCL13；TNF 超家族成员 B 细胞激活因子（B cell activating factor，BAFF）在 MS 病灶内亦明显上调，现已证实 BAFF 支持 B 细胞的存活，并对 T 细胞发挥共刺激作用。

对于 B 细胞及其分泌抗体的作用，多家研究中心已经报道 MS 病灶内沉积有 Ig 和补体分子，且在 MS 和 EAE 脱髓鞘部位的吞噬细胞内发现了与髓鞘片段结合的抗体，提示补体介导的损害和抗体依赖细胞介导的细胞毒性作用（antibody-dependent cellular cytotoxicity，ADCC）参与了 MS 的发病过程。然而，鉴于针对 CNS 髓鞘成分（如 MBP 和 MOG）的抗体呈现较低亲和力的倾向，由此引起了其能否在 MS 发病中足以发挥致病效应的疑问，可能这些抗体并不直接促成 CNS 髓鞘的破坏，而仅作为针对 CNS 损害的免疫级联反应之一发挥作用。已发现了 MS 患者 CSF 中的记忆性 B 细胞和造浆细胞（plasmablasts），其中造浆细胞在整个病程中持续大量存在，且其数量与鞘内 IgG 合成以及通过 MRI 测及的炎性实质病变程度密切相关，表明造浆细胞作为主要的效应 B 细胞与（至少部分）MS 患者的活动期炎症发生有关。上述发现和相关的动物模型研究，为使用药物如利妥昔单抗（Rituximab，商品名美罗华）以去除 MS 患者的 B 细胞为治疗目标提供了基础。有趣的是，近来研究发现经其治疗后，在 MS 患者中不仅 B 细胞被去除，CSF 中 T 细胞的数量亦减少近 50%，提示 B 细胞亦能明显影响 T 细胞迁移。此外，已发现 B 细胞亚群可表达共刺激分子（如 CD80）作为针对 T 细胞的效应 APC 发挥功能，在 MS 患者 CSF 中 B 细胞的 CD80 表达较对照显著增多，经 IFNβ-1b 治疗后，外周血 CD80$^+$ B 细胞数量显著减少，且与疾病活性下降相关。在 MS 患者的脑膜和 CSF 中亦发现了慢性激活的 B 细胞，存在于生发中心结构内，提示 B 细胞可能促进异常的 T 细胞激活和 MS 病变活性的累积。另一方面，自身反应性 B 细胞亦可能具有神经保护作用，在 EAE 的研究中发现 B 细胞通过分泌细胞因子（如 IL-10）促进髓鞘再生恢复；亦可以自身分泌脑源性神经营养因子（brain-derived neurotrophic factor，BDNF）、睫状神经营养因子、胰岛素样生长因子-1（insulin-like growth factor-1，IGF-1）等神经营养生长因子（neurotrophic growth factor），支持神经元的存活、分化和髓鞘再生。以往研究发现激活的人 T 细胞、B 细胞、单核细胞在体外或脑内炎性病灶可分泌 BDNF，且在抗原刺激后明显增多，对这些炎性细胞神经保护效应的发现可能会使得一些非选择性免疫治疗（如糖皮质激素）的应用受限。

第六节　免疫细胞在中枢神经系统内的再激活及其作用机制

迄今，免疫细胞在 CNS 内如何被再激活及其作用机制尚未明确，多数学者认同如下机制（图 7-2）：T 细胞和 B 细胞进入 CNS 后，通过其内定居的细胞（如小胶质细胞、侵入的单核细胞/巨噬细胞或 DC）提呈抗原，被再次激活（图 7-1，步骤 5）；经"旁观者激活"机制，CNS 内产生的炎性因子如细胞因子、趋化性细胞因子和 MMP 等，可以刺激侵入的 APC、致敏 T 细胞和 B 细胞，造成局部的组织损害，组织损害则会因暴露出更多的髓鞘成分而成为随后免疫攻击的靶目标（即表位扩散），进而引起 MS 的临床复发。目前认为，MS 患者 CNS 内所示的病理学异质性主要是由不同的效应 T 细胞群启动了其相应的致病途径所致。

在 CD4$^+$ T 细胞的再激活过程中，巨噬细胞和 DC 侵入 CNS 后作为 APC 发挥功能效应，小胶质细胞亦可上调 MHC 和共刺激分子刺激 CD4$^+$ T 细胞，但其对髓鞘特异性 T 细胞的再激活亦能触发 T 细胞死亡；已有研究发现 mDC 可以通过激活 CNS 内的初始 T 细胞而触发表位扩散，而 pDC 则通过未知的作用机制减弱了 CD4$^+$ T 细胞的应答，B 细胞也作为 APC 发挥重要作用。在一项免疫组化研究中使用了一种能识别致脑炎 MBP$_{85-89}$（仅在其结合于 HLA-DR2 分子内时）片段的抗体，结果显示 MS 病灶内由 APC 提呈的 DR2-MBP 复合物的频率，显著高于正常 DR2＋个体脑内的频率。此外，在 MS 脑病灶内检测到 IL-12 和 IL-23 的表达，后者主要来源于活化的巨噬细胞、小胶质细胞和成熟的 DC。与之一致的是，另有研究发现 MS 活动期病灶与非活动期病灶相比，显示的 IL-17$^+$ 细胞明显增多，且在血管周围有大量 IL-17$^+$ T 细胞。有趣的是，近来通过蛋白组学研究对活动期 MS 病灶做了分析，识别了数个参与凝血过程的分子（如蛋白 C、组织因子）的异常表达，进一步的研究发现此类分子除了参与凝血过程，亦能刺激 Th1 和 Th17 细胞及其相关细胞因子的产生。

对于 CD8$^+$ T 细胞的再激活机制尚不明了，现认为可能由 DC、吞噬细胞或小胶质细胞"交叉提呈"抗原所致，内皮细胞亦可能提呈来自降解的与 MHC Ⅰ类分子相关的髓鞘蛋白肽段，经动物实验发现将此肽段注射至脑实质内后似能与内皮细胞表达的 MHC Ⅰ类分子结合，并吸引抗原特异性 CD8$^+$ T 细胞进入

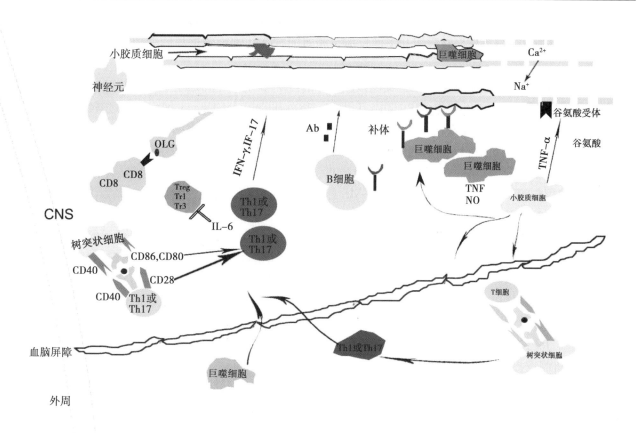

图 7-2　导致中枢神经系统（central nervous system，CNS）组织损害的效应机制，包括抗体或补体介导的损害，自由基的生成、谷氨酸介导的兴奋毒性、炎性细胞因子分泌以及免疫细胞介导的损害，包括 CD8⁺ T 细胞、巨噬细胞（MΦ）和小胶质细胞。Ab：抗体；OLG：少突胶质细胞；Tr1：Ⅰ型调节性 T 细胞；Tr3：Ⅲ型辅助性（调节性）T 细胞；Th17：ⅩⅦ型辅助性 T 细胞；Treg：调节性 T 细胞；IFN-γ：干扰素-γ；IL：白细胞介素；TNF：肿瘤坏死因子；NO：一氧化氮。

CNS。在引起髓鞘降解的炎性状态下，由上述多种细胞作为 APC 进行的交叉提呈异常活跃。晚近，EB 病毒感染的 B 细胞被报道在 MS 患者脑膜内滤泡和白质病灶中明显增多，在 MS 患者脑组织内测及该病毒蛋白的表达，且在异位的 B 细胞滤泡和急性期病灶内也有此病毒再激活的表现，推测该处的 B 细胞可能与 CD8⁺ T 细胞和 DC 被募集至 CNS 内的过程有关，由此促进了慢性炎性应答；在此炎性状态下，DC 和 B 细胞可能通过交叉提呈降解的髓鞘抗原以激活 CD8⁺ T 细胞。

　　一旦在 CNS 内被激活后，各类免疫细胞可能通过多种不同机制影响 CNS 髓鞘、少突胶质细胞、神经元和轴索等结构的功能特性（图 7-1，步骤 6），进而促成 CNS 的损害。

　　对于 CD4⁺ T 细胞介导的损害，以往认为主要系 Th1 细胞的作用所致，经 IL-12 刺激分化后，通过释放炎性细胞因子如 IFN-γ、TNF-α 等，IFN-γ 作用于小胶质细胞，能够促进对 CNS 抗原的炎性攻击并加重疾病的进展，在 MS 的复发过程中起着关键作用。近年来通过 EAE 的研究发现，缺乏 IFN-γ 的小鼠，也能被诱导发生 EAE，由此识别了一种新的 CD4⁺ T 细胞亚群-Th17 细胞，目前正成为 MS 的研究热点之一。对 MS 病灶以及 EAE 的研究证实 Th17 细胞通过分泌 IL-17 和 IL-22，破坏 BBB 内皮细胞间的紧密连接而增加了其通透性，使 CD4⁺ T 细胞和其他自身反应性 T 细胞能自血液循环进入脑组织内，而 Th17 细胞亦可分泌大量的颗粒酶-B，引起神经元的死亡，促进并加重了 CNS 炎性损害。此外，IL-17 mRNA 在 MS 损伤部位的星形胶质细胞和少突胶质细胞上也有所表达。以上结果提示 Th17 细胞不仅参与了 MS 的早期损害，亦与 MS 的持续进展相关。目前研究发现，分泌 IFN-γ 的 CD4⁺ T 细胞和分泌 IL-17 的 CD4⁺ T 细胞在表型和功能上存在着明显差异，表明这两类细胞群作为不同的效应细胞，在适应性免疫应答中各自发挥其独特的作用，尽管两者之间的关系尚不明确。在 EAE 的研究中，Th1 和 Th17 细胞均可独立诱导小鼠出现麻痹和炎性反应，相对而言 Th1 细胞所诱导的病理改变比 Th17 细胞更接近 MS。

CD8$^+$ T 细胞的效应机制主要包括经细胞接触介导的溶解和可溶性介质的产生。以往的病理学研究发现 MS 病灶内激活的 CD8$^+$ T 细胞多于 CD4$^+$ T 细胞，体外研究证实 CD8$^+$ T 细胞可通过其细胞毒性作用溶解少突胶质细胞。有研究发现，早期 MS 病灶内 CD8$^+$ T 细胞和巨噬细胞的数量与轴索丢失程度相关，且 CD8$^+$ 细胞毒性 T 淋巴细胞 (cytotoxic T lymphocyte，CTL) 与急性期 MS 病灶内的脱髓鞘轴索密切接触。另一方面，由 CD8$^+$ T 细胞释放的可溶性介质可促成 CNS 的损害，自 MS 患者分离的 MBP 特异性 CD8$^+$ T 细胞可分泌 IFNγ 和 TNF；此外，在 MS 急性期病灶和慢性活动性病灶内 70% 以上的 T 细胞可分泌 IL-17（包括 CD8$^+$ T 细胞）。有趣的是，在 EAE 的研究中发现，针对表达人类 HLA-A2 或-A3 的小鼠，MS 患者髓鞘抗原（包括 MOG$_{35-55}$ 和 PLP）特异性 CD8$^+$ T 细胞的过继转移可诱导小鼠 CNS 内 MS 样的病理改变（即早期病变），而 CD4$^+$ T 细胞则主要与病情进展有关；CD8$^+$ T 细胞亦可能影响 BBB 的通透性。总之，CD8$^+$ T 细胞可能可以通过多种途径引起 CNS 内轴索和髓鞘的损伤。

有趣的是，多个研究发现 γδ T 细胞参与了 MS 的发病过程。γδ T 细胞作为一种独特的 T 细胞亚群，通过恒定不变的 γδ TCR 识别非 MHC 限制的抗原。现已在 MS 病灶内发现该细胞群，可与胶质细胞相互作用后增殖，并可溶解少突胶质细胞；亦可通过产生热休克蛋白、释放穿孔素、由 Fas 或 NKGD2 介导的途径等作用机制发挥作用，虽然与其在 EAE 中的研究结果不尽相同。

关于在 CNS 内 Treg 作用机制的研究较少，仅有少量报道在不同的临床发病期，聚集于 MS 脑病灶血管周围的 T 细胞不表达 FOXP3，提示进入 CNS 内的 CD4$^+$CD25$^+$ Treg 可能很少，尚不肯定该结果能否反映该细胞群存在迁移或存活能力的缺陷。

对于 B 细胞及其抗体的作用，详见 B 细胞一节。

此外，还要提及巨噬细胞/小胶质细胞的作用，小胶质细胞作为 CNS 内最常见免疫细胞之一，占整个胶质细胞的 10%～20%。该细胞可在炎症或感染状态下被迅速激活，系 CNS 内所居留之骨髓来源的巨噬细胞，与吞噬作用、抗原提呈以及细胞因子的产生有关。在炎性刺激激活后，巨噬细胞/小胶质细胞参与了脱髓鞘和对降解髓鞘的吞噬过程，导致髓过氧化物酶的表达异常增多，这些酶和反应性氧自由基促发神经元损害。该细胞表面亦可表达 MHC Ⅱ 类分子、CD83 和 CD40 等共刺激分子以及 TLR (TLR1-9)，对于免疫应答的发生至关重要，在 MS 脑病灶内发现了 TLR2 和 TLR3 的表达上调。此外，亦发现在活动期 MS 病灶内的巨噬细胞/小胶质细胞中 IL-23p19 表达明显增多，而其中 TWEAK 表达阳性的细胞可能与皮质病灶内扩展的髓鞘丢失、神经元损害和血管异常等有关；MMP 则加重 CNS 内炎性应答，造成脱髓鞘以及神经元、少突胶质细胞死亡。另有研究报道在 MS 病灶中激活的小胶质细胞和巨噬细胞大量表达诱导型一氧化氮合酶 (inducible nitric oxide synthase，iNOS)，iNOS 的增多造成 NO 的产生增多，从而损害少突胶质细胞和髓鞘。激活的小胶质细胞亦可自分泌 TNF-α，上调谷氨酰胺酶活性使得谷氨酸的产生增多，抑制少突胶质细胞的谷氨酸转运体，促成重摄取细胞外谷氨酸的障碍，过量的谷氨酸作用于神经元 N-甲基-D-天冬氨酸 (N-methyl-D-aspartate，NMDA) 受体产生兴奋性毒性损害神经元，还可经 α-氨基-3-羟基-5-甲基-4-异恶唑-丙酸受体 (α-amino-3-hydroxy-5-methyl-4-isoxazolep-propionic acid，AMPA) 的相互作用损伤少突胶质细胞，作用于轴索上受体则造成轴突内的钙超载从而损害轴索。有趣的是，小胶质细胞在炎性状态下亦产生抗炎性细胞因子如 IL-10 和 TGF-β、神经营养因子如 BDNF、IGF-1 等，发挥潜在的神经保护功能。

对于星形胶质细胞的作用尚有争议，体外研究发现，经 IFN-γ 作用后，该细胞可表达 MHC Ⅱ 类分子和共刺激分子，具有 APC 的特征；亦能通过黏附因子的表达促使 T 细胞进入 CNS、MMP 的释放参与血管内皮细胞间紧密连接的破坏等发挥致病效应。

在 NK 细胞方面的报道不多，该细胞可见于 MS 脑病灶内，在临床复发的 MS 患者中外周血 NK 细胞的细胞毒性功能明显下降，进一步的研究发现 NK 细胞的亚型-2 型 NK 细胞（主要分泌 IL-5 和-13）数量在 MS 缓解期较复发期增多，提示该细胞亚群可能负性调节抗原特异性 T 细胞的激活，在 MS 发病过程中发挥有益的作用。

第七节　免疫应答对缓解的作用

MS 复发后的恢复过程较为复杂，涉及非免疫学和免疫学机制。非免疫学机制包括在脱髓鞘神经节段上钠通道的早期再分布、髓鞘和轴索再生等。免疫学机制则主要包括：①主动消除或抑制有害的炎性应答；②促进具有神经保护和修复作用的免疫应答。消除有害的炎性应答需要清除浸润的免疫细胞，可通过使其移出 CNS 或者原位凋亡等方式，限制进一步的 CNS 损害并逆转急性期水肿；具有神经保护和修复的免疫应答则包括通过神经营养因子的释放促进 CNS 的组织修复。

众所周知，在 CNS 炎症过程中活跃的免疫应答并非总有害。在发生炎症的 CNS 微环境内，细胞因子表现为动态的变化和复杂的效应，其一方面促进消除潜在病原体的应答，另一方面抑制有害的免疫应答，如 Th2 型细胞因子能抑制 Th1 的分化。现已知道 CNS 中激活的 Th2 可通过一种旁观者抑制的步骤限制促炎症的 Th1 应答，且调节浸润的巨噬细胞/小胶质细胞向 Ⅱ 型 APC 的转化亦可促进 CNS 中抗炎症的 Th2 应答；然而，向 Th2 应答的过度转化亦可能导致有害的效应。小胶质细胞于炎性状态下，在分泌 TNF-α、IL-12、IL-23 和骨桥蛋白（osteopontin）等炎性细胞因子的同时，亦可产生抗炎性细胞因子如 IL-10 和 TGF-β。尽管由细胞因子所介导、针对 T 细胞应答的抑制对于控制炎性应答非常重要，在脑实质内的 T 细胞死亡则是限制 CNS 自身免疫的另一个关键机制，其细胞凋亡的机制不明，可能与细胞激活诱导的凋亡、共刺激分子失调、糖皮质类固醇激素诱导或由 CD95 介导的途径等机制有关，T 细胞发生凋亡后可被巨噬细胞、小胶质细胞、星形胶质细胞等吞噬，而目前证据多来自 EAE 的研究。数种 Treg，如 CD4$^+$CD25$^+$ Treg 和 CD8$^+$ Treg 的作用正引起较多的关注，在 MS 患者中发现 CD8$^+$ T 细胞可溶解髓鞘特异性 CD4$^+$ T 细胞，其数量在临床病情恶化时明显减少；另有研究发现 MS 患者经 glatiramer acetate（GA）治疗后外周血 CD8$^+$ T 细胞明显增多，且该 CD8$^+$ T 细胞亚群表现出较强的免疫抑制作用，可通过细胞接触方式去除外周血 CD4$^+$ T 细胞。有趣的是，CNS 亦可通过上调 αβ 晶状体球蛋白（αβ crystallin）发挥免疫调节作用，该分子作为早期 MS 病灶内最丰富的基因转录产物，既可抑制 Th1 和 Th17 型细胞因子，又可阻止神经元和胶质细胞的凋亡。

除了消除或抑制有害的炎性应答以外，有益的免疫应答机制亦可通过释放神经营养因子促进 CNS 组织的生存和修复，从而诱导可使 OLG 祖细胞增殖的细胞因子（如 TNF-α）的释放和可能支持髓鞘再生的抗髓鞘抗体的产生，后者通过去除抑制轴索再生的分子（如 Nogo 和髓鞘相关糖蛋白）。髓鞘相关生长抑制因子 Nogo 作为由 OLG 产生的蛋白，被证实与其在轴索上的受体结合可抑制轴索的生长。Nogo 基因通常编码三种蛋白质，其中 Nogo-A 主要表达于 CNS 神经元和 OLG。此外，在成人 CNS 内亦发现髓鞘上其他相关分子如 MAG、少突胶质细胞髓鞘糖化蛋白（oligodendrocyte myelin glycoprotein，OMgp）可通过刺激 Nogo 受体发挥类似作用。近来丁素菊等报道 RRMS 患者 CSF 中 Nogo-A 抗体的阳性率明显高于对照组，提示其可能通过对 Nogo 的清除来促进 CNS 的组织修复。值得注意的是，某些免疫介质在 CNS 的炎症过程中有着益损的双重作用（如 IL-1β、TNF-α），其中 IL-1β 可通过促进一些 MMP 的有害效应或谷氨酸的细胞毒性加重 CNS 损伤，另一方面也调节睫状神经营养因子（ciliary neurotrophic factor，CNTF）或诱导胰岛素样生长因子-1（insulin-like growth factor-1，IGF-1）的产生以促进髓鞘的再生。与之类似，TNF-α 作为一种炎性细胞因子，当经由 TNF 受体 1（TNF receptor 1，TNFR1）作用时可直接发挥细胞毒性作用，而经由 TNF 受体 2（TNF receptor 2，TNFR2）作用时则支持髓鞘的再生。

第八节　疾病进展的免疫学机制

促成 MS 病情进展和持续性神经功能缺损的机制至今仍未完全明确，过去一度考虑残疾的积累是 CNS 的慢性脱髓鞘所引起，近来普遍认为 MS 的残疾进展更可能系轴索的功能紊乱所致，包括轴索横断以及沃勒变性（Wallerian degeneration）。MS 病灶内轴索丢失的程度不一，轴索密度仅为邻近正常表现脑白质（normal-appearing white matter，NAWM）的 $20\% \sim 80\%$，其丢失程度与疾病进展明显相关。轴索横断可通过数种机制发生，在 MS 病灶内由免疫应答激活所致炎性介质的释放可能造成轴索损害，轴索损害亦发生于慢性脱髓鞘病灶内，由于 OLG 向轴索提供的神经营养因子缺乏所致。尽管从逻辑意义上讲，轴索损害最终会导致 RRMS 向进展性病程的转变，但是亦应注意到在发病早期即可出现轴索横断，甚至发生于 MS 的早期阶段——即临床孤立综合征（clinically isolated syndrome，CIS）。通常在发病早期，MS 患者可以耐受轴索损害，在于其未受损的 CNS 组织能够代偿最初造成的损害，因此由炎性脱髓鞘所导致的早期轴索丢失过程提示，尽早开始干预治疗可能会有利于改变 MS 的疾病进程。与 RRMS 不同（表 7-3），进展型 MS 患者对免疫调节治疗的效果差，有学者提出可能是因为炎症"陷落"于"已关闭"的 BBB 而使得药物不能进入病灶所致（图 7-3），但也有研究报道 SPMS 和 PPMS 患者脑微血管内皮细胞处的紧密连接存在着渗漏，不仅见于病灶内，亦累及 NAWM、灰质等部位，提示在 MS 进展期出现广泛和持续的 BBB 渗漏。

表 7-3　RRMS 和进展型 MS 的差异

	RRMS	进展型 MS
MRI 增强病灶	+++	（+）/-
对抗炎或免疫调节治疗的反应	+++	-
病理改变		
局部炎性病灶和不同程度的轴索破坏	+++	++（在病灶边缘或非活动期病灶内）
NAWM 的弥散损害	+	+++
灰质的脱髓鞘（大脑和小脑皮质）	+	+++

对于 MS 进展期的病因，其非炎性的特征令人想到了更可能系神经变性所致，然而病理学证据表明炎症和脱髓鞘仍为该疾病阶段的突出特征。相应地，已经报道了 MS 患者 CNS 白质内广泛的 T 细胞浸润、小胶质细胞的激活以及轴突运输（axonal transport）的紊乱，与疾病进展相关的慢性活动性、逐渐扩大的病灶伴随着 T 细胞浸润、脱髓鞘和进行性的轴索损害等改变。由于皮质的脱髓鞘病变在长病程者中经常扩展，提示此病变可能造成了疾病晚期的症状。有趣的是，在进展型 MS 患者中发现了位于软脑膜下皮质病灶附近和脑膜内的异位淋巴滤泡，且与活动期脱髓鞘软膜下的皮质病灶相关，可能促进了脑内炎症。迄今，几无证据表明轴索损害的发生独立于适应性免疫应答，或仅作为晚期病变出现。目前认为造成轴索损害的机制主要有 $CD8^+$ CTL 和神经毒性小胶质细胞的作用、谷氨酸兴奋毒性以及线粒体损害。有研究发现早期 MS 病灶内 $CD8^+$ T 细胞和巨噬细胞的数量与轴索丢失程度相关，且 $CD8^+$ CTL 与急性期 MS 病灶内的脱髓鞘轴索密切接触，似乎已被极化，提示一种直接的细胞毒性攻击。大量的谷氨酸可由激活的淋巴细胞和小胶质细胞产生，过量的谷氨酸作用于轴索上的受体引起轴突内钙超载而损伤轴索。在 EAE 研究中，给予小鼠受体（AMPA/红藻氨酸盐）拮抗剂后可以减轻其临床病情并提高轴索和 OLG 的存活，在一项应用抑制谷氨酸释放的药物——利鲁唑（riluzole）治疗 PPMS 的小规模临床研究中，显示

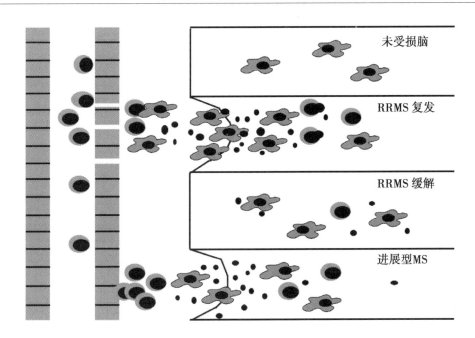

图 7 - 3　在进展型多发性硬化的中枢神经系统（central nervous system，CNS）内，炎症不同于复发 - 缓解型 MS（relapsing - remitting MS，RRMS）。在 RRMS 的复发期，血脑屏障（blood - brain barrier，BBB）开放，大量的血源性 T 细胞、单核细胞/吞噬细胞进入 CNS 实质并在局部释放炎性因子，在缓解期，BBB 被修复，实质内 T 细胞数量和小胶质细胞的激活显著下降。在进展型 MS 中，炎症陷落于"关闭"的 BBB，CNS 实质的损害被各种作用于小胶质细胞和一些实质内 T 细胞的因子所激发。（摘自 Bradl M，Lassmann H. Progressive multiple sclerosis. Semin Immunopathol，2009，31：455 - 465.）

该药对轴索丢失（MRI 所示脑萎缩）的中等疗效。与 RRMS 患者比较，激活的小胶质细胞被更多地发现于进展型 MS，且与脑白质炎症明显相关；此外，在 MS 病灶内激活的小胶质细胞过度表达 iNOS 和产生谷氨酸，而轴索结间轴膜上表达谷氨酸受体（glutamate receptor，GluR），过量的谷氨酸作用于轴索上 GluR 引起轴索内钙超载引起了轴索损害；iNOS 的上调则使得 NO 的产生增多，NO 上调 IP3 受体和 RYR 活性，促进钙释放，轴索内的钙超载亦造成轴索的损害。在进展型 MS 患者 CNS 慢性病灶内脱髓鞘轴索有明显的线粒体功能紊乱，表现为呼吸链复合物 IV 的活性降低，在非活动期病灶内，线粒体质量（mitochondrial mass）以及呼吸链活性明显升高，可能反映了一个在炎症减退时用于补偿缺陷的机制；线粒体功能紊乱所致的能量代谢失败导致对来自轴索轴浆的钠离子清除障碍，轴浆内累积的钠离子通过钠钾交换体（sodium/calcium exchanger）的逆运转（reverse operation）被钙离子替代，之后随着钙通道的激活，最终导致轴索的钙超载和轴索变性。对于线粒体功能紊乱的原因尚不清楚，目前认为可能主要为反应性的 NO 所致，已发现 iNOS 过度表达于 MS 病灶内并促成 NO 的大量生成，NO 直接与线粒体呼吸链的细胞色素 C（COX）- 1 结合并致使其失活，从而造成线粒体的功能缺陷。

（刘广志　杨亭亭）

参 考 文 献

［1］ Astier AL，Hafler DA. Abnormal Tr1 differentiation in multiple sclerosis. J Neuroimmunol，2007，191（1 - 2）：70 - 78.

［2］ Barton GM，Medzhitov R. Control of adaptive immune responses by Toll - like receptors. Curr Opin Immunol，2002，14（3）：380 - 383.

［3］ Becher B，Giacomini PS，Pelletier D，et al. Interferon - gamma secretion by peripheral blood T - cell subsets in multiple sclerosis：correlation with disease phase and interferon - beta therapy. Ann Neurol，1999，45（2）：247 - 250.

［4］ Ben Nun A，Cohen IR. Experimentantal autoimmune encephalomyelitis (EAE) mediated by T cell lines：process of selection of lines and characterization of the cells. J Immunol，1982，129 (1)：303 - 308.

［5］ Bendandi M，Villoslada P. IL - 10 suppressor activity and ex vivo Tr1 cell function are impaired in multiple sclerosis. Eur J Immunol，2008，38 (2)：576 - 586.

［6］ Beyersdorf N，Gaupp S，Balbach K，et al. Selective targeting of regulatory T cells with CD28 superagonists allows effective therapy of experimental autoimmune encephalomyelitis. J Exp Med，2005，202 (3)：445 - 455.

［7］ Bradl M，Lassmann H. Progressive multiple sclerosis. Semin Immunopathol，2009，31：455 - 465.

［8］ Broholm H，Andersen B，Wanscher B，et al. Nitric oxide synthase expression and enzymatic activity in multiple sclerosis. Acta Neurol Seand，2004，109 (4)：261 - 269.

［9］ Brusko TM，Putnam AL，Bluestone JA. Human regulatory T cells：role in autoimmune disease and therapeutic opportunities. Immunol Rev，2008，223：371 - 390.

［10］ Buckle GJ，Hollsberg P，Hafler DA. Activated CD8$^+$ T - ells in secondary progressive MS secrete lymphotoxin. Neurology，2003，60 (4)：702 - 705.

［11］ Chess L，Jiang H. Resurrecting CD8$^+$ suppressor T - cells. Nat Immunol，2004，5 (5)：469 - 471.

［12］ Corcione A，Casazza S，Ferretti E，et al. Recapitulation of B - cell differentiation in the central nervous system of patients with multiple sclerosis. Proc Natl Acad Sci USA，2004，101 (30)：11064 - 11069.

［13］ Crawford MP，Yan SX，Ortega SB，et al. High prevalence of autoreactive，neuroantigen - specific CD8$^+$ T - cells in multiple sclerosis revealed by novel flow cytometric assay. Blood，2004，103 (11)：4222 - 4231.

［14］ Derfuss T，Parikh K，Velhin S，et al. Contactin - 2/TAG - 1 - directed autoimmunity is identified in multiple sclerosis patients and mediates gray matter pathology in animals. Proc Natl Acad Sci U S A，2009，106 (20)：8302 - 8307.

［15］ Dutta R，Trapp BD. Pathogenesis of axonal and neuronal damage in multiple sclerosis. Neurology，2007，68 (22 Suppl 3)：S22 - S31.

［16］ Fernández M，Montalban X，Comabella M. Orchestrating innate immune responses in multiple sclerosis：molecular players. J Neuroimmunol，2010，225 (1 - 2)：5 - 12.

［17］ Friese MA，Jakobsen KB，Friis L，et al. Opposing effects of HLA class I molecules in tuning autoreactive CD8$^+$ T cells in multiple sclerosis. Nat Med，2008，14 (11)：1227 - 1235.

［18］ Gandhi R，Laroni A，Weiner HL. Role of the innate immune system in the pathogenesis of multiple sclerosis. J Neuroimmunol，2010 ，221 (1 - 2)：7 - 14.

［19］ Gonzenbach RR，Schwab ME. Disinhibition of neurite growth to repair the injured adult CNS：Focusing on Nogo. Cell Mol Life Sci，2008，65 (1)：161 - 176.

［20］ Han MH，Hwang SI，Roy DB，et al. Proteomic analysis of active multiple sclerosis lesions reveals therapeutic targets. Nature，2008，451 (7182)：1076 - 1081.

［21］ Heppner F L，Greter M，Marine D，et al. Experimental autoimmune encephalomyelifts repressed by microglial paralysis. Nat Med，2005，11 (2)：146 - 152.

［22］ Hoftberger R，Aboul - Enein F，Brueck W，et al. Expression of major histocompatibility complex class I molecules on the different cell types in multiple sclerosis lesions. Brain Pathol，2004，14 (1)：43 - 50.

［23］ Hu D，Ikizawa K，Lu L，et al. Analysis of regulatory CD8 T - cells in Qa - 1 - deficient mice. Nat Immunol，2004，5 (5)：516 - 523.

［24］ Huan J，Culbertson N，Spencer L，et al. Decreased FOXP3 levels in multiple sclerosis patients. J Neurosci Res，2005，81 (1)：45 - 52.

［25］ Johnson AJ，Suidan GL，McDole J，et al. The CD8 T cell in multiple sclerosis：Suppressor cell or mediator of neuropathology?. Int Rev Neurobiol，2007，79：73 - 97.

［26］ Karnezis T，Mandemakers W，McQualter JL，et al. The neurite outgrowth inhibitor Nogo A is involved in autoimmune - mediated demyelination. Nat Neurosci，2004，7 (7)：736 - 744.

［27］ Killestein J，Kalkers NF，Polman CH. Glutamate inhibition in MS：the neuroprotective properties of riluzole. J Neurol

Sci, 2005, 233 (1 - 2): 113 - 115.

[28] Kim HJ, Ifergan I, Antel JP, et al. Type 2 monocyte and microglia differentiation mediated by glatiramer acetate therapy in patients with multiple sclerosis. J Immunol, 2004, 172 (11): 7144 - 7153.

[29] Kivisakk P, Mahad DJ, Callahan MK, et al. Expression of CCR7 in multiple sclerosis: implications for CNS immunity. Ann Neurol, 2004, 55 (5): 627 - 638.

[30] Kulina C, Schmidt S, Dornmair K, et al. Multiple sclerosis: brain - infiltrating CD8$^+$ T - cells persist as clonal expansions in the cerebrospinal fluid and blood. Proc Natl Acad Sci USA, 2004, 101 (8): 2428 - 2433.

[31] Kutzelnigg A, Lucchinetti CF, Stadelmann C, et al. Cortical demyelination and diffuse white matter injury in multiple sclerosis. Brain, 2005 128 (pt11): 2705 - 2712.

[32] Li W, Walus L, Rabacchi SA, et al. A neutralizing anti - Nogo66 receptor monoclonal antibody reverses inhibition of neurite outgrowth by central nervous system myelin. J Biol Chem, 2004, 279 (42): 43780 - 43788.

[33] Li Y, Chu N, Hu A, et al. Increased IL - 23p19 expression in multiple sclerosis lesions and its induction in micmglia. Brain, 2007, 130 (Pt 2): 490 - 501.

[34] Liu GZ, Fang LB, Hjelmstrom P, et al. Increased CD8$^+$ central memory T cells in patients with multiple sclerosis. Mult Scler, 2007, 13 (2): 149 - 155.

[35] Liu GZ, Gomes AC, Fang LB, et al. Decreased 4 - 1BB expression on CD4$^+$ CD25^{high} regulatory T cells in peripheral blood of patients with multiple sclerosis. Clin Exp Immunol, 2008, 154 (1): 22 - 29.

[36] Liu GZ, Gomes AC, Putheti P, Karrenbauer V, Kostulas K, Press R, Hillert J, Hjelmstrom P, Gao XG. Increased soluble 4 - 1BB ligand (4 - 1BBL) levels in peripheral blood of patients with multiple sclerosis. Scand J Immunol, 2006, 64 (4): 412 - 419.

[37] Magliozzi R, Howell O, Vora A, et al. Meningeal B - cell follicles in secondary progressive multiple sclerosis associate with early onset of disease and severe cortical pathology. Brain, 2007, 309 (pt4): 1089 - 1104.

[38] Mahad DJ, Ziabreva I, Campbell G, et al. Detection of cytochrome c oxidase activity and mitochondrial proteins in single cells. J Neurosci Methods, 2009, 184 (2): 310 - 319.

[39] Mars LT, Bauer J, Gross DA, et al. CD8 T cell responses to myelin oligodendrocyte glycoprotein - derived peptides in humanized HLA - A * 0201 - transgenic mice. J Immunol, 2007, 179 (8): 5090 - 5098.

[40] Martinez - Forero I, Garcia - Munoz R, Martinez - Pasamar S, et al. IL - 10 suppressor activity and ex vivo Tr1 cell function are impaired in multiple sclerosis. Eur J Immunol, 2008, 38 (2): 576 - 586.

[41] Mathey EK, Derfuss T, Storch MK, et al. Neurofascin as a novel target for autoantibody - mediated axonal injury. J Exp Med, 2007, 204 (10): 2363 - 72.

[42] McGeachy MJ, Stephens LA, Anderton SM. Natural recovery and protection from autoimmune encephalomyelitis: contribution of CD4$^+$ CD25$^+$ regulatory cells within the central nervous system. J Immunol, 2005, 175 (5): 3025 - 3032.

[43] Mehling M, Brinkmann V, Antel J, et al. FTY720 therapy exerts differential effects on T cell subsets in multiple sclerosis. Neurology, 2008, 71 (16): 1261 - 1267.

[44] O'Connor KC, Chitnis T, Griffin DE, et al. Myelinbasic protein - reactive autoantibodies in the serum andcerebrospinal fluid of multiple sclerosis patients are characterized by low - affinity interactions. J Neuroimmunol, 2003, 136 (1 - 2): 140 - 148.

[45] Ouardouz M, Coderre E, Basak A, et al. Glutamate receptors on myelinated spinal cord axons: I. GluR6 kainate receptors. Ann Neurol, 2009, 65 (2): 151 - 159.

[46] Ouardouz M, Coderre E, Zamponi G W, et al. Glutamate receptors on myelinated spinal cord axons: II. AMPA and GhR5 receptors. Ann Neurol, 2009, 65 (2): 160 - 166.

[47] Pender, M. P. Treating autoimmune demyelination by augmenting lymphocyte apoptosis in the central nervous system. J. Neuroimmunol, 2007, 191 (1 - 2): 26 - 38.

[48] Reindl M, Khantane S, Ehling R, et al. Serum and cerebrospinal fluid antibodies to Nogo - A in patients with multiple sclerosis and acute neurological disorders. J Neurroimmunol, 2003, 145 (1 - 2): 139 - 147.

[49] Rovaris M, Gambini A, Gallo A, et al. Axonal injury in early multiple sclerosis is irreversible and independent of the short‐term disease evolution. Neurology, 2005, 65 (10): 1626-1630.

[50] Sastre‐Garriga J, Comabella M, Brieva L, et al. Decreased MMP‐9 production in primary progressive multiple sclerosis patients. Mult Scler, 2004, 10 (4): 376-380.

[51] Schwab ME. Nogo and axon regeneration. Curr Opin Neurobiol, 2004, 14 (1): 118-124.

[52] Serafini B, Rosicarelli B, Magliozzi R, et al. Detection of ectopic B‐cell follicles with germinal centers in the meninges of patients with secondary progressive multiple sclerosis. Brain Pathol, 2004, 14 (2): 164-174.

[53] Stasiolek M, Bayas A, Kruse N, et al. Impaired maturation and altered regulatory function of plasmacytoid dendritic cells in multiple sclerosis. Brain, 2006, 129 (Pt 5): 1293-305.

[54] Tzartos JS, Friese MA, Craner MJ, et al. Interleukin‐17 production in central nervous system‐infiltrating T cells and glial cells is assocciated with active disease in multiple sclerosis. Am J Pathol, 2008, 172 (1): 146-155.

[55] Venken K, Hellings N, Hensen K, et al. Secondary progressive in contrast to relapsing‐remitting multiple sclerosis patients show a normal CD4$^+$CD25$+$ regulatory T‐cell function and FOXP3 expression. J Neurosci Res, 2006, 83 (8): 1432-1446.

[56] Weber MS, Starck M, Wagenpfeil S, et al. Multiple sclerosis: glatiramer acetate inhibits monocyte reactivity in vitro and in vivo. Brain, 2004, 127 (Pt6): 1370-1378.

[57] Williams A, Piaton G, Lubetzki C. Astrocytes‐friends or foes in multiple sclerosis? Glia, 2007, 55 (13): 1300-1312.

[58] Yadav V, Marracci G, Lovera J, et al. Lipoic acid in multiple sclerosis: a pilot study. Mult Scler, 2005, 11 (2): 159-165.

[59] Zang YC, Li S, Rivera VM, et al. Increased CD8$^+$ cytotoxic T cell responses to myelin basic protein in multiple sclerosis. J Immunol, 2004, 172 (8): 5120-5127.

[60] Zozulya AL, Wiendl H. The role of regulatory T cells in multiple sclerosis. Nat Clin Pract Neurol, 2008, 4 (7): 384-398.

[61] 高枫, 李群彦, 郝洪军, 等. 多发性硬化患者抗髓鞘少突胶质细胞糖蛋白抗体的检测及其意义. 中风与神经疾病杂志, 2005, 22 (1): 48-50.

[62] 刘广志, 高旭光. 多发性硬化患者外周血 CD4$^+$CD25^{high} T 细胞上 4-1BB 和 GITR 的表达. 中国免疫学杂志, 2008, 24 (2): 171-173.

[63] 刘广志, 高旭光. 多发性硬化患者外周血肿瘤坏死因子超家族成员 LIGHT 及其受体 HVEM 的表达. 中国神经免疫学和神经病学杂志, 2005, 12 (5): 250-252.

[64] 刘广志, 高旭光. 多发性硬化细胞免疫学研究进展. 中华医学杂志, 2007, 87 (39): 2805-2807.

[65] 王超, 刘广志, 高旭光. 多发性硬化的 T 细胞研究进展. 中国神经免疫学和神经病学杂志, 2009, 16 (2): 151-152.

[66] 王水平, 吴涛, 陶珍, 等. 急性期多发性硬化患者脑脊液及血清髓鞘少突胶质细胞糖蛋白抗体、髓鞘相关生长抑制因子抗体的检测及意义. 临床神经病学杂志, 2010, 23 (4): 244-247.

[67] 夏君慧, 张旭. 髓鞘少突胶质细胞糖蛋白抗体在多发性硬化中的意义. 中国神经免疫学和神经病学杂志, 2008, 15 (6): 397-399.

第 **8** 章

多发性硬化的诊断

第一节 引 言

作为一种发生于中枢神经系统（central nervous system，CNS）多部位的脱髓鞘疾病，多发性硬化（multiple sclerosis，MS）的诊断仍然是医生面临的最大难题，MS 的临床表现多样，缺乏特异性，且迄今缺乏特异性的生物学检测指标。尽管 MRI 技术的广泛应用使诊断的准确性得以极大提高，但是仍有很多患者难以及早确诊。MS 的显著特点为时间上的多发性（多次发作）及空间上的多发性（多个病变部位），诊断该病时特别强调须排除其他疾病。早在 20 世纪 30 年代，Allison 等首先提出了 MS 的诊断标准，至 1954 年方被系统性地应用，包括早期（early）、近乎确诊（probable）、可能（possible）和摒弃（discarded）诊断。到了 60 年代，Bauer 和 Broman 等做了部分修订，增加了"确诊（definite）"，并整合了脑脊液（cerebrospinal fluid，CSF）免疫学检查，同期 Schumacher 和 Kurtzke 等进一步对"确诊"进行了修改。70 年代，McAlpine 和 Rose 等对"近乎确诊"和"可能"诊断做了修改，McDonald 等首次将诱发电位作为亚临床检查纳入诊断标准内。80 年代后随着影像学及 CSF 免疫学指标如寡克隆区带（oligoclonal band，OCB）等的应用，Poser 等遂于 1983 年提出包括临床和实验室诊断标准的新标准，该标准纳入了诱发电位、CSF 免疫学等检查作为重要的诊断依据，应用较为广泛，然而，在亚洲患者中由于 OCB 阳性率相对较低，对实验室确诊及实验室可能的诊断帮助不大。随着神经影像学技术的发展，MRI 检查已成为 MS 诊断和鉴别诊断的必要手段之一，由此国际 MS 诊断专家组于 2001 年提出了新的 McDonald 标准，主要增加了 MRI 病灶在时间上和空间上多发性的标准，且首次涉及 MS 的早期改变——临床孤立综合征（clinically isolated syndrome，CIS），随后又做了进一步的修订（2005）和简化（2010）。

第二节 多发性硬化临床病程的特点

根据病程特点，MS 可分为不同的临床亚型，主要包括复发-缓解型 MS（relapsing-remitting MS，RRMS）、继发进展型 MS（secondary progressive MS，SPMS）、原发进展型 MS（primary progressive MS，PPMS）。其中，RRMS 约占全部 MS 患者的 85%，表现为急性发作后完全恢复或有后遗症，两次复发期间病情稳定，多数 RRMS 在发病 10 年左右后转变为 SPMS，逐渐出现不可逆性神经功能缺损。PPMS 约占全部 MS 患者的 15%，表现为进行性的病程，仅有短暂、不明显的症状改善。

第三节 多发性硬化的首发症状和体征

国人 MS 多为急性或亚急性起病，而西方人则以慢性起病者居多。与对国人的研究结果基本一致，西方人 RRMS 常见于年轻成人，发病年龄在 15～50 岁之间，且女性多于男性（男女比例为 1∶2～3）；PPMS 则好发于中年人，30～60 岁之间，男女比例约为 1∶1。

MS 的首发症状复杂多样，但均不具有 MS 特异性，主要包括：①视力障碍，主要表现为视物模糊或单眼视力减退甚至完全丧失，而部分患者在视力障碍出现之前会出现眼球表面和球后的锐痛或钝痛，在眼睛转动时症状明显加重。②感觉症状：多为痛觉消失；亦有感觉异常，复杂多变，有麻木、(腹部或胸部)束带感、麻刺感、不舒适感、烧灼痛等，症状呈偏侧或双侧分布，劳累或者体温升高时加重，如出现 Lhermitte 征，则强烈提示颈髓的功能异常。③无力：经常在过度用力后或体温升高时才被患者发现，可发生于身体的各个部位(尤以下肢为著)，时常伴有肌肉僵硬、痛性痉挛或阵挛发作。④疲劳：与体力活动不相称，通常在下午加重，休息后不能减轻。⑤复视：通常系第Ⅵ对脑神经麻痹或者核间性眼肌麻痹所致，多不伴有瞳孔或者眼睑的改变，常在向一侧水平或上下注视时出现。⑥眩晕：多为脑干受累所致的中枢性眩晕，常伴有其他症状，如复视、振动性幻视、构音障碍和(或)麻木，耳鸣和听力下降则少见。⑦直肠、膀胱和性功能异常：常表现为尿频、便秘或便秘与腹泻交替出现、性欲减退，多合并感觉或运动功能(尤其是下肢)异常，提示存在脊髓损害。⑧其他：少见头痛、延髓麻痹、癫痫、颈痛、精神异常、眼睑下垂、失语、面瘫、智能减退、三叉神经痛、瘙痒、关节痛、肥胖、多饮多食等改变。

通常 MS 患者的神经系统体征与其首发症状相应出现。由视神经炎引起的视力障碍者可见视力减退、视野缺损、相对性传入性瞳孔反应缺陷(relative afferent pupillary defect，RAPD)以及少见的视盘水肿或苍白。对于周围神经的异常，由横贯性脊髓损害所致的感觉障碍在腹部或胸部可查及明显的感觉障碍平面。复视患者可有核间性眼肌麻痹(internuclear ophthalmoplegia，INO)或外展不能。INO 通常为双侧性，而外展无力往往呈单侧，亦可观察到眼球追踪或扫视运动障碍。有无力症状者在正常检查中可发现伴或不伴肌张力改变的肌力减退，肌张力可正常或增高，腱反射亢进及病理反射阳性。平衡障碍少见，可能由多种病因造成，包括视力障碍、感觉缺失、小脑功能障碍或无力等。

第四节　相关的辅助检查

一、MRI

MS 的病理学特征是累及 CNS 的多发性脱髓鞘病灶，包括大脑、视神经及脊髓。作为最敏感的神经影像学方法，常规 MRI 扫描在病程早期，甚至在临床确诊之前，已被越来越广泛地应用，现已成为 MS 诊断和鉴别诊断的必要手段。目前发表了多个 MS 的 MRI 标准(如 Barkhoff)，且被应用于 McDonald 等提出的诊断标准中。常规 MRI 包括 T_1 加权像、双回波自旋回波成像(T_2 加权像、质子加权成像)、液体衰减翻转恢复(fluid attenuated inversion recovery，FLAIR)和强化后 T_1 加权像能客观地反映 MS 病变。另一方面，迄今为止尚无任何试验表明单用 MRI 就可诊断 MS，究其原因在于脑 MRI 病灶并无特异性。而其他疾病亦可有类似表现，因此 MS 的诊断亦须结合其相应的临床特征进行。近年来，磁共振新技术的出现，包括 MR 波谱分析、磁化转移成像(magnetic transfer imaging，MTI)、弥散加权(diffusion weighted，DW)像和功能 MRI 等，从不同角度为 MS 的诊断提供了更多信息，进而为更敏感和特异地反映 MS 的病理生理学改变提供了帮助。

二、诱发电位

对于部分 MS 患者而言，尽管其未出现明显的临床症状，但疾病活动会造成视觉、听觉和感觉通路上相应的生理改变。鉴于周围和中枢神经系统疾病可能会出现类似症状，因此将二者区分开来对于 MS 的诊断很重要。在这些情况下，应用诱发电位检查进行判断就显得非常必要。目前临床存在多种诱发电位，最常用的是视觉诱发电位(visual evoked potentials，VEP)、脑干听觉诱发电位(brainstem auditory evoked potentials，BAEP)、体感诱发电位(somatosensory evoked potentials，SSEP)。通常 VEP 测定视交叉前视觉传导通路的神经传导潜伏期，BAEP 测定脑干听觉通路神经传导的潜伏期，而 SSEP 则测定躯体感觉传导通路的潜伏期。迄今，多项研究评价了这些诱发电位的特异性和敏感性，发现其中 VEP 最为可靠。如果排除视网膜病变，

P_{100}潜伏期延长或者两眼 P_{100} 潜伏期明显不同，就会提示一侧或双侧视神经异常，波幅和波形可能也有变化，当然这些改变对于判断视神经有无髓鞘脱失并不具有特异性。BAEP 和 SSEP 技术上较难操作，由于人为因素的影响导致其对于脱髓鞘疾病的特异性也较低。如果患者仅有单一的神经功能缺损症状，且神经系统查体和 MRI 检查阳性结果亦很少，那么亚临床 CNS 病变证据的发现将无疑有助于 MS 的诊断。

三、CSF 分析

在影像学技术得以长足进展之前，CSF 分析一直被认为系支持 MS 诊断的亚临床依据之一。在制定 MRI 标准之前，CSF 结果在以往几十年中对于诊断的作用极大，甚至以往的诊断将鞘内免疫球蛋白 G（immunoglobulin G，IgG）合成的增高或 OCB 的出现用于替代病灶在时间上多发性的临床依据。自 20 世纪 80 年代起，CSF 分析结果与影像学相结合，被公认可增加 MS 确诊（见于 Poser 诊断标准）的特异性甚至敏感性；而 21 世纪初新提出的 McDonald 标准（2001）则仍纳入了 MRI 和 CSF 检查结果作为诊断依据，尽管 2010 版 McDonald 标准在确诊 RRMS 时仅强调 MRI 证据并淡化了 CSF 分析的价值。

对于 MS 患者的 CSF 细胞学研究发现，较之于 PPMS 或 SPMS 患者，单个核细胞的轻度升高更多见于 RRMS 患者，但其细胞数量一般少于 $20cells/mm^3$，且多为淋巴细胞或单核细胞；如果数量多于 $50cells/mm^3$，就需怀疑 MS 的诊断。MS 患者的 CSF 蛋白水平正常或轻度增高，通常利用 CSF 和血清 IgG 以及总蛋白水平计算 IgG 指数和 IgG 24h 鞘内合成率，如升高提示有 CNS 鞘内 IgG 的异常合成，系 CSF 中某些特殊的 IgG 组分增多所致（而非全部抗体）。如果检测正确，这些增加的抗体组分表现为多个条带（即 OCB），仅出现于 CSF 而非对应的血清中。恰当的检测技术可以提高这些条带的检出率，目前标准的 OCB 检测方法是蛋白质的等电点聚焦及免疫固定技术。

第五节　多发性硬化的诊断标准

一、McDonald 诊断标准

新的诊断标准是指在 2001 年由国际 MS 小组提出的 McDonald 诊断标准，该标准在诊断 MS 时分为 MS（完全符合标准，其他疾病不能更好地解释临床表现）、可能 MS（不完全符合标准，临床表现怀疑 MS）及非 MS（在随访和评估过程中发现其他能更好地解释临床表现的疾病）。该标准突出了 MRI 在 MS 诊断中的作用，尤其是 MRI 病灶在时间及空间上的多发性，对于 MS 早期诊断亦有价值（特别是对于 CIS 的诊断），为及早地应用疾病修正治疗（disease modifying treatment，DMT）提供了充分证据，同时也提出了 PPMS 的诊断。然而，该标准强调的脑部病灶数量尚值得商榷，所规定的脊髓病灶长度不得超过 3 个椎体节段在亚洲应用时亦不完全适用（表 8-1）。

表 8-1　2001 版 McDonald 多发性硬化诊断标准

临床表现	所需的附加证据
2 次或 2 次以上发作（复发）；2 个或更多临床病灶	不需要附加证据，临床证据已足够 ［若有附加证据，则须与多发性硬化（multiple sclerosis，MS）一致］
2 次或 2 次以上发作；1 个客观的临床病灶	由以下证据证明疾病在空间上的多发性： （1）[a]MRI；或 （2）有 2 个或更多与 MS 一致的 MRI 病灶，且[b]脑脊液阳性；或 （3）等待进一步的临床发作以显示不同部位的病变

续表

临床表现	所需的附加证据
1 次发作；2 个或更多客观的临床病灶	由以下证据证明疾病在时间上的多发性： (1) [c] MRI；或 (2) 第 2 次临床发作
1 次发作；1 个客观的临床病灶（单一症状，临床孤立综合征）	由以下证据证明疾病在空间上的多发性： (1) MRI；或 (2) 有 2 个或更多与 MS 一致的 MRI 病灶，且脑脊液阳性。 和由以下证据证明疾病在时间上的多发性： (1) MRI；或 (2) 第二次临床发作
提示 MS 的隐袭进展性神经功能障碍（即原发进展型 MS）	脑脊液阳性；和 由以下证据证明疾病在时间上的多发性，包括： (1) 9 个或更多的脑部 T_2 病灶 ；或 (2) 2 个或更多的脊髓病灶；或 (3) 4～8 个脑部和 1 个脊髓病灶；或 (4) [d] 视觉诱发电位异常和 4～8 个脑部病灶；或 (5) 少于 4 个脑部病灶加 1 个脊髓病灶。 和由以下证据证明疾病在时间上的多发性： (1) MRI，或 (2) 持续进展 1 年以上

[a] 在空间上呈多发性的 MRI 证据（必须具备下述 4 项中的 3 项）：①1 个强化病灶或 9 个长 T_2 信号病灶（若无强化病灶）；②至少 1 个幕下病灶；③至少 1 个近皮质病灶；④至少 3 个脑室旁病灶（1 个脊髓病灶能替代 1 个脑部病灶）。[b] 脑脊液阳性：脑脊液寡克隆区带阳性或增高的 IgG 合成率；[c] 在时间上呈多发性的 MRI 证据：①临床发作后至少 3 个月行 MRI 检查，在与最初临床事件所提示的不同病灶部位出现强化病灶，如未见强化病灶，3 个月（推荐）后的随访发现 1 个强化或新 T_2 病灶亦可满足条件；或②在临床发作后 3 个月内行 MRI 检查，在 3 个月或之后复查 MRI 显示 1 个新的强化病灶，然而如未见强化病灶，在首次 MRI 检查后 3 个月内复查出现 1 个新的强化或 T_2 病灶亦可满足条件。[d] 视觉诱发电位异常：视觉诱发电位波形不变但潜伏期延长。

与 Poser 标准相似，McDonald 标准将发作定义为具有 MS 所见的神经功能障碍，临床表现包括主观描述或客观体征，最少持续 24h，且应排除假性发作或单次发作性表现。两次发作间隔大于 30d。对于 2 次以上发作且有 2 个以上临床病灶的患者，在诊断 MS 时应注意 MRI、CSF 和 VEP 中至少一项异常，如果上述检查均无异常，诊断应谨慎，须排除其他疾病。

2005 年，该小组对 2001 版 McDonald 标准又做了一些修订，主要包括：①在空间上呈多发性的 MRI 标准中，对脊髓病灶的规定更改为"1 个脊髓病灶可代替 1 个幕下病灶（但近皮质病灶或脑室旁病灶除外），单个脊髓病灶可被计入脑部病灶以达到需要的 9 个 T_2 高信号病灶。同样，1 个强化脊髓病灶可被计作 2 次（如 1 个强化病灶和 1 个幕下病灶）；②在时间上呈多发性的 MRI 标准中，将 2001 版标准中"在临床发作后 3 个月内行 MRI 检查，在 3 个月或之后复查 MRI"，修改为"初次临床事件发作至少 30d 后，与参照扫描相比，任何时间检测到 1 个新的 T_2 病灶"；③进一步添加了针对脊髓病灶"无或轻微的脊髓膨胀、T_2 加权像呈高信号改变、病灶直径至少 3 mm、长度小于 2 个脊椎节段且只占据脊髓横断面的一部分"的细节规定；④CSF 阳性不再作为诊断 PPMS 的必要条件，修改为"病变进展达到 1 年以上（通过前瞻或回顾性研究发现）以及符合下列 3 项中的 2 项：a. 脑部 MRI 阳性（9 个 T_2 病变；或 4 个及 4 个以上 T_2 病灶伴 VEP 异常）；b. 脊髓 MRI 阳性（2 个局灶性 T_2 病变）；c. CSF 阳性"。

　　2010 年修订的 McDonald 标准进一步对诊断过程进行了简化，主要减少了以往要求的 MRI 检查次数（即取消了 MRI 检查时间间隔的限制），对在时间和空间上呈多发性的 MRI 标准亦做了修改（表 8 - 2）。

表 8 - 2　2010 版 McDonald 多发性硬化（multiple sclerosis，MS）诊断标准

临床表现	诊断 MS 必需的进一步证据
≥2 次临床发作[a]；≥2 个病灶的客观临床证据或 1 个病灶的客观临床证据并有 1 次先前发作的合理病史证据[b]	无[c]
≥2 次临床发作[a]；1 个病灶的客观临床证据	空间上呈多发性须具备下列 2 项中的任何 1 项： （1）4 个发生于 MS 的典型 CNS 病灶区域（脑室旁、近皮质、幕下或脊髓）[d]中至少 2 个区域有≥1 个 T_2 病灶 （2）等待累及 CNS 不同部位的再次临床发作[a]
1 次临床发作[a]；≥2 个病灶的客观临床证据	时间上呈多发性须具备下列 3 项中的任何 1 项： （1）任何时间 MRI 检查同时存在无症状的强化和非强化病灶 （2）随访 MRI 检查有新发 T_2 病灶和（或）强化病灶，不管与基线 MRI 扫描的间隔时间长短 （3）等待再次临床发作[a]，1 次临床发作[a]；
1 次临床发作[a]；1 个病灶的客观临床证据（临床孤立综合征）	空间的多发性须具备下列 2 项中的任何 1 项： （1）4 个发生于 MS 的典型 CNS 病灶区域（脑室旁、近皮质、幕下或脊髓）[d]中至少 2 个区域有≥1 个 T_2 病灶 （2）等待累及 CNS 不同部位的再次临床发作[a] 时间的多发性需符合以下 3 项中的任何 1 项： （1）任何时间 MRI 检查同时存在无症状的强化和非强化病灶 （2）随访 MRI 检查有新发 T_2 病灶和（或）强化病灶，不管与基线 MRI 扫描的间隔时间长短 （3）等待再次临床发作[a]
提示 MS 的隐袭进展性神经功能缺损（PPMS）	回顾或前瞻性发现表明疾病进展持续 1 年并具备下列 3 项中的 2 项[d]： （1）MS 特征性病灶区域（脑室旁、近皮质或幕下）有≥1 个 T_2 病灶以证明脑内病灶的空间上多发性 （2）脊髓内有≥2 个 T_2 病灶以证明脊髓病灶的空间上多发性 （3）脑脊液阳性［等电点聚焦示寡克隆区带阳性和（或）IgG 指数增高］

　　诊断分级：①MS：临床表现符合上述诊断标准且无其他更合理的解释；②可能 MS：疑似 MS 但不完全符合上述诊断标准；③非 MS：用其他诊断能更合理地解释临床表现。

　　[a]一次发作（复发、恶化）被定义为：①具有 CNS 急性炎性脱髓鞘病变特征性当前或既往事件；②由患者主观叙述或经客观检查发现；③持续至少 24 h；④无发热或感染征象。临床发作须由同期的客观检查证实；即使在缺乏 CNS 客观证据时，某些具有 MS 典型症状和进展的既往事件亦可为先前的脱髓鞘病变提供合理支持。患者主观叙述的发作性症状（既往或当前）应是持续至少 24 h 的多次发作。确诊 MS 前需确定：①至少有 1 次发作须由客观检查证实；②既往有视觉障碍的患者视觉诱发电位阳性；或 ③MRI 检查发现与既往神经系统症状相符的 CNS 区域有脱髓鞘改变。

　　[b]根据 2 次发作的客观证据所作出的临床诊断最为可靠。在缺乏神经系统受累的客观证据时，对 1 次既往发作的合理证据包括：①具有典型炎性脱髓鞘病变症状和进展的既往事件；②至少有 1 次由客观证据支持的临床发作。

　　[c]不需要额外的检查。但仍须借助影像学资料并依据上述诊断标准作出 MS 的相关诊断。当影像学或其他检查（如 CSF）结果为阴性时，应慎重诊断 MS 并考虑其他疾病的可能。诊断 MS 前必须满足：①所有临床表现无其他更合理的解释；和 ②有支持 MS 的客观证据。

　　[d]不需要强化病灶。对有脑干或脊髓综合征的患者，其责任病灶不在 MS 病灶数统计之列。

二、MS 诊断中应注意的问题及 McDonald 标准在国人中的应用状况

在 MS 诊断中应该强调如下几点：①脑部病灶数量是观察的一个方面，更重要的是观察病灶的分布、活动性及其特点，病灶有时间上或空间上的多发性，不能用其他病因来解释，尤其要着重观察近皮质病灶、脑室旁病灶、幕下病灶、胼胝体病灶；②CSF OCB 或 IgG 24h 鞘内合成率应采用统一的检测方法，实现检测的标准化，使各组间资料之间具有可比性；③为了排除其他疾病，应根据患者的发病特点拟定不同的辅助检查项目，包括自身抗体、抗中性粒细胞胞浆抗体（antineutrophil cytoplasmic antibodies，ANCA）、血管紧张素转换酶（angiotensin converting enzyme，ACE）、类风湿因子、抗链球菌溶血素"O"、红细胞沉降率、特殊感染检查（艾滋病、梅毒、乙型肝炎、丙型肝炎）、脑血管病相关检查（经颅多普勒、血脂、血糖、血管 B 超、数字减影血管造影术（digital subtraction angiography，DSA）等；④为了及早给予疾病修正治疗（disease - modifying therapy，DMT），可以接纳国外的 CIS 诊断，但须对内涵进行一定的限定。

自 McDonald 新标准在欧美等国应用以来被报道较 Poser 标准有更好的敏感性、特异性和准确性，但迄今在我国的应用情况报道不多，笔者的研究发现 Poser 标准和 McDonald 标准（2005）在诊断 MS（尤其在确诊 MS）时有明显的差异；简化后的 McDonald 标准（2010）的诊断敏感性略高于修订版标准（2005），但两者之间差别不大，提示简化版 McDonald 标准具有良好的实用性。

三、视神经脊髓型 MS 的提出及其诊断

由于遗传异质性、地域差异等可能影响因素的存在，中国和日本等亚洲国家的 MS 患者与欧美国家相比，多数以严重的视神经和脊髓病变为主。因此，日本学者 Kira 等在 1996 年提出了视神经脊髓型 MS（opticospinal MS，OSMS）的临床亚型，其诊断标准为：①主要病灶局限于视神经和脊髓；②无大脑和小脑症状；③存在轻微的脑干体征（如眼震、复视等）；④至少 1 次复发（≥2 次发作）。目前对该临床亚型尚有争议，美国 Weinshenker 等认为该亚型系复发的视神经脊髓炎（neuromyelitis optica，NMO），并将其纳入了 NMO 谱系疾病。尽管如此，亚太其他地区近年来陆续报道并证实了 OSMS 病例。在此基础上，部分亚洲学者提出了针对亚洲人 MS 的 McDonald 标准修订方案（表 8 - 3），对此需要今后更多的证据予以验证。

表 8 - 3　针对亚洲人 MS 的 McDonald 诊断标准（2005）的修订方案

McDonald 诊断标准（2005）	针对亚洲人 MS 的修订方案
脊髓 MRI	
脊髓病灶长度应不大于 2 个椎体节段	无病灶长度限制
无脊髓病灶水肿	无脊髓病灶水肿的限制
脊髓病灶应占据脊髓横断面的一部分	无脊髓病灶所占横断面多少的限制
头颅 MRI	
9 个 T_2 高信号病灶或 1 个强化病灶	不少于 4 个脑 T_2 高信号病灶或 1 个强化病灶；或在至少 2 个典型部位（近皮质、脑室旁、后颅窝和脊髓）内有一个病灶
脑脊液	
淋巴细胞数 <50 个/mm^3	无细胞数限制
限于脊髓的病变	
空间多发不应限于脊髓	对限于脊髓但在空间上明显独立的病灶，应视为空间多发

第六节 鉴别诊断

当患者的临床表现和实验室检查结果不典型时，应质疑 MS 的诊断并考虑替代诊断，如表 8-4 所示，下列不常见特征（即"红旗"）者提醒临床医师须考虑其他疾病的可能。

表 8-4 误诊为多发性硬化的"红旗"特点

1. 在病史和查体方面的"红旗（red flag）"
（1）神经系统查体正常
（2）单一部位的病变，无空间多发
（3）起病呈进展性，无时间多发
（4）儿童期或大于 50 岁发病
（5）有精神科病变，可用其他疾病解释
（6）有全身病变，可用其他疾病解释
（7）明确的家族史，须考虑遗传病可能
（8）灰质综合征，包括痴呆、失语和癫痫等
（9）周围综合征，包括周围神经病、肌束颤动等
（10）急性偏瘫
（11）缺乏典型症状，如无视神经炎、膀胱功能失调、感觉障碍、Lhermitte 征
（12）延长的良性病程，即数年前确诊而至今少有阳性发现

2. 辅助检查中的"红旗"
（1）正常或不典型 MRI 表现
（2）脑脊液检查正常

应与 MS 相鉴别的疾病包括：①炎性疾病：系统性红斑狼疮、干燥综合征、白塞病、原发性中枢神经系统血管炎、副肿瘤性脑脊髓炎；②血管性疾病：Binswanger 病；青年人脑卒中；常染色体显性遗传病合并皮质下梗死和白质脑病（cerebral artosomal dominant arteriopath with subcortical infarcts and leukoencephalopathy，CADASIL）；③肉芽肿性疾病：结节病、CNS 原发性血管炎、淋巴瘤样肉芽肿病；④感染性疾病：进行性多灶性白质脑病、莱姆病、艾滋病、人类嗜 T 淋巴细胞病毒 I 型（human T-lymphotropic virus Type I，HTLV-1）脊髓病、神经梅毒、Whipple 病、亚急性硬化性全脑炎；⑤遗传性疾病：肾上腺脑白质营养不良、异染性脑白质营养不良、线粒体脑病、脊髓小脑性共济失调、遗传性痉挛性截瘫；⑥营养缺乏和代谢性疾病：亚急性联合变性、叶酸缺乏；⑦非器质性疾病：躯体化障碍、抑郁；⑧其他：Arnold-Chiari 畸形、脊髓空洞症（表 8-5）。

表 8-5 多发性硬化与其他疾病的鉴别点

疾病	与 MS 的类似点	与 MS 的鉴别点
系统性红斑狼疮	常见于青年女性，亦累及神经系统，尤其是视神经和脊髓；MRI 上常见及白质病变，60％以上的患者脑脊液寡克隆区带阳性或免疫球蛋白 G（immunoglobulin，IgG）异常增多	血清抗核抗体和双股脱氧核糖核酸（deoxyribonucleic acid，DNA）抗体阳性，全身组织受累，包括肾、皮肤和血液系统

疾病	与 MS 的类似点	与 MS 的鉴别点
干燥综合征	可见神经系统受累的报道，尤其是进展性脊髓病。MRI 上可显示脑和脊髓内的白质病灶；脑脊液寡克隆区带阳性以及 IgG 异常增多	血清 SSA、SSB 抗体阳性，主要表现为眼干和口干，腮腺活检确诊
神经白塞病	可见局部肢体力弱、脊髓病以及视力减退（葡萄膜炎/虹膜炎）。MRI 上可显示白质改变	CSF 显示白细胞增多且无特征性 IgG 异常。皮肤、黏膜溃疡活检可确诊
副肿瘤综合征	眼肌麻痹和共济失调可迅速发生，脑脊液寡克隆区带常见	通常 MRI 上无异常改变；临床呈进展性病程；血清中可测及自身抗体（如 Hu、Yo 等）
CADSIL	多灶性神经功能缺损，并有异常 MRI 的改变	通常有家族史，伴随偏头痛，脑脊液一般正常，基因（Notch 3）突变检测
Binswanger 病	MRI 表现类似于 MS，在白质可见及扩展的异常信号	通常见于老年患者且有脑血管危险因素，痴呆表现突出，脑脊液正常
青年人脑卒中	反复发作的卒中症状可类似于 MS，MRI 上经常显示多灶的缺血性异常信号	体征和症状通常为典型的缺血性卒中表现而非脱髓鞘改变，MRI 上常显示灰质受累；辅助检查可发现特别的病因（如高凝状态、先天性心脏病等）
结节病	可累及视神经和脊髓；MRI 上显示白质病灶；少数患者脑脊液寡克隆区带阳性	常见全身症状（尤其是肺部）。血清和脑脊液血管紧张素转换酶（ACE）水平增高；MRI 上示脑膜强化；皮肤、淋巴结或肺部活检确诊
淋巴瘤样肉芽肿病	可有精神症状、脑神经损害、失语、偏瘫；MRI 上显示脑和脊髓白质病灶；可见脑脊液寡克隆区带	多继发于其他系统性损害（如肺部损害）；脑活检可确诊
CNS 原发性血管炎	可青年发病，表现为复发、多灶性神经功能缺损；MRI 上示多灶病变且脑脊液呈炎性改变	可有血清自身抗体（如抗中性粒细胞胞浆抗体）；须血管或脑活检明确
进行性多灶性白质脑病	可表现为 CNS 多灶性神经功能缺损，有复发；MRI 显示白质病变	发生于存在免疫缺陷的患者，通常为进展性病程；MRI 上一般显示大片的融合病灶；脑脊液乳头多瘤空泡病毒聚合酶链反应（polymerase chain reaction，PCR）检查阳性；脑活检确诊
莱姆病	可引起持续的神经功能缺损；MRI 上示脑内异常信号	有移行性红斑史，血清抗包柔螺旋体抗体阳性
艾滋病	可引起视神经炎、脊髓病、精神改变和局灶改变；MRI 上可见白质病变，脑脊液异常	发生于高危人群，CD4$^+$ T 细胞减少且血清人类免疫缺陷病毒（human immunodeficiency virus，HIV）阳性
人类嗜 T 淋巴细胞病毒 I 型脊髓病	脊髓病症状常见，脑部受累罕见，有时可见及 MRI 上的白质病变和脑脊液寡克隆区带	临床证实为进展性脊髓病，常见于有加勒比地区或亚洲裔人群；血清人类嗜 T 淋巴细胞病毒 I 型（human T-lymphotropic virus Type I，HTLV-1）阳性确诊
神经梅毒	可引起视神经炎、脊髓病以及其他的局灶症状	MRI 扫描一般正常，血清荧光梅毒螺旋体抗体吸附（fluorescent treponemal antibody absorption，FTA-ABS）试验阳性可确诊
Whipple 病	可引起眼球运动异常、脊髓病，并伴痴呆、肌阵挛等；通常呈进展性但可出现病情波动或复发	有全身表现（尤其是胃肠道）；MRI 上显示更多的灰质-白质受累（仅白质者罕见）；脑脊液杆菌 PCR 具特异性，偶通过小肠活检确诊

续表

疾病	与 MS 的类似点	与 MS 的鉴别点
亚急性硬化性全脑炎	可见于青年人，进展或复发性神经功能缺损，偶见 MRI 异常信号和脑脊液寡克隆区带	通常行为改变和痴呆突出，在数周至数月内迅速进展，脑电图显示特征性发作类型，脑脊液麻疹病毒 PCR 和脑活检可用于确诊
肾上腺脑白质营养不良	成人型通常引起进行性截瘫和共济失调，MRI 上多显示融合的枕顶叶白质病变，女性患者多病情轻微	有家族史，可测及血清中高水平的极长链脂肪酸
异染性脑白质营养不良	可引起脊髓病和共济失调；MRI 上多显示对称的弥散白质病变	外周血中低水平的芳基硫酸脂酶，可通过皮肤成纤维细胞的培养证实
线粒体脑病	多见于青年，表现为复发的多部位局灶神经功能缺损，MRI 上示异常信号	常见高乳酸血症，肌活检示破碎红纤维，线粒体 DNA 分析有助于诊断
脊髓小脑性共济失调	可见于青年人，表现为进行性脊髓病和小脑功能障碍；少见及 MRI 上 T_2 病灶	有家族史，脑脊液检查正常，DNA 分析有助于确诊
遗传性痉挛性截瘫	因有进展的痉挛性截瘫，而易与原发进展型 MS 混淆，有时也累及视神经和其他周围神经	MRI 和脑脊液一般正常，DNA 分析有助于确诊
亚急性联合变性	可引起中枢神经系统的功能缺损，尤其是进展性脊髓病，头颅 MRI 上少见及异常信号	全血细胞计数示巨幼红细胞性贫血，血清维生素 B_{12} 水平低下
叶酸缺乏	可引起复视、脊髓病及其他中枢神经系统的功能缺损，偶可见及颅脑 MRI 的异常信号	血清叶酸水平低下
桥本脑病	见于青年，可引起卒中样发作、局灶神经功能缺损，头颅 MRI 上仅白质受累少见，罕见及脑脊液寡克隆区带	意识模糊和肌阵挛等脑病症状通常突出，脑电图示弥散性异常，血清抗甲状腺球蛋白抗体和抗微粒体抗体阳性
躯体化障碍	常见于青年，表现为反复多发的神经系统症状，包括无力、头晕和类似表现	MRI、脑脊液、诱发电位和神经系统查体均正常
抑郁症	可发生于青年，疲劳及其他神经系统症状持续反复发作	有明显的抑郁证据，MRI、脑脊液和神经系统查体均正常
Arnold - Chiari 畸形	可引起颅神经病变，如眼肌麻痹、眼球震颤和共济失调	颈椎 MRI 可显示畸形（尤其是矢状位），头颅 MRI 和脑脊液正常
脊髓空洞症	发生于青年，表现为进展性脊髓病，偶见及后组颅神经受累	脊椎 MRI 可显示病变，头颅 MRI 和脑脊液检查正常

（张星虎　刘广志）

参 考 文 献

[1] McDonald WI, Compston A, Edan G, et al. Recommended diagnostic criteria for multiple sclerosis: Guidelines from the international panel on the diagnosis of multiple sclerosis. Ann Neurol, 2001, 50 (1): 121 - 127.

[2] Misu T, Fujihara K, Nakashima I, et al. Pure optic - spinal form of multiple sclerosis in Japan. Brain, 2002, 125 (11): 2460 - 2468

[3] Polman CH, Reingold SC, Edan G, et al. Diagnostic criteria for multiple sclerosis: 2005 revision to the "McDonald criteria". Ann Neurol, 2005; 58 (6): 840 - 846.

[4] Polman CH, Reingold SC, Banwell B, et al. Diagnostic criteria for multiple sclerosis: 2010 revisions to the McDonald criteria. Ann Neurol, 2011, 69 (2): 292 - 302.

[5] Poser CM, Paty DW, Scheinberg L, et al. New diagnostic criteria for multiple sclerosis: guidelines for research protocols. Ann Neurol, 1983, 13 (3): 227 - 231

[6] Rolak LA, Fleming JO. The differential diagnosis of multiple sclerosis. Neurologist, 2007; 13 (2): 57 - 72.

[7] Polman CH, Reingold SC, Banwell B, et al. Diagnostic criteria for multiple sclerosis: 2010 revisions to the McDonald criteria. Ann Neurol, 2011; 69 (2): 292 - 302.

[8] Weinshenker BG, Wingerchuk DM, Nakashima I, et al. OSMS is NMO, but not MS: proven clinically and pathologically. Lancet Neurol, 2006, 5 (2): 110 - 111.

[9] Wu JS, Zhang MN, Carroll WM, et al. Characterisation of the spectrum of demyelinating disease in Western Australia. J Neurol Neurosurg Psychiatry, 2008, 79 (9): 1022 - 1026.

[10] Wingerchuk DM, Lennon VA, Lucchinetti CF, et al. The spectrum of neuromyelitis optica. Lancet Neurol, 2007; 6 (9): 805 - 815.

[11] Chong H, Kira J, Tsai C, et al. Proposed modifications to the McDonald criteria for use in Asia. Mult Scler, 2009, 15 (7): 887.

[12] Kira J. Multiple sclerosis in the Japanese population. Lancet Neurol, 2003, 2 (2): 117 - 127.

[13] 艾青, 张星虎. 多发性硬化的 McDonald 诊断标准评价情况. 中华神经科杂志, 2005, 38 (11): 717 - 719.

[14] 方丽波, 刘广志. 视神经脊髓型多发性硬化的临床特点 (附 10 例分析). 中国神经免疫学和神经病学杂志, 2006, 13 (6): 345 - 346.

[15] 方丽波, 陈海波, 刘广志. 多发性硬化的临床特点 (附 46 例分析). 中国神经免疫学和神经病学杂志, 2002, 9 (2): 121.

[16] 黄德晖, 吴卫平, 蒲传强, 等. 多发性硬化 226 例临床分析. 中国神经免疫学和神经病学杂志, 2003, 10 (3): 152 - 155.

[17] 胡学强, 麦卫华, 王敦敬, 等. 多发性硬化 413 例患者的临床表现特点. 中华神经科杂志, 2004, 37 (1): 7 - 10.

[18] 刘广志, 方丽波, 王超, 等. 诊断多发性硬化的 Poser 标准与 McDonald 新标准的比较. 中华神经科杂志, 2009, 42 (1): 8 - 10.

[19] 刘广志, 方丽波, 王超, 等. McDonald 对多发性硬化的诊断意义. 临床神经病学杂志, 2010, 23 (4): 241 - 243.

[20] 刘广志, 许贤豪, 方丽波, 等. 原发进展型多发性硬化临床特点 (附 8 例分析). 中国神经免疫学和神经病学杂志, 2000, 7 (3): 135 - 145.

[21] 中国多发性硬化及相关 CNS 脱髓鞘疾病的诊断和治疗专家共识 (草案). 中华医学会神经病学分会. 中华神经科杂志, 2006, 39 (12): 862 - 864.

第 **9** 章

多发性硬化的 MRI 研究

第一节　引　言

多发性硬化（multiple sclerosis，MS）作为一种中枢神经系统（central nervous system，CNS）的炎性脱髓鞘疾病，是中青年人群中非外伤性致残的最常见原因，全球现有 250 万以上患者，造成沉重的社会经济负担，仅英国每年用于 MS 的费用就高达 12 亿英镑。自 MRI 临床应用之初，对 MS 的诊断就极为重要。常规 MRI 包括 T_1 加权像（weighted image，WI）、双回波自旋回波成像（T_2WI、质子加权成像）、液体衰减反转恢复序列（fluid attenuated inversion recovery，FLAIR）和增强扫描后 T_1WI 可客观地反映 MS 病变，在很大程度上提高了 MS 的诊断率，并协助鉴别诊断以及监测病程和疗效。2001 年 MS 国际专家组制定了 McDonald 诊断标准，正式将 MRI 病灶的空间和时间多发性纳入诊断标准。然而，常规 MRI 亦有以下的局限性：①很难反映特定的病理改变，如脱髓鞘、轴索损伤、炎症和水肿等；②大多数病变在 T_2WI 上均表现为高信号，不具有特异性；③缺乏量化的 MRI 指标；④与临床评分的相关性较差。近年来，MRI 新技术包括双反转恢复（double inversion recovery，DIR）成像、MR 波谱（MR spectroscopy，MRS）、磁化传递成像（magnetic transfer imaging，MTI）、弥散张量成像（diffusion tensor imaging，DTI）以及功能磁共振成像（functional magnetic resonance imaging，fMRI）等，从不同角度为 MS 的诊断提供了丰富信息，更加敏感和特异地反映了 MS 的病理生理学改变，从而显著地提高了临床与影像之间的相关性。但需要指出的是，尽管 MRI 在进行 MS 的诊断、鉴别诊断以及反映病理生理改变等方面起着重要作用，但 MS 依然是一个由实验室检查支持的临床诊断，且须在排除类似 MS 的疾病基础上方能做出。

第二节　常规 **MRI** 在多发性硬化中的应用

一、推荐的常规 **MRI** 序列

2003 年，多个 MS 研究中心达成共识，推荐针对 MS 的常规头颅 MRI 序列包括：①矢状位 FLAIR；②横断位双回波质子和 T_2WI（回波时间 $TE_1 < 30$ ms、$TE_2 > 80$ ms）；③横断位 FLAIR；④横断位 T_1WI（增强前后）。脊髓常规 MRI 序列包括：①矢状位长 TR 的双回波序列；②矢状位 T_1WI（增强前后）；③横断位 T_2WI。

二、常规 **MRI** 在 **MS** 诊断中的作用

MS 诊断主要依赖于疾病时间和空间的多发性，而表明时间和空间的多发性可依据临床上 CNS 两个以上不同部位的至少两次发作，也可依据亚临床检查包括 MRI、脑脊液（cerebrospinal fluid，CSF）、诱发电位等。鉴于 MRI 的无创性及其对于显示病灶的高度敏感性，已成为诊断 MS 重要的客观指标。

根据 2005 年修订的 McDonald 诊断标准，MRI 可提供空间和时间多发性的客观证据（详见第 8 章），

对 MS 的诊断起着关键作用，对 MS 的诊断准确率高达 80%，近年来应用的 MRI 新序列如双反转恢复序列可同时抑制水和白质，能更敏感地发现皮质和皮质下病灶（图9-1），为提高 MS 的诊断准确率提供了新信息，Filippi 等应用 DIR 序列将一个皮质病灶以上作为诊断标准之一，随访 4 年的结果显示其将 MS 空间多发性的诊断准确率增高至 88%。

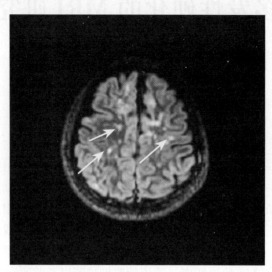

图 9-1　MRI 双反转恢复序列显示多发性硬化患者多发皮质和皮质下病灶。

常规 MRI 显示 MS 的典型脑部病灶分布于侧脑室旁、胼胝体-透明隔交界区、皮质下（尤其累及 U 纤维）（图 9-2）、脑干和小脑等部位，病灶直径大于 3mm。脊髓病灶在 T_2WI 上表现为高信号，直径大于 3mm 且不超过 2 个椎体节段，仅占据部分脊髓（常小于 1/2 横断面），脊髓水肿多不明显。

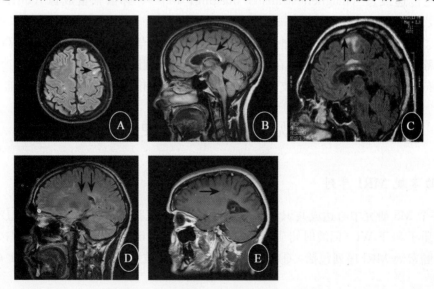

图 9-2　多发性硬化（multiple sclerosis，MS）的典型病灶包括皮质下（A）、胼胝体-透明隔交界区（B）、弓状纤维（C）、典型的"道森（Dawson）手指"（D）、强化后 MS 病灶可表现为环形强化（E）。

三、常规 MRI 在 MS 鉴别诊断中的作用

在确诊 MS 前，须将多种其他疾病与其相鉴别，本节就数种常见需要鉴别的疾病简述如下：

1. 急性播散性脑脊髓炎 (acute disseminated encephalomyelitis，ADEM) 多见于青年人，起病前 10～14d 有感染或疫苗接种病史，单相病程且多具自限性。与经典 MS 比较，ADEM 常伴有病毒感染前驱症状，MRI 通常表现为不对称的脑部多发病灶、深部灰质核团亦可受累，多数 CSF 寡克隆区带 (oligoclonal band，OCB) 阴性，CSF 淋巴细胞明显增多。

2. 视神经脊髓炎 (neuromyelitis optica，NMO) 是一种主要累及视神经和脊髓的 CNS 炎性脱髓鞘疾病。近年来大多数学者倾向于 NMO 是一种独立的疾病单元。东方多见，男女比例为 1∶9，主要累及视神经和脊髓，脊髓病变多超过 3 个椎体长度，水通道蛋白-4 (aquaporin 4，AQP4) 抗体阳性，MRI 示约 10% 患者有典型病灶，即位于 AQP4 高度表达的区域如Ⅳ脑室、Ⅲ脑室、侧脑室和导水管周围等 (图 9-3)。

3. 莱姆病 是一种由伯氏疏螺旋体感染所致的疾病，主要引起 CNS 白质病变，且可表现复发-缓解病程，须与 MS 相鉴别。大多数患者在潜伏期末或皮肤红斑发生前后出现 "流感" 样症状，脑部 MRI 病灶与 MS 类似，可测及 CSF 和血清中特异性抗体。

4. CNS 血管炎 诸如系统性红斑狼疮、干燥综合征、白塞病等可引起类似 MS 的影像学表现，通过各种自身抗体的检测确诊。

5. 常染色体显性遗传病合并皮质下梗死和白质脑病 (cerebral artosomal dominant arteriopath with subcortical infarcts and leukoencephalopathy，CADASIL) 临床主要

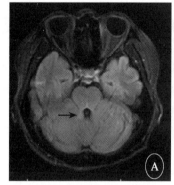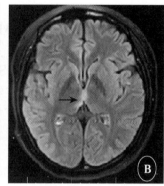

图 9-3 视神经脊髓炎典型病灶位于水通道蛋白-4 (aquaporin-4, AQP4) 分布区如 Ⅳ 脑室周围 (A) 和 Ⅲ 脑室周围 (B)。

表现为偏头痛、短暂性脑缺血发作和卒中，患者多为 35～55 岁，最终可发展为皮质下痴呆，伴有假性延髓性麻痹和尿失禁。MRI 表现与 MS 类似，表现为多发的各种融合性白质病灶，常位于基底节区、侧脑室旁和脑桥，脑脊液一般正常，有基因 (Notch 3) 突变。

四、常规 MRI 对反映 MS 病理生理的作用

常规 MRI 不仅在 MS 的诊断和鉴别诊断中发挥重要作用，还可为 MS 的病理生理分析提供线索，如 MRI 强化病灶可反映 MS 疾病的活动度，提示血脑屏障通透性的增加；强化与不强化的病灶以及 T_1WI 与 T_2WI 上信号的差异反映了 MS 病灶的差异性，如 T_1WI 上低信号病灶被称为黑洞 (black hole，BH) (图 9-4)，代表严重的组织破坏，能更好地与临床残疾程度相关，继发进展型 MS (secondary progressive MS，SPMS) 患者的黑洞病灶容积明显大于复发-缓解型 MS (relapsing-remitting MS，RRMS)；T_2WI 病灶容积和强化病灶的数量的测定是目前应用最广泛的常规 MRI 测量指标。

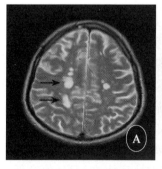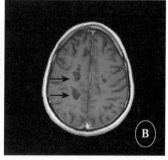

图 9-4 MRI 显示多发性硬化多发黑洞病灶，T_1 加权像 (weighted image，WI) 为明显低信号 (A)，T_2WI 为高信号 (B)。

五、常规 MRI 对疗效的监测

作为 MS 临床试验中的常规 MRI 观察指标，主要包括反映疾病活动性的指标（新发或增大的 T_2 病灶、新发的强化病灶以及强化病灶的容积）和反映病灶容积的指标（T_2 病灶容积测量），亦有一些临床试验应用 T_1WI 低信号的黑洞和脑萎缩程度作为临床观察指标。

综上所述，常规 MRI 可显著地提高 MS 的诊断率和监测疗效，但其反映 MS 病理改变的信息仍缺乏准确性和特异性，并缺乏量化指标，与临床评分的相关性较差，因此 MRI 新技术（包括 MRS，MTI、DTI 以及 fMRI）的开发利用对 MS 的诊疗具有重要价值，能促进对 MS 疾病的认识，并提高与临床评分的相关性和监测疗效。

第三节　MRI 新技术在多发性硬化中的应用及研究进展

虽然常规 MRI 在分析 MS 病灶时较为敏感，但仍缺乏特异性。近年运用的 MRI 新技术（包括 MRS、MTI、DTI 以及 fMRI 等）在解释 MS 特异征象，进行定量研究、做出诊断和鉴别诊断、监测病程和疗效以及判断预后等方面均取得了很大的进展。

一、MTI

MTI 是一种选择性的组织信号抑制技术。在生理状态下，人体组织中的水分子处于自由水和结合水两种不同的状态，在成像脉冲前施加 MT 预饱和脉冲，结合水被激发而饱和，通过结合水的质子与自由水中质子的交换，自由水池中存在部分被饱和的质子，当真正成像脉冲施加时，被饱和的自由水不能产生信号，导致组织信号减低。磁化传递率（magnetization transfer ratio，MTR）即代表所察及信号降低的百分比，组织内大分子蛋白含量的降低会导致 MTR 降低，反映了髓鞘或轴索密度减低的程度，常用方法包括感兴趣区分析和直方图分析法。

MS 病灶的 MTR 演变具有规律性，新鲜病灶 MTR 明显下降，随后的 1~6 个月逐渐部分或完全恢复正常。究其原因在于急性期轴索保存较好，髓鞘脱失和水肿引起新鲜病灶 MTR 下降，而髓鞘再生和水肿消退是 MTR 随后恢复的病理生理基础。各种 MS 亚型与不同病灶的 MTR 值存在差异性，SPMS 患者新病灶的 MTR 值低于 RRMS；T_1WI 低信号病灶的 MTR 值低于等信号病灶；陈旧性病灶的 MTR 值亦低于新病灶（图 9-5）。在 SPMS 患者中，病灶 MTR < 病灶周围表现正常脑组织 < 远离病灶的正常脑组织 < 正常对照组，而在原发进展型 MS（primary progressive MS，PPMS）患者中，正常表现脑灰质也存在明显的 MTR 异常。

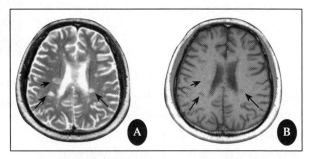
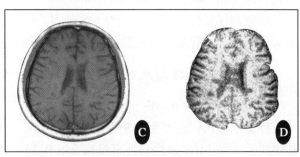

图 9-5　A~B. 侧脑室体部层面 T_2 加权像（weighted image，WI）及 T_1WI，显示两侧放射冠多发 T_2WI 高信号、T_1WI 低信号病灶（长箭头），右侧侧脑室体旁可见 T_2WI 稍高信号、T_1WI 等信号病灶（短箭头）。C. 在 T_1WI 基础上施加预饱和脉冲后得到的磁化传递成像（magnetic transfer imaging，MTI）图像，两侧放射冠隐约可见病灶呈低信号。D. 后处理获得的磁化传递率（magnetization transfer ratio，MTR）图，显示两侧放射冠的 3 个主要病灶信号均较周围正常脑组织减低，提示病灶的 MTR 值降低。

MTI 还可预测 MS 临床病程的进展，在出现 T_2WI 病灶前，表现正常的脑白质（normal - appearing white matter，NAWM）MTR 值就有所降低，随着病程变化呈进行性下降。MTR 值降低的原因包括局部组织水肿、星形胶质细胞增生、血管周围炎症和髓鞘脱失引起的 NAWM 中自由水增加。亦有报道认为 NAWM 的 MTR 测量可以预测 MS 临床病程的进展，即 MTR 值越低，患者的临床预后越差，但 NAWM 何时开始出现异常仍有待进一步研究。

MTR 直方图分析可全面评价 MS 患者脑组织的异常变化，MS 患者的全脑及表现正常脑组织平均 MTR、直方图的峰高和峰位置均明显低于正常对照组。不同亚型 MS 患者的 MTR 直方图表现迥异，良性 MS 患者的 MTR 直方图与对照组类似；RRMS 患者的 MTR 值和峰高均低于良性 MS；PPMS 患者的峰高很低但峰位置正常，MTR 值轻度降低；而 SPMS 患者的 MTR 直方图测量结果最低。

二、弥散张量成像

弥散加权成像（diffusion weighted imaging，DWI）可反映水分子弥散速度的特征，用表观弥散系数（apparent diffusion coefficient，ADC）度量。弥散张量成像（diffusion tensor imaging，DTI）有可提供组织大小、方向和形状的特点。由 DTI 可推导出两个独立于参考框架的指标：①平均弥散率（mean diffusivity，MD）提供弥散速度的信息；②部分各向异性（fractional anisotropy，FA）提供弥散方向的信息。

DTI 可以反映 MS 不同时期病灶的病理变化。急、慢性期病灶 ADC 值均升高，而慢性期病灶 ADC 值明显高于急性期病灶。急性期环形强化病灶 ADC 值较非环形强化病灶为高，慢性非强化病灶 T_1WI 低信号病灶 ADC 值较 T_1WI 等信号病灶更高，而 T_1WI 明显低信号病灶 ADC 值则最高。急性期和慢性期病灶 FA 值均降低（图 9 - 6）。

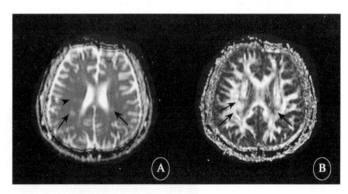

图 9 - 6 A、B 分别为平均弥散率（mean diffusivity，MD）图和部分各向异性（fractional anisotropy，FA）图，MD 图显示右侧侧脑室体旁病灶信号轻度增高（短箭头），提示该处 MD 值轻度升高；而另外两个病灶信号明显增高（长箭头），提示该处 MD 值显著升高。FA 图显示病灶信号均减低，提示 FA 值下降。

DTI 直方图分析发现 MS 患者全脑的平均 MD 值增高，MD 直方图的峰值降低；平均 FA 值减低，FA 直方图的峰高增高（图 9 - 7）。对 NAWM 的直方图分析亦见及类似的弥散异常改变，说明在 NAWM 内存在隐匿性病灶。利用 DTI 直方图比较 PPMS 和 SPMS 患者，发现前者的 MD 峰值低于后者，由于直方图的峰值反映了剩余的正常脑组织，说明 PPMS 患者的灰质损害更广泛，而 SPMS 患者的灰质损害更严重，这与 SPMS 患者常有较明显的认知功能障碍相一致。对不同类型 MS 患者的脑部灰、白质变化观察发现，RRMS 患者的灰质 MD 变化不明显，而 PPMS 和 SPMS 患者的灰质 MD 则明显增高。

此外，DTI 技术可在活体上显示人脑白质纤维束，如胼胝体、皮质脊髓束等，并可定量计算出目标纤维束的扩散特性，为监测 MS 患者病情和疗效、判断预后提供更为全面的信息。

三、MRS

MRS 是一种观察活体组织代谢的无创性非辐射技术。目前可进行多种原子核的 MRS 检查，其中以质子磁共振波谱（proton MS spectroscopy，^{1}H MRS）最为常用。^{1}H MRS 研究的主要代谢产物有 N - 乙酰

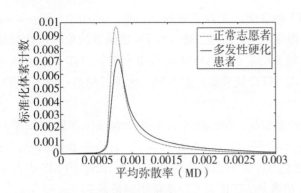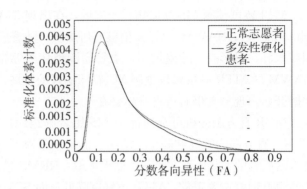

图 9-7　复发-缓解型 MS（relapsing-remitting MS，RRMS）患者和正常志愿者的全脑平均弥散率（mean diffusivity，MD）直方图。与正常志愿者比较，RRMS 患者平均全脑 MD 直方图明显右移，说明这些患者的 MD 有增高趋势；MD 直方图峰高降低，提示具有正常扩散值的体素减少。RRMS 患者平均全脑部分各向异性（fractional anisotropy，FA）直方图左移，提示 RRMS 患者 FA 值全面降低；FA 直方图峰高增高，说明 FA 值较高的脑白质纤维束体素数量明显减少。

天门冬氨酸（N-acetylaspartate，NAA）、肌酸/磷酸肌酸（creatine/phosphocreatine，Cr）、胆碱复合物（choline，Cho）、乳酸（lactate，Lac）、肌醇（myo inositol，MI）和脂质（lipid，Lip）等。

　　MS 病灶的波谱演变具有一定规律性，急性期表现为 NAA 降低（反映神经元损伤导致的轴索丢失）、Cr 降低（与细胞代谢功能障碍有关）、Cho 升高（反映髓鞘崩解和膜磷脂释放）、Lac 升高（表示炎性细胞无氧代谢）、MI 升高（与胶质增生有关）和 Lip 升高（与细胞膜释放脂质有关）。急性期后数天至数周，Lac 呈进行性减少，直至正常水平。Cr 在发病数天内恢复至正常，Cho、Lac 和 Lip 在数月后方才恢复至正常，NAA 可持续在较低水平或部分恢复（图 9-8）。

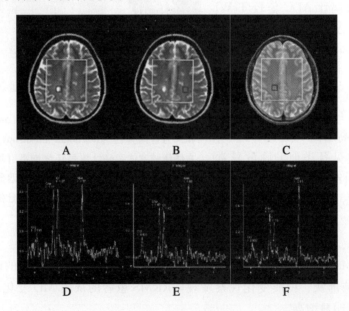

图 9-8　A、B、C 分别为病灶、对侧表现正常的脑白质和正常人脑白质相应区域的采样容积，D～F 为上述感兴趣区对应的磁共振波谱图。

　　轴索破坏是造成 MS 残疾的主要原因，^{1}H MRS 可通过测量病灶和 NAWM 中 NAA 含量，对轴索的破坏程度进行定量分析。在 MS 发病早期，NAA 即开始下降，以后随年龄增加持续下降，说明神经元呈进行性丢失。不同类型 MS 患者 NAA 的下降程度不同，SPMS 患者的下降程度大于 RRMS 患者。MS 患者的 NAA 降低不仅局限于 T_2WI 病灶内，亦发生于 NAWM 和皮质灰质，因此检测 NAWM 中 NAA 的变化亦很有意义，如 SPMS 患者 NAWM 中 NAA 水平明显低于 RRMS，RRMS 患者 NAWM 中 NAA 浓度呈进行性减少，该减少与患者的残疾程度相关。SPMS 和 RRMS 患者的 NAWM 中 NAA/Cr、NAA/Cho 与扩展的残疾状况量表（expanded disability status scale，EDSS）评分呈负相关，而在 T_2WI 病灶内则未见相关，说明测量 NAWM 中 NAA 水平，可用于监测疗效和判断预后。

四、磁敏感加权成像

磁敏感加权成像（susceptibility weighted imaging，SWI）是一种三维采集、完全流动补偿、高分辨性、薄层重建的梯度回波序列，可反映组织之间磁敏感特性的差异，对静脉、出血以及铁沉积较为敏感，在 CNS 疾病的临床应用日益广泛。由于铁具有高度顺磁性，铁在脑内不均匀分布造成组织间磁敏感性的差异系 SWI 的工作原理。

从动物实验到临床研究均发现 MS 病灶的发生以静脉为中心，同时显示硬化斑块和灰质内的病理性铁沉积。SWI 联合增强图像有助于区分新发或陈旧斑块，病灶周围低信号则对应于新发斑块活动性炎症区域（富含铁的巨噬细胞），注射对比剂后可有强化；静止期斑块在组织学对应于非血色素性铁沉积，反映了既往的炎症程度。MS 患者在丘脑枕、尾状核和壳核等深部灰质核团显示异常铁沉积（图 9-9）。研究表明，脑灰质铁沉积量化分析不仅可预测脑萎缩的转归，而且与临床运动、认知功能改变以及临床残疾程度评分相关。

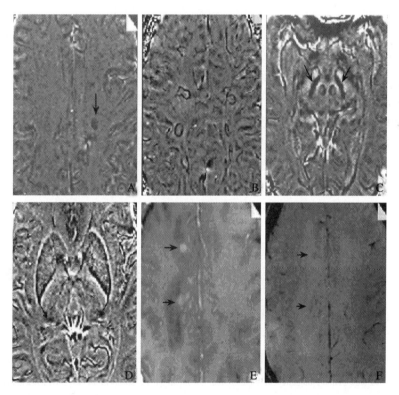

图 9-9 左侧放射冠病灶相位图示圆形病灶，呈均匀低信号（A）；两侧放射冠病灶相位图示两侧放射冠多发病灶，大小不等，病灶周围可见低信号环（B）；灰质核团病理性铁沉积于两侧黑质，表现为均匀低信号（C）；灰质核团病理性铁沉积于两侧丘脑枕，呈斑片状低信号（D）；对于右侧放射冠病灶，增强 T_1WI 显示病灶内斑片状强化（E），磁敏感加权成像病灶内散在低信号区一致（F）。

五、fMRI

fMRI 是基于血氧饱和度水平依赖（blood oxygenation level - dependent，BOLD）的增强扫描，随着血红蛋白在氧合和脱氧时的磁敏感性的不同，使 MR 信号发生改变。作为一种反映脑高级皮质功能改变的无创技术，BOLD 可以反映结构改变所造成的功能改变，以评估脑重塑及脑储备情况，目前已在神经科学领域得以广泛应用。

目前已有关于各种 MS 亚型患者视觉、运动及认知功能方面的 fMRI 研究，现一致认为皮质功能重组可能系 MS 的早期表现。单次急性视神经炎发作（optic neuritis，ON）后恢复的患者与正常对照比较，视觉网状结构广泛激活（包括屏状核、外侧颞叶、顶后叶皮质、丘脑和初级视觉皮质），且 ON 患者枕叶以外激活的体积与视觉诱发电位（visual evoked potentials，VEP）的潜伏时间密切相关，说明皮质功能重组可能代表对持续异常视觉输入的适应性反应。

目前国内外的研究均聚焦于任务状态下脑功能的改变，而该脑功能代谢仅占全脑代谢的 5%，且任务状态下的脑功能存在依赖于患者配合程度、任务属性差异等。近来有些学者认为大脑在无任务的清醒、静息状态时存在由特定脑区（如楔前叶、扣带会后部和额叶内侧等）组成主动性脑活动网络，执行着重要功能（如清醒状态维持、自我意识及情景记忆等）。静息态 fMRI 具有任务相关，fMRI 无法比拟的一些独特优势（如不需要患者过多的配合、可观察患者基线水平的脑功能等），具有广泛的临床应用前景，应用 MRI 测量静息态脑功能的方法和获得参数有多种，但国际上主要应用的包括全脑低频振幅（amplitude of low - frequency fluctuation，ALFF）、局部一致性（regional homogeneity，ReHo）、功能连接（functional connectivity，FC）以及复杂网络（complex network）。其中 ALFF 反映了全脑各个区域神经元的活动程度，ReHo 反映了局部脑区神经元活动的协调性，FC 可根据选择的种子点来测量种子点间以及种子点和全脑各脑区间功能连接的程度，而复杂网络的分析揭示了脑的"小世界网络（small world network）"属性和无标度（scale - free）性，其中小世界网络属性指大脑在信息传递和处理的过程中具有相对较高的局部效率和全局效率，而无标度性提示脑网络中存在重要的核心节点，这些核心节点在维持整个网络的完整性和连通性中发挥着不可估量的作用，从而应用复杂网络可反映局部和全脑神经元连接的效率、疾病状态下脑网络中核心脑区的改变。

总之，MRI 新技术为 MS 的临床评价提供了多项定量指标，单独分析其中某一指标可能与 EDSS 等临床评分的相关性不大，但是联合应用多种指标对监测 MS 演变过程、全面评价 MS 的病理生理变化及判断预后具有极大潜力。

第四节　多发性硬化脊髓 MRI 的应用及研究进展

MS 作为 CNS 的炎性脱髓鞘疾病，其病理特征表现为轴索丢失、髓鞘脱失、炎症和胶质增生，病变可累及脑、视神经、脊髓。其中，脊髓受累可见于 70%～90% 的 MS 患者，造成 MS 患者的残疾。诊断 MS 主要依据病灶的时间和空间多发性，而 MRI 作为检测 MS 病灶最敏感的方法，能动态地显示病灶随时间的演变情况以及脊髓病灶的部位、数目、大小和分布，为临床诊断提供客观依据。同时 MRI 检查对脊髓 MS 病灶的疗效及演变监测亦至关重要，尤其是对其自然病程的评价。有报道指出，高达 90% 的脊髓病灶能被常规 MRI 检出，但亦存在较大的局限性，如难以量化、所获指标与临床评分的相关性较差等。MRI 新技术的迅速发展使脊髓病变得以量化，并能发现髓内隐匿性异常改变，反映脊髓结构和功能损伤。本章节涵盖了 MS 脊髓病变的 MRI 应用和最新研究进展。

一、MS 脊髓在常规 MRI 中的影像学特点

MS 脊髓病灶主要位于与软脊膜静脉相邻的白质区域，病灶首先发生组织间隙水肿及血管周围炎性细胞浸润，继之出现少突胶质细胞和磷脂细胞丢失的脱髓鞘过程，在慢性阶段组织间隙水肿消失，髓鞘可部分再生。在 MIKI 等提出的分期标准中，根据患者的临床特点将脊髓 MS 病灶分为急性期、静止期和缓解复发期。由于 MS 脊髓病灶通常累及运动和感觉传导通路，故患者出现相应感觉障碍、肌肉萎缩、肌纤维震颤等症状，患者常因肢体麻木、言语费力及运动障碍等症状就诊。

MRI 和病理学研究表明，MS 患者的脊髓病变好发于颈髓，病灶主要分布在脊髓白质区域，尤以颈髓背、外侧为著，颈胸段脊髓、胸髓次之，罕发于脊髓圆锥。病变可单发或多发，急性期可见到脊髓肿胀或增粗，经治疗后病变处于缓解期时，血管周围炎性反应及水肿亦随之减轻且出现髓鞘再生，血-脑屏障（blood-brain barrier，BBB）逐渐恢复功能，相应地 MRI 表现为原病灶脊髓直径恢复正常，病灶范围缩小，慢性期或病损严重者可出现脊髓萎缩或变细。MRI 矢状位图像显示病灶长径与脊髓长轴平行，病灶多不对称，且病灶长度很少超过两个椎体节段，大小少于脊髓横截面的 1/2，究其原因主要与脊髓的神经解剖学结构有关，脊髓周围部白质内众多的纵行神经纤维主要由有髓纤维组成，含有较多髓磷脂。神经纤维在脊髓内沿脊髓长轴分布，发生髓鞘脱失后，形成位于脊髓侧方或后方平行于脊髓长轴的病灶。

MS 病灶在 FLAIR 与 T_2WI 上均表现为高信号，在 T_1WI 上则根据脊髓损伤的程度表现为中等信号或低信号。矢状位 FLAIR 与 T_2WI 对病灶的显示较敏感，信号特征为较均匀的高或稍高信号，病灶平行于脊髓长轴分布，轴位 T_2WI 则表现为类圆形和点片状高或稍高信号；矢状位及轴位 T_1 WI、矢状位脂肪抑制 T_1WI 表现为等或低信号（图 9-10）。

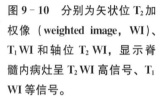

图 9-10 分别为矢状位 T_2 加权像（weighted image，WI）、T_1WI 和轴位 T_2WI，显示脊髓内病灶呈 T_2WI 高信号、T_1 WI 等信号。

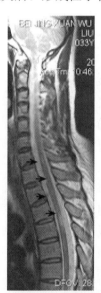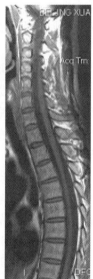

当髓鞘脱失导致 BBB 的完整性遭到破坏时，若静脉注射钆造影剂时，MS 脊髓病灶呈条状和片状强化，未破坏 BBB 的脱髓鞘病灶以及脱髓鞘周围的水肿不强化，因此病灶的强化区范围通常都会小于 T_2WI 的高信号灶范围。非活动期病灶由于髓鞘再生、水肿减轻及 BBB 的恢复等因素，MS 病灶不强化或强化范围缩小。MS 病灶的强化形式随病程发生改变，可表现为弥散强化、结节状或环状强化，而新鲜病灶（尤其较小病灶）通常呈周边或中心区的均匀强化，

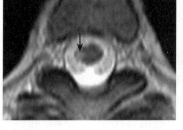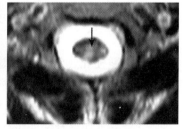

形成时间较长的大病灶一般示环状强化。MS 脊髓病灶的强化通常持续 4 周左右，随后在 2～4 周之内逐渐减退。由于 MS 具有反复发作的特点，因此 MS 脊髓病灶多种多样，可新旧病灶并存，表现为增强扫描病灶的强化程度及强化范围不一致。

脊髓 MS 的 MRI 表现可反映其病理演变过程，T_2WI 高信号可能反映了脊髓 MS 活动病灶的范围，增强扫描强化区则反映了 BBB 破坏的范围。

二、MRI 在伴脊髓病变 MS 鉴别诊断中的应用

MS 脊髓病灶的鉴别诊断包括髓内肿瘤、脊髓炎、脊髓内血管畸形、脊髓梗死和脊髓挫裂伤等。

1. 脊髓肿瘤　主要须与髓内肿瘤鉴别，颈段及胸段脊髓内肿瘤最常见为星形胶质细胞瘤，其次为室管膜瘤，其 MRI 主要表现为：病变处脊髓不均匀增粗，外形不规则，正常脊髓解剖结构消失，多有明显的占位特征，可发生液化、坏死和囊变，其病灶范围通常较 MS 大，灰白质多同时受累。病变的近端及远侧常合并脊髓空洞，增强扫描时可见及病灶明显的结节强化，经激素治疗后病变无缩小。脑内或其他神经组织内无伴随的类似 MS 病灶，是脊髓肿瘤诊断的重要依据。而 MS 脊髓病灶多发生在脊髓白质，病灶位于脊髓边缘，无明显占位特征，无相邻阶段脊髓空洞，强化时多呈条状或斑状，治疗后病灶缩小。

2. 脊髓炎性病变　急性脊髓炎是指累及整个脊髓或几个脊髓节段的急性非特异性炎症，好发于胸髓，其次为颈髓，可有或无脑内病灶，如同时伴有脑部病灶则与 MS 鉴别有困难。脊髓炎发病前常有上呼吸道感染等先驱症状，突发双下肢无力，进展迅速，数小时至数天可发展为瘫痪，CSF 检查可有蛋白和细胞数轻度升高，病程为单时相，一般不复发，MRI 特点是病变范围较长，通常累及 5 个椎体节段以上，病灶呈连续性，轴位像常为脊髓横贯性损害，病灶大于脊髓截面的 1/2，部分急性脊髓炎可发展为 MS，须进行随访来鉴别。

3. 亚急性联合变性　好发于胸髓，MRI 显示病灶多位于后索，少数有侧索受累，T_2WI 上可见髓内的长条形高信号病灶，而 T_1WI 上则呈等信号，增强扫描一般无强化，经维生素 B_{12} 治疗后，病变可明显缩小。

4. 脊髓血管畸形（图 9-11）　占脊髓疾病的 3.1%～11.8%，男性多发于女性，好发年龄为 20～60 岁，颈胸段血管畸形多位于髓内，腰段病变则多位于脊髓后方和侧方，很少位于腹侧。在 T_1WI 和 T_2WI 上均呈圆形、管状无信号区，为血管流空现象，病变局部脊髓可局限性膨大，矢状位 T_2WI 上可见粗大的引流静脉，多位于脊髓背侧，向头侧或尾侧走行。MRI 亦可显示髓内及畸形血管团内的小出血灶，尤其对亚急性或慢性出血病灶更为敏感，增强扫描有助于发现畸形血管，增强 MRI 可显示畸形血管团及其供血动脉和引流静脉。

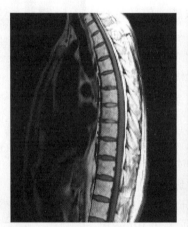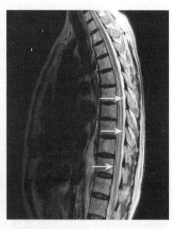

图 9-11　分别为矢状位 T_1 加权像（weighted image，WI）和 T_2WI，显示硬脊膜动静脉瘘患者胸髓长节段病灶，但区别于多发性硬化可见髓周多发迂曲留空血管影。

5. 脊髓梗死　动脉性脊髓梗死首先累及灰质，继而扩展，严重可导致整个脊髓受累，静脉性脊髓梗死，病变始于脊髓中央区，向心性扩展，临床症状突发，CSF 检查及相关病史有助于鉴别。

6. 脊髓外伤　脊髓外伤有明确的外伤史。急性脊髓损伤时发生脊髓挫裂伤伴髓内出血的 MRI 特点为，T_1WI 和 T_2WI 上均呈低信号，继之 T_1WI 转为高信号，但 T_2WI 仍呈低信号；在亚急性期，病灶在 T_1WI 和 T_2WI 上均呈高信号；若出现脊髓水肿，则 T_1WI 呈等或略低信号，T_2WI 为高信号；发生髓内出血合并水肿时，T_1WI 呈弥漫低信号，T_2WI 则呈中央低信号、周围环绕以模糊高信号。MRI 显示慢性脊髓损伤的髓内软化灶，T_1WI 为低信号，T_2WI 呈高信号，边界清楚，同时可见及脊髓局部萎缩变细。依据病史、临床症状和 MRI 的动态变化特点有助于鉴别。

三、MS 脊髓 MRI 的研究进展

近年来，MRI 新成像序列不断问世，既往已得到较普遍使用的各种脑部成像技术亦开始用于脊髓，并成为重要的研究方向。DWI、DTI 和 MRS 等新技术不仅可显示脊髓的 MS 病灶，还能发现常规 MRI 未能显示的隐匿性病变，并予以量化评价；fMRI 能反映脊髓功能损害及其代偿改变。

（一）DWI 和 DTI 在 MS 脊髓病变检查中的应用

DWI 已被广泛应用于脑部病变的诊断，如脑血管病和肿瘤等，但却少见及用于脊髓病变的报道，其主要原因是：①脊髓的横断面积较小，所用 DWI 脉冲序列需要具备较高的分辨率和信噪比；②脊髓周围的骨结构及脂肪组织产生磁敏感和化学位移伪影影响了脊髓的显示；③脊髓还易受呼吸、心跳等运动的干扰，产生伪影。随着单次激发快速自旋回波脉冲序列的应用，采用小视野、脉冲触发和心电门控等技术，能有效地降低运动及磁敏感伪影，使 DWI 能较好地用于脊髓病变的检查。

ADC 反映了组织中水分子扩散的状态，MS 病灶的轴索缺失、髓鞘脱失、炎症和胶质增生等均可使神经组织结构发生异常改变，从而改变了其 ADC 值。研究表明：MS 患者脊髓病灶的 ADC 值明显高于正常对照组。但晚近首次报道一例脊髓病灶 ADC 值减低的 RRMS 患者，髓内可见及两个新发的强化病灶，但该病灶在 MS 急性期时 ADC 值减低，提示此改变与 T_2WI 显示的周围血管源性水肿相符。

MS 患者的脊髓病灶由于脱髓鞘、轴索缺失等病理变化使得水分子在神经纤维垂直方向上的扩散受限程度减轻，导致 FA 值的下降。采用感兴趣区法对 MS 患者颈髓不同节段前索、侧索或后索的分析结果表明：与正常对照比较，MS 患者颈髓的 FA 值明显降低，而 ADC 值则明显增高。DTI 不仅可检测出 MS 脊髓病灶的扩散异常，亦可发现常规 MRI 表现正常神经组织的轻微异常改变。有研究选取 MS 患者脊髓病灶和病灶周围表现正常部位作为感兴趣区，结果显示脊髓病灶和周围表现正常区的 FA 值均减低，但病灶的减低程度更为突出。目前报道根据 DTI 的 FA 和 MD 值改变，诊断 MS 的敏感性和特异性分别高达 87.0% 和 91.7%。

（二）MRS 在 MS 患者脊髓检查中的应用

数项研究发现，MS 患者脊髓病灶在急性期主要表现为 NAA 峰降低，Cho、Lac、Lipid 和 mI 峰增高，恢复期则表现为 NAA 峰逐渐升高，患者的恢复程度与 NAA 峰的升高程度呈正比，而 Cho、Lac、Lipid 和 mI 等峰值在数天至数月恢复正常。

（三）fMRI 在 MS 患者脊髓检查中的应用

随着 fMRI 技术在脑功能检查的广泛应用，亦逐渐开展了针对脊髓的 fMRI 研究。Agosta 等对 25 例 MS 患者和 12 名正常人进行经右手触觉刺激的脊髓 fMRI 检查，分别独立选取 $C_{5\sim8}$ 脊髓的两侧前角以及后角作为任务相关的激活区。结果发现，MS 组的脊髓激活区较正常对照组明显增大，主要位于脊髓 C_5 节段的右侧前角、C_6 的右侧前角和后角、C_6 和 C_7 的脊髓中央部分，系与患者偏侧功能减低相关的脊髓同侧后角的过度激活所致，提示脊髓神经元之间的传导延迟。该研究组采用相同实验设计进一步研究了 PPMS 患者，选取 23 例 PPMS 患者和 18 名正常人为实验对象，结果 PPMS 患者组的脊髓激活显著强于正常对照组，主要表现于 $C_{6\sim7}$ 右侧脊髓前角、C_7 至 T_1 左侧脊髓前角。PPMS 患者触觉刺激引起的脊髓过度激活，可能系脊髓神经元损伤所致，而这会促进不可逆性损伤。Valsasina 等在扩大样本量的基础上，对 RRMS、SPMS 患者组和正常对照做了比较研究，结果表明 RRMS 和 SPMS 患者组的脊髓 fMRI 激活均明显强于正常对照组，但 RRMS 与 SPMS 的组间差异比较则无统计学意义。与轻度残疾患者比较，残疾严重者的脊髓过度激活更明显，提示 MS 患者脊髓功能异常可能反映了其病情的严重程度。

（四）小结

常规 MRI 是检测 MS 脊髓病灶的重要手段，但在显示解释病理特征以及定量评价病灶等方面则有明显的局限性。DWI 和 DTI 能定量地评价组织内部水分子的运动特征，根据 MD 和 FA 值能判断脊髓白质结构的破坏程度，MRS 从代谢角度分析病灶的生化成分，fMRI 则显示脊髓功能的异常改变。联合应用常规 MRI、DWI、DTI、MRS 和 fMRI 等多种 MRI 技术，不仅可发现 MS 病灶，明确病灶的形态和部位，且有助于更为深入地理解 MS 的病理生理改变，揭示其发生机制。

第五节　临床孤立综合征的 MRI 研究进展

临床孤立综合征（clinically isolated syndrome，CIS）是指在排除其他疾病的情况下，CNS 脱髓鞘事件的急性或亚急性单次发作，持续时间在 24h 以上。多数 CIS 患者临床主要表现为脊髓、脑干或视神经受累，但在疾病的时间演变和空间进展上尚不能满足 MS 的确诊条件。CIS 患者可有 MS、NMO、横断性脊髓炎、急性播散性脑脊髓炎等多种转归。由于上述疾病在最优化治疗方案和预后上存在明显的不同，故对于该综合征的早期诊断及其转归预测至关重要，因此 CIS 已成为当前临床和影像学研究的热点之一。

一、临床研究

对 CIS 进行临床研究的主要目的是通过分析其临床表现的差异，判断患者的转归和预后。

1. 临床表现

所有 CIS 患者均为单次发病，77％的临床表现为单灶性损害（锥体束受累者占 46％、视力障碍者占 21％、脑干症状占 10％），其余 23％则表现为多灶性损害。CIS 患者常伴有认知功能障碍，一项对 48 例 CIS 患者的随访研究显示：入组时 CIS 患者的认知功能评分低于正常人，且其严重程度与患者症状的持续时间及 MRI 所见及脑部病变程度明显相关。CIS 患者亦可有情绪紊乱。Legge 等对 37 例 CIS 患者做了研究，结果发现 30％患者出现抑郁症状，而对照组抑郁的发生率则仅为 5％，CIS 患者的抑郁程度与右侧颞叶的病灶呈正相关，但是否出现抑郁与患者发展成临床确诊的 MS（clinically diagnosis multiple sclerosis，CDMS）的风险无关。国内对于 CIS 的研究尚少，笔者分析了 36 例 CIS 患者的临床和 MRI 表现，最常见症状为肢体无力（69.4％），其次为肢体麻木（61.1％）、腰背疼痛（33.3％）、二便障碍、视物模糊或视力下降（25％）等，最常见体征为肢体肌力下降（69.4％），其次为感觉障碍（63.9％），病理征阳性（36.1％）等；MRI 扫描示单纯的髓内病变最常见（41.7％）。

2. 临床表现与转归的关系

鉴于 85％以上 MS 患者在发病早期表现为 CIS，而其中部分患者会发展为 CDMS，因此对 CIS 的转归研究主要集中于与 MS 的相关因素方面。

国外已进行了数项规模较大的 CIS 临床试验，主要包括北美视神经炎治疗试验（North American Optic Neuritis Treatment Trial，ONTT），受控的高危对象 Avonex MS 预防试验（Controlled High Risk Subjects Avonex Multiple Sclerosis Prevention Study，CHAMPS），MS 的早期治疗研究（Early Treatment of Multiple Sclerosis Study，ETOMS）。根据上述实验结果，CIS 进展为 MS 的概率分别是 16.7％、38％和 45％，上述三项实验之间的差别可能与其入组标准的迥异有关。在 ETOMS 试验纳入的 155 例 CIS 患者中，病变累及脊髓、脑干、大脑、小脑和视神经并产生首发症状者，其发展为 CDMS 的概率分别是 28％、36％、30％、19％和 28％，多部位受累者发展为 CDMS 的概率则更高。

Nilsson 等对 86 例表现为单侧视神经炎的 CIS 患者进行了 15 年的随访研究，结果发现其中 33 例进展为 CDMS（3 年内进展为 CDMS 者占 60％），3 例死亡，50 例仍为孤立性视神经炎。首次发作时，有 CSF

感染征象（表现为 CSF 内细胞数增加和（或）出现 OCB）者和 CSF 无异常改变者进展为 MS 的概率分别为 49％和 23％。复发性视神经炎、年龄较小以及在冬季首次发作者更易进展为 CDMS。Sastre‐Garriga 等报道，51 例表现为脑干受累症状的 CIS 患者，在平均随访 37 个月后，约 35％进展为 CDMS。

3. 临床表现与预后的关系

EDSS 是一种最常用于评价 CIS 预后的指标。Confavreux 等应用该量表研究了 1215 例 CIS 患者，结果发现首次发病表现为视神经炎、残留症状少、复发间隔长或 5 年内发作次数少的患者 EDSS 评分进展较慢。另一项对 308 例 CIS 患者随访 25 年的研究发现，有传出纤维束病灶、首发症状恢复不完全和确诊前频繁复发（>5 次/年）者预后较差。

总之，在 CIS 的各种临床表现中，视神经炎、孤立性感觉受损症状、复发间隔长、5 年后无残疾出现以及早期 MRI 表现正常者均提示其预后良好。与之相反，多发病灶、传出纤维束受累、5 年内频繁发作、5 年后出现残疾以及早期 MRI 扫描病灶较大者预后则较差。

二、CIS 患者的 MRI 研究

在近年提出的 McDonald 标准及其修订版中，MRI 的作用被充分强调，其不仅成为诊断 MS 的重要工具，亦有助于 MS 患者的病情随访、预后判断及疗效监测。关于 CIS 的 MRI 研究很多，其中常规 MRI 适用于发现病变及进行鉴别诊断，而 MTI、DTI、MRS、和 fMRI 等新技术则可提供更多的特异性信息。

（一）常规 MRI 对 CIS 的研究

1. 常规 MRI 的研究方法

通常选择 16～50 岁的 CIS 患者，在症状出现 3 个月内进行首次脑 MRI 扫描，再于首次扫描后 1 个月、3 个月、1 年、3 年或更长时间间隔进行 MRI 检查，以观察其动态变化。一般应用 EDSS、MS 功能评分（multiple sclerosis functional score，MSFC）评价患者的临床功能状况。

2. CIS 初次发作时脑部病灶与病情转归及预后的关系

CIS 初次发作时，脑 MRI 有无病灶与其病情转归密切相关。O'Riordan 等对 81 例 CIS 患者随访 10 年，结果显示首次 MRI 正常者和异常者发展为 CDMS 的概率分别是 11％和 83％，且病灶数量与 10 年后所进展的 MS 亚型相关，病灶数量越多越易发展为 SPMS。此外，病灶数量亦与 5 年和 10 年的 EDSS 评分相关，提示 CIS 患者首次头颅 MRI 所显示的病灶数量，对之后发展为 MS 的长期危险性、疾病亚型以及患者的残疾程度均有一定的预示价值。而其他研究报道，CIS 首次头颅 MRI 正常者发展为 CDMS 的概率为 8％～24％，异常者则为 63％～88％。另有报道进一步强调，CIS 患者首次扫描时的病灶数量和体积对是否发展为 MS 均有预示价值。

3. CIS 患者脑和脊髓萎缩与病情转归及预后的关系

MS 患者脑萎缩的进展速度为正常人的 2 倍，脑室扩张速度是正常人的 5 倍，发生脑萎缩的主要原因是病灶所引起的脱髓鞘、轴突丢失或沃勒变性所致。出现进行性脑萎缩标志着 MS 发生了不可逆性的脑组织损伤。Dalton 等对 55 例 CIS 患者随访 3 年，结果发现：在发病第 1 年后，已进展为 MS 者较未进展者的脑室扩张程度更明显，初次 MRI 检查显示有病灶者的脑室均明显扩张；3 年后随访发现，进展为 MS 者的脑室扩张和灰质萎缩更为明显，病灶体积与脑萎缩程度呈中度相关。另一方面，Paolillo 等提出炎症可能系 CIS 患者发生脑萎缩的一个重要因素，但炎症与脑萎缩并非同时发生，且后者在感染数月后方才出现。Brex 等在对 43 例 CIS 患者为期 1 年的脊髓面积研究中发现，与正常人比较，初次 MRI 显示脑病灶者有脊髓萎缩，而无脑病灶者则无。

（二）CIS 患者的 ^{1}H MRS 检查所见与病理的联系

MS 患者在常规 MRI 扫描 NAWM 内见及 NAA 降低和 MI 增高，分别反映神经元脱失和轴突损害、胶质细胞激活。早期 CIS 患者的 ^{1}H MRS 研究发现病灶内 NAA 降低，Cr 和 MI 增高，而在 NAWM 中则未见此异常改变。Kapeller 等在对发病 14 年后的 CIS 患者的 ^{1}HMRS 分析中发现，发展为 MS 者的 NAWM 内 MI 增高，而仍诊断为 CIS 者 NAWM 内则未见代谢异常，提示可根据 NAWM 内 MI 的升高与否区分上述两类疾病。另有研究发现，在 CIS 患者中全脑 NAA 浓度较对照组降低，与以往文献报道相矛盾，可能系该研究中包含了灰质和病灶的代谢变化，因此更全面地反映 CIS 患者的脑代谢信息。此外，亦有作者发现 CIS 患者 NAWM 内 MI 及 Cr 浓度升高，其他代谢指标则无变化。

（三）磁化传递成像对 CIS 的研究

多项研究发现，MS 病灶的 MTR 值降低，而表现正常脑组织（normal appearing brain tissue，NABT）的 MTR 值亦下降，提示星形胶质细胞增生、局灶性水肿、血管周围炎性浸润、髓鞘异常以及轴索损伤可能是其病理生理基础。但对 CIS 患者的 MTI 研究结果尚不一致，有研究报道 CIS 患者的 NABT 内未见及 MTR 异常，可能在于该患者不存在 NAWM 的弥漫性异常，或 MTR 对 NAWM 的轻微变化不够敏感。Fernando 等应用直方图分析法发现 CIS 患者的 NABT 内有 MTR 异常，在针对 100 例 CIS 患者 3 年随访中发现，其 NAWM 和表现正常脑灰质（normal appearing gray matter，NAGM）的平均 MTR 值均明显降低，在具有发展为 MS 的高危因素者中更为明显，并发现 NAWM 和 NAGM 的 MTR 值异常与 EDSS 评分不相关。Traboulsee 等对 CIS 患者进行 14 年随访后发现，无论发展为 MS 的可能性高低，其 MTR 的降低程度均相似，14 年后仍维持 CIS 诊断者的 MTR 降低程度相似，提示 NABT 的轻度 MTR 异常，可能仅表明其经历了一次脱髓鞘事件，而不能预示疾病进展。

在一项 MTR 研究中报道：①CIS 患者的胼胝体、丘脑、外囊等多个部位的 MTR 值降低，且发现局灶性 MTR 值的降低与 EDSS 评分不相关；②在左侧 Brodmann 区（Brodmann aera，BA）40 区、右侧大脑上纵束、右侧额叶白质、胼胝体前部和压部等部位发现 MTR 降低与 MS 患者的复合功能评分（functional composite scores）相关，左侧 BA40 区、右侧 BA4 区、右侧大脑上纵束和胼胝体压部位置的 MTR 值与标准间隔听觉系列加法（写数）测验评分（paced auditory serial addition test scores）相关。

总之，大多数研究提供 CIS 患者 NABT 内出现 MTR 值异常的证据，认为 MTR 较敏感地反映了 CIS 的病理改变，但是尚未发现 MTR 值与病情转归及预后有关，对此尚须更大规模的长期随访研究予以验证。

（四）CIS 患者的弥散成像研究

弥散成像能检测水分子的随机运动（即布朗运动），DWI 可显示水分子弥散速度的信息。多项研究表明，MS 病灶和 NAWM 的 FA 值降低、而 MD 值增高，此二项指标与 EDSS 评分相关。由于 DTI 技术出现较晚，应用 DTI 研究 CIS 的报道较少。在 Caramia 等的研究中发现，CIS 发病时 NAWM 内 ADC 值无异常改变，而随访 12 个月后，绝大多数（16/19）患者发展成为 CDMS，其 ADC 值较对照组明显升高，并与 T$_2$WI 所示病灶相关。Gallo 对 45 例 CIS 患者进行了 DTI 研究，结果发现患者 NAWM 的平均 MD 值较对照组增高，FA 值则降低，而在随访中出现病灶随时间呈多发性的患者与未出现者的 DTI 指标无显著性差异，表明 CIS 患者的 NAWM 损伤的严重程度对短期内新病灶的形成无预示价值。在一项 DTI 研究中发现，临床出现运动功能障碍的 CIS 患者较无运动功能障碍者锥体束的 MD 值及病灶体积均有所增加，而二者的 FA 值无显著性差异。笔者对于 CIS 和 MS 患者的 DTI 直方图各项指标做了比较，结果发现：作为 MS 最早期表现的 CIS 患者全脑包括病灶、NABT（包括 NAWM 和 NAGM）均已发生了病理改变，但其病灶与 MS 比较无显著性差异，而 NABT 的严重程度较 MS 更轻微。

（五）CIS 患者的脑 fMRI 研究

狭义的 fMRI 指 BOLD，成像时通过探测脑部小静脉去氧血红蛋白含量的变化，显示脑皮质局部功能区的激活。目前，fMRI 是经活体研究分析运动、感觉、视觉、听觉和认知脑功能的最重要手段。鉴于 MS 的临床表现是神经组织损伤、修复和皮质功能重组的综合表现，在对 MS 各亚型（RRMS、SPMS、PPMS）患者进行的一项 fMRI 研究中发现，运动相关皮质激活模式与组织损伤的 MRI 所见明显相关。Rocca 的研究表明：与对照组比较，CIS 患者对侧初级躯体运动皮质（somatomotor cortex，SMC）、次级躯体感觉皮质（somatosensory cortex，SSC）和额下回明显激活，且 MRS 显示全脑 NAA 水平与对侧SMC 相关，表明 CIS 患者存在适应性皮质重组，从而减轻了由脑组织损伤导致的脑功能障碍程度。另有研究报道 MS 患者的运动相关皮质重组在病程的不同时期迥异，在发病早期与运动相关的脑区激活较多，而在病程晚期，患者被激活的脑区多为正常人用于完成新的或复杂任务的脑区。任务状态下的脑功能代谢据报道仅占全脑代谢的 5%，且在任务状态下的脑功能存在依赖于患者配合程度、任务属性差异等不足。1995 年，Biswal 等提出用静息 fMRI 研究脑的自发活动；2001 年，Raichle 进一步提出了静息状态默认网络（default mode network，DMN）的概念，认为大脑在无任务的清醒、静息状态时存在由特定脑区（如楔前叶、扣带回后部和额叶内侧等）组成的主动性脑活动网络，执行着重要功能（如清醒状态维持、自我意识及情景记忆等）。通过独立成分分析方法，Roosendaal 等在 CIS 患者静息态的研究中发现，脑重塑主要发生于 CIS，而在 RRMS 则消失，提示脑重塑随着 MS 疾病进程而减弱。

总之，结合临床资料和常规 MRI 所见，可初步预测 CIS 患者的病情转归及预后。鉴于 CIS 是 MS 的最早期表现，应用 MRI 研究 CIS 使我们更为深入地了解 MS 的早期病理改变及其发病机制，但目前尚缺乏判断 CIS 转归和评价预后的更好指标，尚须利用 DTI 等 MRI 新技术进行大样本的长期随访研究。

（刘亚欧　黄　靖　段云云　王　飞　李坤成）

参 考 文 献

[1] 于春水，林富春，李坤成，等. 复发好转型多发性硬化磁化传递成像研究. 中国医学影像技术，2005，21（8）：1202-1204.

[2] 于春水，李坤成，秦文，等. 多发性硬化弥散加权成像研究. 中国医学影像技术，2005，21（5）：687-689.

[3] 于春水，李坤成，秦文，等. 多发性硬化患者胼胝体的弥散张量纤维束成像定量研究. 中国医学影像技术，2005，21（6）：846-849.

[4] 于春水，李坤成，林富春，等. 复发好转型多发性硬化的全脑 DTI 直方图分析. 临床放射学杂志，2006，25（1）：11-14.

[5] 于春水，李坤成，林富春，等. 脊髓型多发性硬化全脑 DTI 直方图分析. 放射学实践，2006，21（1）：24-26.19.

[6] 于春水，李坤成，林富春，等. 复发好转型多发性硬化患者脑灰质弥散张量成像研究. 中华神经科杂志，2006，39（4）：229-232.

[7] 段云云，李坤成，于春水，等. 多发硬化的磁共振波谱研究. 中国医学影像技术，2006，22（1）：67-69.

[8] 段云云，李坤成，于春水，等. 多发性硬化的磁化传递及弥散张量成像研究. 中华神经科杂志，2006，39（12）：799-802.

[9] 刘亚欧，于春水，李坤成，等. 临床孤立综合征 36 例临床和 MRI 分析，中华神经科杂志，2007，40（6）：404-406.

[10] 刘亚欧，于春水，李坤成，等. 临床孤立综合征的研究进展，医学影像学杂志，2006，16（8）：843-846.

[11] 刘亚欧，于春水，李坤成，等. 临床孤立综合征和复发缓解型多发性硬化患者表现正常脑白质及脑灰质的 MR 扩散张量直方图比较，中华放射学杂志，2008，42（2）：341-345.

［12］刘亚欧，于春水，李坤成，等. 临床孤立综合征和复发缓解型多发性硬化 MR 弥散张量成像的对比研究. 中国医学影像技术，2008，24（7）：996－1000.

［13］段云云，于春水，李坤成. 临床孤立综合征的 MRI 研究进展. 临床放射学杂志，2006，25（4）：381－383.

［14］王飞，刘亚欧，段云云，等. 多发性硬化病灶的磁敏感加权成像表现. 中国医学影像技术，2010，26（9）：1663－1666.

［15］陈楠，李坤成，秦文. MRI 对脊髓型多发性硬化临床分期的价值. 放射学实践，2005，20（9）：761－764.

［16］杨涛，张焱，程敬亮. 脊髓型多发性硬化磁共振诊断及鉴别. 中国临床医学影像杂志，2008，19（6）：443－445.

［17］白芝兰，刘振堂，齐乃新，等. 脊髓多发性硬化的 M 砌诊断与鉴别诊断. 实用放射学杂志，2002，18（12）：1025－1027.

［18］Brex PA, Ciccarelli O, O'Riordan JI. Relation between serial MRI and the development of disability in patients with clinically isolated syndromes suggestive of multiple sclerosis. J Neurol Neurosurg Psychiatry, 2001，71：423－427.

［19］Li BS, Regal J, Soher BJ, et al. Brain metabolite profiles of T1－hypointense lesions in relapsing－remitting multiple sclerosis. AJNR Am J Neuroradiol, 2003，24（1）：68－74.

［20］De Stefano N, Matthews PW, Filippi M, et al. Evidence of early cortical atrophy in MS：relevance to white matter changes and disability. Neurology, 2003，60（7）：1157－1162.

［21］Dehmeshki J, Chard DT, Leary SM, et al. The normal appearing grey matter in primary progressive multiple sclerosis：a magnetisation transfer imaging study. J Neurol, 2003，250（1）：67－74.

［22］Santos AC, Narayanan S, de Stefano N, et al. Magnetization transfer can predict clinical evolution in patients with multiple sclerosis. J Neurology, 2002，249（6）：662－668.

［23］Traboulsee A, Dehmeshki J, Peters KR, et al. Disability in multiple sclerosis is related to normal appearing brain tissue MTR histogram abnormalities. Mult Scler, 2003，9（6）：566－573.

［24］Cassol E, Ranjeva JP, Ibarrola D, et al. Diffusion tensor imaging in multiple sclerosis：a tool for monitoring changes in normal－appearing white matter. Mult Scler, 2004，10（2）：188－196.

［25］Rashid W, Hadjiprocopis A, Griffin CM, et al. Diffusion tensor imaging of early relapsing－remitting multiple sclerosis with histogram analysis using automated segmentation and brain volume correction. Mult Scler, 2004，10（1）：9－15.

［26］Wilson M, Tench CR, Morgan PS, et al. Pyramidal tract mapping by diffusion tensor magnetic resonance imaging in multiple sclerosis：improving correlations with disability. J Neurol Neurosurg Psychiatry, 2003，74（2）：203－207.

［27］He J, Inglese M, Li BS, et al. Relapsing－remitting multiple sclerosis：metabolic abnormality in nonenhancing lesions and normal－appearing white matter at MR imaging：initial experience. Radiology, 2005，234（1）：211－217.

［28］Sarchielli P, Presciutti O, Tarducci R, et al. Localized ^{1}H magnetic resonance spectroscopy in mainly cortical gray matter of patients with multiple sclerosis. J Neurol, 2002，249（7）：902－910.

［29］Filippi M, Bozzali M, Rovaris, et al. Evidence for widespread axonal damage at the earliest clinical stage of multiple sclerosis. Brain, 2003，126（Pt 2）：433－437.

［30］Kapeller P, Brex PA, Chard D, et al. Quantitative 1H MRS imaging 14 years after presenting with a clinically isolated syndrome suggestive of multiple sclerosis. Mult Scler, 2002，8（2）：207－210.

［31］Rocca MA, Mezzapesa DM, Falini A, et al. Evidence for axonal pathology and adaptive cortical reorganisation in patients at presentation with clinically isolated syndromes suggestive of MS. Neuroimage, 2003，18（4）：847－855.

［32］Faro SH, Mohamed FB, Tracy JI, et al. Quantitative functional MR imaging of the visual cortex at 1. 5 T as a function of luminance contrast in healthy volunteers and patients with multiple sclerosis. AJNR Am J Neuroradiol，2002，23（1）：59－65.

［33］Lowe MJ, Phillips MD, Lurito JT, et al. Multiple sclerosis：low－frequency temporal blood oxygen level－dependent fluctuations indicate reduced functional connectivity initial results. Radiology, 2002，224（1）：184－192.

［34］Yu CS, Zhu CZ, Li KC, et al. Relapsing neuromyelitis optica and relapsing－remitting multiple sclerosis：differentiation at diffusion－tensor MR imaging of corpus callosum. Radiology, 2007，244（1）：249－256.

［35］Yu CS, Lin FC, Liu Y, et al. Histogram analysis of diffusion measures in clinically isolated syndromes and relapsing－remitting multiple sclerosis. Eur J Radiol, 2008，68（2）：328－334.

[36] Lin F, Yu C, Jiang T, et al. Discriminative analysis of relapsing neuromyelitis optica and relapsing - remitting multiple sclerosis based on two - dimensional histogram from diffusion tensor imaging. Neuroimage, 2006, 31 (2): 543 - 549.

[37] Yu CS, Lin FC, Li KC, et al. Diffusion tensor imaging in the assessment of normal - appearing brain tissue damage in relapsing neuromyelitis optica. AJNR, 2006, 27 (5): 1009 - 1015.

[38] Dehmeshki J, Chard DT, Leary SM, et al. The normal appearing grey matter in primary progressive multiple sclerosis: a magnetisation transfer imaging study. J Neurol, 2003, 250 (1): 67 - 74.

[39] Bot JC, Barkhof F. Spinal - cord MRI in multiple sclerosis: conventional and nonconventional MR techniques. Neuroimaging Clin N Am, 2009, 19 (1): 81 - 99.

[40] Agosta F, Filippi M. MRI of spinal cord in multiple sclerosis. J Neuroimaging, 2007, 17 (1): 46 - 49.

[41] Lycklama G, Thompson A, Filippi M, et al. Spinal - cord MRI in multiple sclerosis. Lancet Neurol, 2003, 2 (9): 555 - 562.

[42] Bot JC, Barkhof F, Polman CH, et al. Spinal cord abnormalities in recently diagnosed MS patients: added value of spinal MRI examination. Neurology, 2004, 62 (2): 226 - 233.

[43] Stankiewicz JM, Neema M, Alsop DC, et al. Spinal cord lesions and clinical status in multiple sclerosis: a 1. 5T and 3T MRI study. J Neurol Sci, 2009, 279 (1 - 2): 99 - 105.

[44] Zivadinov R, Hussein S, Stosic M, et al. Glatiramer acetate recovers microscopic tissue damage in patients with multiple sclerosis. A case - control diffusion imaging study. Pathophysiology, 2011, 18 (1): 61 - 68.

[45] Rocca MA, Hickman SJ, B L, et al. Imaging spinal cord damage in multiple sclerosis. J Neuroimaging, 2005, 15 (4): 297 - 304.

[46] Tench CR, Morgan PS, Jaspan T, et al. Spinal cord imaging in multiple sclerosis. J Neuroimaging, 2005, 15 (4): 94 - 102.

[47] Cotton F, Weiner HL, Jolesz FA, et al. MRI contrast uptake in new lesions in relapsing - remitting MS followed at weekly intervals. Neurology, 2003, 60 (4): 640 - 646.

[48] Marcel C, Kremer S, Jeantroux J, et al. Diffusion - weighted imaging in noncompressive myelopathies: a 33 - patient prospective study. J Neurol, 2010, 257, (9): 1438 - 1445.

[49] Balashov KE, Aung LL, Dhib - Jalbut S, et al. Acute multiple sclerosis lesion: conversion of restricted diffusion due to vasogenic edema. J Neuroimaging, 2011, 21 (2): 202 - 204.

[50] Ohgiya Y, Oka M, Hiwatashi A, et al. Diffusion tensor MR imaging of the cervical spinal cord in patients with multiple sclerosis. Eur Radiol, 2007, 17 (10): 2499 - 2504.

[51] Hesseltine SM, Law M, Babb J, et al. Diffusion tensor imaging in multiple sclerosis: assessment of regional differences in the axial plane within normal - appearing cervical spinal cord. AJNR Am J Neuroradiol, 2006, 27 (6): 1189 - 1193.

[52] Guo AC, MacFall JR, Provenzale JM. Multiple sclerosis: diffusion tensor MR imaging for evaluation of normal - appearing white matter. Radiology, 2002, 222 (3): 729 - 736.

[53] Cruz LC Jr, Domingues RC, Gasparetto EL. Diffusion tensor imaging of the cervical spinal cord of patients with relapsing - remising multiple sclerosis: a study of 41 cases. Arq Neuropsiquiatr, 2009, 67 (2): 391 - 395.

[54] Blamire AM, Cader S, Lee M, et al. Axonal damage in the spinal cord of multiple sclerosis patients detected by magnetic resonance spectroscopy. Magn Reson Med, 2007, 58 (5): 880 - 885.

[55] Marliani AF, Clementi V, Albini - Riccioli L, et al. Quantitative proton magnetic resonance spectroscopy of the human cervical spinal cord at 3 Tesla. Magn Reson Med, 2007, 57 (1): 160 - 163.

[56] Ciccarelli O, Altmann DR, McLean MA, et al. Spinal cord repair in MS: does mitochondrial metabolism play a role?. Neurology, 2010, 74 (9): 721 - 727.

[57] Aboul - Enein F, Krssák M, Höftberger R, et al. Reduced NAA - levels in the NAWM of patients with MS is a feature of progression. A study with quantitative magnetic resonance spectroscopy at 3Tesla. PLoS One, 2010, 5 (7): e11625.

[58] Agosta F, Valsasina P, Caputo D, et al. Tactile - associated recruitment of the cervical cord is altered in patients with

multiple sclerosis. Neuroimage, 2008, 39 (4): 1542 - 1548.

[59] Agosta F, Valsasina P, Absinta M, et al. Primary progressive multiple sclerosis: tactile - associated functional MR activity in the cervical spinal cord. Radiology, 2009, 253 (1): 209 - 215.

[60] Valsasina P, Agosta F, Absinta M, et al. Cervical cord functional MRI changes in relapse - onset MS patients. J Neurol Neurosurg Psychiatry, 2010, 81 (4): 405 - 408.

[61] Di Legge S, Piattella MC, Pozzilli C. Longitudinal evaluation of depression and anxiety in patients with clinically isolated syndrome at high risk of developing early multiple sclerosis. Mult Scler, 2003, 9 (3): 302 - 306.

[62] Confavreux C, Vukusic S, Adeleine P. Early clinical predictors and progression of irreversible disability in multiple sclerosis: an amnesic process. Brain, 2003, 126 (pt4): 770 - 782.

[63] Eriksson M, Andersen O, Runmarker B. Long - term follow - up of patients with clinically isolated syndromes, relapsing remitting and secondary progressive multiple sclerosis. Mult Scler, 2003; 9 (3): 260 - 274.

[64] Dalton CM, Chard DT, Davies GR, et al. Early development of multiple sclerosis is associated with progressive grey matter atrophy in patients presenting with clinically isolated syndromes. Brain, 2004, 127 (pt5): 1101 - 1107.

[65] Paolillo A, Piattella MC, Pantano P, et al. The Relationship between inflammation and atrophy in clinically isolated syndromes suggestive of multiple sclerosis. J Neurol, 2004, 251 (4): 432 - 439.

[66] Kapeller P, Brex PA, Chard D, et al. Quantitative ^{1}H MRS imaging 14 years after presenting with a clinically isolated syndrome suggestive of multiple sclerosis. Mult Scler, 2002, 8 (3): 207 - 210.

[67] Fernando KT, McLean MA, Chard DT, et al. Elevated white matter myo - inositol in clinically isolated syndromes suggestive of multiple sclerosis. Brain, 2004, 127 (pt6): 1361 - 1369.

[68] Fernando KT, Tozer, DJ, Miszkiel KA, et al. Magnetization transfer histograms in clinically isolated syndromes suggestive of multiple sclerosis. Brain, 2005, 128 (pt12): 2911 - 2925.

[69] Traboulsee A, Dehmeshki J, Brex PA, et al. Normal - appearingbrain tissue MTR histograms inclinically isolated syndromes suggestive of MS. Neurology, 2002, 59 (1): 126 - 128.

[70] Ranjeva JP, Audoin B, Au Duong MV, et al. Local tissue damage assessed with statistical mapping analysis of brain magnetization transfer ratio: relationship with functional status of patients in the earliest stage of multiple sclerosis. AJNR Am J Neuroradiol, 2005, 26 (1): 119 - 127.

[71] Gallo A, Rovaris M, Riva R, et al. Diffusion - Tensor Magnetic Resonance Imaging Detects Normal - Appearing White Matter Damage Unrelated to Short - term Disease Activity in Patients at the Earliest Clinical Stage of Multiple Sclerosis. Arch Neurol, 2005, 62 (5): 803 - 808.

[72] Pagani E, Filippi M, Rocca MA. A method for obtaining tract - specific diffusion tensor MRI measurements in the presence of disease: Application to patients with clinically isolated syndromes suggestive of multiple sclerosis. Neuroimage, 2005, 26 (1): 258 - 265.

[73] Roosendaal SD, Schoonheim MM, Hulst HE, et al. Resting state networks change in clinically isolated syndrome. Brain 2010, 133 (pt6): 1612 - 1621.

[74] Rocca MA, Colombo B, Falini A, et al. Cortical adaptation in patients with MS: a cross - sectional functional MRI study of disease phenotypes. Lancet Neurol, 2005, 4 (10): 618 - 626.

第 **10** 章

多发性硬化的脑脊液分析

第一节 引 言

多发性硬化（multiple sclerosis，MS）是成年人（特别是青年女性）病残的常见病因之一，各国的流行病学调查显示 MS 的发病率在近代呈上升趋势。虽然近年来对 MS 确诊和治疗的进展迅速，但中枢神经系统（central nervous system，CNS）脱髓鞘疾病由于病灶的数量、大小、累积部位以及病理进程（如炎症、髓鞘脱失、轴索损害、不同阶段的髓鞘再生和胶质再生）的不同，使得临床表现变异很大，且预后亦难预测。一些孤立性 CNS 脱髓疾病［如视神经炎（optic neuritis，ON）、横惯性脊髓炎和 Marburg 型 MS］有可能转化为典型的复发-缓解型 MS（relapsing - remitting MS，RRMS），之后可发展为继发进展型 MS（secondary progressive MS，SPMS）。视神经脊髓炎（neuromyelitis optica，NMO）目前被认为是一种与 MS 致病和免疫学机制迥异的脱髓鞘疾病，但在临床工作中遇及 ON 患者（特别是首次发病）时，神经科医生仍不确定其症状是否长期孤立存在还是 MS、NMO、复发性 ON 的前驱表现，如果能准确地预测，将有助于决定能否开始特异性治疗，如目前更多的证据倾向于针对 NMO 最好给予免疫抑制剂（如糖皮质类固醇激素）而非免疫调节剂［如干扰素（interferon，IFN）- β，醋酸格拉默（glatiramer acetate，GA）］治疗。由于脑脊液（cerebrospinal fluid，CSF）与 CNS 密切相关，因此研究其改变对于明确 CNS 脱髓疾病患者的临床亚型或在其早期阶段预测疾病的预后无疑会有很大的帮助。

一直以来，临床上迫切需要体内的生物学标记物（biomarker）来指导疾病的诊断和治疗。MS 常发生于 CNS 脑室周围、皮质下和脊髓等部位，其病灶在解剖结构上与 CSF 临近，但鉴于 MS 的病灶组织活检较少，因此 CSF 作为最易获得且离病灶最近的生物标本来源，可用于各种可溶物的测量和细胞学分析，是具有重要意义的临床参考指标。近代 MS 生物学标记的研究主要围绕以下重点对 CSF 进行了分析：

1. 不断改进生物指标，提高其对诊断 MS 的敏感性和特异性（特别是在第一次脱髓鞘事件发生时）。
2. MS 临床亚型的生物学标记，MS 是一组复杂多样的谱系疾病，各种亚型有不同的诊断、治疗和预后。
3. MS 预后的生物学标记。
4. 病程监测的生物学标记。
5. 免疫调节治疗的疗效预测和监测生物学标记。

第二节 病因学和免疫病理学标记

以往研究认为遗传和环境因素均可影响 MS 的发病和病程。MS 的病程主要以复发（ralapse）和进展（progression）交互发生为特征，对应的病理学改变是炎症（局灶性、播散性、急性、反复性）和变性（弥漫性、慢性、进展性），二者之间的平衡和相互作用决定了疾病的进程。近代研究的结果表明 MS 的复发系由 CNS 局灶性炎症所致，同时更多的临床证据显示 MS 亦为一种神经变性病，弥散的慢性轴索丢失与本病的不可逆性进展直接相关。

近来研究认为，MS 发病和疾病状态的维持均始于体内的淋巴系统，CNS 抗原成分进入外周循环系统，在此经抗原提呈细胞（antigen‐presenting cell，APC），主要包括树突状细胞（dendritic cells，DC）的处理和递呈，激活 T 细胞（CD4$^+$和 CD8$^+$）以及 B 细胞，并经循环穿过血脑屏障（blood-brain barrier，BBB）移行至 CNS 内，在 MS 病灶内可发现巨噬细胞、T 细胞以及 B 细胞的聚集和浸润。在活跃的脱髓鞘病灶内，细胞毒性 T 淋巴细胞（cytotoxic T lymphocyte，CTL）与少突胶质细胞增生和轴索丢失相关，B 细胞则分布于软脑膜和血管周围间隙，在鞘内合成抗体并进至 CNS，上述发现均构成了 MS 患者 CSF 检查的重要细胞学基础（表 10‐1）。值得关注的是，以往研究发现数种病毒感染在 MS 的起始免疫应答中发挥重要作用，尤其是 EB 病毒（Epstein‐Barr virus）、单纯疱疹病毒和带状疱疹病毒。

表 10‐1 可经脑脊液检测的细胞种类及其与多发性硬化的病因学关系

细胞种类	病因学关系
B 细胞	在 RRMS 中起重要作用：
	表达和分泌抗体或 IgG（体液免疫）
	识别抗原
T 细胞	与 MS 起病和进展相关：
	参加抗原特异性细胞免疫应答
	表达和分泌细胞因子
	免疫调节
	Th 细胞（识别 MHCⅡ-抗原复合物）
	Tr 细胞（抑制免疫应答）
	CTL（与轴索损害相关）
NK 细胞	识别特殊抗原以及杀伤细胞
单核细胞和巨噬细胞	与 MS 的起病和进展相关：
	吞噬作用
	血浆蛋白的合成
	炎性介质的产生
	细胞因子的分泌
	抗原提呈
	非抗原特异性应答
	其他多种功能
DC	激活初始 T 细胞和 B 细胞应答

RRMS：复发-缓解型 MS；Ig：免疫球蛋白；Th：辅助性 T；Tr：调节性 T；CTL：细胞毒性 T 淋巴细胞；NK：自然杀伤；DC：树突状细胞。

第三节 脑脊液生理及其在多发性硬化生物学标记研究的重要性

CSF 的蛋白组分约 80% 为血源性，其余 20% 则源自"鞘内合成"或"脑内合成"。在生理情况下，血源性蛋白进入 CSF 后经弥散途径透过 BBB，程度大小取决于蛋白分子量及其血浓度。CSF 中各种血源性蛋白有其特殊的 CSF/血液比率，各种临床公式（如 IgG 指数、IgG 24h 鞘内合成率）已被用于区别血源性和鞘内合成的免疫球蛋白（immunoglobulin，Ig）。

CSF 检查作为诊断 MS 的必需指标已近 80 年，Greenfield 和 Camicheal 在 1925 年发现一个梅毒凝胶金曲线，在 MS 患者中呈阳性反应。Kabat（1942 年）等发现经电泳方法发现 CSF 和脑内蛋白的迥异。多项电泳研究证明具有诊断意义的 CSF 蛋白区带属于 γ - Ig 区，Link（1967 年）进一步发现这些区带属于 IgG，Tourtellotte 等（1980）则发现该 IgG 来源于 MS 病灶的证据。

随着辅助检查技术的进展（尤其是 MRI 的应用），CSF 检查较以往的诊断价值有所下降。然而，在遇及疑难病例或在其他辅助检查未能提供支持证据的情况下，CSF 检查可发现鞘内 IgG 的异常合成，是诊断和鉴别 MS 的核心指标，特别见于以下两种情况：①年纪较大者，数年前即出现可疑的首发症状，之后病情进展，经 MRI 扫描显示脑白质内多发的责任病灶，但未能区别是非特异性脑改变还是脱髓鞘病变；②在任何年龄阶段出现进展性脊髓病变。本节主要就以往文献报道中有关 MS 患者的 CSF 研究作一总结。

一、对确诊 MS 和鉴别诊断的推荐的标准的 CSF 指标

如果条件许可，针对 MS 通常推荐以下常规的 CSF 分析：

（1）细胞计数（使用 Fuchs - Rosenthal 板，应在腰椎穿刺后 2h 内进行）

（2）细胞涂片和染色

（3）CSF 生化和血糖检查（计算葡萄糖 CSF/血液比率），CSF 乳酸

（4）总蛋白水平

（5）白蛋白水平（计算白蛋白 CSF/血液比率），应考虑年龄因素（表 10 - 2）

（6）IgG、IgA 和 IgM

（7）IgG 区的寡克隆区带（oligoclonal band，OCB）〔先用等电点聚焦（isoelectric focus，IEF），然后经免疫印迹法或免疫固定法〕

（8）鞘内合成的数种病毒抗体，最常见者包括麻疹病毒、风疹病毒、带状疱疹病毒

表 10 - 2 年龄相关的脑脊液/血清白电白商（quotient albumin，Q_{Alb}）参考范围

年龄	Q_{Alb}（$\times 10^3$）
新出生	8～28
1 个月	5～15
2 个月	3～10
3 个月	2～5
4 个月～6 年	0.5～3.5
<15 岁	<5.0
<40 岁	<6.5
<60 岁	<8.0

注：上述年龄相关 Q_{Alb} 在很大程度上依赖获取的 CSF 体积，即 1ml 和 12ml 脑脊液的蛋白质含量测定可差达 20%，以前者为高，脑室液 Q_{Alb}＝腰椎穿刺 $Q_{Alb} \div 2.3$。

二、MS CSF 细胞计数和细胞学分析

在 MS 复发期可见及细胞数的轻度增多，可达 10～20cells/mm³，在临床缓解期则与复发期类似，超过 50 个/mm³ 的病例则较罕见，在此情况下应考虑有无罹患其他疾病。进一步的 CSF 细胞分类通常显示淋巴细胞占 90%，多核细胞小于 5%，细胞涂片多发现巨噬细胞，偶见及浆细胞。

三、MS 患者的 CSF 蛋白水平以及常规生化指标

约 2/3MS 患者的 CSF 蛋白水平正常，仅 1/3 左右呈轻度升高（0.5～0.7g/L）。在合并脊髓病变时

（尤其是脊髓肿胀），CSF 蛋白可高达 1g/L 以上。

多数 MS 患者的 CSF 葡萄糖水平下降（其 CSF/血清比率通常低于 0.4），乳酸检查与 CSF/血清葡萄糖比率的敏感性类似。CSF/血清白蛋白商或称指数（CSF - serum albumin quotient）较 CSF 总蛋白水平更能准确地反映 BBB 的破坏程度，亦是鞘内 Ig 合成定量分析的基础。

四、CSF 鞘内合成 IgG 的定性和定量分析

（一）标本要求

CSF 标本最好为新鲜或未受污染的，目前使用的 CSF 鞘内合成 Ig 的研究方法相当灵敏，CSF 的需要量很少（少于 1ml），不须预先对 CSF 浓缩。在一些实验室（如笔者单位实验室）进行 CSF Ig 研究时，CSF 和血清的蛋白负荷相同，但亦有实验室对血清事先予以固定比例的稀释（通常为 1：400）。在开始 IEF 和免疫印迹之前，样本内 IgG 含量须为 20~1200ng，因此大多数病例需要 3~5μl 的 CSF。如需要短期储存时，推荐使用 4~8℃ 冰箱，长期（少于 30d）时则推荐将标本储存于 -80℃ 冰箱。

（二）研究鞘内合成 Ig 的方法

CSF 内 Ig 的研究方式很多，临床上一般采用如下方法：①定量分析；如 IgG 指数，24 小时 IgG 合成率；②定性分析，主要指 IgG 蛋白组分区带（fraction bands）；③Ig 蛋白组学研究（proteomics），主要使用双向凝胶电泳技术。

但目前多数学者认为在诊断 MS 时，IgG 指数和其他定量的分析方法较定性分析方法（使用 IEF 电泳的免疫固定染色的蛋白质组分区带）的临床价值有所差异，定量的分析方法敏感性较差。究其原因，是二者的实验技术基础不同。定量分析使用个体指标和人群指标比较，而后者 CSF 血缘性蛋白的正常值范围变化极大；定性分析仅比较 CSF 和血清标本的电泳结果，影响因素较少，因此更加可靠。

（三）CSF 中 Ig 的定量检测及临床意义

CSF Ig 的来源有三：①神经系统鞘内合成；②血源性 Ig 增多，尽管 BBB 通透性正常；③外周血 Ig 水平正常，但 BBB 通透性增高。三者可合并或单独发生。在测得 CSF 中 Ig 的绝对值后如何明确其水平增高系上述何种情况所致，目前主要通过一些补充方法进行校正，首先须寻及一个能较好反映 BBB 通透性的指标，白蛋白仅在肝内合成，且不在 CNS 内代谢，因此 CSF 白蛋白/血清白蛋白比值被认为能较好地反映 BBB 的通透性。在此基础上，主要采用以下的 CSF 定量分析：

1. IgG 指数　该指数最早由北欧的学者提出，其计算公式为：（CSF IgG/血清 IgG）/（CSF 白蛋白/血清白蛋白）。

IgG 指数增高多见于 MS，吉兰-巴雷综合征、亚急性硬化性全脑炎等疾病。计算步骤简单，但该指数增高与否可由血清白蛋白的上升和（或）血清 IgG 下降引起，而 MS 被认为主要与 CNS 内合成的 IgG 相关，故在此基础上又提出了"Ig 合成率"的计算方式

2. Ig 合成率（主要使用 IgG 24h 鞘内合成率）　不同实验室间的计算方法差异较大，其基本公式为：CNS 合成的 Ig＝CSF 实际测及的 Ig－BBB 正常时透过的血缘性 Ig－BBB 通透性增高时透过的血缘性 Ig

在笔者实验室先期测量了 24 例正常对照标本（即 BBB 正常）：血清白蛋白/CSF 白蛋白＝243，血清 IgG/CSF IgG＝541。由此得出在 BBB 通透性正常的情况下，CSF 白蛋白值＝血清白蛋白/234。鉴于 CSF 白蛋白/血清白蛋白比值能很好地反映 BBB 的通透性，所以由 BBB 通透性增高引起的 CSF 白蛋白量＝脑脊液白蛋白－$\dfrac{血清白蛋白}{243}$。假定白蛋白与 Ig 的 BBB 通透性以及克分子量呈线性相关，可通过白蛋白推

导 BBB 增高时所致的 CSF Ig 增高值 $=\left(脑脊液白蛋白-\dfrac{血清白蛋白}{243}\right)\times\dfrac{血清免疫球蛋白}{血清白蛋白}\times0.43=$

$\left(脑脊液白蛋白-\dfrac{血清白蛋白}{243}\right)\div\left(\dfrac{血清白蛋白}{白蛋白分子量}\right)/\left(\dfrac{血清免疫球蛋白}{免疫球蛋白分子量}\right)$

注：$\dfrac{白蛋白分子量}{免疫球蛋白分子量}=0.43$

据上可推，Ig 鞘内合成的量＝脑脊液实际测量的免疫球蛋白－血中免疫球蛋白通过正常血脑屏障进入脑脊液的量－血中免疫球蛋白通过增高的血脑屏障进入脑脊液的量＝脑脊液免疫球蛋白－$\left(\dfrac{血清免疫球蛋白}{542}\right)-\left(脑脊液白蛋白-\dfrac{血清白蛋白}{242}\right)\times\dfrac{血清免疫球蛋白}{血清白蛋白}\times0.43$

因为人 CSF 每日生成量约为 500ml，上述公式中 Ig 和白蛋白的浓度单位均为 mg/ml，最终 IgG 24h 鞘内合成率单位则为 mg/24h，具体公式如下：

24h IgG 鞘内合成率＝

$\left[脑脊液免疫球蛋白-\left(\dfrac{血清免疫球蛋白}{542}\right)-\left(脑脊液白蛋白-\dfrac{血清白蛋白}{243}\right)\times\dfrac{血清免疫球蛋白}{血清白蛋白}\times0.43\right]\times500$

3. 定量 Ig 的临床价值　IgG 指数增高（>0.6）可见于 70％～90％的 MS 患者，与 OCB 阳性相一致。同时 IgG 指数亦有一定的疗效评估价值，即经免疫治疗可使患者 IgG 指数下降至正常范围。

（四）CSF 中 Ig 的定性检测及意义

目前国际上已就 OCB 的检测方法达成基本共识：琼脂糖 IEF 及免疫印迹法（isoelectric focusing on agarose gels with immunoblotting）为检测 OCB 的"金标准"。但国内外仍有一些实验室使用聚丙烯酰胺凝胶电泳及银染法，但其所示条带被认为缺乏 IgG 特异性，故可信性未得以公认（表 10-3）。

表 10-3　IEF＋银染法与 IEF＋免疫印迹法的特异性比较

结果	聚丙烯酰胺凝胶电泳及银染法	琼脂糖 IEF 及免疫印迹法	x^2 检验
真阳性	14	33	
假阳性	12	2	$P<0.02$

IEF：等电点聚焦。

在琼脂糖 IEF 及免疫印迹法中，据其条带不同可分为五种标准类型（图 10-1A、B）。

Ⅰ型（CSF－，血清＋）：CSF 和血清均显示条带。

Ⅱ型（CSF＋，血清＋）：可见 CSF 中的 OCB，但血清中未显示，为 OCB 阳性。

Ⅲ型（CSF＋＞血清＋）：可见 CSF 中的 OCB，在血清中可示同一条带但浓度较低，依提示鞘内异常合成 IgG，为 OCB 阳性。

Ⅳ型（CSF＋，血清＋）：CSF 和血清均示同一 IgG 条带且浓度相似，提示为系统合成而非鞘内合成的 IgG，IgG 透过正常或异常的 BBB 进入至 CSF。在血清 Ig 浓度过高时，血清泳道可能被污染，系大多数实验室将血清 Ig 浓度稀释至与 CSF 一致的原因，可见于吉兰-巴雷综合征。

Ⅴ型（广泛阳性）：CSF 和血清学均示单克隆区带，提示单克隆 IgG 组分。因为 IEF 的高敏感性，故把其他电泳方法所示的单克隆条带区分为多个条带，该情况可能与蛋白质翻译后加工（如糖基化）相关。

尽管琼脂糖 IEF 及免疫印迹法染色试剂盒目前已可购买，但对 IEF 质控和条带的判读仍须有经验的专家主观判读，对能否正确地判断至关重要。

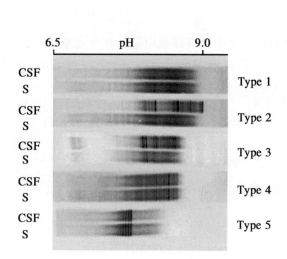

6.5　　　pH　　　9.0

CSF / S　Type 1
CSF / S　Type 2
CSF / S　Type 3
CSF / S　Type 4
CSF / S　Type 5

图 10 - 1A　A 琼脂糖等电点聚焦及免疫印迹法。所有显影条带系 IgG。CSF：脑脊液；S：血清。（摘自 Freedman MS. Multiple sclerosis and demyelinating disorder ［M］. 1ˢᵗ ed. Lippincott Williamas & Wilkins, 2006.）

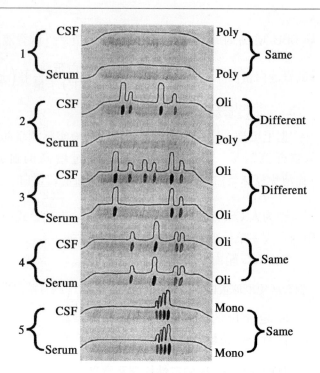

图 10 - 1B　琼脂糖等电点聚焦及免疫印迹法的标准示意图。（摘自 Freedman MS. Multiple sclerosis and demyelinating disorder ［M］. 1ˢᵗ ed. Lippincott Williamas & Wilkins, 2006.）

　　在西方 MS 人群的研究中，仅 3%～5% 患者 OCB 呈阴性，对诊断 MS 的敏感性和特异性较高（表 10 - 4），但对于国人 MS 患者则明显低于西方，其（在北方地区 MS 患者）敏感性和特异性分别为 63.3% 和 74.2%，近来国内徐雁等报道利用 IEF 联合免疫印迹法检测 OCB 诊断 MS 的敏感性和特异性分别为 91.7% 和 89.8%。在 OCB 阳性和阴性 MS 患者的比较研究中发现，尽管临床表现有所差异，OCB 阴性者的复发频率以及非特异性 MRI 病灶较多，且预后更好，但两者之间的免疫学机制似并无明显不同。OCB 阳性可见于各种感染性疾病，在不同病情时须与 CNS 自身免疫病鉴别（表 10 - 5）。在经 IEF 时血和 CSF 泳道显示出不同的条带可能对诊断有所帮助；在 CSF 泳道和血清泳道显示"镜像"条带（即在两个同样位置出现 IgG 条带）时，如 CSF 泳道条带呈高浓度，则提示为 MS 或 CNS 感染。如与之相反，则可能是血源性 IgG 渗入 CSF 所致。

表 10 - 4　等电点聚焦对诊断多发性硬化的敏感性和特异性

资料来源	总例数	MS 例数	敏感性（%）	特异性（%）
Kostulas	1114	58	100	-
McLean	1007	82	95	-
Öhman	558	112	96	-
Beer	189	98	-	87
Paolino	44	26	-	86

表 10-5　其他非中枢神经系统脱髓鞘疾病的寡克隆区带阳性率

自身免疫性疾病

副肿瘤综合征	5％～25％
系统性红斑狼疮	30％～50％
结节病	40％～70％
神经白塞病	20％～50％
干燥综合征	75％～90％
抗谷氨酸脱羧酶抗体综合征	40％～70％
桥本脑病	25％～35％
小柳-原田综合征（葡萄膜大脑膜炎）	30％～60％
亚急性硬化性全脑炎	100％

感染性疾病

神经梅毒	90％～95％
莱姆病	80％～90％
艾滋病	60％～80％
脑膜炎	5％～50％
风疹病毒脑炎	100％

结构病灶

中枢神经系统肿瘤和结构性病灶	<5％
脑血管病	5％～25％

遗传性疾病

毛细血管扩张性共济失调	50％～60％
肾上腺脑白质营养不良	100％
Leber 病	5％～15％

（五）CSF 中 Ig 轻链的检测及临床意义

目前，当经 IEF 所显示的 IgG 条带结果不清时，有些实验室进一步地做 Igκ，λ 轻链的染色，尤其是 IgG 条带仅有一或数条时或显示多克隆条带的背景时，轻链染色可减轻多克隆区带背景的干扰，使较模糊的条带的显示更清晰。如存在单一特异性条带或仅见及较为模糊的条带时，则说明 IgG 的染色失败（因为 CSF IgG 染色应至少示两个条带）。在罕见病例中，IEF IgG 染色不显示条带，OCB 亦可能由 IgA、IgM 组成，故轻链染色可呈阳性结果，提高了诊断的准确性。在一些实验室，轻链染色仅在根据临床表现和 MRI 扫描高度疑似 MS 病例时方才进行。Presslauer 等报道 κ 轻链诊断 MS 时的敏感性和特异性分别高达 96％和 86％。定量的 κ 轻链研究显示其与随后的体征恶化相关；Rinker 等发现，经 CSF 检测 κ 轻链（≥1.53 μg/ml）预测 MS 进展的特异性为 87.5％，在阳性时预测价值则高达 88.9％。

CSF 的轻链染色阳性提示有鞘内的合成，究其原因在于血清 Ig 轻链能很快地被肾清除，几乎不可能进入 CSF，故轻链染色优于重链染色。在鞘内合成的轻链主要是 κ 轻链，CSF 自由轻链染色 OCB 存在于 MS 患者，与 IgG OCB 呈强相关。尽管轻链染色有时（极为罕见）可在一些 IgG 染色阴性者（可能是 IgA 或 IgM OCB 阳性者）中见及，对诊断 MS 有所帮助，但已有研究表明，显示孤立的 CSF 自由轻链染色 OCB 不具有特异性，且可能干扰 MS 诊断，故在目前对是否须补充轻链染色这一问题的看法尚不一致。

（六）其他 Ig 亚型 OCB 及临床意义

临床最常用的 CSF OCB 是检测 IgG 区带，其他 Ig 亚型 OCB（如 IgA、IgM）的临床诊断价值意义相对较差且证据不多。IgA OCB 在 MS 患者中很少出现，如出现通常提示有其他疾病。近来研究发现，IgM OCB 与 MS 预后相关，对指导早期免疫治疗方案的选择有一定的帮助。IgM OCB 出现于 30%～60%MS 患者，尤其在疾病早期。有研究显示抗脂质的 IgM OCB 阳性与 MS 的病情进展相关。IgM OCB 呈阳性，而未见及识别相关的髓鞘脂质成分，则提示短暂性免疫应答的预后良好。近年研究报道 IgM OCB 是一个决定预后的重要因素，鞘内合成 IgM 与复发频率高、较早进入继发进展期以及残疾评分较高相关。IgM 的特殊构象决定了其是激活补体的最有效 Ig，多项研究证明了其在 MS 或 NMO 发病机制中参与脱髓鞘的病理过程。近来 García‐Barragán 等报道一项针对临床孤立综合征（clinically isolated syndrome，CIS）患者（$n=75$）的前瞻性研究，结果发现，18 例有 IgM OCB，且经免疫治疗后减少了该组患者的复发率和临床评分［即扩展的残疾状况量表（expanded disability status scale，EDSS）］，但在 IgM OCB 阴性者中其 EDSS 评分则无明显变化。Mandrioli 等报道了其所建立的一种 MS 的"预测指数"，并对 64 例 RRMS 患者进行了多达 10 年的随访，在诊断时均做了 CSF 和血清的 IgG、IgM 定量分析以及 IgG、IgM OCB 的检测，结果发现 IgM OCB 显著影响患者达到 EDSS 评分 3 和 4 分的可能性，对此须做进一步的研究明确 IgM OCB 阳性者是否为高风险患者，以便于早期进行治疗干预使患者获益。

（七）OCB 对诊断和预后及检测疾病活跃的价值

多项 CSF 研究表明，一旦 OCB 出现，将长期存在，提示 MS 患者的 CNS 内有持续稳定的体液应答。曾有学者提出 OCB 阳性者较 OCB 阴性者达到目标残疾评分和进至继发进展阶段更早；OCB 阴性患者的预后较好，尽管近期重复研究并未得出类似结果。

（八）OCB 与病毒抗原

MS 患者 CNS 内可见及异位的 B 细胞滤泡，且滤泡中存在大量被 EB 病毒感染的细胞，因此有学者提出 MS 可能是一种 EB 病毒相关的疾病。该观点认为起病的基本原理是 EBV 可隐袭感染 B 细胞，并促发 B 细胞的分化增殖、突变和激活，由此诱发细胞毒性免疫应答，最终导致脱髓鞘疾病的发生，而 OCB 极可能是由 EB 病毒感染所致 B 细胞被慢性激活的副产物，而非由 CNS 特异性抗原所引发的免疫应答产物。迄今为止，OCB 未被证实与某种特定的 CNS 抗原相关，由此可见鞘内合成的抗体针对不同的抗原，但该抗体的致病性迄今尚未明确。

近年的研究开始采用针对约 37 000 种蛋白的芯片技术，用以扫描 MS 患者 CSF IgG 的靶抗原，结果发现两个高亲和力抗原决定簇均来自 EB 病毒。MS 的 CSF 内 IgG OCB 与 EB 病毒核抗原‐1（Epstein‐Barr nuclear antigen 1，EBNA‐1）通过高亲和力特异性结合，在 MS 患者血清和 CSF 中的免疫活性明显高于健康对照组。此外，在 MS 患者中亦发现了更多高亲和力的 EBNA‐1 反应性 T 细胞，在发病早期者的外周血和 CSF 中亦存在强烈的 EB 病毒特异性 CD8$^+$ T 细胞应答，上述发现均提示病毒在 MS 发病机制中的重要作用。

此外，近年亦报道 MS 患者鞘内存在针对多种病毒的多克隆性 B 细胞应答，亦称 MRZ（麻疹、风疹、带状疱疹）反应。鞘内合成的抗麻疹、风疹和带状疱疹病毒抗体常见于大多数 MS 患者，但在急性播散性脑脊髓炎（acute disseminated encephalomyelitis，ADEM）或 NMO 患者中则少见，提示 MRZ 反应可能有助于在发病早期鉴别 MS 和其他两种 CNS 脱髓鞘疾病。

（九）CIS 患者的 OCB 特征

在预测 CIS 是否转变为临床确诊的 MS（clinically definite MS，CDMS）时，CSF 参数可作为重要的参考指标，以帮助临床医师决定是否尽早给予治疗。早在 20 世纪 80 年代，Poser 等报道在孤立的脊髓炎患者中 OCB 阳性与 CDMS 的转变呈正相关。Masjuan 等随访了 52 例 CIS 患者，经 IEF 检测 OCB，结果发现 OCB 阳性预测转变为 CDMS 的敏感性和特异性分别为 91％和 94％。Zipoli 等报道 OCB 较 MRI 病灶的空间多发性标准在预测 CIS 转变为 MS 方面更准确（70％：58％），提出 OCB 可通过增加特异性和阴性预测价值提高诊断的准确性。

Tintore 等研究了 415 例 MS 患者，对疾病的评价采用了 Barkhof 标准，根据在基线期采用的 MRI 扫描和 OCB 检测，随诊的平均时间为 50 个月，结果发现：CIS 患者的 OCB 阳性率为 61％；在 Barkhof 标准各项参数均无表现者的 OCB 阳性率为 31％；具有参数 1～2 项者为 69％；具有参数 3～4 项者则为 85％。不论基线 MRI 扫描的情况如何，OCB 阳性增加了第二次发作的风险比（hazard ratio，HR）至 1.7。

（十）鞘内合成 Ig 的致病性

在健康人群中，可测及 CSF 中有少量的 Ig 和浆细胞蛋白。如上所述，尽管 OCB 诊断 MS 的敏感性高，但特异性较差，升高的 IgG 指数和 OCB 的出现则表明 CNS 内存在慢性炎性反应。迄今为止，识别 MS 患者 CSF OCB 中 IgG 所针对特异性抗原的研究进展不大，已报道的抗原包括髓鞘碱性蛋白（myelin basic protein，MBP）和少突胶质细胞蛋白、糖脂、脂蛋白、上皮组分等，但这些抗原的致病性尚不明确。

通过免疫斑点技术发现分泌髓鞘抗原特异性 Ig 的 B 细胞富集于 CSF 中，并随着临床病程进展，在 CSF 中稳定地存在。髓鞘糖脂相关抗体在 MS 的发病中可能发挥重要作用。在实验性自身免疫性脑脊髓炎（experimental autoimmune encephalomyelitis，EAE）动物模型中，注射糖脂相关抗体后可诱发髓鞘的破坏，激活补体和诱导巨噬细胞功能相关的细胞因子。MS 患者 CSF 髓鞘少突胶质细胞糖化蛋白（myelin oligodendrocyte glycoprotein，MOG）抗体水平明显升高，但可能仅系抗 MBP 应答的小部分，且可能未直接参与脱髓鞘过程。

多项研究报道，OCB 内含针对多种病毒的特异性抗体，尤其是 EB 病毒抗体，故 OCB 可能仅是感染病毒 B 细胞的慢性免疫应答的副产物，而并非在脱髓鞘过程中直接产生。

五、MS 患者 CSF 中与 MS 病程和活动性相关的生物学标记

MS 是一种由基因和环境因素共同决定的复杂疾病。其多种致病因素和再生修复机制共同决定了疾病的发生发展、疗效和预后。单一的生物学标记通常仅反映了单一的途径，对 MS 发病机制的复杂性则需要针对一系列生物学标记的分析研究（图 10-2，彩图 10-2）。

在临床实践中，一般仅采用 OCB 和（或）IgG 指数作为常规检查。但随着检测技术的不断进展，发现了多种 MS 患者 CSF 生物学标记，使得对该类疾病的生理和病理机制有了更为全面的了解，并由此有助于临床干预（表 10-6）。

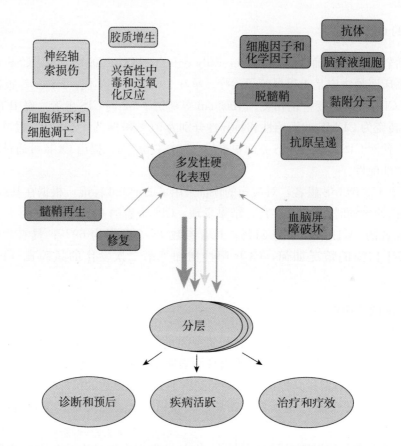

图 10 - 2 （也见彩图 10 - 2）多发性硬化是由多种致病因素和再生途径共同作用所致的复杂性疾病（红色代表炎症；蓝色代表变性；紫色代表血脑屏障的破坏；绿色代表神经再生）。单一的生物学标记仅能反映单一途径。通过对一系列生物学标记的分析，可对 MS 进行表型分层；以满足临床和基础研究的需要。

表 10 - 6   新报道潜在的多发性硬化脑脊液生物学标记

生物学标记	
可溶性血管细胞黏附分子- 1	soluble vascular cell adhesion molucle - 1（sVCAM - 1）
24S 羟基	24S - hydroxycholestrol
神经丝	neurofilaments（NF）
可溶性细胞间黏附分子- 1	soluble intercellular adhesion molecule - 1（sICAM - 1）
可溶性 E -选择素	soluble E - selectin
血小板/内皮细胞黏附分子- 1	Platelet/endothelial cell adhesion molecule - 1（PECAM - 1）
神经细胞黏附分子- 1	neural cell adhesion molecule（NCAM）
胶质纤维酸性蛋白	glial fibrillary acidic protein（GFAP）
一氧化氮代谢物	nitric oxide（NO）metabolites
可溶性人类白细胞抗原 I 类和 II 类抗原	soluble human leukocyte antigen（HLA）class I and II antigens
肿瘤坏死分子- α	tumor necrosis factor（TNF）- α
白细胞介素	interleukin（IL）
抗-神经节苷脂 GM3 抗体	anti - GM3 antibody

续表

生物学标记	
基质金属蛋白酶-9	matrix metalloproteinase-9（MMP-9）
抗重链异构体	antibodies against heavy chain isoform Tau
肌动蛋白	actin
微管蛋白	tubulin
14-3-3 蛋白	14-3-3 protein

根据目前对 MS 发致病机制的研究和理解，上述在 CSF 中出现的生物学标记可能与下列发病机制相关（表 10-7）。

表 10-7　脑脊液生物学标记和多发性硬化发病机制的关系

MS 发病机制	脑脊液生物学标记
炎症和免疫功能失调	IL-2、IL-2 受体、IL-6、可溶性 IL-6 受体、IL-10、IL-12（p70）/IL-23、IL-15、IFN-γ、TNF-α、TNF-α 受体、TGF-β、新蝶呤（neopterin）、可溶性 CD14、B 细胞/单核细胞比率、CXCL13（B 细胞趋化因子）、骨桥蛋白、鞘内 IgM OCB、sICAM-1、cICAM-3、sVCAM-1、可溶性 E-选择素、VLA-4，LFA-1、MMP-9
髓鞘脱失	MBP、MBP-LM、抗 MBP 抗体、抗 MOG 抗体、抗 PLP 抗体
氧化应激	NO、硝酸盐、亚硝酸盐、异前列腺素
髓鞘再生和髓鞘修复	CNTF、N-CAM、NT-3、NGF、BDNF 脑源神经营养因子
胶质增生和功能失调	S100b、GFAP
神经轴索损伤	Tau 蛋白、Nf、NSE、NAA、14-3-3 蛋白

cICAM：细胞性细胞间细胞黏附分子；CNTF：睫状神经营养因子；GFAP：胶质纤维酸性蛋白；IL：白细胞介素；IFN：干扰素；LFA：淋巴细胞功能相关抗原；MBP：髓鞘碱性蛋白；MOG：髓鞘少突胶质细胞糖化蛋白；MBP-LM：髓鞘碱性蛋白样物质；MMP：基质金属蛋白酶；NAA：N-乙酰天门冬氨酸；N-CAM：神经细胞黏附分子；Nf：神经丝；NGF：神经生长因子；NO：一氧化氮；NSE：神经元特异性烯醇化酶；NT-3：神经营养因子；BDNF：脑源性神经营养因子；sICAM：可溶性细胞间黏附分子；sVCAM：可溶性血管细胞黏附分子；TNF：肿瘤坏死因子；TGF：转化生长因子；VLA：迟现抗原；PLP：蛋白脂蛋白。

（一）免疫系统激活与功能失调以及 BBB 通透性变化

MS 斑块内的免疫应答后果之一是自 CSF 中可测及相关细胞因子，包括多种白细胞介素（interleukin，IL）、干扰素（interferon，IFN）-γ 及肿瘤坏死因子（tumor necrosis factor，TNF）-α、黏附分子、趋化性细胞因子、选择素、整合素、应激蛋白和抗体等。

在 MS 患者 CSF 中，通常炎性细胞因子的水平升高，但该表现并不具特异性，在其他 CNS 炎性疾病中亦可察及。在数项研究中，升高的 CSF 炎性细胞因子水平与疾病的活动性以及 MRI 强化病灶相关，但在其他一些研究中并未得以证实，迄今尚缺少长期随访的数据支持。

血清骨桥蛋白系一种巨噬细胞分泌的关键性免疫调节因子，在 MS 的髓鞘脱失和修复过程中均发挥着重要作用。通常在疾病活动期其水平明显升高，但与疾病的长期残疾和功能障碍的相关性不强。此外，在其他一些神经系统疾病（如 NMO）患者的 CSF 中亦发现其水平上调，提示骨桥蛋白对 MS 而言是一项非特异性指标。

在 RRMS 患者的 CSF 中发现，成熟 B 细胞（即 CD19$^+$CD138$^+$）、浆母细胞及其所产生的调节因子水平和成熟程度均增高，进一步发现该类 B 细胞与急性 CNS 炎症相关，亦与反映急性炎症的 MRI 增强扫描、白细胞计数、鞘内 IgG 和 IgM 的合成、鞘内合成的基质金属蛋白酶（matrix metalloproteinases，MMP）以及 CXCL13（B 细胞趋化性细胞因子）水平相关。

MS 患者 CNS 炎症的产生与 BBB 破坏，以及由多种黏附分子所介导的白细胞透过血管内皮进入 CNS 有关。黏附分子作为一种细胞表面蛋白，具有可溶性，由被激活的内皮细胞、白细胞和血小板产生，是被激活的免疫细胞通过 BBB 进入 CNS 不可或缺的引导介质。血管黏附分子在正常脑组织血管内皮的表达水平低，MS 炎性病灶所产生的细胞分子引起血管黏附分子的表达上调，导致白细胞的黏附和移居。近来研究发现，与慢性进展型 MS 组比较，RRMS 患者 CSF 可溶性血管细胞黏附分子（soluble vascular cell adhesion molecule，sVCAM）水平显著升高。其他黏附分子包括可溶性 P-和 E-选择素、可溶性血小板/内皮细胞黏附分子（soluble platelet/endothelial cell adhesion molecule，sPECAM），其中 sVCAM 的研究最为深入，部分学者认为其可用于预测 CIS 转化为 CDMS。P-选择素、E-选择素和 sPECAM 水平在复发期升高，与 MS 的活动性相关，sPECAM-1 水平在 MRI 增强扫描阳性者中升高，提示与 BBB 的破坏相关。

在 MS 炎性反应中，MMP 与脑血管的破坏有关，且可能参与了髓鞘和轴索损伤。MMP 作为一种结构中含 Zn^{2+} 和 Ca^{2+} 的蛋白水解酶类，主要参与细胞外基质的代谢。在急性期 MS 的血清和 CSF 中测及其过度的水解活动，表明 MMP 可能介导了免疫和非免疫的脱髓鞘应答。MMP 参与在 MS 发病过程中最终的病理反应，在 CSF 中的水平升高，与炎性细胞在 CSF 中的富集有关。RRMS 患者 CSF 中的 MMP-9 水平亦明显升高，但在 MS 复发期和缓解节并未见及明显差异，提示其尚不能准确地反应疾病活动性。

尽管上述这些生物学标记的改变与和 MS 炎症相关，但总体上特异性不高。在一些医疗中心已开始使用上述生物学标记来区别不同的 MS 亚型。在未来须需要进行前瞻性和长时间的随访研究，同时必须系统地分析生物学参数以及使用标准化的检测技术，才能发现这些标记真正的临床实践意义。

（二）髓鞘脱失

多数研究结果表明，CSF 中 MBP 水平与 MS 的病程及疾病活动性缺乏特异性相关。Tian 等对中国人群的研究发现，CSF 中的 MBP 水平诊断 MS 的敏感性和特异性分别为 83.7％和 78.3％，对此，针对不同人群须进一步地明确 MBP 水平的临床意义。MBP 及其抗体已被多家中心研究，结果显示，CSF 中 MBP 水平升高与急性期的髓鞘破坏密切相关，但并非 MS 的特征性表现。在 MS 复发急性期，CSF 中 MBP 水平升高，可持续 6 周左右，且与病灶的部位及体积相关。CSF MBP 水平升高与 MRI 强化病灶数量、甲基泼尼松龙的疗效相关。

CSF 髓鞘抗体谱在各种 MS 表型中的出现频率不同，其中对 MOG 抗体的研究最多，MBP 抗体和 PLP 抗体等则次之。在首次脱髓鞘事件中，MOG 抗体仅出现于 12％患者，在确诊 RRMS 患者的 CSF 中阳性率则为 32％，SPMS 为 40％。据此，Klawiter 等（2010）参照 IgG 指数提出 MOG 抗体指数的概念。其公式如下：

$$\text{rMOG 指数} = \frac{\text{CSF rMOG Ab/血清 rMOG Ab}}{\text{GSF 白蛋白/血清白蛋白}}$$

该作者认为 MS 患者的 rMOG 指数升高，并认为其可作为一种潜在的病情进展标记。尽管 MOG 抗体的致病性通过体外试验得以一定程度上的证实，但迄今尚未完全明确。作为 MS 自身免疫致病抗原的主要部分，MOG 蛋白位于髓鞘的表面，位于 CNS 髓鞘组分和抗体的结合处。目前已发现 MOG 可诱导数种 EAE 模型，MOG 抗体具有细胞毒性，虽不能单独地诱导出 EAE，但对脱髓鞘的发生具有促进作用。已有研究发现在健康对照组和 MS 患者外周血中均可见及 MOG 抗体以及 MOG 反应性 T 细胞，提示该抗体血清学检测的临床意义不大。新近发现通过一种新的放射免疫分析发可测及 MOG 抗体，在 ADEM 亚组中的出现频率较高，但在成人起病的 MS 患者中较为少见。

　　Warren 等提纯 MS 患者 CSF 中的 IgG，并发现该 IgG 含 MBP 抗体，MBP 中和抗体及其抑制抗体。在复发急性期的 MS 患者 CSF 中可测及 MBP 抗体，临床缓解期则可测及 MBP 中和抗体，慢性进展期则可测及中和抗体的抑制抗体，上述抗体的发现提示 MBP 抗体的潜在致病作用，但尚须进一步明确其作用机制。

（三）氧化应激标记物

　　目前研究表明氧化应激可能在 MS 的变性病理过程中发挥着重要作用，已发现 MS 病灶的形成与氧化应激应答引起的线粒体损伤相关。炎性组织内细胞产生一系列介质致使线粒体损害，其中最重要者为一氧化氮（nitric oxide，NO）及代谢产物（硝酸盐和亚硝酸盐）。NO 可能在 MS 的免疫病理过程中发挥着一定作用，MS 病灶中诱导型 NO 合酶（inducible nitric oxide synthase，iNOS）高表达与 MS 病灶线粒体酶活性下降以及线粒体 DNA 的破坏相关。有研究发现 MS 患者 CSF、血清 NO 及其代谢产物浓度升高，但该现象并不具有特异性，在其他 CNS 炎性疾病的 CSF 中亦升高。在 CDMS 患者 CSF 中可见及 NO 及其代谢产物浓度的升高且与 MRI 强化病灶的体积相关，但在 CIS 患者中则未见异常。进一步的研究显示，CSF 中 NO 代谢产物的高浓度与短复发时限相关，经甲基泼尼松龙治疗后的患者 CSF 中则未发现 NO 代谢物浓度的下降。在一项为期 3 年的随访研究中，Rejdak 等（2004 年）报道 NO 代谢产物的基线水平与由 MRI 扫描显示的 MS 进展相关。

　　另外，异前列腺素在 MS 患者 CSF 中的升高与残疾程度相关，但与 MS 复发活动性以及 MRI 强化病灶不相关。胆固醇作为髓鞘的重要组分之一，其氧化应激后产物 7-酮胆固醇（7-ketocholesterol）水平在 MS 患者 CSF 中较 CNS 非炎性疾病显著升高。对 MS 患者 CSF 中三磷酸腺苷（adenosine triphosphate，ATP）代谢的研究发现，ATP 代谢产物水平随 MS 残疾进展呈下降趋势，CSF 中 ATP 基线水平与 EDSS 评分的变化相关，但 MS 患者 CSF 中 ATP 代谢的异常减少与 MRI 扫描发现无相关性。

（四）髓鞘再生和修复

　　炎症组织内免疫细胞释放一些神经因子，可刺激机体启动神经修复机制。目前如何能促进髓鞘修复，正成为一条探索 MS 治疗的热点。在 MS 患者 CSF 中可测及的髓鞘再生和修复因子主要包括神经细胞黏附分子（neuronal cell adhesion molecule，N-CAM）、睫状神经营养因子（ciliary neurotrophic factor，CNTF）、脑源性神经营养因子（brain-derived neurotrophic factor BDNF）、神经生长因子（nerve growth factor，NGF）和神经营养因子-3（neurotrophin 3，NT-3）。

　　在 MS 患者的 CSF 中，N-CAM 和 CNTF 滴度异常升高。经连续的随访检查发现，N-CAM 滴度在复发后持续升高。因其滴度与神经系统症状的改善程度相关，故被认为其在 CNS 的髓鞘再生过程中发挥着重要作用。

　　SPMS 患者 CSF 中 BDNF 浓度较处于缓解期的 RRMS 患者和正常对照组明显降低，说明 BDNF 与轴索丢失以及病程进展相关。近来研究发现 BDNF 可由 MS 病灶内的免疫细胞产生，且病灶内存在 BDNF 受体。有趣的是，有研究发现 GA 反应性 T 细胞（Th1、Th2 细胞）均可产生 BDNF，可能系该药治疗 MS 的作用机制之一，对此尚须更多的观察予以验证。

（五）胶质细胞的激活和功能紊乱

　　在 MS 的炎性过程中，胶质细胞的激活在疾病的早期阶段即开始。作为一种在星形细胞和施万（Schwann）细胞内发现的酸性钙结合蛋白，S100b 的滴度在复发阶段 MS 患者的 CSF 中持续升高 5 周以上，并可能因临床亚型的不同而水平迥异。

　　此外，胶质纤维酸性蛋白（glial fibrillary acidic protein，GFAP）可见于急性 MS 斑块内，被认为与星形胶质细胞的大量破坏相关。为期 24 个月的随访研究发现 RRMS 患者 CSF GFAP 滴度升高，且滴度水平与疾病残疾程度的进展相关，提示其可能作为疾病进展的生物学标记，在一定程度上反映了星形胶质细胞胶质增生以及轴索损害的程度。但另一方面，GFAP 似与脱髓鞘病灶的活动性无关，其水平亦不受免疫治疗的影响，提示了其作用机制的复杂性。

神经变性作为 MS 的病理学改变之一，在其轴索损害过程中发挥着重要的作用，且在 MS 的早期出现。一般认为轴索损害决定了 MS 的残疾程度，生物学标记如神经细丝、Tau 蛋白、神经元特异性烯醇化酶（neuron specific enolase，NSE）、14 - 3 - 3 蛋白和 N - 乙酰天门冬氨酸（N - acetyl aspartic acid，NAA）可在不同程度上反映神经变性，并可用于对轴索损害的监测（表 10 - 8）。神经纤维丝及其成分［低分子量神经纤维丝（neurofilament light，NFL）和高分子量神经纤维丝（neurofilament heavy，NFH）］在 MS 患者的 CSF 中明显升高，且 NFL 水平与复发率和残疾程度相关。此外，进展型 MS 患者CSF 中 NFL 浓度较 RRMS 患者显著升高。对于 NFH，有研究报道其与 MS 持久的残疾程度相关，CSFNFH 水平较高者预后则较差，对此尚有争议。故此，综合分析 CSF 中 NFH 和 Tau 蛋白以预测 CIS 是否转化为 MS，比单用 MRI 可能更具有特异性。CSF 中 Tau 蛋白浓度与 MRI 强化病灶数量以及体积相关，亦与 MS 病灶活动性相关，其 CSF 水平可能在 CIS 患者中较最高，在 SPMS 患者中则最低。以上 CNS 神经轴索损害的生物学标记研究表明，MS 疾病早期即有神经变性过程参与，这一点与经脑活检和 MR 波谱（MR spectroscopy，MRS）分析的发现相一致。

NAA 作为神经损伤的特异性标记，在 MRS 分析的 ^{1}H 谱研究中尤为重要。Teunissen 等（2005 年）报道在 RRMS 患者 CSF 中 NAA 浓度明显高于 SPMS 患者。虽然通过 CSF 中 NAA 水平的分析并不能区分 MS 和其他 CNS 疾病，但已发现 CSF 中 NAA 浓度与 MS 残疾程度和病灶负荷呈弱负相关，但在PPMS 患者则未发现与残疾程度的相关性。与其他轴索损害标记（Tau 蛋白、磷酸化 Tau 蛋白）比较，24s -羟基胆固醇在反映 MS 患者的认知损害方面最为敏感（表 10 - 8）。

表 10 - 8 多发性硬化脑脊液中与轴索损害程度相关的生物学标记

生物学标记	结果	与临床残疾的相关性（EDSS 评分）	与疾病进展的相关性（MRI）
NFL	进展 ＞ IND、NIND，HC 组；RRMS ＞ IND、NIND、HC 组；	正相关	
NFL	SPMS＞HC SPMS＞HC RRMS＞HC 复发期＞缓解期 SPMS＝RRMS	不相关	
	RRMS＞HC RR＝NIND、IND	正相关（与 RRMS）	
	未发现在 PPMS、SPMS 和 RRMS	不相关	（与脑萎缩）不相关
抗- NFL 抗体	PPMS＝SPMS＝RRMS	不相关	（与脑萎缩）正相关
	进展型＞RRMS、IND、NIND 和 HC		
NFH	PPMS＝SPMS＝RRMS	不相关	与脑萎缩不相关
抗- NFH 抗体	PPMS＝SPMS＝RRMS	不相关	（与脑萎缩）正相关

续表

生物学标记	结果	与临床残疾的相关性（EDSS 评分）	与疾病进展的相关性（MRI）
微管蛋白和肌动蛋白	进展型＞RRMS、IND、NIND 和 HC，RRMS＞IND 和 NIND	（与疾病进展）正相关	
抗微管蛋白和肌动蛋白抗体	MS＝IND、NIND 和 HC		
Tau 蛋白	进展性 MS 和 RRMS＞NIND		
	进展型 MS＞RRMS		
	复发期＞缓解期		
	复发期＝缓解期	（与进展状况）负相关	
	MS＞NIND		
	MS＝IND		
	RRMS＞IND		
	进展型 MS＝RRMS		
膜标志			
24s-羟基胆固醇	MRI 强化＋MS＞HC		
载脂蛋白 E	MS＜NIND、IND 和 HC		
	缓解期＞复发和 HC		
	MS＝HC		
其他标志			
14-3-3 蛋白	MS 较 NIND 增高		
	CIS 迅速转化为 MS＞转化较慢的 CIS	正相关	
	MS＝IND	不相关	
	在 MS 较 IND 和 NIND 更常见		
神经元特异性烯醇化酶	MS＝IND 和 HC		
	复发期＝缓解期＝SPMS＝HC		
	复发期＝缓解期		
	RRMS＝SPMS		

MS：多发性硬化；RRMS：复发缓解型 MS；SPMS：继发进展型 MS；PPMS：原发进展型 MS；NIND：非炎性神经系统疾病；IND：炎性神经系统疾病；HC：健康对照；NFL：低分子量神经纤维丝；NFH：高分子量神经纤维丝。

（六）对临床首次脱髓鞘事件转归的预测生物学指标

利用现代分子生物学技术开始探索能揭示预测 CIS 转化为 CDMS 的生物学标记，已发现在 MS 发病早期，经免疫应答可刺激自身抗体的产生，在 MS 患者 CSF 中可测及 B 细胞克隆抗体重链高可变区（variable region heavy chain，V_H）的过度转录，在 RRMS，SPMS，和 PPMS 患者中均持续稳定地表达，类似现象亦被发现于 CIS 患者。有研究报道 IgG（V_{H4}和 V_{H2}区）过度转录的 CIS 患者迅速转化为 CDMS，而缺乏转录者则在 3 年内多未转化为 CDMS，数项研究报道 CSF 中 B 细胞趋化性细胞因子 CXCL13 在预测 CIS 转化为 CDMS 时具有一定的参考价值。

（七）MS 患者 CSF 的蛋白质组学研究

临床蛋白质组学是蛋白质组学研究新出现的一个分支学科，其将蛋白质组学技术应用于临床医学研究，并聚焦于与疾病相关的差异表达蛋白质，围绕疾病的预防、发病机制以及疾病的早期诊断和治疗等方面进行探索。目前，对 MS 患者的 CSF 蛋白质组学研究仍处于起步阶段，主要的技术手段包括二维聚丙烯酰胺凝胶电泳、色谱技术（chromatography）、多维液相分离系统、质谱技术［常用基质辅助的激光解吸附/离子化（matrix‑assisted laser desorption/ionization，MALDI）、电喷雾离子化（electrosp ray ionization，ESI）、蛋白芯片技术（protein microarray）和表面加强激光解吸电离飞行时间质谱技术（surface enhanced laser desorption/ionization time of flight MS，SELD‑I‑TOFMS）］以及研究蛋白质相互作用的技术（如酵母双杂交系统，荧光蛋白融合技术，荧光技术与共聚焦显微镜技术）。

通过使用二维聚丙烯酰胺凝胶电泳技术，已发现与对照组 CSF 比较，RRMS 患者 CSF 中 α_1 抗胰凝乳蛋白酶（alpha‑1 antichymotrypsin，A1AC）、α_1 巨球蛋白（alpha‑1 macroglobulin（A2MG）and fibulin 1）含量增高；SPMS 患者 CSF 中有四种蛋白包括接触蛋白 1（contactin 1）、胎球蛋白 A（fetuin A）、维生素 D 结合蛋白、血管紧张肽原（angiotensinogen，ANGT）含量亦增高，在部分患者中 ANGT 含量升高达 3 倍，提示 ANGT 可作为一种评估 MS 进展的潜在生物学标记。此外，在 PPMS 患者 CSF 中的 A1AC 和 A2MG 浓度亦较对照组显著升高。

应用质谱研究 MS 患者 CSF 的主要目标是血清胱抑素 C（cystatin C），该介质在各种条件下有不同的裂解产物。目前对该生物学标记的临床意义尚不明确，国内有学者认为通过结合不同的定量蛋白质组学技术可提高 MS 患者 CSF 蛋白生物学标记的检出。

晚近 Harris 等运用蛋白芯片和免疫组织化学技术检测了 MS 患者（$n=40$）和正常对照组（$n=13$）的 CSF，结果发现 MS 组数种蛋白水平较对照组显著不同，包括 β_2 微球蛋白、Bri2‑23、胎球蛋白 A、Kallikrein‑6、纤溶酶原、核糖核酸酶‑1 和转铁蛋白（transferrin）。进一步的亚组分析显示蛋白 Bri2‑23（Bri2 的裂解肽段）在 MS 患者 CSF 中下降且与脑萎缩和认知功能损害程度相关，而 Bri2 则与淀粉代谢途径相关，提示 CSF Bri2‑23 水平可作为 MS 神经变性和认知功能损害的生物学标记。

第四节　多发性硬化的脑脊液细胞学特点

一、MS 的 CSF 细胞学变化

MS 患者 CSF 中可见及大量炎性细胞，多为 T 细胞，主要表达晚期激活标志（如 CD26）。黏附分子主要表达于上皮细胞，亦可见于 MS 患者的 CSF 炎性细胞表面。根据趋化性细胞因子的类型，MS 患者 CSF 细胞中激活的记忆性 T 细胞分为 $CD4^+$ 和 $CD8^+$ 两大类。经过对该 T 细胞群表面标记的分析，发现其是从外周循环系统被选择性地募集至 CNS，再进入 CSF 循环，从而影响 CNS 的免疫监视系统，之后的研究证实了此点。

Cepok 等报道了 MS 患者 CSF 细胞的异质性，在不同疾病阶段和活跃程度的脱髓鞘病灶内，大多数 CSF 细胞以 T 细胞为主，少数以 B 细胞或单核细胞为主，进一步研究发现 CSF 中 B 细胞计数较高且出现鞘内 IgG 者，较单核细胞为主者疾病进程更迅速，表明 CSF 中 B 细胞计数较高者预后较差，说明 MS 临床特点的不同可能与细胞学异质性相一致，据此提出了 MS 患者 CNS 细胞免疫应答的模式（图 10‑3）。

二、CSF 中 T 细胞的免疫学功能

随着现代免疫学技术的发展，已可识别 MS 患者 CSF 中多种 CNS 抗原反应性 T 细胞，自 20 世纪 90

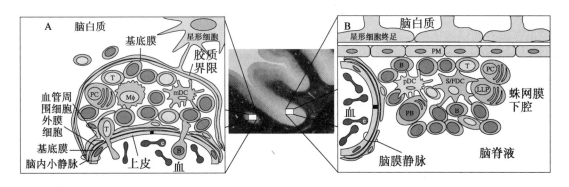

图 10-3　多发性硬化的炎性细胞脑内浸润。(A) 免疫细胞聚集于白质血管周围区域（Virchow-Robin 间隙）。(B) 异常的淋巴滤泡通常位于靠近脑膜静脉以及脑沟内的软脑膜，骨髓源性和浆细胞源性树突状细胞亦侵入脑内，骨髓源性树突状细胞主要递呈抗原将 T 细胞激活，浆细胞源性树突状细胞则产生大量的抗病毒 1 型干扰素。黏附分子配体淋巴细胞功能相关抗原-1（lymphocyte function associated antigen-1，LFA-1）和迟现抗原-4（very late antigen-4，VLA-4）使得淋巴细胞在其表达区域外渗。滤泡内基质和滤泡树突状细胞分泌 B 细胞趋化性细胞因子 CXCL13。PC：浆细胞；T：T 细胞；B：B细胞；Mφ：巨噬细胞；e：红细胞．mDC：骨髓源性树突状细胞；pDC：浆细胞源性树突状细胞；PM：软脑膜；S/FDC＝基质/滤泡树突状细胞；PB：浆母细胞；LLP：长寿浆细胞。

年代后鉴定了多种 MBP 反应性 T 细胞系，并发现该细胞富集于 MS 患者的 CNS 内，在 CSF 中的数量高出外周血 10 倍。多数 T 细胞系可对 MBP 的抗原决定簇反应，但均见于健康对照和 MS 患者，其主要的抗原决定簇位于 MBP_{84-102} 和 $MBP_{143-168}$。此外，侵入 MS 脱髓鞘病灶内的 γδT 细胞亦被分离和培养。与之类似，部分自 CSF 中分离的 T 细胞被发现与胶质瘤细胞反应，亦可与热休克蛋白-70（而非热休克蛋白-65）产生特异性应答。

　　Link 等通过单细胞分析技术研究了 MS 患者的外周血和 CSF 淋巴细胞，结果发现，MS 患者外周血中存在大量的 MBP 反应性 T 细胞，在 CSF 中的频率更高。CSF 中富集的该 CNS 抗原特异性 T 细胞亦有其他抗原靶点，如 MAG 和 MOG。此 CSF 中 T 细胞的特异性应答在发病早期即出现，并随疾病进展而保持稳定存在。有趣的是，在 NMO 患者中发现了该 CSF 特异反应 T 细胞，但亦见于单纯的脑血管病患者，说明此现象并非 MS 特有。同时，通过原位杂交技术检测分泌细胞因子的 T 细胞研究显示，病情轻微的 RRMS 患者 CSF 中 IL-4 和 TGF-β 分泌明显较多，在临床病情较重者中则减少。

　　关于 CSF 中 T 细胞在 MS 发病进程的作用，该髓鞘特异的自身反应性 T 细胞出现于 CSF，邻近 CNS 病灶组织，易让人推测这些 T 细胞是执行免疫攻击的效应细胞，但迄今为止，这些 CSF 中 T 细胞的来源并未完全明确。在 EAE 研究中，大多数侵入 CNS 内的自身反应性 T 细胞在病灶局部即已凋亡。对此，有学者提出可能存在着一条 T 细胞自 CNS 经 CSF 至外周循环系统的再循环途径。在 EAE 模型中，已发现侵入脑组织内的致病性 T 细胞，很少累及脑室旁及脑膜。在炎症区域，病灶内激活的 T 细胞系继发性应答，因此在 MS 患者 CSF 中 T 细胞的富集反映了 CNS 炎性激活后的免疫状态，而并非直接参与了髓鞘脱失的早期过程。

三、鞘内合成 Ig 的细胞学基础

　　B 细胞在脑组织和 CSF 内的克隆增生及其产生的寡克隆 IgG，是证实 MS 为一种自身免疫病的旁证，且支持 MS 的病因可能存在感染因素。目前对 MS 的鞘内合成抗体是否有致病性尚有争议，然而不论鞘内抗体的生物特异性如何，MS 患者鞘内合成的抗体滴度的确增高，结合近年来针对 B 细胞的免疫调节剂（如利妥昔单抗）的较好疗效，均提示这些 CNS 和循环中的 B 细胞与 MS 的致病因素可能密切相关。目前针对 MS 患者 CSF 中 B 细胞的研究不仅应重视髓鞘抗体的研究，亦关注 B 细胞的免疫效应和免疫调节

作用。

尽管虽然缺乏明确的证据，现多认为 MS 患者 CSF 中的 B 细胞与 T 细胞类似，亦存在着自外周循环至 CSF 之间的再循环途经。在非激活的正常状态下，B 细胞被 BBB 选择性排除而不进入 CNS。对于 MS，在 CNS 抗原激活免疫系统后，B 细胞前体细胞可进入 CNS，但在进入前须与 BBB 上皮细胞相互作用。现已发现 EB 病毒感染的 B 细胞可表达 MHC - II 类分子、共刺激分子（B7 - 1 和 B7 - 2）以及细胞间黏附分子（LFA - 1 和 - 3、ICAM 家族），上述免疫分子对于该 B 细胞能否透过 BBB 进入 CNS 至关重要。

CNS 内缺乏基质细胞，后者为 B 细胞提供了分化成熟的必要微环境。进入 MS 病灶内的 Th 细胞分泌（IL - 4 和 IFN），局部脑组织分泌一系列细胞因子 [IL - 6、TNF - α、B 细胞激活因子（B cell activating factor，BAFF）]，在 B 细胞的成熟分化阶段发挥重要作用，且影响 Ig 亚型的转换以及 B 细胞向 CNS 的移行。

四、IFN 和那他珠单抗对 MS 患者 CSF 的影响

Rudick 等在一项 IFN - β1a 治疗 RRMS 的研究中报道，治疗后患者 CSF 中白细胞的数量明显减少，但 IgG 指数、κ 轻链以及 OCB 则无改变并持续存在，推测治疗后 CSF 白细胞的减少可能与治疗反应相关。

那他珠单抗作为一种人工合成的 VLA - 4 单克隆抗体（monoclonal antibody，McAb），在治疗 MS 患者时发现其 CSF 和外周血 CD4$^+$/CD8$^+$ 细胞比值下降，但 CD4$^+$ 和 CD8$^+$ 细胞数量仍正常，主要减少者系不结合 VLA - 4 的 CD4$^+$ 细胞。

第五节　对临床诊断多发性硬化的脑脊液检查的共识

在 2005 年，Freedman 等提出了神经科医师在诊断 MS 时应遵循的最基本的 CSF 检查标准：

1. 最有意义的 CSF 检查是 IgG 的定性分析，以 IEF 和免疫固定技术为佳，该技术被美国食品药品管理局（Food and Drug Administration，FDA）认定为诊断 MS 的"金标准"。

2. 定性的 CSF 分析使用未经浓缩的 CSF，CSF 和血清标本须同时在邻近的泳道上样分析。

3. CSF 和血清的 IgG 浓度最好相近。

4. 须在每次 IEF 中设立阳性和阴性对照泳道，如果阳性对照未显色或阴性对照显色，结果应全部摒弃。

5. 在 CSF 定性分析报告须参照公认的 5 种电泳标准结果（图 10 - 1）。

6. 电泳结果解释应由一个技术熟练、经验丰富的专家独立进行判读。

7. 神经科医师须全面考虑 CSF 的所有实验室参数结果（包括细胞计数、蛋白、葡萄糖以及乳酸水平）。

8. 在有特殊病例的情况下，Ig 轻链染色有助于分辨模棱两可的 IgG 条带。

9. 当电泳显示结果为模棱两可（如 IgG 区仅出现一个条带）或阴性结果，但临床已高度疑诊 MS 病例时，应考虑重复腰穿检查以及 CSF 检测。

10. 定量的 IgG 分析仅作为补充检查，并不能替代 IgG 的定性检查，因为后者的敏感性和特异性最高。

11. 在临床实践中，可使用非线性公式计算鞘内 IgG 水平，BBB 的完整性程度可通过血清/CSF 白蛋白比率反映。

12. CSF 分析应在高标准、可靠和操作熟练的实验室中进行，须通过内部和外部实验室的质控以保证其正确性。

此外，该作者亦列出了临床上常用于诊断 MS 的 CSF 实验室方法及其参考值范围（表 10 - 9）。

表 10 - 9 脑脊液常用参数及其在诊断多发性硬化时的参考范围和敏感性

实验室方法	MS 的典型表现	正常值范围	敏感性（%）
OCB	>1 个条带	≤1 个条带	90～100
MRZ 定量免疫测定和抗体指数	抗体指数>1.4 或有多种抗病毒抗体	<1.5	75～95
CSF/血清白蛋白比率	$<10 \times 10^{-3}$	$< (5 \sim 10) \times 10^{-3}$	85～90
细胞化学染色激活的 B 细胞或浆细胞	有特异性 Ig 类型	<0.1%	80
IgG 指数	>0.7	≤0.7	70～84
IgG24h 鞘内合成率	>6mg/d	<3.5mg/d	
白细胞计数	0～50 cells/μl	<5/μl	50～60

OCB：寡克隆区带；MRZ：麻疹病毒-风疹病毒-带状疱疹病毒；CSF：脑脊液。

（殷 剑 张 华）

参 考 文 献

［1］ Alves - Leon SV，Batista E，Papais - Alvarenga R，et al. Determination of soluble ICAM - 1 and TNFalphaR in the cerebrospinal fluid and serum levels in a population of Brazilian patients with relapsing - remitting multiple sclerosis. Arq Neuropsiquiatr，2001，59（1）：18 - 22.

［2］ Bennett JL，Haubold K，Ritchie AM ，et al. CSF IgG heavy - chain bias in patients at the time of a clinically isolated syndrome. Neuroimmunol，2008，199（1 - 2）：126 - 132.

［3］ Berven FS，Flikka K，Berle M ，et al. Proteomic - based biomarker discovery with emphasis on cerebrospinal fluid and multiple sclerosis. Curr Pharm Biotechnol，2006，7（3）：147 - 158.

［4］ Braitch M，Nunan R，Niepel G，et al. Increased osteopontin levels in the cerebrospinal fluid of patients with multiple sclerosis. Arch Neurol，2008，65（5）：633 - 635.

［5］ Brettschneider J，Maier M，Arda S ，et al. Tau protein level in cerebrospinal fluid is increased in patients with early multiple sclerosis. Mult Scler，2005，11（3）：261 - 265.

［6］ Cepok S，Zhou D，Srivastava R，et al. Identification of Epstein - Barr virus proteins as putative targets of the immune response in multiple sclerosis. Clin Invest，2005，115（5）：1352 - 1360.

［7］ Chowdhury SA，Lin J，Sadiq SA. Specificity and correlation with disease activity of cerebrospinal fluid osteopontin levels in patients with multiple sclerosis. Arch Neurol，2008，65（2）：232 - 235.

［8］ Eric CK，Laura P，Jeri - Anne L. Intrathecal Anti - MOG Antibody Production is Elevated in Multiple Sclerosis. Arch Neurol，2010，67（9）：1102 - 1108.

［9］ Franciotta D，Salvetti M，Lolli F，et al. B cells and multiple sclerosis. Lancet Neurol，2008，7（9）：852 - 858.

［10］ Fraussen J，Vrolix K，Martinez - Martinez P ，et al. B cell characterization and reactivity analysis in multiple sclerosis. Autoimmun Rev，2009，8（8）：654 - 658.

［11］ Gilli F，Marnetto F，Caldano M，et al. Biological markers of interferon - beta therapy：comparison among interferon - stimulated genes MxA，TRAIL and XAF - 1. Mult Scler，2006，12（1）：47 - 57.

［12］ Greco A，Minghetti L，Puopolo M，et al. Cerebrospinal fluid isoprostanes are not related to inflammatory activity in relapsing - remitting multiple sclerosis. Neurol Sci，2004，224（1）：23 - 27.

［13］ Harris VK，Diamanduros A，Good P ，et al. Bri2 - 23 is a potential cerebrospinal fluid biomarker in multiple sclerosis.

Neurobiol Dis，2010，40（1）：331－339.

[14] Haubold K，Owens GP，Kaur P，et al. B－lymphocyte and plasma cell clonal expansion in monosymptomatic optic neuritis cerebrospinal fluid. Ann Neurol，2004，56（1）：97－107.

[15] Jilek S，Schluep M，Meylan P，et al. Strong EBV－specific CD8+ T－cell response in patients with early multiple sclerosis. Brain，2008，131（7）：1712－1721.

[16] Koch M，Heersema D，Mostert J，et al. Cerebrospinal fluid oligoclonal bands and progression of disability in multiple sclerosis. Eur J Neurol，2007，14（7）：797－800.

[17] Kuhlmann T，Lingfeld G，Bitsch A，et al. Acute axonal damage in multiple sclerosis is most extensive in early disease stages and decreases over time. Brain，2002，10（Pt 10）：2202－2212.

[18] Lazzarino G，Amorini AM，Eikelenboom MJ，et al. Cerebrospinal fluid ATP metabolites in multiple sclerosis. Mult Scler，2010，16（5）：549－554.

[19] Liu S，Bai S，Qin Z，et al. Quantitative proteomic analysis of the cerebrospinal fluid of patients with multiple sclerosis. Cell Mol Med，2009，13（8A）：1586－1603.

[20] Lunemann JD，Edwards N，Muraro PA，et al. Increased frequency and broadened specificity of latent EBV nuclear antigen－1－specific T cells in multiple sclerosis. Brain，2006，129（6）：1493－1506.

[21] Ottervald J，Franzen B，Nilsson K，et al. Multiple sclerosis：Identification and clinical evaluation of novel CSF biomarkers. Proteomics，2010，73（6）：1117－1132.

[22] Rejdak K，Eikelenboom MJ，Petzold A et al. CSF nitric oxide metabolites are associated with activity and progression of multiple sclerosis. Neurology，2004，63（8）：1439－1445.

[23] Rosenberg GA. Matrix metalloproteinases and neuroinflammation in multiple sclerosis. Neuroscientist，2002，8（6）：586－595.

[24] Sellebjerg F，Giovannoni G，Hand A，et al. Cerebrospinal fluid levels of nitric oxide metabolites predict response to methylprednisolone treatment in multiple sclerosis and optic neuritis. J Neuroimmunol，2002，125（1－2）：198－203.

[25] Sellebjerg F，Sorensen TL. Chemokines and matrix metalloproteinase－9 in leukocyte recruitment to the central nervous system. Brain Res Bull，2003，61（3）：347－355.

[26] Teunissen CE，Dijkstra C，Polman C，et al. Biological markers in CSF and blood for axonal degeneration in multiple sclerosis. Lancet Neurol，2005，4（1）：32－41.

[27] Tumani H，Hartung HP，Hemmer B，et al. Cerebrospinal fluid biomarkers in multiple sclerosis. Neurobiol Dis，2009，35（2）：117－127.

[28] Uccelli A，Pedemonte E，Narciso E，et al. Biological markers of the inflammatory phase of multiple sclerosis. Neurol Sci，2003，24（Suppl 5）：S271－274.

[29] Ziemssen T，Kumpfel T，Schneider H，et al. Secretion of brain－derived neurotrophic factor by glatiramer acetate－reactive T－helper cell lines：implications for multiple sclerosis therapy. Neurol Sci，2005，233（1）：109－112.

[30] 徐雁，张遥，王迁，等. 等电聚焦电泳联合免疫印迹法检测寡克隆区带诊断神经系统炎性脱髓鞘疾病. 中华神经科杂志，2011，44（7）：456－459.

第 **11** 章

多发性硬化的电生理研究

多发性硬化（multiple sclerosis，MS）是一种发生于中枢神经系统（central nervous system，CNS）的炎性脱髓鞘疾病，以临床症状表现多样、病程反复发作为特征。目前，MS 的临床诊断技术主要包括影像学（如 CT 和 MRI）、实验室（如脑脊液检查）和神经电生理（如诱发电位）三类检查。

第一节　电生理检查的分类

迄今为止，电生理检查用于临床神经系统疾病的诊断已历经近百年。在国内，脑电图（electroencephalogram，EEG）的临床应用始于 20 世纪 50 年代，迄今已逾 60 年"高龄"；诱发电位（evoked potentials，EP）亦兴起于 20 世纪 70 年代，目前也已步入"中年"。电生理检查成为 MS 诊断不可或缺的诊断手段，与神经组织的功能改变密切相关。神经组织的基本单位由神经元组成，髓鞘是包裹于轴索外的鞘衣，具有分隔与保护轴索且参与神经电活动向远端传递的重要生理功能。当髓鞘脱失后，依赖髓鞘传递的神经电活动明显失调，电生理检查正是基于此检测该类神经电活动的改变。

电生理检查方法颇多，包括检测 CNS 的 EEG、诱发电位以及检测周围神经系统（peripheral nervous system，PNS）的肌电图（electromyography，EMG）。下面主要围绕与 MS 相关的 CNS 电生理检查做一介绍。

一、根据记录条件分类

临床检测 CNS 电活动依据记录条件分为两类，无外来刺激、安静状态下从 CNS 记录的自发、节律性电活动称为自发电位（如 EEG）；在机体内、外刺激后引发的中枢神经电活动称为诱发电位。

二、根据刺激形式分类

诱发电位的前提条件是必须有刺激，而刺激源有两种形式：来自机体外部的（外源性）刺激或发生于机体内在的（内源性）刺激。根据外来刺激方式不同，诱发电位分为视觉诱发电位（visual evoked potentials，VEP）、听觉诱发电位（auditory evoke d potentials，AEP）、躯体感觉诱发电位（somatosensory evoked potentials，SEP）和运动诱发电位（motor evoked potentials，MEP）；而内源性刺激的诱发电位与外来刺激方式无关，仅因有关事件发生致使脑内产生了相应的生理活动时才出现，因而被称为事件相关电位（event related potentials，ERP）。

三、根据潜伏期分类

诱发电位是在刺激后若干时间出现的电活动，按其出现时间分为短潜伏期、中潜伏期和长潜伏期三类。潜伏期反映了从刺激部位至记录部位所含神经结构电活动的传递时间，与传导通路的长度、神经突触的数量有关。短潜伏期诱发电位（short latency evoked potential，SLEP）多起源于皮质下电活动，一般不受睡眠或药物（如镇静剂等）影响，甚至在昏迷或全身麻醉情况下仍可诱出。该电位无适应性，重复刺激时电位波幅既无减弱，亦不消失。长潜伏期诱发电位起源于大脑皮质，易受干扰，检查须在意识清醒的情况下进行，单一的重复刺激不能诱出，须采用两种或两种以上刺激随机出现的"oddball"模式（VEP例外）。由于各类诱发电位的传导通路长度各异，因此潜伏期的划分也不尽相同。一般而言，大于100ms的潜伏期均属长潜伏期，但AEP与SEP通路长度差异很大，故又根据具体情况划分如下：

1. 短潜伏期　AEP（<10ms）、上肢正中神经腕刺激SEP（<25ms）、下肢胫神经踝刺激SEP（<45ms）。

2. 中潜伏期　AEP（10～50ms）、SEP（25～120ms）。

3. 长潜伏期　AEP（>50ms）、SEP（>120ms）。

四、根据电场距离分类

经头皮部位记录的神经电活动来源于不同神经组织，记录部位与电活动发生源的距离也有远近之分。发生源与记录部位距离较近的电活动称为近场电位，例如VEP检查时从头皮记录的P_{100}成分直接来源于枕叶视觉皮质，属于近场电位；发生源与记录部位距离较远的电活动称为远场电位，例如AEP检查时从头皮记录的I～V波均来源于远端的听神经与皮质下的脑干结构，属于远场电位。通常成年人近场电位的距离在3～4cm内，超出此距离均属于远场电位。

虽然电生理检查的分类方法很多，但临床上习惯将电生理检查分为三类：EEG、诱发电位和EMG。根据刺激方式将诱发电位细分为VEP、AEP、SEP、MEP；对ERP的成分则根据极性与潜伏期分为P_{300}、N_{400}等。

第二节　电生理检查技术与结果分析

根据神经组织所处部位与功能不同，神经系统被分为CNS与PNS两大系统。用于检测神经电活动的技术被称为神经电生理检查，其中EEG与诱发电位主要是检测CNS结构，EMG则主要检查周围神经与肌电活动。不同部位的神经电活动强度各异，正常人的脑电波幅通常在几微伏至几十微伏（$<100\mu V$）；诱发电位的波幅均较低，仅几微伏至几十微伏（多数低于脑电波幅）；肌电活动波幅与种类有关，运动神经与肌电活动波幅通常在几百微伏至几十毫伏，感觉神经电活动波幅则仅几微伏至十几微伏。

一、EEG

脑电检查是采用表面电极、直接从头皮记录来自颅骨下的大脑皮质电活动。记录电极位置是根据国际10/20系统电极放置法（图11-1）。位于颅底部、表面电极无法记录的部位亦可通过针电极经下颌关节缝隙刺入后外接电极记录。由于此种方法的记录部位接近大脑颞叶底部的蝶骨而被称为蝶骨电极。脑电图记录是一次性完成，临床常规的描记时间为30min。

脑电结果分析是根据不同频段将各波分为α波（频率在8～13Hz）、β波（频率在14～30Hz）、θ波（频率在4～7Hz）和δ波（频率在0.5～3Hz）；前二类属于快波，后二类被定为慢波（图11-2）。正常人的脑电波以α波和β波为主，仅有少量θ波，在前额导联偶见波幅极低的δ波。脑电波中以α波的波幅最高，通常不超过$100\mu V$。慢波出现过多，或快波波幅过高、并有陡峭的升降支（尖波、棘波）均视为异常脑电活动。

二、诱发电位

根据刺激方式不同，诱发电位的记录电极被放置于大脑特定感受区所对应的头皮部位。虽然诱发电位波幅极低（通常仅数微伏）且易被大部分高幅的脑电波掩盖，但不同刺激方式的诱发电位具有特定的

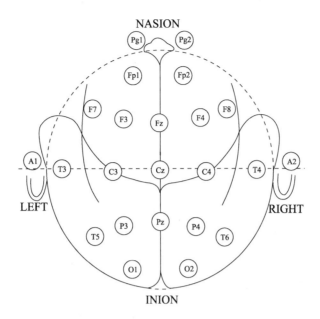

图 11 - 1 各电极位置示意图（根据国际 10/20 系统电极放置法）

脑电图各成分

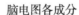

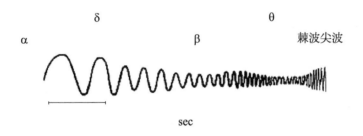

图 11 - 2 不同频段波形示意图

锁时特征，在重复叠加后更易显现。因此，无论进行何种刺激，诱发电位检查均采用重复刺激、叠加波幅的方法记录，并取其多次叠加波后的平均值。

与其他电生理检查相似，诱发电位检查采用差分放大器来记录电极两端的电位差。记录电极的一端置于记录组织、另一端置于相邻组织（两者间距离越远，包括的组织越多，记录的电位差越大），由此获得的电位有正相波（positive wave）与负相波（negative wave）之分，并分别用"P"或"N"表示。

判断诱发电位结果是针对刺激诱出的 P 波或 N 波进行分析，主要分析参数包括潜伏期［起始潜伏期、峰潜伏期（peak latency，PL）、峰间潜伏期（interpeak latency，IPL）］、波幅（波幅绝对值、波幅比、波幅下面积）和侧间差值（PL 侧间差、IPL 侧间差、波幅差）等将在下面逐一介绍。

1. 潜伏期 潜伏期（latency）是指从刺激开始至电活动出现前的一段静息状态的时间，通常用毫秒表示。潜伏期的临床意义在于其反映了参与电活动的神经组织结构完整性与功能状态。因此，判断该结果时必须清楚该指标涵盖的神经组织内容。根据测量点不同，潜伏期又分为：起始潜伏期（onset latency，OL）、PL 和 IPL。

（1）OL：是指从刺激开始至电活动开始出现的基线起点，用"毫秒"表示。由于记录诱发电位时基线多不稳定，很难确定波的起点，故临床习惯使用 PL。

（2）PL：是指从刺激开始至电活动达到顶峰的时间，用"毫秒"表示。

（3）IPL：是指两个波峰之间的距离，用"毫秒"表示，其临床意义是信号从一个神经结构传至另一个神经结构所用的时间。了解两个波间传递的神经结构就不难理解 IPL 的临床含义。

2. 波幅（amplitude）　波幅是指电活动的幅度，用微伏表示，临床意义在于其反映了参与电活动的神经数量，是病变程度的变量指标。波幅（绝对值）测量方法有两种：①从基线至波峰的垂直距离；②两个相邻波的峰谷距离，如一个波的波谷（波的最低点）与相邻波的波峰（波的最高点）之间的垂直距离。由于诱发电位多为正相与负相复合波，确定两波之间的基线是件很困难的事，因此，后者是诱发电位检查最常用的测量方法。

与波幅有关的分析指标包括：①波幅绝对值和波幅比（amplitude ratio）：前者是通过直接测量获得，用"微伏"表示；后者是指在同侧两个不同特定波的幅度比较，用具体数字表示。与波幅绝对值相比，波幅比更易发现某部位的早期病变，例如 AEP 检查中"V/I"代表了 V 波与 I 波的波幅比，当 V 波开始下降而波幅绝对值尚在正常范围时，V 波与 I 波的波幅比（V/I）则可能已经出现异常。②波幅下面积（以下简称波面积，wave area）和波时程（wave duration）：前者是指电活动的波曲线下面积，用平方微伏表示；后者是指一个波从开始离开基线至最终回到基线所用的时间，用毫秒表示。波面积与波时程均有正相与负相之分，也可用正、负双相波都包括在内的总面积和总时程。波面积与波时程的临床意义与波幅绝对值相似，在波形各异情况下，波幅绝对值不能更好地诠释窄高形或低宽形电活动时，波面积或波时程可成为更精准的表示指标。

3. 侧间差（difference）　诱发电位检查是两侧分别进行的，侧间差是比较左右两侧对应电活动相应指标的差值，理论上认为人类左右两侧的解剖结构完全对称，因此正常情况的诱发电位两侧波形及各项指标近乎相同。侧间差值增大表明两侧存在不对称，并提示一侧可能异常。临床常用的侧间差包括：①PL 侧间差（peak latency difference，PLD）是指左右两侧同一个波的 PL 之差，用"毫秒"表示；②峰间潜伏期侧间差（interpeak latency difference，IPLD）是指左右两侧对应波段的 IPL 之差，用"毫秒"表示；③波幅差（amplitude difference）是指左右两侧同一成分的波幅之差，用"％"表示（两侧同一成分的波幅差＞50％视为异常）。

三、EMG

EMG 主要用于周围神经与肌电活动的检查，检查方法分为神经电图与针肌电图两类。临床常用的方法包括运动传导速度（motor conduction velocity，MCV）、感觉传导速度（sensory conduction velocity，SCV）、F 波、H 反射、瞬目反射、重复频率电刺激（repetitive nerve stimulation，RNS）、同心针肌电图（常规使用）与单纤维肌电图（single fiber electromyography，SFEMG）等多种方法。由于肌电图检查较少应用于 MS 的诊断，故不在此赘述，仅就 MEP 检查时可能采用 F 波测定的辅助手段获取中枢运动传导时间（central motor conduction time，CMCT）做一简单介绍。

第三节　多发性硬化的电生理检查

MS 诊断中最常使用的电生理检查是诱发电位，并依刺激方式分为多种类型。下面将 MS 诊断时可能用到的神经电生理技术分述如下。

一、VEP

VEP 是利用光刺激沿视觉通路传入大脑，并经头皮电极记录大脑皮质电活动的视通路检查方法。由于视通路的髓鞘脱失可影响视信息的传递，因此当 MS 病变累及视通路时，特别对于病变程度轻且无主观感觉的患者，VEP 是发现亚临床病灶的重要手段。

广义的 VEP 是指光信号经过视通路时产生的全部电活动，包括了视网膜电位、视通路的皮质下电位、视觉皮质的特异性电位，亦包括因光信号引发的非特异性皮质电位（属于 ERP 范围，如视觉 MMN 或 P_{300}，详见后述）；狭义的 VEP 仅指经视通路传导引发视觉皮质的特异性电位。临床常用的 VEP 多指狭义的 VEP。

（一）VEP 解剖通路

从光信号出现至人大脑对视觉刺激产生反应的时间大约为 0.1s。该视觉信号首先经过眼球视觉感受器的视网膜进入，然后沿着两侧视神经向脑内传递；来自视网膜鼻侧的纤维在颅内鞍区前部交叉到对侧（在此形成视交叉），与对侧来自视网膜颞侧的纤维共同组成视束，并在外侧膝状体交换神经元后，穿过内囊后肢后部形成视放射，此后视放射纤维呈扇形分散终止于大脑皮质枕叶的视觉感受区。

（二）VEP 检查方法

VEP 检查在暗室内进行，受检者平视前方电视屏幕中心的固定注视点（距离屏幕 70～100cm），电视屏幕以黑白相间的棋盘格或条栅格为背景，并定时（刺激频率 1～2Hz）翻转黑白颜色。

通常，检查是两眼分别进行（可用眼罩遮住一侧眼睛）。每次采集 50～200 次信号后取其平均值，每只眼至少检查两遍，并比较两次结果是否一致。

1. 电极放置　根据国际 10/20 系统电极放置法（图 11-1），采集脑内反应的电极被固定在受检者头皮的相应部位：①记录电极放置于 Oz（枕极正中，位于枕外粗隆上 2cm）或 O1/O2（左/右枕极）；②参考电极放置于 FPz（额极正中）或 Fz（额正中）；③接地电极放置于 A1/A2（左/右耳垂）或 Cz（头颅前后正中线的中点）。

2. 刺激方式　诱发刺激的光源模式大体分为两类，即有固定背景（如国际象棋黑白相间的棋盘格或条栅格的模式光），或无固定背景的弥散光。以定时翻转黑白格颜色方式诱出的 VEP 被称为模式翻转视觉诱发电位（pattern reversal evoked potential，PRVEP）。PRVEP 的波形稳定、可重复性强、异常检出率高且判断结果容易，是临床最常用的光刺激方式；对于视敏度不佳、不能配合检查的患者则可选用弥散光的刺激方式，该方法不受视敏度影响，但波形复杂、潜伏期正常值变异大且假阴性率高，给判断结果带来一定困难。因此，对视敏度下降、仍能配合的患者则可采用增大棋盘格或缩短注视距离（即增大视角）的 PRVEP 方法。

通常 PRVEP 检查首选全视野刺激，当 P_{100} 成分出现明显双峰时，则应考虑进行半视野刺激的补充检查。半视野刺激可选择下半视野或左半/右半视野刺激。

（三）VEP 结果分析

采用模式翻转光刺激方法诱发的 VEP 是一组"W"样的 NPN 复合波。由于正相成分的 P 波波峰大约出现在刺激后 100ms，故被称为 P_{100}；该波前后均为负相成分，其波谷分别出现在刺激后 75ms 和 145ms，故被定为 N_{75} 和 N_{145}。由于全视野 PRVEP 中 P_{100} 是最显著和恒定的电位，因而成为判断 VEP 的主要指标（图 11-3）。

P_{100} 成分的测量与分析包括：①潜伏期，是指从刺激开始至 P_{100} 波峰的时间（又称 PL）用"毫秒"表示，其反映了从视网膜至大脑皮质枕叶的视通路传递时间，与神经结构的完整性有关；②波幅，是指从基线至 P_{100} 峰顶的距离（由于诱发电位的基线漂浮不稳，故可用前一个负相波 N_{75} 或后一个负相波 N_{145} 的波谷至 P_{100} 波峰的垂直距离表示），用"微伏"表示，它反映了参与视通路传导的神经纤维数量，与病变

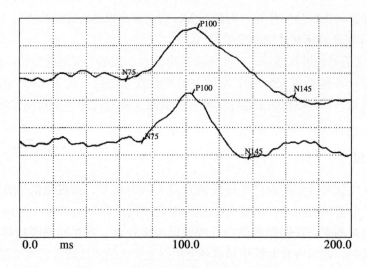

图 11-3　正常模式翻转视觉诱发电位各成分。

程度有关；③PL 侧间差，是指两眼 P_{100} 成分的 PL 之差，用"毫秒"表示；④波幅差，是指两眼 P_{100} 成分的波幅之差，用"%"表示。

诱发电位的正常范围通常设定为均值±3 个标准差。P_{100} 成分的部分正常参考值* 如下：①P_{100} 的 PL 均值 102ms（89～114ms），正常上限<117.6ms；②两眼的 PL 侧间差的均值 1.3ms（0～6ms），正常上限<7.3ms；③波幅均值 $10\mu V$（3～$21\mu V$）；④两眼波幅差<53.9%（* 摘自潘映夫主编《临床诱发电位学》第三章"正常视觉诱发电位"）。

（四）MS 的 VEP 表现

多项研究报道 MS 患者的 VEP 异常检出率为 60.4%～82%，表明在发现视通路脱髓鞘病变方面可能较 MRI 更为敏感。MS 的 VEP 异常主要涉及 P_{100} 成分：① P_{100} PL 延长（单侧或双侧 PL 绝对值>117ms）；② 两眼 P_{100} 的 PL 侧间差增大（两眼 PL 之差>7.3ms）；③两眼 P_{100} 的波幅差增大（两眼波幅差>50%）；④ P_{100} 的波幅下降或 P_{100} 未诱出（排除技术因素的影响）。

视通路发生脱髓鞘时，VEP 首先表现为视信号传递时间延长，即 P_{100} 成分的 PL 延长。由于在解剖上存在个体差异，即使每个实验室使用自己专用的正常范围校正值，也无法完全避免对某些特异的正常个体误判。为了避免假阳性结果的发生，比较两侧 PL 差值很有必要。通常，理论上视每一个体的结构两侧对称，当一侧明显长于另一侧时，延长侧更可能是病变侧。诊断 MS 时，通常 VEP 的 P_{100} 波幅绝对值不如 PL 敏感，轻度变化时不能完全排除个体差异和技术原因，只有髓鞘脱失严重时才会出现异常。在波幅参数中，P_{100} 的波幅绝对值不如波幅侧间差敏感（优势眼的 P_{100} 波幅略高于对侧），一侧波幅下降幅度超过50%更有意义，并视波幅下降侧为异常侧。在 MS 的 VEP 诸多参数中，PL 的意义最大，单侧病变的早期发现则以 PL 的侧间差值最敏感。上述参数临床意义的重要性依次为：PL 侧间差值>PL>波幅差>波幅绝对值。当 P_{100} 成分无法诱出时，排除了技术原因之后，以 P_{100} 消失侧为异常。数项研究报道，MS 青少年患者的 P_{100} PL 延长更具有诊断价值。

尽管 VEP 异常是 MS 诊断的重要依据，但 VEP 异常并不仅见于 MS，视神经胶质瘤的 VEP 阳性检出率甚至高达90%以上，因此 VEP 异常只能提示视通路病变，并不能确定病变性质。此外，VEP 异常亦无法预测单纯视神经炎最终是否转变为 MS。

（五）P_{100} 的影响因素

除了视通路病变影响 P_{100} 成分之外，还有一些其他影响因素，例如视网膜病变或屈光度异常导致视敏度下降时，可见 P$_{100}$ 波幅下降；采用大视角检查可使皮质盲患者 VEP 的 P$_{100}$ 结果正常。因此，对视敏度下降者则应增大视角，而对怀疑皮质盲的病例则应采用小视角 VEP 检查。

二、AEP

AEP 是一种采用纯音声刺激引发相应结构出现一系列电活动的检查方法。广义的 AEP 是指声刺激诱发相应结构的所有电活动，包括耳蜗电位、脑干听觉诱发电位（短潜伏期）以及大脑皮层对声刺激事件引发的长潜伏期皮层电活动（属于 ERP 范畴，如听觉 MMN 或 P$_{300}$）。狭义的 AEP 仅指来自皮质下脑干听通路神经结构的短潜伏期电活动，故又称为脑干听觉诱发电位（brainstem auditory evoked potentials，BAEP）。临床泛指的 AEP 主要是指 BAEP。

（一）BAEP 解剖基础

听觉传导通路由三级神经元组成。第一级神经元胞体位于耳蜗内螺旋神经节，该神经元属于双极细胞，其周缘支分布至内耳毛细胞，中枢支组成蜗神经，进入脑干后终止于脑桥的蜗神经核；由此发出第二级神经元的纤维大部分在脑桥腹侧交叉至对侧（交叉纤维在脑桥内形成斜方体），并在上橄榄核外侧折向上行、与对侧未交叉的纤维共同组成外侧丘系，终止于内侧膝状体；第三级神经元由内侧膝状体发出纤维后形成听放射、经内囊后肢枕部穿出，最终止于大脑皮质颞横回的听觉中枢。由于每侧大脑皮质听觉中枢接受两耳的声信号，所以听通路自脑干以上（外侧丘系、听辐射或听区皮质）单侧损伤不致产生明显的听觉障碍，只有在蜗神经核以下（中耳、内耳、蜗神经或蜗神经核）的单侧病变才会出现患侧听力异常。

AEP 是声信号由蜗神经传入，经听通路的皮质下各级结构传导时所产生的一系列神经电活动。正常情况下，这些电活动大约出现在刺激后 10ms 以内，属于短潜伏期，由于其主要来自脑干结构的橄榄核、外侧丘系和中脑下丘的电活动，故又被称为 BAEP。

（二）BAEP 检查方法

BAEP 检查需要在安静环境中进行，受检者放松、静坐和头戴耳机。通过耳机向受检耳发送短纯音声刺激，对侧耳发送噪声掩蔽，通常两耳 BAEP 检查依次分别进行。

1. 电极放置　根据国际 10/20 系统电极放置法（图 11-1），①记录电极放置于颅顶的 Cz（前后中线的中点）；②参考电极放置于 A1/A2（左/右耳垂）；③接地电极放置于 FPz 或 Fz（正中额极或额正中）。

2. 刺激方式　选择 1000～4000Hz 纯音、短声刺激；声强度在 65～70dB 或以上（听力障碍时声强度增加）；刺激重复频率为 10 次/秒。

3. 信号采集　每个数据来自信号采集、叠加 500～2000 次后取其平均值。为了检测数据的准确，至少完成两遍测试，并比较两次结果是否一致，必要时可进行第三、第四次的重复测试。

（三）BAEP 结果分析

给予短声刺激后，可在头皮颅顶部位记录到来自皮质下听通路各级神经结构的一组阳性复合波。其出现在刺激后 10ms 内，前五个波比较稳定，以第五个波的波幅最高，并被分别用罗马数字 I～V 命名（图 11-4）。通常 I 波的 PL 出现在刺激后的 1.5ms 左右，以后每波依次间隔 1ms 顺延。各波起源分别来自：I 波听神经（颅外段）的电活动；II 波是听神经颅内段与耳蜗核树突的突触后电位；III 波代表耳蜗核与（同侧）上橄榄核电活动；IV 波与外侧丘系电活动有关；V 波反映了中脑下丘的中央核团电活动。由此可见 I 波与 II 波反映了听通路外周神经的电活动波群，III 波之后的各成分则是听通路在脑干中枢段电活动波群。BAEP 的分析参数颇多，分述如下：

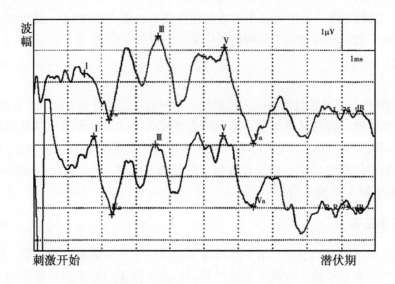

图 11 - 4　正常脑干听觉诱发电位各成分：I 波为听神经，II 波为耳蜗核，III 波为橄榄核，IV 波为外侧丘系，V 波为下丘。

1. PL　PL 是指从刺激开始至电活动达峰顶的时间，用"毫秒"表示；I 波 PL 为 1.5ms，以后每个波依次间隔为 1ms。

2. IPL　IPL 是指两个波峰间的距离，用"毫秒"表示，反映了相关结构的传导时间。临床常用的 I 波至 III 波的 IPL（I - III IPL）是指声信号经听神经传导至橄榄核所用的时间，反映了脑桥下段与外周神经的结构；III 波至 V 波的 IPL（III - V IPL）是指从脑桥上段至中脑水平的听通路传递时间，反映了脑干中枢段的神经结构。I 波至 V 波的 IPL（I - V IPL）大约为 4ms，反映了从听神经至中脑下丘水平的传导时间。

3. 波幅（绝对值）　指从基线至波峰的垂直距离或从波起点至波峰顶的垂直距离，用'微伏'表示，是反映病变程度的参数。BAEP 各成分波幅不同，以 V 波的波幅最高。波幅正常值的个体变异度较大，其中 I 波 0.06～0.85μV、III 波 0.03～0.55μV、V 波 0.15～0.88μV。

4. 波幅比　指两个不同成分的波幅绝对值之比，用具体数字表示。由于波幅的个体差异很大，当某成分轻度变化时波幅绝对值不易被察觉，而波幅比是发现该情况更为敏感的指标，如正常情况下 V 波的波幅最高，V/I 的波幅比＞0.5。当存在听通路中枢段结构病变且 V 波的波幅开始下降（但仍波动在正常范围）时，V/I 的波幅比 ＜ 0.5。

5. 双耳 PLD　主要指左右两耳某波的 PL 之差。正常人两耳的 PL 侧间差＜ 0.2ms；如该值＞0.4ms 即有临床意义，通常视延长侧为异常侧。

6. IPL 比值　指某段 IPL 与另一段 IPL 之比，用具体数字表示。正常情况下，III - V 波的 IPL（听通路中枢段传导）与 I - III 波的 IPL（听通路外周段传导）之比≤1；如果听力测试正常，该比值 ＞ 1 时则提示脑桥至中脑段可能发生病变。

（四）MS 的 BAEP 特点

1. MS 的 BAEP 异常率

多项 MS 研究报道的 BAEP 异常率差别较大（31%～84%），尤见于来自不同地区确诊（或可能 MS）病例的研究结果，如日本 MS 患者的 BAEP 异常率为 34.3%，马来西亚 BAEP 的总体异常率则为 31%，但在有症状者中异常率可增至 50%。在挪威的确诊 MS 患者中即便 VEP 与 SEP 检查结果均正常，BAEP

异常率仍可达 42%。已有研究发现，BAEP 异常率在确诊 MS 病例中为 84%，在可能 MS 病例中约为 50%。尽管如此，现多认为 BAEP 对听通路脱髓鞘的定位几乎与 MRI 扫描结果相似 。

2. MS 的 BAEP 结果分析

MS 的 BAEP 异常表现为多种形式：① III 波后各成分的 PL 延长；② III - V 波的 IPL（III - V IPL）延长；③ III - V 波的 IPL 与 I - III 波的 IPL 之比（III - V IPL／I - III IPL）> 1；④ V 波与 I 波的波幅比（V/I）< 0.5；⑤III 波之后各成分左右对应波的 PL 侧间差 > 0.4ms；⑥III 波后的各波不能诱出，尤其以 V 波消失或分化不清更有意义。

尽管 BAEP 的检测参数诸多，令不熟悉电生理技术的临床医生判断时甚感困惑，但掌握 BAEP 五个波的神经结构起源，了解 PL、IPL 及波幅的实质含义就能在临床诊断 MS 中运用自如。因为 MS 的脱髓鞘改变主要发生于 CNS，所以观察 III 波之后的各成分参数变化将有助于了解位于中枢的脑干结构病变。为防假阳性结果的误判，正常范围的设定以正常均值±3 个标准差作为异常范围的上下限。

潜伏期通常反映了神经传导所用的时间，与神经结构的完整性有关；波幅代表了参与反应的神经纤维数量，与病变损害程度有关。简而言之，在 MS 的早期诊断中，潜伏期的意义大于波幅；在判断病变程度时，波幅的意义大于潜伏期。

三、SEP

机体对外界的感知依赖于感觉系统。感觉种类即可根据感受器的不同分为普通感觉（痛觉、温度觉、触觉）和特殊感觉（视觉、听觉、嗅觉与味觉）；也可按照感受器位置分为浅感觉（痛觉、温度觉、触觉）与深感觉（又称为本体感，包括关节位置觉、运动觉和振动觉）。各类感觉具有不同的传导通路。通过刺激机体外周神经的本体感受器、引发大脑皮质感觉区出现电活动的检查方法被称为 SEP。

（一）SEP 解剖通路

SEP 的解剖通路起自机体深部的肌腱和关节本体感受器，第一级神经元胞体位于脊髓后根的神经节内，中枢支经脊髓后角进入后、在脊髓后索上行组成薄束与楔束，并终止于延髓的薄束核与楔束核；在此发出第二级神经元后左右交叉（形成丘系交叉）继续上行，在脑干内的纤维被称为内侧丘系，最终在丘脑腹后外侧核交换神经元后，发出第三级神经元的纤维经内囊后肢放射状投射至大脑皮质中央后回的感觉中枢。

（二）SEP 检查方法

受检者仰卧、全身放松。

1. 电极放置　由于感觉传导通路距离长，SEP 检查的记录电极通常放置在头皮、脊柱棘突和肢体三个部位，由此记录到的电活动分别是皮质电位、脊髓电位和周围神经电位。它们分别代表了从刺激点至各记录点间神经结构的传递时间，反映了神经结构与功能的完整性。刺激点因检查部位而异；接地电极位于刺激电极与记录电极之间（表 11 - 1）。

表 11-1   躯体感觉诱发电位记录电极放置部位

刺激部位	头皮记录点	脊柱记录点	周围神经记录点
下肢（胫神经）	Cz 后 2～2.5cm 左右旁开 1cm	T_{12}～L_3 的任意棘突（LP）腰髓电位	腘窝点（PF）或马尾点（CE）
上肢（正中神经）	Cz 后 2～2.5cm 左右旁开 7cm	$C_{5～7}$ 棘突（通常在 C_7）颈髓电位	锁骨上窝点或 Erb 点
面部（三叉神经）	Cz 后 2～2.5cm 左右旁开 9cm		

（1）上肢（正中神经）SEP 电极位置：刺激电极置于腕部。记录电极（三个部位）①周围神经记录电极放置于 Erb 点（锁骨上方 2～3cm）；②脊髓记录电极置于 C_7 棘突；③皮质记录电极位于 C_3/C_4（或 Cz 后 2～2.5cm、左/右旁开 7cm），参考电极位于 Fz 或 Fpz（表 11-1）。

（2）下肢（胫神经）SEP 电极位置：刺激电极置于内踝。记录电极（三个部位）①周围神经记录电极放置于腘窝；②脊髓记录电极置于 T_{12}～L_1 棘突；③皮质记录电极位于 Cz（或 Cz 后 2～2.5cm、旁开 1cm），参考电极位于 FPz 或 Fz（图 11-5，表 11-1）。

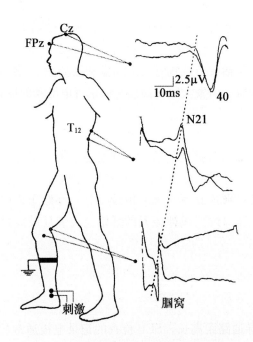

图 11-5   下肢躯体感觉诱发电位检查方法

（3）面部（三叉神经）SEP 电极位置：仅有头皮记录点的皮质电位（表 11-1）。

由于深感觉通路传导在脑干部位交叉至对侧，最终止于对侧大脑皮质感觉区，故进行 SEP 检查时刺激电极与记录电极的部位通常不在同侧，而是一侧肢体与对侧头部。

2. 刺激强度与方式   SEP 的刺激强度为次强度刺激（感觉阈的 1～3 倍），以局部肌肉或关节轻微震动为宜。重复刺激频率为 3Hz（不能耐受者可改为 1～2Hz）。

3. 信号采集   头皮记录点的 SEP 电活动十分微弱，并易受脑电活动或头部肌电活动的干扰，因此一次信号采集须在重复刺激数百次、甚至上千次叠加后取其平均值。通常每侧检查至少完成两遍，随后比较两次检查结果是否一致。

(三) SEP 结果分析

无论上肢或下肢，SEP 检查均来自三个记录部位，即周围神经、脊髓与大脑皮质；因此结果判断是对三个部位记录的电活动进行分析。与其他诱发电位相似，主要分析参数包括各成分的 PL、IPL 与波幅。各成分以主波极性和波峰出现的时间命名，如，N_{20} 表明主波为负相，波峰出现在刺激后 20ms。

注：主波是指波峰最明显、波幅最高的电活动，它的方向朝上或朝下取决于记录电极的正负极位置，如果一个朝上的波被调换了记录电极的正负极位置，该波的方向就由朝上转为向下；所以不同实验室显示的负波即可以向上、也可以向下。

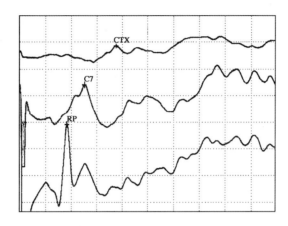

图 11-6 上肢（正中神经）躯体感觉诱发电位各成分。① EP（N_9）：在 Erb 点记录的周围神经电位，出现在刺激后 9ms；② C_7（N_{13}）：在 C_7 棘突记录的脊髓电位，出现在刺激后 13ms；③ CTX（N_{20}）：在头皮记录的皮质电位，出现在刺激后 20ms。

表 11-2 上肢（正中神经）短潜伏期躯体感觉诱发电位峰潜伏期正常参考值

上肢 SEP 记录部位 （正中神经）		周围神经电位 Erb 记录点	脊髓电位 C_7 记录点	皮层电位 头皮记录点
记录电位名称		P9	N13	N20
峰潜伏期	x±s	9.1±0.6	13.2±0.9	18.3±1.5
	正常上限（x±3s）	10.9	15.9	22.8
峰潜伏期 侧间差	x±s	0.4±0.2	0.5±0.4	0.5±0.5
	正常上限（x±3s）	1.0	1.7	2.0

表 11-3 上肢（正中神经）短潜伏期躯体感觉诱发电位峰间潜伏期正常参考值

电波名称	临床含义	峰间潜伏期		峰潜伏期侧间差	
		$x±s$	正常上限 （$x±3s$）	$x±s$	正常上限 （$x±3s$）
P_9-N_{13}	从正中神经远端刺激点至 C_7 之间的神经传导时间	4.0±0.4	5.2	0.3±0.3	1.2
$N_{13}-N_{20}$	从 C_7 至大脑皮质感觉区的神经传导时间	5.1±0.9	7.8	0.6±0.5	2.1

1. 上肢 SEP 结果分析

在腕部刺激正中神经，来自三个记录部位的电位（图 11-6）分别是：①周围神经电位，在 Erb 点记录的主波 PL 大约出现在刺激后 10ms 内，反映了正中神经自腕部至锁骨上窝的传导时间；②脊髓电位，在 C_7 棘突记录的主波 PL 出现在刺激后 11～13ms 之间，该传导时间包括全部的外周神经与部分脊髓的中枢传导时间；③皮质电位，在颅顶 Cz 点后侧方（相当于大脑皮质中央后回感觉区）记录的主波 PL 大约出现在刺激后 20ms，反映了经正中神经进入颈髓后在后索上行，穿过脑干、最终抵达大脑皮质感觉区所用的全程传导时间。

综上所述，根据上肢 SEP 三部位的主波 PL 出现时间分别被命名为 P_9、N_{13} 和 N_{20}。已知其 PL 含义，就不难理解在两点电位的 IPL 含义，例如脊髓电位（N_{13}）至皮质电位（N_{20}）的 IPL 反映了 C_7 至大脑皮质感觉区的中枢传导时间，其正常值见表 11-2 和 11-3。

2. 下肢 SEP 结果分析

在踝部刺激胫神经，从三个部位记录的电位分别是：①周围神经电位，在腘窝记录的主波 PL 出现在刺激后 10ms 内，反映了胫神经从内踝至腘窝的传导时间；②脊髓电位，在 T_{12}～L_1 棘突记录的主波 PL 出现在刺激后 20ms 左右，是从内踝经胫神经传至腰髓的周围神经与部分中枢通路的传递时间；③皮质电位，在头皮记录到一组 PNPN 多成分复合波，因 PL 各自出现于刺激后 40ms、50ms、60ms 和 75ms 而被命名为 P_{40}、N_{50}、P_{60} 和 N_{75} 波（图 11-7）。在皮质电位诸多成分中，以短潜伏期的 P_{40} 是 MS 诊断最为关注的指标，代表从内踝通过胫神经进入脊髓，穿过脑干、最终抵达大脑皮质的全程传导时间。

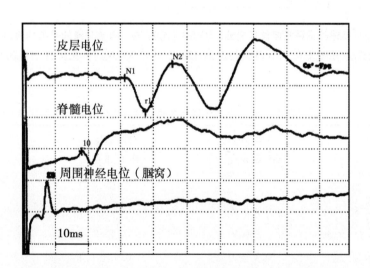

图 11-7 下肢躯体感觉诱发电位结果分析。**各成分峰潜伏期实际测量值**：①皮质电位：N_1：**31.09ms**，P_2：**37.30ms**（P_{40}），N_2：**45.78ms**（N_{50}）；②脊髓电位（T_{12}～L_1 棘突）：**17.8ms**；③周围神经电位（腘窝）：**7.18ms**。峰间潜伏期：①腘窝-棘突：**10.6ms**；②棘突-N_1：**13.2ms**；③腘窝-N_1：**23.9ms**。

下肢（胫神经刺激）SEP 来自腘窝、腰椎棘突和头皮记录的电活动，根据其极性与 PL 分别被命名为 N_9、N_{20} 和 P_{40}（短潜伏期皮质电位成分）（表 11-4）。皮质电位 PL 超过 100ms 的成分属于事件相关电位（event-related potential，ERP），是大脑皮质对发生事件分析过程的电活动，将在 ERP 中讨论。

表 11 - 4　下肢（胫神经）躯体感觉诱发电位各成分正常参考值

		下肢（胫神经）SEP 记录部位与名称	周围神经记录点 腘窝电位	脊髓记录点 腰髓电位		头部记录点 皮质电位			
		电位成分命名	N_9	N_{20}	P_{40}	N_{50}	P_{60}	N_{75}
峰潜伏期正常值	男性	$x \pm s$	7.1 ± 0.6	21.3 ± 1.5	39.2 ± 1.6	48.2 ± 3.2	60.5 ± 3.5	74.2 ± 4.4
		正常上限（$x \pm 3s$）	8.9	25.8	43.9	58.5	70.8	87.6
	女性	$x \pm s$	6.2 ± 0.7	20.2 ± 1.0	37.2 ± 1.7	45.9 ± 2.1	58.7 ± 2.4	72.7 ± 3.8
		正常上限（$x \pm 3s$）	1	23.2	42.2	52.2	66.0	84.2

腰髓至皮质的峰间潜伏期（$N_{20} - P_{40}$）正常范围（以下为 $x \pm s$；括号内为 $x \pm 3s$ 的正常上限）

• 男性正常值：$18.0 \pm 1.2ms$（21.6ms）

• 女性正常值：$16.9 \pm 1.5ms$（21.4ms）

3. SEP 的异常形式

虽然 SEP 结果的成分复杂、并来自不同部位，但判断指标仍然与潜伏期和波幅有关。异常形式包括：①PL 延长；②IPL 延长；③两侧对应波的 PL 侧间差异常（上肢>1.7ms，下肢>3.4ms）；④两侧对应波的波幅差>50％。

(四) MS 的 SEP 表现

对 MS 的 SEP 研究发现，经正中神经和胫神经刺激的 SEP 异常率可达 65％。下肢 SEP 异常率（接近 70％）略高于上肢（40％～60％），可能系下肢中枢神经传导通路更长所致。尽管如此，SEP 对脊髓病变的检测并不敏感。来自头皮记录点的多种皮质电位中以短潜伏期成分（上肢 N_{20}、下肢 P_{40}）对 MS 诊断价值最大。MS 患者 SLSEP 异常病例中约 1/3 为单侧病变；双侧病变中也有近 1/5 患者的病变不对称。此外，Eisen 等报道 MS 经三叉神经刺激的 SEP 异常率为 41％。

MS 患者的 SEP 异常主要表现为中枢段传导时间延长，包括：①皮质电位（上肢 N_{20}、下肢 P_{40}）的 PL 延长，但周围神经电位（上肢 P_9、下肢 N_9）PL 正常；②脊髓至皮质（上肢 $N_{13} - N_{20}$、下肢 $N_{20} - P_{40}$）的 IPL 延长；③皮质电位或脊髓电位缺如或波幅降低（单侧波幅下降时波幅差>50％）。

四、MEP

MEP 是一种采用磁刺激或电刺激方式，直接刺激支配运动的神经结构引发相应支配区域的运动反应，由此判断运动通路病变的方法。运动系统是两级神经元传导，分为上运动神经元（属于 CNS）与下运动神经元（属于 PNS）。因此，MEP 检查可为临床提供运动系统损害的定位与定量信息。

MEP 从 20 世纪 50 年代初的动物试验至 80 年代开始临床应用，刺激方式也由最初的电刺激逐渐改为磁刺激，故又称为磁刺激诱发电位。经颅磁刺激（transcranial magnetic stimulation，TMS）是采用非植入性磁刺激方式引起脑部运动神经元的去极化而由此得名，作为运动诱发电位的一种刺激方式，该方法亦可用于某些疾病的治疗。

(一) MEP 解剖基础

运动系统是由锥体系统、锥体外系和小脑系统三部分组成。锥体系统是控制随意运动的主要结构，解剖基础是两级神经元传导。第一级神经元的胞体起自大脑皮质中央前回（运动区）第五层的巨锥体（Betz）细胞，其中枢突组成锥体束（皮质延髓束与皮质脊髓束）下行，经内囊膝部与后肢穿出，其中皮质延髓束纤维分别终止于相应的脑干运动核，而皮质脊髓束纤维则经脑干腹侧（中脑腹侧的大脑脚，脑桥腹侧基底部）穿行，在延髓下段的腹侧大部分纤维交叉至对侧，继续下行至脊髓、终止于对侧的脊髓前角细胞；在此换元后的第二级神经元由脊髓前根发出运动支与后根的感觉支共同构成周围神经的混合纤维、经椎间孔处穿出，其运动纤维成分支配骨骼肌，控制随意运动。

（二）MEP 检查方法

使用电刺激（现已很少用）或磁刺激器放置于大脑皮质运动区（第一级运动神经元胞体所在地）的颅外对应点或脊柱相应阶段的前角细胞（第二级运动神经元胞体所在地）或前根体外对应区；记录电极放置于肢体远端的相应肌群。给予刺激后从该靶肌记录到经运动通路传导的电活动。

1. 记录部位　记录电极的位置根据刺激部位放置于肢体远端肌群（如手部的拇展肌、下肢的胫骨前肌或骨盆肌群等）。

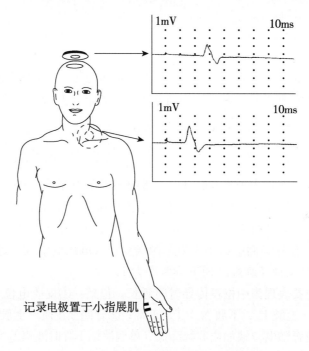

记录电极置于小指展肌

图 11-8　运动诱发电位检查方法

2. 刺激部位　根据需要选择经颅刺激或经脊柱刺激（图 11-8）。①经颅刺激点选择在颅顶 Cz 前方 2cm（此处颅骨下方是大脑皮质中央前回运动区），右半球顺时针刺激、左半球逆时针刺激；②经脊柱刺激点可选择颈椎（上肢记录）或腰椎（下肢记录）表面（其下方是近端神经根由椎间孔出口处）。刺激点与记录点的部位决定了检查运动通路的结构。

（三）MEP 结果分析

MEP 检查通常采用头颅与脊柱作为刺激点（也可直接刺激外周神经运动成分），并从肢体远端靶肌记录的电活动分别是皮质电位和脊神经根电位。MEP 结果判断与其他诱发电位相似，主要包括各成分潜伏期与波幅的分析。

无论刺激点在何处，这两种电位均含有外周神经传导时间，而 MS 诊断最关键的是获得 CMCT。

1. PL

（1）皮质潜伏期：经颅刺激在肢体远端靶肌记录的电活动，该波的 PL 反映了运动通路全程传导的时间（包括中枢神经与周围神经两部分），用"毫秒"表示（表 11-5）。

（2）根潜伏期：经脊柱（或肢体近端）刺激、在肢体远端靶肌记录的电活动，该波的 PL 反映了从脊髓前角细胞向外周神经传导的周围神经传导时间，用"毫秒"表示（表 11-5）。

表 11-5 运动诱发电位各成分潜伏期与中枢运动传导时间正常参考值

记录部位	不同刺激部位潜伏期	身高 150～191cm $x \pm s$（ms）	身高 150～175cm $x \pm s$（ms）	身高 175～191cm $x \pm s$（ms）
肱二头肌	皮层潜伏期	13.0±1.4		
	根潜伏期	7.9±1.3		
	CMCT	5.1±1.0		
小指展肌	皮层潜伏期	20.0±1.5	18.8±0.9	21.0±1.3
	根潜伏期	14.9±1.5	13.8±0.9	15.8±1.2
	CMCT	5.2±0.9		
股四头肌	皮层潜伏期	22.3±2.0	20.9±1.2	23.4±1.9
	根潜伏期	9.3±1.5	7.9±0.9	10.3±0.9
	CMCT	13.0±1.4		
胫骨前肌	皮层潜伏期	29.3±2.4	28.3±2.3	30.7±1.8
	根潜伏期	15.8±2.1	15.2±2.4	16.5±1.5
	CMCT	13.4±1.5	12.8±1.5	14.0±1.3

CMCT：中枢运动传导时间（由皮层电位减去根电位的结果）。

2. 波幅 波幅测量通常采用峰谷（波的最高点与最低点）间距离，用"微伏"表示（波幅正常值略）。

3. CMCT CMCT 是指运动系统经第一级神经元的传导时间，用"毫秒"表示。获取该参数有两种方法：①MEP 方法，用经颅刺激 MEP 的 PL（皮质潜伏期）减去经脊柱刺激 MEP 的 PL（根潜伏期）。②MEP 与 F 波测定结合方法，首先经颅刺激获取运动系统全程传导的 MEP PL（皮质潜伏期），然后采用肌电检查方法获取该部位的 F 波远端潜伏期；最后用前者时间（经颅刺激皮质潜伏期）减去 ［（F 波＋M 波-1）÷2］所得的最后数值。

CMCT 作为 MEP 诊断 MS 的重要指标，可发现脱髓鞘病变累及运动中枢系统的证据（表 11-5）。

（四）MS 的 MEP 表现

对 MS 的研究发现，MEP 较 SEP 更为敏感，总异常率超过 70％。MEP 潜伏期异常率为 43％，波幅异常率高达 85％，CMCT 异常率为 41％，且 CMCT 的增加总伴随波幅下降。已有文献报道波幅与面积异常率（75％）高于 CMCT 的异常率（56.2％），甚至在 MS 早期 CMCT 尚未出现异常时即可显示。

五、ERP

ERP 是指给予刺激 100ms 之后出现的一组复合波，包括失匹配负波（mismatch negativity，MMN）、

P$_{300}$（又分为 P$_{3a}$ 和 P$_{3b}$）和 N$_{400}$ 等多个成分。ERP 可在头部的广泛区域记录到，并能被多种刺激方式（如视觉、听觉、躯体感觉等）诱发。无论何种刺激方式，均须按 "oddball" 刺激模式提供两种或两种以上形式的刺激，例如在使用听刺激方式时给予两种不同频率的声音（即标准刺激与偏离刺激，前者是系列刺激中频繁出现的基础刺激；后者是系列刺激中偶然出现、并有别于标准刺激的偏离刺激），并将两个刺激随机、无序、变换的出现（如 d d d d d d t d d　t d d d d d t d）才能获得上述成分。通过 "oddball" 刺激模式引出的 ERP 诸多成分是大脑皮质对不同信息整合、识别，分辨等高级功能的电活动。

（一）ERP 各成分特征与意义

1. 失匹配负波（MMN）

MMN 是 ERP 的诸多成分之一，采用 "oddball" 刺激模式，随机地给予两种不同刺激（标准刺激和偏离刺激），在头皮记录点可记录到一个负相电位，即 MMN。各种刺激（听觉、视觉、感觉和运动）形式均可诱出，但临床最常使用声刺激的听觉 MMN。典型听觉 MMN 的负波处出现在偏离刺激给予后的 150～250ms，起源于初级与非初级听觉皮质（可能还包括了右侧额下回的岛盖部），通常在头部 Fz 点最清晰（图 11 - 1）。此外，也可选择颜色、形状等刺激进行视觉 MMN 检查。视觉 MMN 的负波在头部枕区最明显，它起源于初级视觉皮质，也出现在刺激后 150～250ms。有文献报道 MMN 的波幅和 PL 与偏差刺激和标准刺激的差别有关，差别越大 MMN 出现越早，当偏离刺激与标准刺激差别非常明显时，MMN 甚至可以与 N$_{100}$ 成分重叠出现。

2. P$_{300}$（P3）

P$_{300}$ 是出现在刺激后 250～300ms 的正相电位。通常须采用 "oddball" 模式、并对偶然出现的偏离刺激进行计数方能诱出（图 11 - 9），因而被认为系脑部评估刺激与分类过程的电活动。有时该成分中部可出现 "M" 或 "W" 样切迹，使其形成驼峰样双波，前者波峰出现在 250～280ms，被命名为 P$_{3a}$；后者波峰出现在 300ms，被称为 P$_{3b}$。在头颅 Fz 或 Cz 位置（图 11 - 1）记录的 P$_{3a}$ 成分波幅最高，被认为与脑部注意力（尤其是定向力和对环境变化的不自主转移活动）以及对新奇刺激的加工过程有关。P$_{3b}$ 在脑部顶叶区域记录的波幅最高，并在未预期事件发生时出现，而且越偶然的事件发生时波幅越高，故被认为在处理信息过程中发挥着与认知功能有关的重要作用。

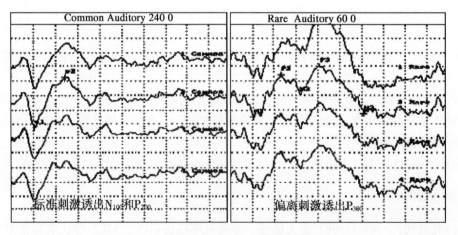

图 11 - 9　事件相关电位各成分（不同记录部位的 P$_{300}$）

3. N$_{400}$　N$_{400}$ 是诸多 ERP 成分中较晚出现的负相电位，通常出现在刺激后 400ms 左右，在 Pz 导联（图 11 - 1）记录的波幅最高（大约为 ± 5μV）。与 ERP 的其他成分相似，N$_{400}$ 也须采用 "oddball" 刺激模式，但刺激并非单调的纯音、颜色或形状等简单形式，而是复杂的语言、词汇或图片等。N$_{400}$ 是正常大脑对词汇和其他有意刺激的反应，这些刺激包括了视听语言、手语、图片、面孔、环境的声音和气味等复杂的视听刺激形式。

综上所述，ERP 是大脑不同区域对两个或两个以上刺激事件发生时进行信息整合、记忆、比较、识别过程的综合电活动，只有采用"oddball"刺激模式才能引出。ERP 具有多个成分，MMN 最早出现，甚至在受试者并未注意事件发生时即被录及，被认为系脑部自动记忆与比较的结果；P_{300} 成分则须在高度注意与分辨刺激时出现，其前成分 P_{3a} 可能与注意力有关，后成分 P_{3b} 则是对信息处理、识别与分辨的反应。与使用纯音或颜色等简单刺激诱发 P_{300} 成分相比，N_{400} 是大脑对语言、图画和文字等复杂刺激进行加工和分辨过程的反应。

（二）ERP 结果分析

ERP 是 MMN、P_{300}、N_{400} 等各成分的统称，其各成分的 PL 也各异（分别出现在 150～500ms 之间）。通常 ERP 各成分是以波的极性与 PL 的时间来命名，判断标准以超过正常均值与 3 倍标准差之和（$x \pm 3s$）为异常上限。由于人体大脑存在着自然老化，随着年龄增长大脑功能也渐趋减弱，因此，各实验室在设定正常范围时需按不同年龄分组。与其他类型的诱发电位判断结果相似，各成分的 PL 临床意义大于其波幅绝对值（相关正常值略）；并因 ERP 记录点位于头颅中线，所以无侧间差值。

（三）MS 的 ERP 表现

目前，ERP 在 MS 诊断价值方面的研究甚少。少数有关 MS 的听觉 MMN 研究报道，在改变刺激间隔后，60％的 MS 病例表现为 MMN 异常，而在改变刺激频率后 40％的 MS 病例 MMN 结果异常，但这些结果的临床意义尚不得而知。此外，亦有研究发现，在存在听通路病变时，听觉 MMN 检查与对照组相比具有显著性差异，该结果仅表明 MS 听通路异常时听觉 MMN 会受影响，但并不能证明该结果异常对 MS 诊断的特异性。

无论采用何种刺激方式，ERP 各成分均属于长潜伏期，反映了大脑皮质电活动。MS 的脱髓鞘病变主要发生于 CNS 白质，对神经元胞体所在的灰质影响较小。诱发电位检查虽对 MS 的诊断很重要，但 ERP 检查并不涉及中枢神经系统白质，所以目前并非 MS 临床检查的必要选择。

六、EMG

EMG 是用于周围神经与肌电活动的检查，其检查技术颇多，但在 MS 诊断中很少被采用。目前，MEP 是检查运动系统的唯一手段，并可由此获得 CMCT，而后者的获得方法之一须结合 F 波测定，故就 F 波测定做一简单介绍。

（一）F 波检查方法

1. 记录电极　因刺激神经不同电极位置各异，通常放置于肢体远端肌群，上肢的拇短展肌（正中神经）或小指外展肌（尺神经）；下肢的趾短伸肌（腓神经）或拇展肌（胫神经）。

2. 刺激部位　根据刺激点在肢体的位置分为：①远端刺激点位于肢体远端、靠近记录靶肌，如上肢腕部（正中神经或尺神经），下肢足背或内踝（腓神经或胫神经）；②近端刺激点位于肢体近端、远离记录靶肌，如上肢肘部正中（正中神经）或尺骨鹰嘴周围（尺神经），下肢腓骨小头（腓神经）或胭窝（胫神经）。

3. 刺激强度　采用超强刺激（超过最大电流强度的 20％～30％）以确保电流能够经周围神经逆向进入脊髓、兴奋前角细胞。

通常以一定频率重复刺激，获得 20 个刺激后的 F 波取其平均值，并参考刺激后的最小值与最大值。

（二）F波解剖通路

根据神经选择刺激部位。刺激电流分别沿着两个方向流动：①向远端直接兴奋记录部位的肌电活动（M波）；②向近端沿着刺激神经的运动纤维成分逆向进入脊髓、兴奋前角细胞后再次引起记录部位的肌电活动（F波）。

（三）F波结果分析

F波测定的分析参数包括潜伏期、波幅与出现率。与诱发电位不同，通常习惯使用OL。

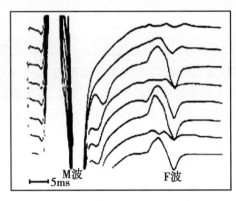

图 11 - 10　F波成分示意图

1. 潜伏期　从刺激开始至F波出现的起点，用"毫秒"表示。根据刺激点位置，潜伏期有远端潜伏期与近端潜伏期之分。远端潜伏期反映了从刺激点经检测神经运动纤维逆向进入脊髓后折返回到记录靶肌的全程传导时间（正常值与身高、肢体长度有关）。

2. 波幅　是指F波的幅度，用"微伏"表示。由于F波出现是电流逆向流入脊髓、兴奋前角细胞后引发的相应肌电活动，因此F波的波幅通常均很小，明显低于直接刺激周围神经运动纤维后引发靶肌收缩的M波（图 11 - 10）。

3. 出现率　是指在20个刺激后F波的显现率，用"％"表示。

4. 传导速度　是指单位时间内的传导长度，用"m/s"表示。

（四）F波临床意义

F波的远端潜伏期是电流首先沿着运动神经纤维成分逆向进入脊髓后兴奋前角细胞，再经前角细胞发出冲动抵达肢体远端、引发肌电活动的全程传导时间（下运动神经元的一个折返传导），而获得前角细胞至远端肌群的单程传导时间则需通过计算得出，即前角细胞至肢体远端运动神经的传导时间＝［（F波潜伏期＋M波潜伏期−1）÷2］。

七、EEG

尽管MS的病变主要累及中枢神经白质，但临床发现MS伴有癫痫发作却是不争的事实，其发生率为2.3％～2.5％。该发作被认为系皮质或皮质下脱髓鞘或炎症反应所致，而真正的病理基础有待于确定。MS伴有癫痫病例的回顾性电生理研究发现脑干异常比率增加，间接提示脑干病灶可能是MS癫痫发作的原因之一。

EEG检查是确定大脑皮质痫性放电最主要的手段，因而对伴有癫痫发作的MS患者亦必不可少，但对MS诊断并无明确的意义。MS的皮质下病灶可使EEG呈现广泛、阵发高幅慢波的非特异性表现，伴有癫痫发作的患者则可在脑部病变区域测及尖波或棘波。

综上所述，MS最有用的电生理检查是诱发电位，主要包括VEP、BAEP、SEP和MEP，可反映出不同传导通路的病变，在临床工作中前三者的应用最为普遍。比较VEP、BAEP和SEP之间的总异常率，VEP与SEP相似，而BAEP则略低，因此联合三项检查可具有互补的作用。目前，EEG与ERP尚不是诊断MS的主要手段，但对于少数伴有癫痫发作的MS病例，EEG可协助发现痫性放电病灶部位，而ERP在诊断MS方面的应用价值仍在探讨之中。

（孙　莉）

参 考 文 献

[1] Andrade EP, Sacai PY, Berezovsky A, et al. Pattern‐reversal visual evoked potential abnormalities in patients with defined multiple sclerosis. Arq Bras Oftalmol, 2007, 70 (6): 943‐948.

[2] Steczkowska M, Kroczka S, Biedroń A. Visual evoked potential parameters in multiple sclerosis in developmental age. Przegl Lek, 2009, 66 (11): 909‐912.

[3] Samsen P, Chuenkongkaew WI, Masayaanon P, et al. A comparative study of visual evoked potentials in optic neuritis and optic neuritis with multiple sclerosis. J Med Assoc Thai, 2007, 90 (2): 313‐318.

[4] Wolsey DH, Larson SA, Creel D, et al. Can screening for optic nerve gliomas in patients with neurofibromatosis type I be performed with visual‐evoked potential testing? J Aapos, 2006, 10 (4): 307‐311.

[5] Kurokawa T, Kira J, Tobimatsu S. Electrophysiolgical diagnosis for multiple sclerosis. Nippon Rinsho, 2003, 61 (8): 1347‐1354.

[6] Kale N, Agaoglu J, Tanik O. Electrophysiological and clinical correlates of corpus callosum atrophy in patients with multiple sclerosis. Neurol Res, 2009, Oct 12. [Epub ahead of print]

[7] Rico A, Audoin B, Franques J, et al. Motor evoked potentials in clinically isolated syndrome suggestive of multiple sclerosis. Mult Scler, 2009, 15 (3): 355‐362.

[8] Gagliardo A, Galli F, Grippo A, et al. Motor evoked potentials in multiple sclerosis patients without walking limitation: amplitude vs. conduction time abnormalities. J Neurol, 2007, 254 (2): 220‐227.

[9] Viveiros CD, Alvarenga RM. Prevalence of epilepsy in a case series of multiple sclerosis patients. Arq Neuropsiquiatr, 2010, 68 (5): 731‐736.

[10] Kelley BJ, Rodriguez M. Seizures in patients with multiple sclerosis: epidemiology, pathophysiology and management. CNS Drugs, 2009, 23 (10): 805‐815.

[11] Koch M, Uyttenboogaart M, Polman S, et al. Seizures in multiple sclerosis. Epilepsia, 2008, 49 (6): 948‐953.

[12] Calabrese M, De Stefano N, Atzori M, et al. Extensive cortical inflammation is associated with epilepsy in multiple sclerosis. J Neurol, 2008, 255 (4): 581‐586.

[13] Poser CM, Brinar VV. Epilepsy and multiple sclerosis. Epilepsy Behav, 2003, 4 (1): 6‐12.

[14] Papathanasiou ES, Pantzaris M, Myrianthopoulou P, et al. Brainstem lesions may be important in the development of epilepsy in multiple sclerosis patients: an evoked potential study. Clin Neurophysiology, 2010, 121 (12): 2104‐2110.

[15] Ko KF, The role of evoked potential and MR imaging in assessing multiple sclerosis: a comparative study. Singapore Med J, 2010, 51 (9): 716‐720.

[16] Roggia SM, Colares NT. Mismatch negativity in patients with (central) auditory processing disorders. Braz J Otorhinolaryngol, 2008, 74 (5): 705‐711.

[17] Santos MA, Munhoz MS, Peixoto MA, et al. Mismatch negativity contribution in multiple sclerosis patients. Braz J Otorhinolaryngol, 2006, 72 (6): 800‐807.

[18] 王纪佐, 孙相如. 第四篇 视觉诱发电位. //潘映辐. 临床诱发电位学. 北京: 人民卫生出版社. 1988: 321‐359.

[19] 卢祖能, 曾庆杏. 第 5 节 磁刺激运动诱发电位的基本原理及其临床应用. //卢祖能, 曾庆杏等. 实用肌电图学. 北京: 人民卫生出版社, 2005: 719‐728.

第 **12** 章

多发性硬化的生物学标记

第一节 引 言

多发性硬化（multiple sclerosis，MS）是一种以中枢神经系统（central nervous system，CNS）白质脱髓鞘病变为主要特点的自身免疫病，其发病机制可能为具有特定遗传易感性的个体在环境因素影响下发生的自身免疫过程。MS 在空间上的多发性（即分布于 CNS 多部位的病灶）和时间上的多发性（即病程中的缓解复发）构成了 MS 的主要临床特征。该病的病理生理过程涉及炎症、脱髓鞘、髓鞘再生、轴索损伤与丢失、少突胶质细胞与神经元缺失以及星形胶质细胞增生等，故患者在个体之间及其病程的不同阶段均差别较大。

生物学标记（biomarker）是指可供客观测定和评价的一项生理、病理或治疗过程中的某种特征性生化指标，通过对其的测定可获知机体当前所处的生物学过程。检查一种疾病特异性的生物学标记，对于疾病的鉴定、早期诊断、预防及治疗过程中的监控均可能有所帮助。寻找和发现有价值的生物学标记已成为目前 MS 研究的热点之一。

对于 MS，生物学标记的主要作用包括：①在诊断方面，生物学标记有助于 MS 的早期诊断和鉴别诊断；②在预后判断方面，生物学标记可指导治疗方案，并据此对患者提出建议；③根据生物学标记可推断 MS 的疾病活动性，从而指导治疗药物的选择；④可以判断疗效，从而指导治疗方案的调整。

任何准确和有效的生物学标记须符合以下要求：可靠的检测手段、可重复性、非侵袭性、易于检测和解释、不昂贵、基于疾病特点的检测、与病理检查结果一致、敏感性和特异性高。对于 MS 而言，其更具有特殊性，首先是时间性，既往已有的生物学标记由于病程的不同存在迥异，而 MS 病程中已被证实有炎性和变性两个病理过程，其中炎性过程主要见于疾病的复发缓解期，在发病早期尤为明显，并随着时间延长而逐渐降低；神经变性则主要见于进展期，在整个病程中均可发生，尤其在疾病晚期。现已发现在上述不同的病理生理过程中均有相应的生物学标记。其次，同时出现的脱髓鞘和髓鞘修复过程，使得对 MS 生物学标记的确定变得更为复杂。最后，在涉及生物学标记的类型和来源方面，MS 作为一种器官特异性疾病，其病理生理过程主要发生于 CNS 内，而通常作为生物学标记分析来源的血液或尿液与 MS 发病部位相去甚远，脑脊液（cerebrospinal fluid，CSF）尽管是能反映 MS 病理生理过程的体液，但须经有创的腰椎穿刺检查方能获得，且其成分与脑内 CSF 在一些方面（如蛋白质水平）迥异。

理想的生物学标记对于疾病是独特的指标，不受其他内因或外因的影响，但事实上在实践中很难找到疾病特异性标记物。当某个生物学标记反映了病程某个阶段的病理生理过程时，仅做单个生物学标记的检测多不完善。目前，多数研究是基于病例分析的断层研究，鉴于 MS 复杂的发病机制，已从多个方面探索了 MS 可能的生物学标记（表 12－1）。

表 12 - 1 多发性硬化可能的生物学标记

细胞因子及其受体

IL - 1、IL - 2、IL - 10、IL - 12、IL - 18

TNF - α、LT - α/β

CD25

趋化性细胞因子及其配体

CCR5、CXCR3、CXCL10、CCR2/CCL2

抗体

IgG 指数、κ 轻链、OCB

MOG 抗体、MBP 抗体

补体

C3、C4、激活的 C9

激活调节因子 CD35 和 CD59

黏附分子

E-选择素、L-选择素

ICAM - 1、VCAM - 1

LFA - 1、VLA - 4

CD31

抗原加工和提呈

CD40/CD40L

CD80、CD86

热休克蛋白

免疫激活标记

CD26、CD30、CD71、穿孔素、CD134、骨桥蛋白

MRP - 8、MRP - 16

新蝶呤、淀粉样蛋白 A、生长抑素

细胞周期凋亡

Fas/CD95、Fas - L、FLIP、Bcl - 2、TRAIL

免疫介导的神经保护

BDNF

细胞亚群

自然杀伤细胞、Vα24$^+$ 自然杀伤 T 细胞

CD4$^+$CD25$^+$ 或 IL - 10$^+$ 调节性 T 细胞

CD4$^+$CD45RO$^+$ 记忆性 T 细胞

功能免疫测定

细胞增殖、细胞因子分泌、细胞毒性测定

血-脑屏障破坏

MMP 及其抑制因子

脱髓鞘产物

MBP、MBP 样物质

蛋白水解酶，内源性五肽 QYNAD

兴奋毒性

NO 及其稳定的代谢产物

尿酸、异前列烷、缺氧样组织损伤标记物

轴索/神经元损伤

肌动蛋白、微管蛋白、神经纤维丝、tau 蛋白

神经胶质增生

GFAP

S100 蛋白

髓鞘再生、修复

NCAM、CNTF

微管相关蛋白-2、14-3-3 蛋白

脑型 CPK、甘氨酸肽-酰胺化单氧化酶、神经特异性烯醇酶

IL：白细胞介素；TNF：肿瘤坏死因子；LT：淋巴毒素；OCB：寡克隆区带；MOG：髓鞘少突胶质细胞糖化蛋白；MBP：髓鞘碱性蛋白；ICAM-1：细胞间黏附分子-1；VCAM-1：血管细胞黏附分子-1；LFA-1：淋巴细胞功能相关抗原-1；VLA-4：迟现抗原-4；MRP：多耐药相关蛋白；BDNF：脑源性神经营养因子；MMP：基质金属蛋白酶；NO：一氧化氮；GFAP：胶原纤维酸性蛋白；NCAM：神经细胞黏附分子；CNTF：睫状神经营养因子；CPK：肌酸磷酸激酶。

第二节　相应的多发性硬化生物学标记

一、细胞因子

细胞因子是一类具有免疫调节和多效应功能的可溶性介质，由其所构成的复杂细胞因子网络包括炎性细胞因子与调节因子、可溶性相关受体、抑制因子和趋化性细胞因子等。大多数细胞因子有多种效应，故不能过分简单地区分其对 MS 是具有促进还是抑制作用。已有大量的研究表明细胞因子与 MS 的发病和损伤相关，因此已成为较热门的候选生物学标记之一。然而，由于细胞因子易受诸多因素的影响而变化，且细胞因子功能存在明显的个体内和个体间差异，该特点限制细胞因子成为有效的 MS 生物学标记。尽管目前可通过特定时间点的绝对水平、细胞表达或基因转录等用以评估细胞因子，但每种方式均有其优势及局限性。

早期研究主要集中于炎性细胞因子干扰素（interferon，IFN）-γ 诱导 MS 复发，以及肿瘤坏死因子（tumor necrosis factor，TNF）-α 与少突胶质细胞损害的相关性等。TNF-α 表达能否促进早期 MS 复发的结果不一。在一项针对未经治疗的 MS 患者（$n=13$）为期 9 个月的研究中，MRI 病灶活动性与 INF-γ$^+$ 和白细胞介素（interleakin，IL）-4$^+$ T 细胞减少相关，数项研究报道 INF-γ 可使 MS 的早期复发率增高，而其他研究则与此不一致。近期一些相关研究主要集中于 IL-10 和-12，现已证实 IL-12 可调节细胞免疫应答并促进 INF-γ 的表达。近来的研究报道，MRI 显示活动性病灶的复发型 MS（relapsing-remitting MS，RRMS）和继发进展型 MS（secondary progressive MS，SPMS）患者单个核细胞 IL-12 mRNA 的水平明显升高，且早于临床复发；SPMS 患者血浆中 IL-12 水平升高，RRMS 患者病变活动期 CSF 中 IL-12 p40 的水平明显升高，进一步发现外周血单个核细胞 IL-12 表达的上调与 EDSS 评分和增强 MRI 脑部病灶活动性相关。另一方面，尽管 IL-12 的正性调节可发生于 RRMS 和 SPMS 患者，但未见于原发进展型 MS（primary progressive MS，PPMS）患者。

IL-10 是一种主要由 Th2 细胞产生，具有抑制 Th1 炎性应答作用的细胞因子。已有研究报道，处于疾病活动期的 MS 患者血清 IL-10 水平下降；在 RRMS 患者在外周血单核细胞 IL-10 蛋白及其 mRNA 表达水平均下调，且早于临床发作和 MRI 病灶发展；IL-10 水平高的 SPMS 患者显示出较低的残疾率以及 T_2 病灶阳性率。

目前，IL-10 和-12 均被视为具有潜在疗效评价作用的 MS 生物学标记，81％接受 IFN-β 治疗者可

用 IL - 12 p35 mRNA 的基线水平预测长期结果，疗效好的患者其外周细胞中 IL - 12 p35 mRNA 的表达水平较疗效差者显著降低。经 IFN - β 和醋酸格拉默（glatiramer acetate，GA）治疗后，MS 患者血清 IL - 10 蛋白及其 mRNA 水平显著升高，而 TNF - α 水平则下降。在接受 IFN - β 治疗者中，CSF IL - 10 水平的升高与疗效的相关性更好。另一方面，IFN - β 治疗亦可导致分泌 IL - 10 的 CD4$^+$ T 细胞数量增多。

骨桥蛋白（osteopontin）作为一种细胞因子，曾被称为早期 T 淋巴细胞活化因子 1，在急性和慢性炎症中均发挥重要作用。微阵列分析（microarray assay）和高通量互补脱氧核糖核酸（complementary deoxyribonucleic acid，cDNA）测序显示，骨桥蛋白是 MS 斑块内编码基因最丰富的细胞因子之一。在一项纳入了 RRMS（$n=30$）、PPMS（$n=10$）、SPMS（$n=10$）和健康对照组（$n=10$）的研究中报道，MS 组血浆骨桥蛋白水平均显著升高，且在 RRMS 临床复发时更为突出，表明血浆骨桥蛋白水平升高与 RRMS 的病情活动性相关。另一项纵向研究（$n=10$）亦报道骨桥蛋白水平与临床复发相关。

鉴于对白细胞向 CNS 迁移过程的影响，趋化性细胞因子成为 MS 相关研究的另一热点。在一项针对急性期和缓解期 MS 患者血清和 CSF 中趋化性细胞因子 MCP - 1、IP - 10 的对照研究中发现，与缓解期比较，MS 急性期 CSF 中 MCP - 1 显著降低，血清和 CSF IP - 10 水平则显著升高；而甲基泼尼松龙或 IFN - β 治疗并未影响血清趋化性细胞因子水平。近来研究报道，GA 治疗会影响趋化性细胞因子的表达，Th1 细胞的趋化性细胞因子受体 CXCR3、CXCR6 以及 CCR5 的表达下调，而 CCR7 受体则上调。另有研究发现，在 B 细胞归巢过程中起关键作用者系 CXCL13，已证实 CXCL13 通过与其特异性受体 CXCR5 结合而选择性诱导 B 细胞及其功能相关的 Th 细胞。临床孤立综合征（clinically isolated syndrome，CIS）和临床确诊 MS（clinically definite MS，CDMS）患者 CSF CXCL13 水平均明显升高，尽管其敏感性仅为 62%，但可用于预测 CIS 是否向 CDMS 转化。

令人关注的是，新近一项多因素分析研究报道，利用对外周血单个核细胞 25 种细胞因子 mRNA 表达的检测可鉴别 PPMS 和 RRMS，提示针对 MS 发病形式的不同采用多因素分析可能较单因素更有价值。

二、共刺激分子

现已证实共刺激分子可为 T 细胞的激活提供"第二信号"，主要涉及表达于抗原提呈细胞（antigen - presenting cell，APC）上的 B7 家族（CD80、CD86）及其表达于 T 细胞上的相应配体（CD28、CTLA - 4 和 CD40L 等）。有研究报道 MS 活动期外周血 CD80$^+$ B 细胞明显增加，而 CD86$^+$ 单个核细胞则减少。

目前，较少关注由 CSF 细胞表达的共刺激分子能否作为有价值的生物学标记。在一项 MS、视神经炎、莱姆病、病毒性（脑膜）脑炎和非炎性神经系统疾病患者的 CSF 单个核细胞 CD80 和 CD86 表达的相关研究中发现，任一组疾病患者中 CD86 的表达均强于 CD80，仅在 MS 和视神经炎短暂病程中有 CD80 表达的增加，但该时期并非复发阶段，仅在视神经炎组中更明显。

三、免疫球蛋白（immunoglobulin，Ig）

现已发现 CSF 中 Ig 的定性和定量检测有助于 MS 的辅助诊断，如寡克隆区带（oligoclonal bands，OCB）具有高度敏感性（>90%），但特异性相对较低（约 35%）。OCB 可见于多种慢性炎症或感染性疾病，但罕见于正常个体。95% MS 患者 OCB 检查呈现阳性，通常提示鞘内 IgG 的异常合成。在近来的一项前瞻性研究中，针对 CSF OCB 的检测提出一种新方法，即利用等电聚焦和碱性磷酸酶标记抗 IgG 抗体的 IgG 免疫检测，结果显示，MS 组 OCB 阳性率为 96.2%（127/132），非炎性神经病为 1%（1/100），CNS 感染组为 35.3%（18/51），而 63 例其他炎性神经系统病变组未见 OCB 阳性；MS 组 OCB 阳性者中 CSF 中多呈现 2 条以上的 OCB，相应的血样中则呈现多克隆区带；CNS 感染组 OCB 阳性者多数（16/18）血清和 CSF 中均测及多条 OCB，而 CSF 中尚有两条以上的额外组分区带；若将感染性病例考虑在内，该检测方法对 MS 的敏感性约为 96.2%，特异性则约为 99.5%；OCB 阴性患者的预后较好，尽管结论的支持证据尚不充分。另一种有诊断价值的 CSF 检测指标为 IgG 24h 鞘内合成率以及 IgG 指数，有研究表明，与 RRMS 和 PPMS 相较，SPMS 患者 IgG 24h 鞘内合成率更高，且升高的 IgG 指数与迅速的 MS 残疾进展程度相关。

针对 CSF IgM 与 MS 相关性的研究较少，结果多显示 IgM OCB、IgM 以及 IgM 指数的升高与 MS 急性复发和临床疾病活动性相关。在一项研究中发现，46.2%MS 患者（$n=65$）呈现 IgM OCB 阳性，结合扩展的残疾状况量表（expanded disability status scale，EDSS）评分显示这些阳性者的残疾程度更为严重。

针对 OCB 的低敏感性，一项用于判断机体内源性体液免疫应答状态的 MRZ 检查［即针对嗜神经性麻疹病毒（measles，M）、风疹病毒（rubella，R）和（或）水痘带状疱疹病毒（varicella zoster，Z）的免疫学检测］受到了更多的关注，MRZ 检查更局限于 CNS 自身免疫病患者中，且 MRZ 反应阳性的 CIS 患者更易进展为 CDMS。虽然 MRZ 反应敏感性仅为 47%，但有学者认为其特异性甚至要高于 OCB。

在一项纳入了 37 例意大利 MS 患者针对一种糖肽 CSF114（Glc）的血清自身抗体的研究中发现，该抗体可识别髓鞘和少突胶质细胞抗原，其产生与临床及 MRI 病灶活动性相关，然而其样本量不大，而且检测方法尚须进一步的验证。

近期有学者建议将复合的血清抗体指数用作 MS 标记，包括将 MBP、不动杆菌（acinetobacter）和神经纤维丝（neurofilament）三者（MAN）IgG 的升高共同作为 MAN 指数以预测 MS 的复发或疗效。亦有学者建议将游离的 κ 轻链检测作为 MS 诊断的 CSF 检查，但鉴于其有效性不如 OCB，故可用以在 OCB 判读不明时的补充检查。

四、细胞亚群

由于取材方法方便易行，故多对血液中的细胞亚群进行分析。目前，外周血细胞的活性标记较多，在一项针对未治疗 RRMS 和 SPMS（$n=40$）患者为期 1 年的研究中发现，血液中激活 T 细胞的变化与临床残疾程度相关，CD4$^+$CD25$^+$ 细胞数量的增多与 RRMS 组的临床复发相关，而 CD25$^+$、CD4$^+$ 细胞数量的增多则与 EDSS 评分增高相关；RRMS 组 CD4$^+$CD26$^+$ 细胞和 SPMS 组 CD4$^+$ 细胞数量的增多与同期的强化病灶的增多相关；SPMS 组 CD4$^+$ 细胞数量增多与同期 T$_2$ 病灶的增多相关，RRMS 组 CD25$^+$ 细胞增多与其后的 T$_2$ 病灶的增多相关，而 SPMS 组 CD26$^+$ 和 CD4$^+$CD26$^+$ 细胞数量增多与 MRI 病灶的增加相关。另一方面，CD4$^+$ 细胞数量的减少与强化病灶的增多相关，且其数量越少则强化病灶越多；与之相反，CD3$^+$ 和 CD4$^+$ T 细胞数量与临床残疾程度和 MRI 病灶未见相关。

在一项横断面研究中发现，RRMS 和 SPMS 患者在其疾病活动期外周淋巴细胞缓激肽 B1 受体 mRNA 和蛋白水平较疾病稳定期明显升高。在一项关于外周血单个核细胞活性标记的研究中，与缓解期 MS 患者和其他神经病对照组相比，在复发期和进展期 CD10 和 CD13 均示明显增加。经过 GA 治疗会导致 Th1 到 Th2 应答的转变，GA 效应性 CD8$^+$ T 细胞增加，而 GA 效应 CD4$^+$ T 细胞则减少。

五、基质金属蛋白酶

基质金属蛋白酶（matrix metalloproteinase，MMP）是一种含锌酶，可使各种细胞经细胞外基质和基底膜转运。MMP 以及 MMP/基质金属蛋白酶的组织抑制物（tissue inhibitors of MMP，TIMP）比率现被认为是疾病种类、活性及其疗效的生物学标记。现已发现 MS 患者脑部斑块和淋巴细胞中富含高水平的 MMP-2、-7 和-9，外周淋巴细胞 MMP-2 和-7 mRNA 的表达在复发型 MS 中增多，而 SPMS 患者则仅示 MMP-7 的增多；在复发型 MS 患者中 MMP-9 水平的升高与强化病灶活动性相关。对于 SPMS 患者，其血清 MMP-9/TIMP-1 比率（而非 MMP-2/TIMP-2）则可预测强化病灶的活动性。另有数项研究报道，MS 患者急性复发期外周血 MMP 蛋白及其 mRNA 表达水平均升高。

基于 MMP 水平下调被证实系 IFNβ 治疗 MS 的作用机制之一，已有人认为其可作为一种疗效评价的标记。在通过对临床发作和残疾程度的评价被判定治疗有效的复发型 MS 患者中，其外周血淋巴细胞 MMP-7 和-9 mRNA 水平显著下降，但未见于 SPMS 患者。另一项研究表明，复发型 MS 患者经 IFNβ1b 治疗后血清 MMP-9、细胞间黏附分子-1 的水平分别下降和升高，其疗效与其上述变化的程度相关。

六、氧化应激

氧化应激已被证实系一种有多种成分参与的损伤机制，其中异构前列腺素在膜内加工合成，并以自由形式被释放，通过分析这些脂质过氧化物能推测自由基的生成程度。已发现在确诊和可能 MS 患者的 CSF 中测及异前列腺素 F2α 的主要成分 8-异前列腺素 F2α，且在确诊 MS 患者中明显增高，经激素治疗后则明显下降，表明 CSF 异前列腺素 F2α 水平和 MS 残疾程度（EDSS）密切相关。

尿酸作为人体内一种内生型过氧亚硝基的清道夫，被发现在 MS 患者中呈异常改变。数项研究报道，与稳定期 MS 患者和健康对照比较，处于临床复发期和 SPMS 患者血尿酸浓度均明显降低，且其水平与残疾程度呈负相关，复发期 MS 患者血尿酸水平较缓解期 MS 患者明显降低。然而，其他研究却未证实尿酸水平与 MS 的发病直接相关，且经 6 个月的 GA 治疗后，MS 患者血尿酸水平有所增高，激素冲击治疗后亦可见短暂性的尿酸水平升高。

此外，有研究报道与病情得以控制的 MS 患者比较，复发期 MS 和 PPMS 患者 CSF 中 NO 浓度明显增高；相对于重度残疾者，轻度残疾者显示较高的 NO 水平，3 年的随访研究提示：高 NO 水平会导致患者残疾程度进展以及 MRI 所示病变的加重。另有研究报道，较之于病情得以控制的 MS 患者，复发期 MS 患者外周血白细胞可生成更多的 NO。

七、髓鞘成分

MS 是一种 CNS 脱髓鞘疾病，故研究人员试图证明 MS 的发病有无主要的髓鞘靶蛋白，如髓鞘碱性蛋白（myelin basic protein，MBP）、髓鞘少突胶质细胞糖化蛋白（myelin oligodendrocyte glycoprotein，MOG）、蛋白脂蛋白等。通过应用酶联免疫吸附分析和放射免疫分析等方法，可测及 MS 患者 CSF MBP 及其类似物水平，结果显示在复发期其水平明显升高，在缓解期则逐渐下降，然而由于任何脑部损伤均可引起 CSF MBP 水平的升高，故该指标更适作为一种判断疾病活动期而非诊断疾病的指标。鉴于并非在所有 MS 复发期均能测及 MBP，因此 CSF MBP 尚不能完全作为一种诊断 MS 或判断 MS 活动期的生物指标，即尽管 MBP 的产生代表有髓鞘的损伤，但并非针对脱髓鞘疾病的特异性诊断指标。通过对尿液 MBP 类似物的研究发现，尿液 MBP 水平在 SPMS 患者中明显升高，与自 MS 复发期进展到 SPMS 密切相关，同时伴有头颅 MRI 的相应改变，但迄今未经其他的重复研究所证实。

在数项针对髓鞘组分的抗体研究中，其中一项为期 2.7 年的随访研究报道鞘内 CSF 抗 MBP IgM 抗体与 MS 的良性过程相关（即发作次数越少，其预后越佳）。复发型 MS 患者（$n=66$）中，33.8%（23/66）的患者抗 MBP IgM 抗体阳性，但淋巴细胞性脑膜炎患者抗体水平亦高。另一项研究则发现，对于初次发作且仅有孤立症状的 CNS 脱髓鞘病患者，血抗 MOG/MBP 抗体的出现时间短于复发期患者，但该发现亦未经其他重复研究证实，究其原因可能与研究者所观察的为交叉反应而非真正针对髓鞘的抗体有关。

作为脱髓鞘过程中重要的自身抗体之一，MOG 抗体一直受到较多的关注，30%～40%CIS 患儿可测及高滴度的 MOG 抗体，表明该抗体可能在特定的 MS 亚型发病机制中起着重要作用，但经 2 年随访后发现 MOG 抗体并不能有效地预测 CIS 向 CDMS 的转化。

八、轴索/神经元损伤和胶质增生的标记物

MS 不仅存在炎性脱髓鞘，亦可累及轴索、神经元和胶质细胞，后二者的损害多发生于神经变性阶段，是不可逆性神经功能缺损的病理生理基础。

轴索和神经元损伤的生物学标记不仅对疾病的预后，而且对之后的神经变性阶段相当重要。轴索损害时释放的神经纤维丝和 Tau 蛋白会释放至 CSF 中，上述组分已被认为系轴索损伤的生物学标记（表12-2）。

神经纤维丝作为主要的轴索骨架蛋白质，包括低分子量神经纤维丝（neurofilament light，NFL）、中分子量神经纤维丝（neurofilament medium，NFM）和高分子量神经纤维丝（neurofilament heavy，NFH）三种蛋白组分。NFL 构成基本骨架，NFM/NFH 则共同聚合形成神经纤维丝。神经纤维丝随其磷酸化程度的不同，直径亦有相应的增加。轴索横断损伤引起神经纤维丝的断裂，且被释放于 CSF 中。多项研究报道在 MS 患者已测到 NFL/NFH 蛋白及其相应抗体。一项对 MS 患者（$n=34$）随访 3 年的研究发现，CSF NFH 水平与评价残疾程度的两项临床指标（九孔插板试验和 EDSS 评分）密切相关，其中 3 例反复发作且进展为 SPMS 的患者 CSF NFH 水平较未进展者明显增高。其他研究亦表明，MS 患者 CSF NFL 水平增高，在复发后几周内尤为明显，其水平与 EDSS 评分相关，且可见于进展型和复发型 MS 患者。另有研究测定了 MS 患者 CSF NFL/NFH 自身抗体，发现该抗体指数（即 CSF 和外周血抗体比÷CSF 和血浆白蛋白比）与脑退行性变程度相关。

表 12-2　轴索损伤标记

骨架相关蛋白
NFL，NFL 抗体
NFH，NFH 抗体
肌动蛋白，微管蛋白及其抗体
Tau 蛋白
膜标记物
载脂蛋白 E
24 S-羟基胆甾醇
其他
14-3-3 蛋白
神经元特异性烯醇化酶

NFL：低分子量神经纤维丝；NFH：高分子量神经纤维丝。

Tau 蛋白是一种主要存在于神经轴索的磷酸化微管相关蛋白，能促进微管的聚合和稳固，且与神经运输功能密切相关。已有研究报道，MS 患者 CSF Tau 蛋白水平显著高于对照组，且在 PPMS 和 SPMS 患者中尤为明显。对于复发型 MS，其 Tau 蛋白水平则与其 IgG 指数相关，考虑可能系复发型 MS 患者轴索损伤与免疫应答程度相关所致。一项对 MS 患者（$n=17$）的 CSF 研究报道，其 Tau 蛋白在急性复发期异常增高，但该发现在另一项 MS（$n=20$）研究中则未得以证实。近来在一项关于 CSF Tau 蛋白的研究中，对复发型 MS（$n=35$）、SPMS（$n=8$）、PPMS（$n=9$）、临床孤立综合征（clinically isolated syndrome，CIS）（$n=50$）和健康对照者（$n=46$）进行了观察，结果发现：MS 患者 Tau 蛋白水平显著增高，在 CIS 组尤为明显，但在 MS 各亚组之间并无差异，尽管显示 MRI 强化病灶者 Tau 蛋白水平明显增高，以及鞘内 24h IgG 合成率高者 Tau 蛋白水平亦呈增高趋势，推测上述发现进一步支持轴索损伤与 CNS 的免疫应

答有关。一项对 MS 患者（$n=32$）为期 3 年的纵向研究中发现，高于基线 Tau 蛋白水平多数会迅速下降，但对其外周血（通常较 CSF Tau 蛋白水平低 10 倍）则未进行深入的研究。

此外，已有研究报道，进展型 MS 患者 CSF 肌动蛋白和微管蛋白水平明显增高，且与 EDSS 评分相关。尚有数项研究观察了其他一些潜在的轴索/神经元损伤标记，如 14-3-3 蛋白、神经元特异性烯醇化酶以及大脑特异性胆固醇代谢产物-24S 羟基胆甾醇，这些有可能成为经外周血所测及的神经元标记。

目前，对胶质细胞标记物也做了一些相关研究，神经胶原纤维酸性蛋白（glial fibrillary acidic protein，GFAP）作为星形胶质细胞的中间纤维丝，是星形胶质细胞增生的重要组分，S100B 蛋白则是一种表达于星形胶质细胞中的钙结合蛋白。在近来的一项研究中发现，MS 患者（$n=99$）和对照组（$n=25$）的 CSF 中均可测及神经纤维丝和 GFAP，经过 10 年随访，MS 患者 CSF 标记物水平均明显增高，且以复发期和进展型（尤其 SPMS）MS 患者的 NFL 水平升高最为明显；进一步的研究显示该两种 CSF 标记物均与 MS 残疾程度相关，提示可能是轴索损伤的特异性标志。

载脂蛋白 E（apolipoprotein E，APOE）主要由 CNS 的星形胶质细胞产生，亦可见于神经损伤过程。数项研究中报道，APOEε4 等位基因与病情较重的 MS 相关，APOEε4 型 MS 患者更易复发和出现脑萎缩，且更倾向形成具有破坏性的 T_1 病灶。

九、其他标记物

转铁蛋白是一种铁结合 β 球蛋白，主要由肝合成，在铁代谢中发挥着关键作用。目前，CSF 转铁蛋白被认为是一种 MS 的生物学标记，不仅可调控血脑屏障（blood-brain barrier，BBB）通透性，且可由 CNS 成分（如毛细血管内皮、室管膜和少突胶质细胞）以及炎性细胞合成。在一项纳入 MS 患者（$n=51$）的研究中，血清转铁蛋白水平在 PPMS 患者中最低，其 CSF/血清比值和指数则最高。与复发患者比较，稳定期 MS 患者转铁蛋白比值略低，CSF 转铁蛋白及其比值在早期发病和青年 MS 患者中亦略低，提示评估 CSF 和血清转铁蛋白可能对 MS 亚型的分型有一定帮助。

另外，少数研究探索了 MS 患者 NCAM、Bcl-2 分子、生存素和血小板活化因子（platelet activation factor，PAF）等在 MS 患者中的表达，但由于样本量不大，尚不足以得出可靠的结论。

总之，尽管上述提及的生物学标记对 MS 的诊断和预后很有价值，但目前尚无公认的生物学标记，究其原因可能受以下因素影响：①根据复发-缓解的病程，MS 可分为多种亚型，尽管目前已基于不同类型分析发现了其相应的临床和实验室生化特点，但是并无任何一种生物学标记能适用于全部临床类型。②MS 可能并非单一疾病，而更可能系一组具有类似临床特征的异质性疾病谱，且包括不同的病理和损伤机制。在 MS 急性斑块中已发现了四种不同的免疫病理类型，尽管这些不同的机制均会致病，但其在不同类型中似乎发挥着不同的作用。迄今为止，尚无针对这些不同病理过程和疾病机制均适用的生物学标记。③目前公认 MS 复杂多变且预后差别很大，CNS 损伤持续存在，故单凭临床评估很难准确地反映疾病的活动性，在疾病早期尤为明显。定期的 MRI 研究显示 80%～90% 新发的脑部病灶并不一定伴随临床复发；进一步发现，除影像学所示病变斑块区以外，部分看似正常的脑组织亦存在广泛而微小的异常，甚至会出现于疾病早期。故在实际工作中，并不能因此而能准确地判断病损范围，从而使得对预后的判断变得相当困难。④找到一种可指导临床治疗选择和判断疗效的生物学标记非常必要，但却受到多种因素影响，如遗传背景、患者自身的免疫学特征、病程等。⑤迄今尚无诊断 MS 的金标准，其诊断是基于一系列临床证据，并由实验室检查支持，后者包括诱发电位、MRI 以及 CSF 检查，误诊率较高。因此，MS 的生物学标记研究仍任重而道远，但基于蛋白质组学的生物学标记研究无疑会为我们带来更多的希望。

（谢琰臣）

参 考 文 献

[1] Graber JJ, Dhib‐Jalbut S. Biomarkers of disease activity in multiple sclerosis. J Neurol Sci, 2011, 305 (1‐2): 1‐10.

[2] Bielekova B, Martin R. Development of biomarkers in multiple sclerosis. Brain, 2004, 127 (pt7): 1463‐1478.

[3] Villoslada P. Biomarkers for multiple sclerosis. Drug News Perspect, 2010, 23 (9): 585‐595.

[4] Fassbender K, Rogoschke A, Rossol S, et al. Increased release of interleukin‐12p40 in MS: association with intracerebral inflammation. Neurology, 1998; 51 (3): 753‐758.

[5] Karp C, van Boxel‐Desaire A, Byrnes A, et al. Interferon‐B in multiple sclerosis: altering the balance of interleukin‐12 and interleukin‐10. Curr Opin Neurol, 2001, 14 (3): 361‐368.

[6] Liu A, Pefrey C, Cotleur A, et al. Immunomodulatory effects of interferon beta‐la in multiple sclerosis. J Neuroimmunol, 2001, 112 (1): 153‐162.

[7] Hensick AE, Roxburgh R, Meranian M, et al. Osteopontin gene and clinical severity of multiple sclerosis. J Neurol, 2003, 250 (8): 943‐947.

[8] Sellebjerg F, Bornsen L, Khademi M, et al. Increased cerebrospinal fluid concentrations of the chemokine CXCL13 in active MS. Neurology, 2009, 73 (28): 2003‐2010.

[9] Villar LM, Masjuan J, Sadaba MC, et al. Early differential diagnosis of multiple sclerosis using a new oligoclonal band test. Arch Neurol, 2005, 62 (4): 574‐577.

[10] Brettschneider J, Tumani H, Kiechle U, et al. IgG antibodies against measles, rubella, and varicella zoster virus predict conversion to multiple sclerosis in clinically isolated syndrome. PLoS ONE, 2009, 4 (11): e7638.

[11] Khoury SJ, Guttmann CRG, Orav EJ, et al. Changes in activated T‐cells in the blood correlate with disease activity in multiple sclerosis. Arch Neurol, 2000, 57 (8): 1183‐1189.

[12] Miller A, Glass‐Marmor L, Abraham M, et al. Bio‐markers of disease activity and response to therapy in multiple sclerosis. Clin Neurol Neurosurg, 2004, 106 (3): 249‐254.

[13] Toncev G, Milicic B, Toncev S, et al. High‐dose methyl‐prednisolone therapy in multiple sclerosis increases serum uric acid levels. Clin Chem Lab Med, 2002, 40 (1): 50‐58.

[14] Ohta M, Ohta K. Detection of myelin basic protein in cerebrospinal fluid. Expert Rev Mol Diagn, 2002, 2 (6): 627‐633.

[15] Brilot F, Dale, RC Selter RC, et al. Antibodies to native myelin oligodendrocyte glycoprotein in children with inflammatory demyelinating central nervous system disease. Ann Neurol, 2009, 66 (6): 833‐842.

[16] Teunissen CE, Dijkstra C, Polman C. Biological markers in CSF and blood for axonal degeneration in multiple sclerosis. Lancet Neurol, 2005, 4 (1): 32‐41.

[17] Louren oç AS, Baldeiras I, Grãos M, et al. Proteomics‐based technologies in the discovery of biomarkers for multiple sclerosis in the cerebrospinal fluid. Curr Mol Med, 2011, 11 (4): 326‐349.

第 **13** 章

多发性硬化的治疗

第一节 引 言

多发性硬化（multiple sclerosis，MS）是一种慢性疾病，随着病情进展，会对患者致残，影响生存质量。根据其病程特点可分为不同的临床亚型，主要包括复发-缓解型 MS（relapsing‐remitting MS，RRMS）、继发进展型 MS（secondary progressive MS，SPMS）、原发进展型 MS（primary progressive MS，PPMS）。其中，RRMS 约占全部 MS 患者的 85%，表现为急性发作后完全恢复或有后遗症，两次复发期间病情稳定，多数 RRMS 在发病 10 年左右后转变为 SPMS，逐渐出现不可逆性神经功能缺损。PPMS 约占全部 MS 患者的 15%，表现为进行性的病程，仅有短暂、不明显的症状改善。

此外，针对 MS 的早期表现，亦提出了临床孤立综合征（clinically isolated syndrome，CIS）的概念。CIS 是指首次因中枢神经系统（central nervous system，CNS）炎性脱髓鞘事件而导致的一组临床综合征。临床上既可表现为孤立的视神经炎、脑干脑炎、脊髓炎或某个解剖部位受累的症状体征（通常不包括脑干脑炎以外的其他脑炎），亦可出现多部位同时受累的复合临床表现。常见的改变有视力下降、肢体麻木、肢体无力、尿便障碍等；病灶特点表现为时间上的孤立，且临床症状持续 24h 以上。现有的资料显示大于 50% 的 CIS 患者最终发展为临床确诊的 MS（clinically definite MS，CDMS）。

目前尚无完全治愈 MS 的药物，但多项大规模的临床试验证据表明，早期给予疾病修正治疗（disease‐modifying therapy，DMT）会明显减少复发次数，并延缓残疾进展。因此，目前推荐对处于急性期的 RRMS 或 SPMS 患者应及时给予糖皮质类固醇激素（以下简称激素）冲击治疗，以减轻临床症状和促进神经功能恢复，而对处于缓解期的 RRMS 或有高度风险转变为 MS 的 CIS 患者则应尽早给予 DMT（图 13‐1）；另一方面，迄今未发现能有效治疗 PPMS 的方法。简而言之，MS 治疗策略上应依据疾病的不同分期以及各个临床分型选择恰当的治疗方法：急性期治疗以减轻症状、尽快改善残疾程度为主；缓解期治疗以减少复发、延缓疾病进展及提高生存质量为主。此外，亦应在遵循循证医学证据的基础上，结合患者的具体情况采取个体化治疗方案。

第二节 多发性硬化的治疗

一、急性期治疗

首选治疗方案为激素冲击治疗，对病情严重者或对激素治疗无效者也可试用血浆置换或静脉注射大剂量免疫球蛋白（intravenous immunoglobulin，IVIg）治疗，但循证医学证据并不充分。

（一）激素

激素的治疗原则是大剂量和短程的使用，但不主张小剂量和长期的口服。

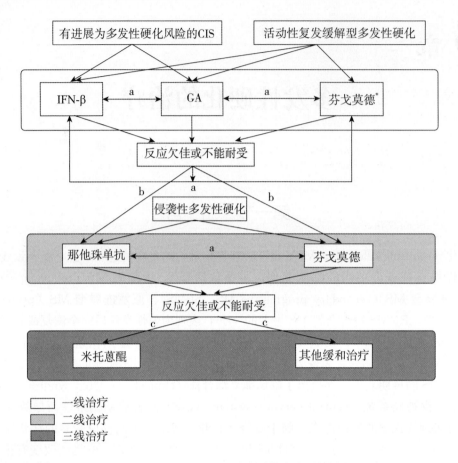

图 13-1　临床孤立综合征 (clinically isolated syndrome, CIS) 和活动期复发-缓解型 MS (relapsing-remitting MS, RRMS) 的推荐治疗流程。在对一线治疗反应欠佳或无法耐受的情况下：(a) 考虑在一线治疗间转换；(b) 考虑二线治疗反应欠佳或无法耐受的情况下：(c) 考虑更改为三线治疗。* 美国食品药品管理局 (Food and Drug Administration, FDA) 已批准芬戈莫德 (FTY720) 为一线用药。GA：醋酸格拉默；IFN-β：干扰素-β。(摘自 Rio J, Comabella M, Montalban X. Multiple sclerosis: current treatment algorithms. Curr Opin Neurol, 2011, 24: 230-237.)

美国神经病学学会 (American Academy of Neurology, AAN) 颁布的 MS 治疗指南 (2002) 指出：①依据数项Ⅰ期及Ⅱ期研究的结果，激素治疗可促进急性发病 MS 患者的神经功能恢复，因此在急性发病时可考虑使用激素 (A 级推荐)。②短期使用激素后对神经功能无长期效果 (B 级推荐)。③目前尚无令人信服的证据表明，激素用药剂量或用药途径影响临床效果 (C 级推荐)。④依据一项Ⅱ期研究结果，规律的激素冲击对 RRMS 患者的长期治疗有用 (C 级推荐)。此外，欧洲神经病学协会联盟 (European Federation of Neurological Societies, EFNS) 关于 MS 复发治疗指南 (2005) 中则指出：①来自数项Ⅰ期临床试验及荟萃分析的证据均表明激素对 MS 复发的治疗有效，因此在 MS 急性期每天应静脉滴注至少 500mg 的甲基泼尼松龙，连用 5d (A 级推荐)。静脉滴注甲基泼尼松龙 1g/d，连用 3d，之后口服减量用于治疗急性视神经炎 (B 级推荐)。②尚无证据表明，静脉滴注或口服甲基泼尼松龙在治疗效果及副作用方面有显著差异，但若延长治疗时间，则口服治疗可能会引起副作用的发生率增高。然而，针对特定的激素最佳剂量，激素冲击治疗后是否应缓慢减量尚未在随机对照试验 (randomized controlled trial, RCT) 中被充分阐述。③尚无充分证据可以确定出对甲基泼尼松龙治疗反应较好的 MS 亚组，但在由临床、MRI 及脑脊液 (cerebrospinal fluid, CSF) 结果提示疾病活动性高的患者中似更为有效 (C 级推荐)。④炎性脱髓鞘病 (包括 MS) 患者在甲基泼尼松龙治疗无效时，可能仅有部分病例 (约 1/3) 可自血浆交换中获益，但该方法仅限用于严重复发者（B 级推荐）。⑤在经静脉滴注甲基泼尼松龙治疗后应考虑采用多学科的康复强化治疗方案，可更进一步能促进患者恢复（B 级推荐）。⑥尚无充分的证据支持单用 IVIG 作为针对 MS 复发的治疗方法，而 IVIG 与甲基泼尼松龙合用或单用治疗急性视神经炎无效（A 级推荐）。

临床上首选甲基泼尼松龙，对其应用的方案不一，通常采用下述两种方法：①静脉滴注甲基泼尼松龙 1000mg/d，3～5d 后即停用。②静脉滴注甲基泼尼松龙 1000mg/d，随后每 3d 剂量减半，直至停药，原则上总疗程不超过 4 周。激素治疗的副作用包括感染、水电解质紊乱、血糖升高、血压升高、血脂异常、股骨头无菌性坏死、上消化道出血等。因此激素使用应慎重，判定是否为复发、是否处于急性期，并尽量缩短激素的疗程。为减轻激素常见的副作用，同时给予钙剂、钾盐、抑酸剂等辅助治疗药物。

（二）血浆置换

MS 是以细胞免疫为主的自身免疫病，对以去除血浆中抗体为主的血浆置换疗法在 MS 患者的疗效并不肯定，不推荐作为首选治疗，仅在急性重症患者或其他方法无效时作为一种选择方案。依据结果一致的 I、II、III 期研究结果，血浆置换对进展型 MS 患者轻度有疗或无效（A 级推荐）。依据一项小样本 I 期研究结果，血浆置换对以往无残疾的急性期严重脱髓鞘患者有效（C 级推荐）。

每次血浆交换量为 2～4L，开始为隔日 1 次，以后可酌情 1～2 次/周，一般以交换 9～12L 为一疗程。血浆置换的副作用主要包括静脉并发症、血栓、脑栓塞、低血压、胸痛、肺炎、荨麻疹、支气管痉挛、缺铁性贫血、低钙血症、氮质血症以及血中纤维蛋白原、免疫球蛋白及补体水平下降。

（三）IVIg

目前 IVIg 的临床证据不多，总体疗效仍不肯定，仅作为一种备选的治疗方案。

AAN 颁布的 MS 治疗指南（2002）中指出：①迄今对 IVIg 的大多数研究病例数较少，缺乏临床及 MRI 预后的完整资料，且有些还可能存在方法上的问题，因此仅表明 IVIg 可能降低 RRMS 的发作次数（C 级推荐）。②IVIg 对延缓疾病进展的效果甚微（C 级推荐）。

IVIg 常用剂量为 0.4 g/（kg·d），连续用 5 d 作为一个疗程。5d 后，如无疗效，则不建议患者再用。如果有疗效但不特别满意，可继续每周用 1d，连用 3～4 周。IVIg 的副作用主要包括过敏反应及头痛、发热、寒战、皮疹、恶心、头痛、胸闷等全身反应，多发生于输注初期，与输注速度过快有关；少数可发生溶血、脱发和葡萄膜炎等。

二、缓解期治疗

迄今用于 RRMS 的 DMT 一线药物包括干扰素（interferon，IFN）β-la（Rebif 和 Avonex）、IFNβ-lb（Betaseron）和醋酸格拉默（glatiramer acetate，GA）、芬戈莫德（Fingolimod，亦称 FTY720）。二线药物为那他珠单抗（natalizumab）、米托蒽醌（mitoxantrone）、芬戈莫德。上述药物（表 13-1）能有效降低临床复发次数、MRI 病灶负荷等，从而提高 MS 患者的生存质量。DMT 治疗对降低有明显临床发作的 RRMS、SPMS 的疾病进展和复发有一定疗效。DMT 早期干预 CIS 可减轻疾病进展速度，即 CIS 发展至临床确诊的 MS（clinically definite MS，CDMS）的时间及降低转变为 CDMS 的比率。对于 RRMS、高危 CIS 患者，如果 DMT 一线药物治疗失败或无法接受 DMT 治疗者，可考虑给予二线药物治疗或免疫抑制剂等。此外，对进展加重的 SPMS 及 PRMS 患者亦可采用米托蒽醌或免疫抑制剂等治疗。

表 13-1 已获批的一线、二线 MS 治疗药物及其适应证

种类	剂量和方法	适应证
一线药物		
IFNβ-lb (Betaseron)	$250\mu g$, sc, qod	具有进展成 MS 高风险的 CIS；RRMS；复发的 SPMS
IFNβ-la (Rebif)	$44\mu g$, sc, tiw	RRMS；复发的 SPMS
IFNβ-la (Avonex)	$30\mu g$, im, qw	具有进展成 MS 高风险的 CIS；RRMS
醋酸格拉默	20mg, sc, qd	具有进展成 MS 高风险的 CIS；RRMS
FTY720	0.5mg, po, qd	复发形式的 MS
二线药物		
米托蒽醌	$12mg/m^2$（体表面积），iv, 每 3 个月 1 次	在一线药物治疗期间高度活跃的 RRMS 或 SPMS，频繁发作和残疾进展
那他珠单抗	300mg, iv, q4w	对全疗程 IFNβ 无反应的 RRMS；迅速进展的 RRMS
芬戈莫德（FTY720）	0.5mg, po, qd	复发形式的 MS

sc：皮下注射；iv：静脉注射；im：肌内注射；po：口服；CIS：临床孤立综合征；RRMS：复发-缓解型 MS；SPMS：继发进展型 MS；IFNβ：干扰素 β。

（一）IFNβ

IFNβ 治疗 MS 的机制是通过多重机制实现其免疫调节作用，如下调共刺激分子和炎性细胞因子、通过作用于基质金属蛋白酶和黏附分子降低 BBB 通透性和限制 T 细胞向 CNS 内的移行等。IFNβ-1a 是糖基化的重组哺乳动物细胞产物，与天然 IFN 的氨基酸序列完全相同。IFNβ-1b 是大肠杆菌产生的非糖基化细菌细胞产物，其 17 位丝氨酸被半胱氨酸所取代。迄今为止，中国食品药品监督管理局已先后批准 IFNβ-1a（Rebif，中文商品名利比）和 IFNβ-1b（Betaseron，中文商品名倍泰龙）用于治疗 MS。

AAN 颁布的 MS 治疗指南（2002）中提出：① 依据数项 I 期研究结果，IFNβ 能降低 MS 患者的发作次数（A 级推荐）。IFN-β 治疗减轻 MRI 显示的疾病严重性（如 T_2 信号显示的病灶体积减小），也可能延缓肢体残疾的进展（B 级推荐）。②对于极有可能发展为 CDMS 或已确诊的 RRMS 或有复发的 SPMS 患者，若有条件给予 IFNβ 治疗（A 级推荐）。IFNβ 对不伴复发 SPMS 患者的疗效不肯定（U 级推荐）。③尽管目前尚无充分证据证实，但 IFNβ 较其他疗法更适合于治疗一些 MS 患者，如发作次数多或在疾病早期（U 级推荐）。④依据 I 期、II 期研究及数项一致的 III 期研究结果，IFNβ 治疗 MS 可能存在剂量反应曲线（B 级推荐），然而此明显的剂量效应关系部分程度上系各研究间应用 IFNβ 的次数（而非剂量）不同所致。⑤根据数项 II 期研究结果，尽管副作用因给药途径不同而迥异，但从治疗效果来看 IFNβ 给药途径可能对临床疗效的影响不大（B 级推荐）。虽然尚无详细的研究，但不同类型 IFNβ 间的临床效果并无明显差别（U 级推荐）。⑥依据数项 I 期研究结果，MS 患者的 IFNβ 治疗受中和抗体（neutralizing antibody，NAb）产生的影响（A 级推荐）。IFN-β1a 产生 NAb 的发生率较 IFN-β1b 低（B 级推荐）。尽管 NAb 的生物学效应不明，但可能会降低 IFNβ 的临床疗效（C 级推荐）。尚不确定皮下注射或肌注 IFNβ 在免疫原性方面有无差别（U 级推荐）。在使用 IFNβ 治疗的个体中 NAb 检测的临床用途亦不明确（U 级推荐）。

对于 NAb 对治疗的影响，AAN 指南（2007）提供了如下证据：①IFNβ（Avonex、Betaseron 或 Rebif）治疗 MS 后均产生 NAb（A 级推荐）。②NAb 的存在（特别是高滴度时）伴有 IFNβ 疗效的降低（B 级推荐）。③IFNβ-1a 治疗产生 NAb 的几率低于 IFNβ-1b（B 级推荐）。④不同类型 IFNβ 产生的血清 NAb 滴度及持续时间的差异很难确定，其 NAb 血清阳性率可能受下述多重因素的影响，包括类型、

剂量、给药途径或使用频率（B 级推荐）。⑤每周 1 次肌注 IFNβ-1a 的免疫原性较每周多次皮下注射的 IFNβ 制剂（包括 IFNβ-1a 或-1b）为低（A 级推荐）。⑥由于 NAbs 在很多持续治疗的患者中可自行消失，因此这些差异的持续时间亦难确定（B 级推荐）。⑦虽然持续高滴度 NAbs（> 100～200 NU/ml）伴有 IFNβ 疗效的降低，但没有足够的资料能提示 NAbs 测定就检测时间、检测方法、检测次数以及阳性界值等问题提供特定的推荐（U 级推荐）。依据以上证据，因此 AAN 指南建议：鉴于现有证据的缺乏，尚不能就该问题提供任何推荐。

在三种 IFNβ 中，国内应用利比的经验较多，推荐剂量为皮下注射 44μg，每周 3 次，如不能耐受高剂量，则可给予起始剂量 22μg，每周 3 次。倍泰龙皮下注射 250μg，隔日 1 次。Avonex 肌内注射 30μg，每周 1 次。副作用主要为流感样症状、注射部位反应和实验室异常。流感样症状在初始治疗的前数周内尤其严重，通常可应用非甾体类抗炎药控制，一般开始治疗 2～3 个月后减轻。可出现注射部位反应（如局部红肿），经皮下注射所致的皮肤坏死罕见。治疗期任何时间均可能出现血小板减少、贫血、白细胞减少症或肝酶升高，亚临床的甲状腺功能减退亦可能发生。因此在治疗前应测定全血细胞计数、肝功和甲状腺功能，并在治疗过程中进行监测。IFNβ 有时可导致或加重抑郁，因而尽可能避免应用于有严重抑郁病史的患者。

（二）GA

GA 是一种由 L-丙氨酸、L-谷氨酸、L-赖氨酸和 L-酪氨酸组成的多肽混合物，结构和免疫学特性类似于髓鞘碱性蛋白（myelin basic protein，MBP），其作用机制可能与免疫调节和神经保护作用有关，是治疗 RRMS 的一线药物。依据 I 期研究结果，GA 能减少 RRMS 患者的临床发作次数（A 型推荐），且减轻 MRI 显示的疾病严重性（如 T_2 病灶体积缩小），亦可延缓 RRMS 患者的残疾进展（C 级推荐）。故适用于 RRMS 患者的治疗（A 级推荐）。尽管认为 GA 对进展型 MS 患者亦有效，但目前证据尚不充分（U 级推荐）。

GA 的推荐剂量为皮下注射 20 mg，每日 1 次。其副作用主要为注射部位的反应，包括瘙痒、发红和硬结，脂肪萎缩较为少见。少数患者注射后数秒至数分钟内发生全身反应，以胸部发紧、面红、气短、心悸及焦虑等表现为特征，但多具有自限性，持续数分钟自行消退，极少复发。GA 治疗期间不必要行常规实验室检查。

（三）米托蒽醌

米托蒽醌是一种抗肿瘤药物，通过插入作用引起 DNA 单链和双链结构的断裂，可通过阻止 T 细胞激活及巨噬细胞介导的脱髓鞘，抑制 T 细胞、B 细胞和巨噬细胞的增殖、降低炎性细胞因子等机制发挥作用。美国食品药品管理局（Food and Drug Administration，FDA）在 2000 年批准其用于治疗重症 RRMS 或 SPMS 患者，是治疗 MS 的二线药物。根据一项 I 期及数项 II 期、III 期研究证据，米托蒽醌对临床恶化 MS 患者的疾病进展有一定疗效（B 级推荐），然而该药由于毒性较大，仅可在疾病迅速进展且经其他治疗无效的患者中使用。基于数项结果一致的 II 期及 III 期研究证据，米托蒽醌可降低复发 MS 患者的临床发作次数（B 级推荐）。接受米托蒽醌治疗的患者应常规监测心脏、肝和肾功能（A 级推荐）。由于米托蒽醌的潜在毒性，应在有使用细胞毒性化疗药物经验的医师严格指导下使用（A 级推荐）。

根据临床试验结果，目前多数推荐米托蒽醌的剂量是 12mg/m² 体表面积，每 3 个月静脉注射 1 次。对迅速进展的 MS 患者可先行诱导治疗，即前 3 个月每月注射 1 次 10～12mg/m² 体表面积的米托蒽醌，然后再进行标准的每 3 个月 1 次的治疗。副作用主要为不可逆的心脏毒性，故其治疗的终生积累总量不能超过 140mg/m² 体表面积，推荐每次给药前评估左心室射血分数，然后每年 1 次，终生评估以警惕迟发性心脏毒性的可能。其他副作用包括骨髓抑制、白血病、脱发和恶心，对于女性（尤其是 35 岁以上者），应考虑导致不孕的可能。

（四）那他珠单抗

那他珠单抗是一种重组的抗 α_4 整合素单克隆抗体，能阻止激活的 T 细胞通过 BBB 进至 CNS 内而引起的免疫应答，为治疗 RRMS 的二线药物。那他珠单抗治疗 RRMS 患者能使其复发率降低 67%，亦可使 MRI 新病灶数量减少 83%，是目前治疗 RRMS 的有效药物（A 级推荐）。

那他珠单抗的推荐剂量为静脉注射 300mg，每 4 周 1 次。通常对治疗的耐受性很好。少数患者发生头痛（5%），过敏反应（≤1%）。长期应用该药时应注意可能出现的副作用，迄今已报道 50 多例患者在那他珠单抗治疗后发生进行性多灶性白质脑病。此外，6% 的患者产生永久的抗那他珠单抗抗体，可能导致疗效的明显减退和输液相关性过敏反应的风险增高。

（五）FTY720

FTY720 是一种神经鞘氨醇-1-磷酸盐受体调节剂，可阻止中心记忆性 T 细胞亚群自淋巴结中移出，向 CNS 内迁移并造成组织损害。此外，该药容易通过 BBB，发挥神经保护和修复作用。作为美国 FDA 批准（2010 年 9 月）的一线治疗 RRMS 药物，FTY720 的推荐剂量是每天口服 0.5 mg。其主要副作用为短暂性无症状性心率减慢（与剂量相关）、血压升高和黄斑水肿，亦可出现感染，如疱疹病毒感染、肺部感染（主要为支气管炎）等。

（六）其他免疫抑制剂

不具备应用 DMT 的条件或对 DMT 治疗无效的 MS 患者，在充分估价其疗效/风险比的前提下，可慎重考虑应用其他免疫抑制剂治疗，临床上常用的免疫抑制剂包括硫唑嘌呤、环磷酰胺、甲氨蝶呤、环孢素 A 等。尽管 AAN 颁布的 MS 治疗指南（2002）对于上述免疫抑制剂在不同程度上予以了肯定，但仍认为对于预防 MS 复发的证据目前均不够充分，且长期应用会出现各种毒副作用。因此一般用渐增量法治疗，由其日剂量的 1/4 开始使用 3d，此后每 3d 增 1/4 量，直至全量。一般用药 3~12 个月在医生指导下逐渐减量，直至停药。在用药期间应严密监测血常规及肝、肾功能，若血白细胞减少或肝、肾功能出现异常时应立即减停药。

1. 环磷酰胺

环磷酰胺属于氮芥衍化物，通过烷化作用攻击核酸，和核酸形成交叉联结使得脱氧核糖核酸（deoxyribonucleic acid，DNA）生物活性减弱或丧失，致细胞分裂时不能被正确复制。对被抗原致敏后行有丝分裂、增殖的免疫活性细胞有直接杀伤作用，但不能杀伤记忆细胞，亦不能去除记忆性免疫应答。依据 I 期研究结果，环磷酰胺冲击治疗似不能改变进展型 MS 的病程（B 级推荐）。依据一项 II 期研究结果，较年轻的进展型 MS 患者采用环磷酰胺冲击并追加治疗有一定的效果（U 级推荐）。

国内有学者对环磷酰胺的推荐用量为 200 mg 静脉点滴 1 周（共 2 次），继以 400 mg 静脉滴注 1 周（共 2 次），800 mg 静脉滴注每周 1 次，直至总量 10 g 为一疗程。以后用维持剂量 800 mg 静脉滴注每个月 1 次。副作用包括外周血白细胞和血小板减少、脱发、胃肠道反应、出血性膀胱炎等。

2. 甲氨蝶呤

甲氨蝶呤作为叶酸代谢的拮抗剂，通过抑制二氢叶酸还原酶而阻止脱氧核糖核酸的合成和细胞分裂而起效，有抑制细胞和体液免疫以及抗炎症作用。依据一项 I 期研究证据，甲氨蝶呤可能有助于改善进展型 MS 患者的病程（C 级推荐）。

甲氨蝶呤的推荐剂量为 7.5mg，每周 1 次。副作用包括严重的骨髓抑制、口腔炎、口腔溃疡、腹泻和脱发等。

3. 硫唑嘌呤

硫唑嘌呤系巯嘌呤的衍生物，在体内分解为巯嘌呤起作用，即通过嘌呤拮抗作用抑制 DNA 的合成，从而阻止淋巴细胞的增殖而产生免疫抑制作用，对 T 细胞的抑制作用较强，较小剂量即可抑制细胞免疫，大剂量则对体液免疫有一定作用。依据数项结果不一的 Ⅰ 期、Ⅱ 期研究结果，硫唑嘌呤可能降低 MS 患者的复发率（C 级推荐）。②对残疾的进展无效（U 级推荐）。

硫唑嘌呤的常用剂量为 2mg/（kg·d），由 0.5mg/（kg·d）开始用药，每 3d 增量 0.5 mg/(kg·d) 至全量。副作用包括骨髓抑制、肝功能损害、胃肠道不适等，长期应用可能会有导致非霍奇金淋巴瘤和皮肤癌的危险。

4. 环孢素 A

环孢素 A 为 11 个氨基酸组成的环状多肽，主要是抑制 T 细胞活化过程中白细胞介素（interleukin，IL）-2 的分泌，从而抑制特异性免疫应答。依据 Ⅰ 期研究结果，环孢素 A 对进展型 MS 具有一定的疗效（C 级推荐）。该治疗常出现的不良反应（尤其是肾脏毒性和疗效不明显）使其难以被接受（B 级推荐）。

环孢素 A 的常用剂量 3～4mg/（kg·d），由 1mg/（kg·d）开始，每 3 天增量 1mg/（kg·d），一般 7d 后达稳态血浓度，故当用 4mg/（kg·d）第 8 天时应空腹查血药浓度，使其治疗血谷浓度为 100～150μg/L。副作用包括肝和肾功能损害、口周麻木、高血压、感觉异常、多毛、震颤、齿龈增生和淋巴瘤。

（七）联合治疗

对于单独应用免疫调节剂效果不佳的患者，可尝试予以联合治疗，理想的药物配伍方案应具有以下特征：作用模式不同且互补；具有协同而非拮抗的作用；通过减量使药物的毒副作用下降；给药方便、安全且耐受良好。然而，迄今尚无获批的联合治疗方案或已有充分证据的临床研究。早期的研究多为小样本研究，结果提示下述方案的可行性：①IFNβ 和米托蒽醌；②IFNβ 和硫唑嘌呤；③IFNβ 和甲氨蝶呤；④IFNβ 和甲基泼尼松龙〔和（或）环磷酰胺〕；⑤IFNβ 和吗替麦考酚酯（mycophenolate mofetil，MMF）；⑥IFNβ 和阿托伐他汀；⑦IFNβ 和多西环素（doxycycline）；⑧GA 和米托蒽醌；⑨GA 和甲基泼尼松龙；⑩GA 和米诺环素；⑪GA 和沙丁胺醇（albuterol）；⑫IVIg 和硫唑嘌呤；⑬阿托伐他汀和 BHT-3009；⑭咪唑立宾（mizoribine）和泼尼松；⑮甲基泼尼松龙和米托蒽醌。

近来完成的大样本 RRMS 临床试验显示了以下方案的疗效/安全性：①IFNβ-1a（Avonex）和阿托伐他汀（结果阴性/安全）；②IFNβ-1a（Avonex）和那他珠单抗（结果阳性/不安全）；③GA 和那他珠单抗（结果阳性/安全）；④IFNβ-1a（利比）和经静脉滴注甲基泼尼松龙（结果阳性/副作用多）；⑤IFNβ 和特立氟胺（结果阳性/安全）；⑥GA 和特立氟胺（结果阳性/安全）；⑦IFNβ-1a 和 Daclizumzb（结果阳性/安全）。尽管如此，今后尚需更多的证据对上述方案进行验证。

鉴于激素大剂量短期应用的不良反应较小剂量长期应用者为少，故通常多用大剂量短期冲击疗法，但其疗效维持时期较短。另一方面，其他免疫抑制剂因有骨髓抑制等副作用，故需逐渐增量，但起效较慢且疗效维持时期较长。对此，国内有学者提出，同时开始用甲基泼尼松龙冲击后递减剂量和其他免疫抑制剂递增剂量后维持治疗，能取得起效较快和疗效较持久的效果。

三、对症治疗

MS 临床症状的治疗亦非常重要，症状减轻是患者自身评价疗效的指标，也是能增加患者依从性的重要环节。随着 MS 病程延长以及疾病进展，神经功能缺损的相关症状逐渐增多以及程度的加重，将严重影响患者的生存质量，并可能导致患者抑郁的发生。一般而言，MS 相关症状经过激素等治疗后运动障碍改善较为显著，其次是二便功能，感觉障碍恢复最差。目前针对临床症状的治疗主要包括药物治疗、康复锻炼及心理辅导治疗。

1. 痉挛　痉挛的治疗应当包括理疗和伸展训练。通常需要药物治疗，以达到对痉挛的理想处置。最常应用的药物是巴氯芬，巴氯芬初始剂量为5mg，每日2～3次。可每隔4d或5d以5～10mg的速度递增剂量，直至达到理想的效果或出现难以接受的副作用。通常最大剂量为40～120mg/d，分3～4次给药。加巴喷丁、乙哌立松亦可能有效。A型肉毒素可能对局部痉挛有效。对不能活动并伴严重下肢痉挛的患者，当口服最大耐受剂量的药物仍无效时，可尝试鞘内给予巴氯芬。

2. 发作性症状　对于发作性症状，小剂量卡马西平、苯妥英钠、加巴喷丁、拉莫三嗪或托吡酯通常有效。一旦症状得到控制，可逐渐停药。一些发作性症状可能非常严重，如果认为系急性加重的表现，则可给予静脉滴注大剂量激素治疗。

3. 感觉异常和疼痛　多采用抗惊厥药和抗抑郁药治疗，无论单用或联合应用均可能有效。加巴喷丁、普瑞巴林或阿米替林通常能缓解症状。阿片制剂治疗脊髓病性疼痛可能有效，必要时亦可考虑使用。

4. 疲劳　在MS患者中较多见，治疗通常需要结合非药物性和药物干预。部分患者须限制活动，尤其在下午，此时疲劳最有可能发生。多数患者发现小睡很有帮助。训练计划对部分人有效。除这些方法外，通常有必要给予药物治疗，常用药物包括口服金刚烷胺（100mg，每日2次）和莫达芬尼（200mg，每日1次）。安非他酮和选择性5-羟色胺再摄取抑制剂（selective serotonin reuptake inhibitor，SSRI）对有些患者有益，包括无抑郁者。哌甲酯也可能有效。

5. 精神异常　抑郁可应用SSRI类药物（如氟西汀、舍曲林等）、5-羟色胺和去甲肾上腺素再摄取抑制剂（serotonin and noradrenaline reuptake inhibitor，SNRI）以及心理治疗。欣快尚无明确有效的治疗方法，且其多发生在疾病晚期。锂剂或者丙戊酸可被用于治疗双相障碍，而阿米替林对强哭、强笑有效。

6. 震颤　可能为MS最难治疗的症状之一，可应用苯海索、阿罗洛尔等药物。经药物治疗仍有致残性震颤至少1年的稳定性MS患者，且无明显的认知功能障碍、言语吞咽问题或其他受累肢体功能缺损，可考虑试用深部脑刺激（deep brain stimulation，DBS）。

7. 膀胱直肠功能障碍　抗胆碱能药物（如奥昔布宁、托特罗定和达非那新）是膀胱过度活动症治疗中最关键的药物。当抗胆碱能药治疗无效或者患者不能耐受时，予以去氨加压素可有效减少排尿和夜尿。对于患逼尿括约肌协同失调的患者，联合应用抗胆碱能药物和α-肾上腺素能拮抗剂（坦洛新和特拉唑嗪）可能会促进排空。当不能耐受药物或执行自我导尿时，须留置导尿管，但要密切观察以防止泌尿道和外生殖器并发症的发生。对有轻度便秘的患者应鼓励其食用富含纤维的食物或食用纤维添加剂以增加粪便体积，当粪便太硬时应可试用多库酯钠（每日100～300mg）。添加轻泻药（如番泻叶）对便秘更严重的患者会有所帮助，而应用渗透性轻泻药（如乳果糖）可能会引起稀水样大便。控制大便失禁最好是练习有规律的排便，同时联合药物和行为治疗。

8. 性功能障碍　可应用改善性功能药物，选择性磷酸二酯酶抑制剂（如西地那非、伐地那非或他达拉非）可提高勃起功能。安非他酮可提高部分健康无抑郁的男性及女性患者的性欲，亦可能对MS可能有益。女性可局部应用雌激素药膏或一些润滑油以改善阴道干燥和阴蒂敏感性，非机械性振动按摩器和真空装置可能增加阴道润滑度、性高潮和满足感。

9. 肢体运动功能障碍　治疗方法以职业疗法和理疗为主。钾通道阻滞剂氨吡啶（fampridine）作为4-氨基吡啶的缓释剂，经数项临床试验证明能提高部分MS患者的下肢力量。大剂量应用4-氨基吡啶会增加痫性发作的风险，而当给予适宜剂量的氨力农（10mg，每日2次）时则发病风险较低。

10. 认知障碍　MS相关的认知功能障碍尚无明确的有效措施，胆碱酯酶抑制剂多奈哌齐、卡巴拉汀能改善伴轻度～中度认知障碍MS患者的记忆力。小剂量纳洛酮（每日4.5mg）亦可能会提高MS患者的自报认知功能。

四、康复治疗

根据病情对有肢体、语言或吞咽功能障碍的患者，早期进行功能康复治疗，如适当的体育疗法和水疗（27～29℃）、中医治疗（详见第 15 章）等可促进 MS 神经、肌肉功能的恢复。

五、CIS 的治疗

急性期大剂量的激素冲击治疗能促进 CIS 患者临床功能的恢复，亦能加快单发视神经炎患者功能恢复的速度和程度。然而，是否应用 IFNβ 治疗应视病情是否容易复发而定。对于临床发作轻微、可逆性 CIS，最佳的治疗办法是进行随访再决定是否用 IFNβ 治疗。首次病灶多发的 CIS 患者、有较严重功能障碍的患者以及临床表现与 MRI 均提示很可能发展为 MS 者，早期使用 IFNβ 可减少 CIS 发展为 CDMS 的几率（A 级推荐）。对发展为 MS 的 CIS 进行早期 IFNβ 干预治疗可减缓脑萎缩的进程，减少功能障碍。

第三节　新用或具有应用前景的免疫治疗策略

对于 MS 发病机制，目前普遍认为主要系由 T 细胞介导的针对 CNS 髓鞘的免疫应答所致，故成为当今实施治疗策略的基础。实验性自身免疫性脑脊髓炎（experimental autoimmune encephalomyelitis，EAE）作为 MS 的经典动物模型，已被广泛应用于 MS 免疫治疗的实验室研究，许多治疗手段如用于肿瘤、移植和其他器官特异性炎性疾病的免疫抑制剂和（或）免疫调节药物在 EAE 模型上已取得了成功并部分获准临床使用。

一、口服耐受

如果 MS 由激活的 T 细胞引起，那么用诱导 T 细胞无应答性的方法可以阻断 T 细胞的激活。通过抗原诱导使髓鞘反应性 T 细胞的功能丧失，使其不能在 CNS 中被激活，从而引起组织损伤。以往，一些研究人员围绕口服免疫耐受进行了研究，观察经胃肠道给予蛋白抗原所致对免疫应答的低反应性，且允许黏膜免疫系统（肠相关淋巴样组织）吸收蛋白质而不被致敏。近来，对于口服耐受的机制了解愈加深入，该方法已被成功应用于数种自身免疫病（如 MS、重症肌无力等）的动物模型，并被证实有效。口服抗原导致免疫活性抑制或无应答取决于给予的剂量，低剂量引起抑制效应而高剂量产生免疫失能（anergy）或克隆清除（clonal deletion）。对于 MS，口服耐受是在靶器官产生抑制炎症的调节性 T 细胞（regulatory T cell，Treg），这些 Treg 离开肠道迁移至含有给予抗原的器官，然后刺激 II 型辅助性 T（T helper type 2，Th2）细胞释放抗炎性细胞因子如 IL - 4、IL - 10、转化生长因子 - β（transforming growth factor - β，TGF - β）。数项研究发现 MBP 或蛋白脂蛋白（proteolipid protein，PLP）诱导的大鼠 EAE 模型能被口服给予 MBP 或髓鞘少突胶质细胞糖化蛋白（myelin oligodendrocyte glycoprotein，MOG）的干预措施所抑制。

二、Treg

尽管 Treg 生物学特性尚未完全明确，但已发现给予 Treg 对 EAE 模型有效，尤其是 CD4$^+$CD25$^+$ Treg。目前研究表明 MS 存在着该 Treg 的免疫功能缺陷，因此获取功能改善的 Treg 并自体回输可能会为 MS 治疗提供一个长期免疫调节和诱导免疫耐受的途径。获得足量 CD4$^+$CD25$^+$ Treg 的方法主要包括多克隆和抗原特异性 Treg 的体外扩增法，前者通过 CD3、CD28 单克隆抗体（monoclonal antibody，McAb）或人工抗原提呈细胞（antigen - presenting cell，APC）以及 IL - 2 等体外刺激获取，但由于特异性 Treg 含量较少需要大量应用，而会引起系统性的免疫抑制；后者以往多采用经抗原刺激的自体树突状细胞、IL-2 或自体树突状细胞等与 CD4$^+$CD25$^-$ 或 CD4$^+$CD25$^+$T 细胞共同培养法而获得，但存在培养时间长、成本昂贵和树突状细胞的异质性等问题。故此，研究人员正在寻找一种行之有效的 Treg 体外培养方法用于 MS 的治疗。

三、抗原特异性免疫治疗

抗原特异性免疫应答的调控是用于治疗自身免疫病最具吸引力的策略之一，如 T 细胞疫苗、抗原特异性 Treg 等。尽管在 EAE 模型中通过使用免疫调控的办法能阻止有害的免疫应答，但并不能同样地用于人体，例如一些干预药剂不能穿过 BBB，并且要长时间地通过静脉或皮下注射给药。在动物模型中给予免疫接种和诱导疾病的时间很明确，故可以在特定的时间点内给予治疗干预，而在 MS 患者中则由于存在免疫系统激活过程的复杂性而使得决定何时进行靶向治疗变得异常困难，此外亦有人类遗传背景的异质性等问题。总之，上述难点都是今后研究要解决的关键点。

四、非抗原特异性免疫治疗

迄今为止，多种非抗原特异性免疫治疗的效果已在动物模型中得以证实，包括 IFNβ、影响淋巴细胞迁移的药物［抗迟现抗原-4 (very late antigen 4, VLA-4) McAb (Firategrast)、那他珠单抗］、抗淋巴细胞［抗 CD52McAb (Alemtuzumab，又名 Campath-1H)、抗 CD25 McAb (Daclizumab)、抗 CD4 McAb、抗 CD20 McAb (Rituximab、Ofatumumab 或 Ocrelizumab)］等。尽管部分药物现已用于临床（如 IFNβ），但多数药物尚处在不同阶段的临床试验中，其疗效和安全性有待于更多的证据明确。

五、干细胞移植

(一) 造血干细胞移植

造血干细胞移植 (haematopoietic stem cell transplantation，HSCT) 治疗 MS 的早期证据来自于病例报道，在将其应用于合并多种自身免疫病（包括 MS）的恶性肿瘤患者时，自身免疫疾病的症状往往亦得以缓解。此外，EAE 的试验结果也提示在临床发作前予以 HSCT 能预防疾病，而发作以后做 HSCT 则可阻止疾病进展。据此，在 1995 年，各国开始将自体造血干细胞移植 (autologous haematopoietic stem cell transplantation，AHSCT) 用于 MS 的治疗，多选择 SPMS 和 PPMS 患者。迄今，欧洲血液与骨髓移植协作组已纳入了 400 余例进行了 I 期和 II 期研究，结果显示总复发次数、年均复发次数及 EDSS 评分均有一定程度的下降，且病情亦不同程度地好转；MRI 上新发病灶和 T$_2$ 病灶的数量减少以及病灶体积减小。目前国内亦做了一些小样本的研究，其中董慧卿等对不同亚型的 MS 患者 ($n=36$) 施行 AHSCT 治疗，并做了短期随访，发现与治疗前比较，多数患者 EDSS 评分、发作次数明显下降且 MRI 强化病灶数量显著减少。

目前对适于接受 AHSCT 治疗的 MS 共识如下：患者相对年轻 (≤45 岁)、MRI 发现有增强病灶且非卧床的 RRMS 或复发-进展型 MS (relapsing-progressive MS，RPMS) 疗效最好。对于短期内病情进展迅速、残疾程度高以及对激素、硫唑嘌呤、环磷酰胺等药物耐受的 SPMS 患者来说，接受 AHSCT 治疗可能为最佳选择。另一方面，对卧床、EDSS 评分大于 6.5 分、MRI 上无活动性病灶、病情持续进展而无复发的患者，则不宜行 AHSCT。同时，亦应密切观察 AHSCT 治疗的不良反应、毒性作用及移植相关的病死率 (transplant-related mortality，TRM) 等。

(二) 其他

包括间充质干细胞 (mesenchymal stem cell，MSC)、胚胎干细胞 (embryonic stem cell，ESC) 和神

经干细胞（neural stem cells）等。近年来做了数项针对 MS 患者的 MSC 移植研究，尽管均为小样本，但结果亦显示其导致了临床病情和 MRI 病灶的改善。国内顾菲等近来报道用 MSC 移植治疗 1 例 MS 患者，较治疗前其 EDSS 评分明显降低且 MRI 病灶显著变小。晚近国际专家小组提出了如下共识：在 II 期临床试验阶段，目前证据支持静脉注射自体 MSC 用以抑制持续显示炎症活性患者的自身免疫应答，在其已曾尝试性地接受了免疫调节剂的治疗时。对于 ESC 和神经干细胞移植对 MS 的效果，目前尚处在实验室阶段，故需要今后更多的证据明确。

总之，目前干细胞移植治疗 MS 仍处于临床试验或实验室阶段，入组患者的标准及治疗方案的选择等仍须进一步完善，远期效果亦有待于更精确的评价。

六、其他

1. 雌激素　大量临床研究和动物实验表明，MS 女性患者和 EAE 小鼠体内雌激素水平增高时病情均显著好转，而在其水平下降后则病情加重，表明雌激素与 MS 的发病机制显著相关。对此，研究人员正试图以此为突破口寻找一种有效的 MS 治疗方法，但是鉴于雌激素长期应用导致的致病风险（如血栓形成、乳腺癌等）而使其临床应用受到限制。

2. 他汀类　多项动物实验研究发现，给予他汀类药物（洛伐他汀、阿托伐他汀）可显著降低 EAE 发病率并减轻其临床症状，并抑制多种炎性因子的产生以及免疫细胞通过 BBB 向 CNS 的浸润。少数临床试验报道洛伐他汀降低 RRMS 患者的年复发率，减轻疾病的炎症反应，且 MRI 增强病灶总数和容积平均值均较治疗前显著减少，表明了他汀类对于 MS 的治疗作用。然而，目前临床应用他汀类药物治疗 MS 仍需要更多的证据以证实其作用机制，并确定最佳剂量、治疗时间窗以及与其他药物的联合应用等，同时亦应关注大剂量应用该药时出现的不良反应，特别是其由于抑制胆固醇的合成而导致对 MS 病灶髓鞘再生和神经修复的影响。

七、新型的口服免疫调节剂

虽然目前应用的 DMT 治疗能有效降低 MS 患者的复发和延缓疾病进展，但因其多数须经注射给药，故注射部位反应相当常见，以至于许多患者不能耐受治疗。因此，口服型免疫调节药物是今后的治疗发展趋势，一些药物目前已在部分国家获准使用，而多数尚处于临床试验阶段。

1. FTY720（详见前述）

2. 克拉屈滨　是一种合成的嘌呤核苷类似物，通过抑制细胞内 DNA 的合成和修复选择性地去除 T 细胞和 B 细胞，亦可降低上述细胞向 BBB 迁移的活性以及减少 IL-2、趋化性细胞因子的产生。一项 III 期临床试验证实该药较安慰剂组可明显减少 RRMS 的复发率和 MRI 病灶活动性，目前已被俄罗斯和澳大利亚批准用于 RRMS 的治疗。

3. Laquinimod　是一种作为罗喹美克（roquinimex）衍生物的免疫调节剂，被发现可阻止炎性细胞向 CNS 内浸润，且使 T 细胞向 Th2/Th3 表型转化。II 期临床试验（0.3mg，每日 1 次）报道该药可显著降低 MRI 病灶活动性，III 期临床试验（0.6mg，每日 1 次）初步证实该药可明显减少年复发率和残疾进展，且具有良好的耐受性。

4. 特立氟胺（Teriflunomide）　是一种双氢乳清酸酯脱氢酶（dihydroorotate dehydrogenase，DHODH）的可逆性非竞争性抑制剂，可阻止 B 细胞和 T 细胞的克隆扩增以及抗体的产生。早期的研究发现特立氟胺可有效地治疗 EAE。在临床 II 期试验的基础上，III 期临床试验进一步证实该药较安慰剂组可显著减少 RRMS 患者的年复发率、延缓疾病进展并降低 MRI 病灶活动性，且耐受性良好。

5. BG12　是一种二甲基富马酸（dimethyl fumarate）的配方制剂，目前其确切的作用机制不明。II 期临床试验报道该药在高剂量（240mg，每日 3 次）时较安慰剂组显著减少 RRMS 患者 MRI 增强病灶总数、新发或增大的 T$_2$病灶，但不良反应的发生频率亦相应增加。在此基础上，目前进行的两项 III 期临床试验采用了剂量递增法以减少不良反应，晚近初步报道较安慰剂组显著减少了 RRMS 患者的复发率。

八、疗效的评价及病情监测手段

MS 目前尚缺乏对复发及病情进展的预测手段，而防止复发及延缓疾病进展是判定 MS 治疗能否有效的关键指标。由于 MS 患者之间存在个体差异，即使已被证实有效的治疗在针对不同的个体患者能否有效亦很难预测。在某些情况下，患者可能对此治疗有反应而对彼治疗则无反应，如临床上常见到快速进展的、对激素无反应的年轻患者在用环磷酰胺冲击治疗时有效。总之，MS 的治疗既要遵循指南提供的推荐，又要结合患者的个体情况实施个体化治疗方案（图 13-2）。评价治疗是否有效应结合复发能否减少、残疾进展能否延缓（EDSS 评分）、疾病活动性能否被控制（MRI 病灶）等手段进行综合、全面的评价。令人费解的是，尽管目前有大量证据表明 MS 患者有免疫功能异常，但迄今尚无特异性免疫学指标用于判定其治疗效果。

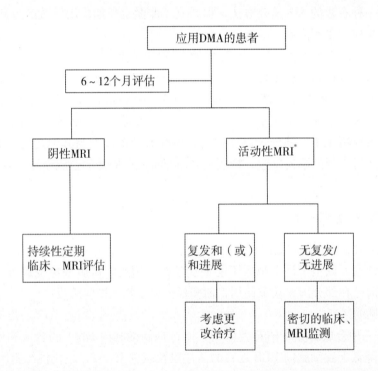

图 13-2　推荐应用疾病修正治疗的监测流程。* 有 2 个以上的活动性病灶出现时考虑为活动性 MRI。DMA：疾病修正药物。（摘自 Rio J, Comabella M, Montalban X. Multiple sclerosis：current treatment algorithms. Curr Opin Neurol, 2011, 24：230 - 237. ）

（张星虎　刘广志）

参 考 文 献

[1] Buck D, Hemmer B. Treatment of multiple sclerosis：current concepts and future perspectives. J Neurol，2011，258 (10)：1747 - 1762.

[2] Burt RK, Cohen B, Rose J, et al. Hematopoietic Stem Cell Transplantation for Multiple Sclerosis. Arch Neurol, 2005, 62 (6)：860 - 864.

[3] Comi G, Pulizzi A, Rovaris M, et al. Effect of laquinimod on MRI - monitored disease activity in patients with relapsing - remitting multiple sclerosis：a multicentre, randomised, double - blind, placebo - controlled phase IIb study. Lancet,

2008，371 (9630)：2085 - 2092.

[4] Compston A. McAlpine's Multiple Sclerosis. 4ᵗʰ Edition. Churchill Livingstone Elsevier. 2006.

[5] Cook SD. Handbook of multiple sclerosis. 4th ed. Taylor & Francis Group. 2006.

[6] Faria AM, Weiner HL. Oral tolerance. Immunol Rev, 2005, 206：232 - 259.

[7] Freedman MS, Bar - Or A, Atkins H, et al. The Therapeutic potential of mesenchymal stem cell transplantation as a treatment for multiple sclerosis：consensus report of the International MSCT Study group. Mult Scler, 2010, 16 (4)：503 - 510.

[8] Gasperini C, Ruggieri S, Pozzilli C. Emerging oral treatments in multiple sclerosis clinical utility of cladribine tablets. T-her Clin Risk Manag, 2010, 6：395 - 399.

[9] Goodin DS, Arnason BG, Coyle PK, et al. The use of mitoxantrone (Novantrone) for the treatment of multiple sclerosis. Neurology, 2003, 61 (10)：1332 - 1338.

[10] Goodin DS, Frohman EM, Garmany GP, et al. Disease modifying therapies in multiple sclerosis. Report of the thera-peutics and technology assessment subcommittee of the American academy of neurology and the MS council for Clinical Practice Guidelines. Neurology, 2002, 58 (2)：169 - 178.

[11] Johnson KP. Natalizumab (Tysabri) Treatment for Relapsing Multiple Sclerosis. Neurologist, 2007, 13 (4)：182 - 187.

[12] Joy JE and Johnston RB. Multiple Sclerosis：Current Status and Strategies for the Future. National Academy Press, Washington, D. C. 2003.

[13] Kappos L, Antel J, Comi G, et al. Oral fingolimod (FTY720) for relapsing multiple sclerosis. N Engl J Med, 2006, 355 (11)：1124 - 1140.

[14] Milo R, Panitch H. Combination therapy in multiple sclerosis. J Neuroimmunol, 2011, 231 (1 - 2)：23 - 31.

[15] O'Connor PW, Li D, Freedman MS, et al. A phase II study of the safety and efficacy of teriflunomide in multiple sclero-sis with relapses. Neurology, 2006, 66 (6)：894 - 900.

[16] O'Connor P, Wolinsky JS, Confavreux C, et al. Randomized trial of oral teriflunomide for relapsing multiple sclerosis. N Engl J Med, 2011, 365 (14)：1293 - 1303.

[17] Ontaneda D, Hyland M, Cohen JA. Multiple Sclerosis：New Insights in Pathogenesis and Novel Therapeutics. Annu Rev Med, 2011 Jan 26.

[18] Peron JP, Yang K, Chen ML, et al. Oral tolerance reduces Th17 cells as well as the overall inflammation in the central nervous system of EAE mice. J Neuroimmunol, 2010, 227 (1 - 2)：10 - 17.

[19] Polman CH, et al. Multiple Sclerosis：The Guide to Treatment and Management. 6ᵗʰ Edition. Demos Medical Publish-ing, 2006.

[20] Rio J, Comabella M, Montalban X. Multiple sclerosis：current treatment algorithms. Curr Opin Neurol, 2011, 24 (3)：230 - 237.

[21] Schapiro RT. Managing the Symptoms of Multiple Sclerosis. 4ᵗʰ Editon. Demos Medical Publishing Co. , Inc. 2003.

[22] Sellebjerg F, Barnes D, Filippini G, et al. EFNS guideline on treatment of multiple sclerosis relapses：report of an EFNS task force on treatment of multiple sclerosis relapses. Eur J Neurol, 2005, 12 (12)：939 - 946.

[23] Uccelli A, Mancardi G. Stem cell transplantation in multiple sclerosis. Curr Opin Neurol, 2010, 23 (3)：218 - 225.

[24] 董会卿, 徐娟, 谢淑萍, 等. 自体外周造血于细胞移植治疗进展型多发性硬化初步研究. 中华神经科杂志, 2004, 2 (37)：11 - 14.

[25] 顾菲, 张华勇, 王红, 等. 间充质干细胞移植治疗多发性硬化一例. 中华医学杂志, 2009, 89 (17)：1224.

[26] 许贤豪. 复发缓解型多发性硬化的药物治疗. 中华神经科杂志, 2009, 42 (1)：6 - 7.

[27] 中华医学会神经病学分会神经免疫学组, 中国免疫学会神经免疫分会. 中国多发性硬化诊断和治疗专家共识. 中华神经科杂志, 2010, 43 (7)：516 - 521.

[28] 中华医学会神经病学分会, 中华神经科杂志编辑部. 中国多发性硬化及相关中枢神经系统脱髓鞘病的诊断及治疗专家共识（草案）. 中华神经科杂志, 2006, 39 (12)：862 - 864.

第 14 章

多发性硬化的临床试验

第一节　引　言

临床试验（clinical trial）系指任何涉及人体（患者或健康志愿者）的药物系统性研究，用以验证或揭示待试药物的作用、不良反应和（或）药物的吸收、分布、代谢及排泄特点。一般情况下临床试验分为四期：Ⅰ期临床试验为初步的临床药理学及人体安全性评估试验；Ⅱ期临床试验为治疗作用的初步评估阶段，其目的是初步判定药物对待测适应证患者的疗效和安全性，亦为Ⅲ期临床试验的研究设计和给药剂量方案的确定提供依据；Ⅲ期临床试验为药物治疗作用的确证阶段，其目的是进一步验证药物应用于待测适应证患者的疗效和安全性，评价利益与风险比，最终为药物接受注册申请的审查提供充分依据。Ⅲ期临床试验通常应采用具有足够样本量的随机、盲法、对照试验，尤其大样本随机、对照临床试验（randomized controlled trial，RCT）是用于多数药物评估的最佳方法，现今 RCT 的结果和结论对多种疾病临床治疗水平的提高有着越来越关键的作用。

随着研究的不断深入，研究人员发现多发性硬化（multiple sclerosis，MS）的发病机制涉及了多种病理生理机制和过程，导致其治疗药物种类繁多，且不断涌现出更多的新药及治疗措施。各种 MS 治疗措施的出现亦有一个发展过程，从 20 世纪 50 年代首先应用促肾上腺皮质激素（adreno - cortico - tropic - hormone，ACTH），逐渐发展至以甲基泼尼松龙为主的糖皮质类固醇激素（以下简称激素）治疗，到 70 年代的各种免疫抑制剂。80 年代开始应用静脉注射免疫球蛋白（intravenous immunoglobulin，IVIg）、血浆置换等，直至 90 年代前后醋酸格拉默（glatiramer acetate，GA）和干扰素（interferon，IFN）- β 的先后出现，使 MS 的治疗进入了所谓"疾病修正治疗（disease - modifying treatments，DMT）"的时代。当前，MS 的治疗研究正转向选择性更强的药物，针对炎症形成、髓鞘再生和神经保护等过程中的某个环节或靶点的新型药物不断在实验室阶段获得成功，从而进入了各期临床试验。令人关注的是，这些 DMT 和靶向治疗的出现恰逢循证医学方兴未艾的时代，故国内外进行了大量相应的 RCT 工作，旨在于应用科学的方法对 MS 的治疗进行评价，有助于加深和校正对各种治疗的认识，从而更好地为临床治疗方案的选择提供依据。因此，本章按药物或治疗措施的出现时间顺序，重点介绍了 MS 治疗相关的主要 RCT 及其结果。

第二节　免疫抑制剂

一、激素

目前，激素是最常用来治疗急性复发 MS 患者并促进其病情缓解的药物，但具体而言哪种激素疗效最好及其最佳用量、给药频率、给药途径、疗程和治疗作用如何等仍不太清楚。尽管应用 ACTH 和甲基泼尼松龙（methylprednisolone，MP）等药物治疗 MS 已有半个多世纪，但相关临床试验仍在不断地进行，有些结论尚需更大样本的研究来验证或更正。

（一）ACTH 和其他类激素治疗 MS 的荟萃分析

Filippini 等在一项荟萃分析中，选择了 1999 年 6 月前所有的激素或 ACTH 治疗 MS 急性复发的随机、双盲对照试验，入选条件亦包括试验过程中设立的安慰剂对照组、非赞助性研究，不对受试者年龄和疾病严重程度的限定。结果仅有 6 项研究入选，共有 377 例受试者（治疗组 199 例，安慰剂组 178 例），其中 4 个试验评价了 MP（$n=140$），2 个评价了 ACTH（$n=237$）。总体上，相对安慰剂而言，MP 或 ACTH 均能在治疗开始的 5 周内更好地阻止病情进展或使症状部分好转 [比值比（odd ratio，OR）= 0.37，95% CI 0.24~0.57)]；MP 作用略优于 ACTH，静脉应用略优于口服，但无显著差异；MP 短疗程（连续用药 5d）和长疗程（连续用药 15d）的疗效无显著差异；仅有 1 项试验（$n=51$）评价了 MP 的远期疗效，随访一年的结果是口服 MP 对预防复发无效，对远期残疾的改善亦无效。尚无随访 1 年以上的试验，因而对激素的远期疗效无法定论。在副作用方面，仅有 1 例患者由于静脉滴注 MP（intravenous methylprednisolone，IVMP）冲击治疗的严重副作用而退出，口服和静脉应用 MP 最常见的副作用包括胃肠道反应和精神症状，而 ACTH 则为体重增加和水肿。通过该荟萃分析，支持了激素（尤其 MP）对 MS 临床急性复发的治疗作用，但无证据表明激素能预防 MS 复发或改善长期残疾的累积。

Brusaferri 等在另一项激素对 MS 和视神经炎（optic neuritis，ON）疗效的荟萃分析中，选择了 12 项安慰剂对照试验，包括不同种类、剂量、给药途径和疗程的激素或 ACTH 治疗，共纳入 1714 例患者，包括 998 例 MS 和 716 例视神经炎（optic neuritis，ON）患者，结果发现激素或 ACTH 治疗可明显改善发病 30d 时的残疾评分和视力，较安慰剂组有显著差异（OR=0.49，95% CI 0.37~0.64)，但在长期随访中该优势则不明显（OR=0.85，95% CI 0.67~1.09)；激素或 ACTH 治疗不能减少患者的复发次数（OR=0.74，95% CI 0.54~1.01)，小剂量和大剂量激素治疗均可明显改善发病 30d 时的残疾评分和视力，但仅有大剂量短期冲击治疗在某些亚组分析时提示有降低患者复发风险的可能，但未达统计学意义。

（二）大剂量 MP 治疗

1. IVMP 治疗 MS 的早期试验

1980 年，Dowling 首先做了 IVMP 治疗 MS 的报道，此非对照研究，仅有 7 例急性复发期 MS 和 3 例横贯性脊髓炎患者，发现 IVMP 对部分患者有效，该作者认为其结果仅为前期的探索性治疗，需要大样本的对照试验研究。

较早的研究还包括一项双盲、安慰剂对照研究，与 IVMP 治疗 MS 的 Ⅱ 期临床试验类似，入组的 50 例 MS 患者中有 22 例处于急性复发期，另 28 例则为"慢性进展型（chronic progressive，CP）"MS，随机接受 IVMP 每日 500mg 或生理盐水，连续 5d。结果显示，和对照组相比，MS 复发组中接受 IVMP 者在治疗开始第 1 和第 4 周时残疾评分明显好转（$P<0.005$)，进展组中 IVMP 治疗 4 周时残疾评分显著降低（$P<0.01$)，主要表现为锥体束功能的改善，进一步提示 IVMP 对 MS 的治疗作用。

2. IVMP 治疗剂量的探索

在一项随机、对照试验对 IVMP 的剂量研究中，31 例复发 2 周内的复发-缓解型 MS（relapsing-remitting MS，RRMS）患者随机接受了 IVMP 每日 2g 或 500mg、连续 5d 的治疗。结果显示两种剂量均明显改善了扩展的残疾状况量表（expanded disability status scale，EDSS）评分并减少了 MRI 强化病灶的数量，在第 30d 和 60d，高剂量 IVMP 较低剂量组 MRI 强化病灶数减少更为明显。由此认为 2g/d 连续 5d 的治疗方案作用更强、持续时间更久。

3. 口服和静脉滴注 MP 的比较

一项随机、双盲双模拟、对照试验比较了同等剂量 MP 口服和静脉滴注对 MS 急性复发的治疗作用，

35 例复发 4 周内的 MS 患者随机接受口服 MP 或 IVMP 治疗，剂量均为每日 500mg，连用 5d。结果治疗 4 周后残疾程度和功能评分、副作用等方面均未见明显差异。

与之类似，一项随机对照试验也比较了更大剂量 MP 口服和 IVMP 对 MS 复发的疗效，40 例复发 2 周内的 RRMS 患者随机接受口服 MP 或 IVMP 治疗，剂量均为每日 1g，连用 5d，结果显示两种方法之间在治疗 1 周后对 MRI 病灶的影响、治疗 4 周后 EDSS 评分、副作用以及耐受性等方面均无显著性差异，进一步支持口服和静脉应用 MP 对 MS 急性复发的疗效相等，且不良反应轻微。

另一项随机、双盲双模拟、对照试验亦对口服和静脉注射不同剂量 MP 对 MS 的临床疗效做了比较研究，共纳入 80 例复发 4 周内的 RRMS 患者，随机接受口服 MP 或 IVMP 治疗。口服方案为 48mg/d（相当于泼尼松 60mg）连续 7d，随后每隔 7d 剂量减半直至停药，IVMP 组则 1g/d 连续应用 3d。治疗 1、4、12 和 24 周时两组间的 EDSS 评分、Hauser 行走指数、问卷式上肢功能指数等均无显著差异，仅在 4 周的 EDSS 评分上 IVMP 略优于口服 MP 组。

Burton 等对 1966—2008 年期间所有对比口服和静脉注射 MP 的随机试验进行了荟萃分析，共纳入了 167 例患者，结果表明：对于 MS 的急性复发（<30d 内治疗），在治疗 4 周时 EDSS 评分的改善上两者之间无显著差异，尽管由于其他指标在各试验中未采用一致设计而难以作出结论，但各项试验的结果提示对于治疗后 MS 患者的复发率、残疾程度、住院天数、瘫痪的比例、MRI 表现以及药物的生物利用度等方面，两者之间亦均无显著差异。当然，由于试验样本和设计的局限性因素，尚有很多问题不能得出肯定的结论，为此期待在仍在设计中的 OMEGA 试验（Therapy of Acute Exacerbations of Multiple Sclerosis trial）实施和完成后，能更为准确地为激素治疗的 MS 患者提供更为安全、方便以及经济的药物剂型等答案。

4. 对继发进展型 MS（secondary progressive MS，SPMS）的疗效

在一项 Ⅱ 期对照研究中，Goodkin 等对 108 例 SPMS 患者间断给予不同剂量的 IVMP，每隔 2 个月进行 1 个疗程的 MP 治疗，高剂量组每次 500mg 连续 3d，第 4 天口服 MP 64mg，然后逐渐递减至第 14 天停药，而低剂量组每次 10mg 连续 2d，然后逐渐减量至 11d 停药，该研究为期 2 年，但未设立安慰剂对照组。结果显示，两治疗组中病情无持续进展的患者比例差别不大，但临床症状不加重的保持时间在高剂量组更长，对此还须有待于相应的 Ⅲ 期临床研究进一步验证。

二、其他免疫抑制剂

（一）硫唑嘌呤（azathioprine，AZA）

在一项为期 3 年的安慰剂对照的随机、双盲、多剂量临床试验中，Ellison 等评价了单用硫唑嘌呤或联合 MP 对 CPMS 的疗效，98 例 MS 患者被随机分为 AM、AP 及 PP 三个亚组，AM 组全程口服 AZA，并在第一个 36 周内隔日给予固定剂量的 MP，AP 组接受 AZA 和安慰剂，PP 组仅接受安慰剂。在研究过程中调整了 AZA 剂量，使得白细胞数量维持于 $3000\sim4000cells/mm^3$。结果发现，总体上在病情进展方面三个治疗组之间并无显著性差异，进一步的亚组分析在通过标准化的神经系统评分（standard neurological examination scores）进行评价时，按预定方案完成全程治疗的 AM 组患者在疗效方面优于 PP 组，但若用 EDSS 评分时则无差异；全部应用 AZA 治疗者的复发率较服用安慰剂者降低 50%；联合应用 MP 在提高 AZA 疗效的同时，亦促发了其副作用。另一方面，试验显示了 AZA 不容忽视的副作用，所有退出治疗者均系 AZA 的不良反应所致，主要包括肝功能异常和白细胞数量下降等，但未出现非霍奇金淋巴瘤或其他恶性肿瘤等严重副作用。基于以上结果，Ellison 等认为 AZA 或 AZA 合并 MP 的收益未能抵消治疗所带来的副作用，因而不推荐对进展性 MS 应用该治疗方案。

（二）环磷酰胺（cyclophosphamide，CTX）

迄今为止，单用 CTX 对 MS 的疗效尚未完全确定。一项小样本（$n=14$）RRMS 研究发现报道，与安慰剂比较，每个月 1 次静脉滴注 CTX（$750mg/m^2$ 体表面积）连续应用 12 个月可降低 RRMS 复发次数并能延长其缓解期，且察及的并发症较少。实际上，在临床实践中 CTX 已成为 MS 治疗的二线药物之一，主要是与 IFNβ 等免疫调节剂合用或作为添加（add - on）药物应用于 MS 的治疗（详见本章后述的联合治疗部分）。

（三）甲氨蝶呤（methotrexate，MTX）

目前 MTX 对 MS 的治疗作用尚未完全确定，未在各国正式获批用于 MS 的治疗。Gray 等（2004 年）对各型 MS 的 MTX 治疗报道做了系统性分析，该分析对 Cochrane MS 工作组临床试验注册网站（2003 年 12 月）、Cochrane 对照试验注册中心（Cochrane 图书馆前 4 卷，2004 年）、MEDLINE（即 Pubmed，1996 年 1 月至 2001 年 6 月）、EMBASE（1988 年 1 月至 2001 年 6 月）进行了检索，同时对所引用文献补充了手动检索，亦咨询了试验实施者和药厂相关人员。筛选条件是涉及 MTX 治疗 MS 的全部随机、对照试验，结果仅有一项纳入 CPMS 患者（$n=60$）的临床试验入选，尽管该试验未发现 MTX 治疗对 MS 复发次数和临床残疾进展（EDSS 评分）有益，但却发现 MTX 的副作用轻微且耐受性良好，与安慰剂组并无显著差别。另一项 RRMS 患者的 MTX 治疗研究亦未发现阳性结果，但因方法学问题而未能入选。因此，对于 MTX 在各型 MS 中的疗效，尚须今后更有说服力的临床试验予以证实。

（四）那他珠单抗（Natalizumab, Tysabri®）

那他珠单抗于 20 世纪 90 年代出现，是一种选择性黏附分子 α4 整合素单克隆抗体（monoclonal antibody，McAb）。Polman 等在一项为期 2 年的Ⅲ期临床试验中，共纳入 942 例复发型 MS 患者，其中 627 例随机接受那他珠单抗 300mg 每 4 周 1 次静脉注射，另 315 例则接受安慰剂，整个试验为期 2 年。结果显示：① 2 年内那他珠单抗可降低残疾持续进展的风险达 42%［风险比（hazard ratio，HR）=0.58，95% CI 0.43~0.77，$P<0.001$］；②那他珠单抗组残疾进展的累积可能（按 Kaplan - Meier 分析）为 17%，而安慰剂组则为 29%；③那他珠单抗治疗 1 年后临床复发率降低了 68%；④使用 2 年后 MRI 新增或扩大 T2 病灶累积数量减少了 83%（平均病灶数量：那他珠单抗组为 1.9，安慰剂组为 11.0，$P<0.001$），而治疗 1 年或 2 年时的 MRI 强化病灶数量较安慰剂组亦减少 92%（$P<0.001$）；⑤与对照组相比，那他珠单抗组报告的不良事件较多，包括乏力（27%：21%，$P=0.048$）及过敏反应（9%：4%，$P=0.012$），其中 8 例发生严重的过敏反应（1%）。因此，基于以上数据，那他珠单抗在降低复发型 MS 的残疾进展和临床复发率上要优于 IFNβ。

（五）利妥昔单抗（Rituximab）

以往多项研究结果提示 B 细胞参与了 MS 的病理生理过程，因而推测 B 细胞可能为治疗的靶点之一。利妥昔单抗作为一种 CD20 McAb，可选择性地作用于 CD20+ B 细胞，从而可去除循环中的此类细胞。

1. Ⅱ期研究结果显示利妥昔单抗对复发型 MS 的治疗前景

在一项美国和加拿大为期 48 周的双盲Ⅱ期研究中，共纳入 104 例 RRMS 患者，随机分成利妥昔单抗组（$n=69$）和安慰剂对照组（$n=35$）两组，分别在入组第 1 和第 15 天接受利妥昔单抗 1000mg 或安慰剂静脉滴注。结果发现：①与安慰剂组相比，利妥昔单抗可显著减少第 12、16、20 和 24 周的 MRI 强化病灶总数和新增数量（$P<0.001$），并持续至治疗后 48 周；②治疗组 MS 患者的年复发率在第 24 周（14.5%：34.3%，$P=0.02$）和 48 周（20.3%：40.0%，$P=0.04$）均明显降低；③在耐受性方面，首

剂注射 24h 内利妥昔单抗组发生不良反应的几率大于安慰剂组，但多为轻至中度副作用，第二次注射后则两组大致相等。

在另一项为期 52 周的单中心、MRI 盲法 Ⅱ 期研究中，通过对受试者用药前后的自身对比评估了利妥昔单抗作为注射型 DMT 的合并治疗时对复发型 MS 的疗效、安全性以及耐受性。研究共纳入了 30 例接受标准 DMT（包括 IFN-β1a、IFN-β1b 和 GA 等）的 MS 患者，静脉注射利妥昔单抗 375 mg/m² 体表面积，每周 1 次、共 4 周。结果显示：①经利妥昔单抗治疗后头颅 MRI 强化病灶减少，治疗后 MRI 扫描中非强化病灶的比例明显多于基线 MRI 扫描（74%：26%，$P < 0.0001$）；治疗后强化病灶数量下降 88%。②MS 功能复合评分（multiple sclerosis functional composite，MSFC）亦同样获得改善（$P = 0.02$），但 EDSS 评分在 52 周内保持稳定。以上结果提示利妥昔单抗作为 DMT 的添加治疗药物效果良好，且合并标准治疗时的耐受性仍良好，并无严重不良事件。

因此，以上研究表明 B 细胞调节治疗或可成为复发型 MS 经其他标准治疗无效时另一较有前景的选择方案。

2. OLYMPUS 研究提示利妥昔单抗对 PPMS 可能有效

OLYMPUS 研究作为一项利妥昔单抗治疗 PPMS 患者的随机、双盲、安慰剂对照和多中心试验，共纳入了 439 例 PPMS 患者，随机分为利妥昔单抗或安慰剂对照两组，入组的第 0、2、24、26、48、50、72 和 74 周各用药一次（每注射 2 次作为一个疗程，共 4 个疗程）。随访 96 周内两组之间的确证病情进展（confirmed disease progression，CDP）无显著性差异，但 96 周时利妥昔单抗可降低累积的 T_2 病灶体积（$P < 0.001$），且亚组分析发现利妥昔单抗可延迟年龄小于 51 岁患者 CDP 的时间（HR = 0.52，$P = 0.010$）并减少了强化病灶数量（HR = 0.33，$P = 0.009$）。此外，利妥昔单抗组与对照组的不良事件发生率基本相同。因此，推测 B 细胞去除能影响青年患者的疾病进程，为 PPMS 治疗带来了更多的希望。

（六）米托蒽醌

美国食品药品监督局（Food and Drug Administration，FDA）在 2000 年批准米托蒽醌用于恶化期 RRMS（worsening RRMS）、SPMS 或进展复发型 MS（progressive relapsing MS，PRMS）患者的治疗，这是第一种被 FDA 批准用于治疗 MS 的免疫抑制剂。

鉴于数项开放性试验提示米托蒽醌可能可以有效减缓 MS 的病情进展，Hartung 等于 2002 年报道了米托蒽醌治疗进展型 MS 的随机、双盲、安慰剂对照的 Ⅲ 期临床试验（MIMS Study）结果，该研究共纳入 188 例病情持续加重的 RRMS 或 SPMS 患者，受试者随机给予安慰剂、米托蒽醌 5mg/m² 体表面积（即探索性剂量组）或米托蒽醌 12mg/m² 体表面积（即常规剂量组），每隔 3 个月 1 次，共 24 个月。结果显示，常规剂量组的五项临床参数评价均明显优于安慰剂组 [差异为 0.30（95%CI 0.17～0.44），$P < 0.0001$]，包括 EDSS 评分 [0.24（95%CI 0.04～0.44），$P = 0.0194$]、行走指数 [0.21（95%CI 0.02～0.40），$P = 0.0306$]、须治疗的临床复发次数 [0.38（95%CI 0.18～0.59），$P = 0.0002$]、初次需治疗复发的出现时间 [0.44（95%CI 0.20～0.69），$P = 0.0004$] 以及标准化神经系统评分 [0.23（95%CI 0.03～0.43），$P = 0.0268$]。上述结果提示常规剂量的米托蒽醌（12mg/m²）可延缓进展型 MS 的进展和临床恶化，且耐受性良好。目前证据表明米托蒽醌可减少 RRMS 的复发（B 级推荐），但鉴于其心脏毒性和致白血病等副作用较为突出，故认为对早期 MS 患者而言该药物潜在的毒性风险高于其临床获益。米托蒽醌可能对延缓 SPMS 的进展亦有一定效果（C 级推荐）。故此，米托蒽醌目前仅被作为治疗 MS 的二线药物，且应用时间不可超过 2 年。

（七）克拉屈滨

克拉屈滨通过选择性地作用于淋巴细胞亚群发挥免疫调节作用。在近期一项为期 96 周的随机、安慰剂对照Ⅲ期临床试验中，共纳入了 1326 例 RRMS 患者，按随机原则等分为三组分别接受克拉屈滨片 2 个疗程（累计剂量 3.5mg/kg）、4 个疗程（累计剂量 5.25mg/kg）或安慰剂治疗，一个疗程系指每日 1 次口服 1～2 片，连用 4～5d。结果显示：与安慰剂组比较，服用克拉屈滨（3.5mg/kg；5.25mg/kg）患者的年复发率明显降低（0.14/0.15：0.33，$P < 0.001$），3.5mg（HR＝0.67，95％CI 0.48～0.93，$P = 0.02$）和 5.25mg 组（HR＝0.69，95％CI 0.49～0.96，$P = 0.03$）残疾进展（每隔 3 个月评估 1 次）的风险亦下降，且头颅 MRI 病灶数量显著减少（$P < 0.001$）；无临床复发的比例则高于安慰剂组（79.7％/78.9％：60.9％，$P < 0.001$）。较常见的不良反应包括淋巴细胞减少和带状疱疹。上述结果表明该药可有效降低年复发率、残疾度进展以及 MRI 病灶活动度，但尚须进一步研究以衡量其长期应用的风险和获益。

（八）阿伦单抗（Alemtuzumab）

阿伦单抗是一种人源化的抗 CD52 McAb，CD52 表达于淋巴细胞和单核细胞，主要与细胞的黏附过程有关。一项随机、双盲、与 IFNβ-1a 对照的Ⅱ期临床试验比较了阿伦单抗和 IFNβ-1a 对未治疗早期 MS 的疗效，试验组患者接受静脉注射不同剂量阿伦单抗（12mg 或 24mg，每日 1 次），对照组则皮下注射干扰素（interferon，IFN）β-1a（44μg，每周 3 次）。由于在试验过程中，阿伦单抗组 3 例患者发生血小板减少性紫癜（其中 1 例死亡），故所有试验组均中途停药。初获的数据提示阿伦单抗不同剂量之间的疗效无明显差别，而对于未治疗的早期 MS 其疗效则明显优于 IFNβ-1a。与 IFNβ-1a 相比，不同剂量阿伦单抗均显著降低 MS 患者的残疾累积概率（$P < 0.001$），且平均残疾指数改善、病灶累积体积减小（$P = 0.005$）；另一方面，阿伦单抗用后发生甲状腺炎、血小板减少性紫癜和感染的几率明显高于对照组，尤其以免疫性血小板减少性紫癜最严重，故今后需要更严谨的设计来评估阿伦单抗用于 MS 的利弊。

第三节　多发性硬化的疾病修正治疗

DMT 药物能减少 MS 复发频率、减轻复发症状和（或）减慢残疾积累，迄今有 IFNβ-1b、IFNβ-1a、GA、芬戈莫德（Fingolimod，亦称 FTY720）、那他珠单抗和米托蒽醌，其中一线药物包括 IFNβ-1a、IFNβ-1b、GA 和 FTY720。目前数项研究提示在 MS 疾病早期开始 DMT 是推迟残疾进展的关键。

一、IFNβ

IFNβ 为一种免疫调节剂，全球 80％以上的国家已批准将其用于 MS 的治疗，是目前 MS 治疗的一线用药。目前已进行了多项 IFNβ 治疗 MS 的大样本临床试验，并通过对其疗效和耐受性的荟萃分析在总体上予以评价，以便更好地指导其临床应用。

（一）重要的Ⅲ期临床试验

目前已被批准用于治疗 MS 的 IFNβ 有 IFNβ-1a（Rebif 和 Avonex）、IFNβ-1b（Betaseron）三种，其对于 MS 的疗效已先后被数项设计严谨的大型临床试验所证实。

1. 皮下注射 IFNβ-1b 的Ⅲ期临床试验

1993 年首次报道了 IFNβ-1b 治疗 MS 的Ⅲ期临床试验，同年被美国 FDA 批准用于 RRMS 的治疗，是首项改变 MS 疾病进程的 DMT。在该项多中心、双盲、随机、安慰剂对照试验中，共纳入了 372 例 RRMS 患者并随访 2 年。结果显示：2 个 IFNβ-1b 隔日皮下注射组（8 MIU 和 1.6 MIU）的年复发率明显低于安慰剂组，未复发患者的比例亦明显高于后者；高剂量组（8 MIU）和低剂量（1.6 MIU）组的比较提示 IFNβ-1b 的疗效存在剂量依赖效应。

2. 肌内注射 IFNβ-1a 的Ⅲ期临床试验

1996 年报道了肌内注射 IFNβ-1a 治疗 RRMS 的多中心、双盲、随机、安慰剂对照试验，在 301 例 RRMS 患者中，均给予 IFNβ-1a 30mg，每周 1 次。结果显示：治疗组 EDSS 评分进展 1 分的时间要明显长于对照组（$P=0.02$），临床症状加重的比例则明显低于对照组（$P=0.03$）；亦发现头颅 MRI 强化病灶的数量和体积均小于对照组（$P=0.02$）。

3. 皮下注射 IFNβ-1a 的 PRISMS 试验

此后，皮下注射 IFNβ-1a 在 RRMS 患者中进行了随机、双盲、安慰剂对照研究，受试者来自 9 个国家内 22 个研究中心的 560 例 RRMS 患者，被随机皮下注射重组 IFNβ-1a 22μg（$n=189$）、44μg（$n=184$）或安慰剂（$n=187$），每周 3 次，为期共 2 年。结果显示：22μg 组和 44μg 治疗组年复发率均明显低于安慰剂组，即复发风险分别降低了 27% 和 33%，并分别将首次复发推迟了 3 个月和 5 个月；而未复发患者的比例也明显高于对照组（$P<0.05$）。

4. EVIDENCE 试验与 EVIDENCE 拓展研究

在 RRMS 患者中的两种 IFNβ-1a 剂量的对比结果进一步确定了 IFNβ-1a 的临床治疗方案。EVIDENCE 试验通过 24 周和 48 周的研究发现，皮下注射 IFNβ-1a 44μg（每周 3 次）的疗效均优于肌肉注射 IFNβ-1a 30μg（每周 1 次），包括无复发患者的比例［24 周（$P=0.0005$）和 48 周（$P=0.009$）］，以及头颅 MRI 活动性病灶的数量（24 周和 48 周，$P<0.001$ 和 $P<0.001$）等。基于该结果，EVIDENCE 拓展研究评价了将 IFNβ-1a 剂量由 30μg（每周 1 次）增加至 44μg（每周 3 次）后的疗效改变，原 EVIDENCE 试验中随机接受 44μg（每周 3 次）注射的患者则继续原方案治疗作为对照，随访 32 周。结果显示，剂量增加至 44μg（每周 3 次）应用的患者年复发率由 0.64 降至 0.32（$P<0.001$），MRI 活动性 T_2 病灶更少（$P=0.02$）；另一方面，改为高剂量/高频次 IFNβ-1a 治疗患者的不良事件发生率亦明显增加，尽管终止治疗的比例与初始即应用高剂量皮下注射干扰素者相当。

在上述试验中，IFNβ-1a 和 IFNβ-1b 的副作用亦得以观察，其耐受性均良好，提示数种 IFNβ 均能减少 RRMS 患者的临床复发、延缓残疾的累积以及减少 MRI 活动病灶，然而长期能否收益仍将成为今后随访和临床研究的重点。

（二）荟萃分析

1. 对 IFNβ 治疗 MS 的总体疗效和耐受性的分析

2010 年 Nikfar 等报道了一项荟萃分析，其在 Pubmed、Scopus 以及 Cochrane 注册中心上检索了 1966—2010 年 5 月间有关 IFNβ 治疗 MS 的疗效和（或）耐受性的全部 RCT，共检索到 9 项 RCT，涉及 3980 例 MS 患者（SPMS 2639 例，PPMS 50 例，复发型 MS 359 例，RRMS 932 例），其中女性 2552 例，男性 1428 例；平均年龄 40.6 岁。1893 例患者随机接受 IFNβ-1a 或安慰剂，2029 例患者随机接受 IFNβ-1b 或安慰剂，58 例患者接受天然 IFNβ 或安慰剂。

分析结果发现：与安慰剂比较，接受各种 IFNβ 治疗的所有 MS 患者（7 项试验）至少复发 1 次的相对风险（relative risk，RR）值为 0.86（95% CI 0.76～0.97；$P=0.011$），说明 IFNβ 的确可减少全部类型 MS 患者的复发；进一步的分层分析结果显示，各种 IFNβ 治疗在 SPMS（3 项试验）中的 RR 为 1.11（95% CI 0.79～1.55）；RRMS（2 项试验）则为 0.77（95% CI 0.57～1.05），由此可见 IFNβ 对 RRMS 的疗效最好，对 SPMS 的疗效则不完全确定。另外，关于经各种 IFNβ 治疗后复发的 RR 值，IFNβ-1a 对所有类型 MS（共 3 项试验）为 0.97（95% CI 0.57～1.67），IFNβ-1b 对所有类型 MS（共 3 项试验）则为 0.92（95% CI 0.85～1.00，$P=0.042$），而 IFNβ-1b 治疗 SPMS 为 0.93（95% CI 0.75～1.14）。关于 IFNβ 治疗后 EDSS 的评分平均值改变，22μg IFNβ-1a 组为 -1.71（95% CI -4.70～1.28），44μg（2 项试验）IFNβ-1a 组为 1.71（95% CI -4.70～1.27）。以上结果表明疗效程度与 IFN 种类和 MS 的临床

类型均相关，故此建议临床医生应根据患者的具体病情选择用药。在耐受性方面的结果发现，与安慰剂比较，治疗组由于不良反应（共 9 项试验）导致退出研究的 RR 为 2.76（95％ CI 1.97～3.89，$P<$ 0.001）、死亡（共 3 项试验）为 1.53（95％ CI 0.45～5.15）、自杀或自杀未遂（共 5 项试验）为 0.86（95％CI 0.41～1.79），表明 IFNβ 确有可导致患者不能继续治疗的副作用，但导致死亡或自杀的极端不良事件并不突出。

2. IFNβ 对 RRMS 的疗效分析

Oliver 等首先对各类 IFNβ 治疗 RRMS 的平行对照研究做了荟萃分析，在 Medline 以及 Cochrane 图书馆电子数据库中检索 1966—2010 年间的临床试验，检索关键词为 MS、IFNβ-1a 和 IFNβ-1b，最终 7 项临床试验入选。3 位评估者对 MRI、复发率以及 EDSS 评分进行了独立分析。分析中的低剂量 IFNβ 系指每周 1 次肌内注射的 30μg INF-β-1a（Avonex），半高剂量 IFNβ 治疗系指每周 3 次皮下注射的 22μg INF-β-1a（Rebif），而高剂量 IFNβ 治疗则指每周 3 次皮下注射的 44μg INF-β-1a（Rebif），或隔日皮下注射的 250μg INF-β-1b（Betaseron）。结果显示，与低剂量治疗比较，高剂量 IFNβ 治疗在降低 MS 复发率和稳定 MRI 参数方面效果更好，且使 MS 复发风险降低 14％（RR=0.86，95％ CI 0.79～0.95）、绝对风险则降低 8％［率差（rate difference，$RD=-0.08$，95％ CI -0.13～0.03）］，而无临床复发比例更高、EDSS 评分稳定（即疾病无进展）期的持续时间更长。在 MRI 指标方面，多数研究亦显示高剂量 IFNβ 治疗较低剂量组疗效更好（RR=0.61，95％ CI 0.53～0.71；RD=-0.22，95％ CI -0.29～-0.16），表现在 T_1、T_2 累积病灶体积、T_1 强化病灶数量、T_2 无新病灶比例等方面。

3. IFNβ 对 PPMS 的治疗作用

这项荟萃分析在 Cochrane MS 研究组试验注册网站（2009 年 5 月）、Cochrane 对照试验注册中心（CENTRAL）、Cochrane 图书馆（2009 年，第 2 版）、MEDLINE（Pubmed，1996 年 1 月至 2009 年 5 月）、EMBASE（1974 年 1 月至 2009 年 5 月）、NICE（1999 年 1 月至 2009 年 5 月）和 LILACS（1986 年 1 月至 2009 年 5 月）中，Rojas 等检索了重组人源化 IFNβ 治疗 PPMS 的随机、双盲或单盲、安慰剂对照试验。1777 项研究中仅 2 项含有经 PPMS 亚组数据评价 IFNβ 疗效的 RCT（123 例患者）。结果显示，与安慰剂比较，IFNβ 对患者病情进展无显著性影响（RR=0.89，95％CI 0.55～1.43），但治疗相关不良事件发生率增加（RR 1.90，95％ CI 1.45～2.48）。其中，一项试验对 MRI 指标做了评估，发现在用药 2 年时 IFNβ 组患者头颅 MRI 活动性病灶数量显著少于安慰剂组（平均数差异-1.3，95％ CI -2.15～0.45，$P=0.003$），相应的是安慰剂组有颅内活动性病灶的例数也显著高于 IFNβ 组（RR=0.43，95％ CI 0.22～0.86，$P=0.02$）。迄今为止，有关 IFNβ 治疗 PPMS 的研究仍相当有限，尽管上述两项研究表明其并不能降低 PPMS 的残疾进展，但仍需今后更大规模的研究进一步证实。

（三）IFNβ 对临床孤立综合征（clinically isolated syndrome，CIS）的影响

在已证实 IFNβ 可有效地治疗临床确诊的 MS（clinically definite MS，CDMS）后，为了进一步明确 IFNβ 针对首次发生 CNS 临床脱髓鞘事件的患者能否延缓其进展为 CDMS，研究人员经数项 RCT 分别评估了各类 IFNβ 对 CIS 的疗效，结果发现 IFNβ-1a 和-1b 的研究近乎结论一致，即作为首次发作脱髓鞘事件的初始治疗措施，IFNβ 治疗可使有脑部病灶的患者获益、降低 CIS 进展为 CDMS 的风险并可阻止残疾的进展。其中，BENEFIT 研究试验设计最为严密，其随访时间最长，就此以下做一简要介绍。

1. BENEFIT 研究

该研究对疑诊 CIS 患者的残疾程度进行了 3 年的随访，对比分析了早期和延迟应用 IFNβ-1b 的疗效。在此项双盲对照试验中，研究的初期为安慰剂对照阶段，为期 2 年，如受试者在 2 年内进展为 CDMS 则提前进入随访期。468 例受试者被随机分为两组，分别接受 IFNβ-1b 250μg（$n=292$）或安慰剂（$n=$ 176）隔日皮下注射，之后患者进入随访期。结果显示，3 年后进展为 CDMS 的患者中，早期治疗组为

37%（$n=99$），延迟治疗组为 51%（$n=85$），与延迟治疗组比较早期治疗可降低 CIS 进展为 CDMS 的风险达 41%（HR=0.59，95%CI 0.44～0.80，$P=0.0011$）；3 年内 EDSS 评分进展的患者中，早期治疗组为 16%（$n=42$），延迟治疗组为 24%（$n=40$），与延迟治疗组相比 IFNβ-1b 的治疗降低残疾度进展达 40%（HR=0.60，95%CI 0.39～0.92，$P=0.22$）。

2. BENEFIT 扩展研究

随后，BENEFIT 研究对这些受试者继续随访，对 IFNβ 的长期疗效进行了 5 年跟踪的扩展分析，期间始终对患者及研究人员保持盲性。结果显示，早期治疗组和延迟治疗组分别有 235 例（80%）和 123 例（70%）患者完成研究。与延迟治疗组比较，早期治疗降低上述受试者进展为 CDMS 的风险达 37%（HR=0.36，95% CI 0.48～0.83，$P=0.003$）；早期治疗组比延迟治疗组的临床复发率低 20%；但两组之间的残疾度进展程度比较未见显著性差异。但是，基于 IFNβ-1b 可阻止 CIS 患者进展为 CDMS，且远期的安全性和耐受性良好，故仍建议可用于早期的初次治疗。

二、GA

多项 RCT 研究证明 GA 能降低 MS 复发率、疾病活动度以及 MRI 病灶数量，已被多个国家批准用于 RRMS 的治疗（A 级推荐），其明确的治疗作用和良好的耐受性使得 GA 和 IFNβ 一起成为目前复发型 MS 的首选一线治疗药物。

（一）早期试验

1987 年报道了应用 GA 治疗 MS 的早期试验，作为一项双盲、随机、安慰剂对照试验，该研究纳入了 50 例 RRMS 患者，每日皮下注射 20mg 共聚物-1（即 GA）2 年，对照组注射生理盐水。结果发现，25 例治疗组患者中 14 例未出现临床复发，而 23 例对照组患者中则仅 6 例未复发（$P=0.045$）；治疗组共有复发事件 16 次且 2 年期间人均复发 0.6 次，而对照组则分别为 62 次和 2.7 次；Kurtzke 残疾评分 0～2 分的入组患者，2 年后治疗组和对照组分别增加 0.3 和 2.7 分，而评分 3～6 分者分别为 1.0 和 2.7 分，由此推论 GA 可能对 RRMS 有效，进而随后进行了数项大型的临床对照试验。

（二）重要的Ⅲ期临床试验

1. 有效性及安全性评价试验

GA 的Ⅲ期临床试验首先在美国的 11 所医学中心进行，作为一项双盲、安慰剂对照试验，共纳入了 251 例 RRMS 患者，随机给予 GA 20mg 或安慰剂每日皮下注射治疗 2 年。结果显示：① GA 组患者 2 年内平均复发 1.19±0.13 次，而安慰剂组 1.68±0.13 次，换算成年复发率分别是 0.59 和 0.84（$P=0.007$）；②在另两项指标无临床复发的患者比例和入组至首次临床复发的时间方面，GA 组也明显优于安慰剂组，表明 GA 能有效减少 RRMS 患者的临床复发达 29%；③EDSS 评分方面，GA 治疗组在入组 2 年后的评分降低，而安慰剂组则评分升高，两组间的比较有显著性差异（$P=0.37$）。GA 的耐受性良好，试验中两组的退出率大致相等，其最常见副作用是注射部位的局部反应，少见副作用是短暂的自限性全身反应（15.2%），主要表现为注射后面红或胸闷，伴有心悸、焦虑，甚至呼吸困难等症状，一般持续 30s 至 30 min 缓解。该试验证实了 GA 对 RRMS 病程的良效。1998 年又报道了该试验的扩展研究结果，其在保持原先盲法的情况下继续治疗和随访 1～11 个月，GA 组平均延长 5.2 月而安慰剂组为 5.9 个月，结果进一步证实了 GA 的良好耐受性和安全性，治疗组未出现任何的血液学异常。

2. GA 对 MRI 病灶的影响

除了改善 RRMS 临床症状外，研究发现 GA 亦能改善 RRMS 患者 MRI 的评价指标。作为一项在欧洲和加拿大进行的随机、双盲、安慰剂对照试验，共有 239 例 RRMS 患者随机接受 GA 20mg 或安慰剂每日皮下注射治疗 9 个月，入组后每月复查头颅 MRI。结果显示，与安慰剂组比较，GA 治疗组总 MRI 强化病灶数量显著减少，在其他次要终点的指标方面，GA 亦显示更佳的治疗作用，较安慰剂 GA 组新出现的强化病灶数量显著减少（$P < 0.003$）、每个月强化病灶体积较前一个月显著减少（$P = 0.01$）、新出现的 T_2 病灶体积（$P = 0.006$）和数量（$P < 0.003$）显著减少。此外，试验亦发现：与上述 III 期临床试验的结果相一致，GA 组的临床复发减少约 33%（$P = 0.012$）。

3. GA 的剂量比较试验

对 90 例 RRMS 受试者的随机、双盲试验比较发现，应用较大剂量（即 40mg）组受试者较常规剂量（20mg）组复发率更低，无复发者比例（$P = 0.0183$）和首次复发时间（$P = 0.0367$）均优于 20mg 剂量组。此外，受试者对皮下注射 40mg GA 的耐受性良好，且整体上安全性与 20mg 剂量组相似，但注射部位的局部反应以及注射后即刻反应较低剂量组更为常见和严重。

4. GA 提高 RRMS 的生活质量

一项前瞻性、多中心研究应用量表对 197 例 RRMS 患者的疲劳及抑郁等做了评估，提示对于入组前未接受免疫调节剂或免疫抑制剂治疗的 RRMS 患者，注射 GA 可提高患者的生活健康相关质量（health-related quality of life，HRQOL）。

（三）荟萃分析

2003 年，Martinelli Boneschi 等对 3 项 GA 治疗 RRMS 的 III 期试验做了荟萃分析，共包括 540 例患者。结果发现：①校正的年复发率在 GA 治疗组为 0.82，而对照组为 1.14（$P = 0.004$），提示 GA 治疗可减少 RRMS 的年复发率约 28%；②对于入组后首次复发时间，GA 治疗组平均为 322d，而对照组为 219d（$P = 0.01$）；③残疾累积情况也优于对照组（RR=0.6，95% CI 0.4～0.9，$P = 0.02$）。

2010 年，La Mantia 等对 Cochrane MS 工作组临床试验注册网站（2009 年 3 月）、Cochrane 对照试验注册中心（Cochrane 图书馆）、MEDLINE（即 Pubmed，1996 年 1 月至 2009 年 3 月 26 日）、EMBASE（1988 年 1 月至 2009 年 3 月 26 日）做了检索，同时对 1990—2009 年的文献补充手动检索。对所有 GA 和安慰剂治疗 MS 的 RCT 进行综述，以确证 GA 治疗 RRMS 和进展型 MS 的疗效。409 篇参考文献中共有 16 项相关的 RCT，其中 6 项完成于 1987—2007 年的 RCT 符合入选标准，共 540 例 RRMS 和 1049 例进展型 MS 患者被纳入了分析。对于 RRMS 患者，在 GA 治疗 2 年和 35 个月时 EDSS 评分分别降低 0.33 和 0.45，但对疾病进展无明显影响；在治疗 1 年（−0.35）、2 年（−0.51）以及 35 个月（−0.64）均察及平均复发次数的减少；住院天数和激素疗程亦明显缩短。以上结果表明，GA 对 RRMS 的复发相关指标有一定作用，但对残疾进展无明显疗效，对进展型 MS 患者亦无明显疗效。此外，总体上 GA 的耐受性较好，最常见的全身不良反应均呈短暂自限性，包括面红、胸痛、出汗、心悸、焦虑等，局部注射反应见于 50% 的患者。

（四）有关 GA 的数项重要的阴性结果试验

迄今为止，GA 对其他类型 MS 的治疗效果不佳。一项为期 3 年、在多国家进行的多中心、双盲、安慰剂对照试验，未能证明皮下注射 GA 对 PPMS 有效。

此外，长期注射药物无疑是困扰医师和患者的问题，研究人员为此尝试改变 GA 的剂型和给予方式。一项纳入 1651 例 RRMS 的大样本、多中心、双盲、随机、安慰剂对照研究表明，虽然口服 GA 安全性高且耐受性良好，但对患者临床和 MRI 病灶活动度无效。

（五）CIS

早期应用 GA 可有效延缓 CIS 进展为 CDMS，并减少 MRI 病灶的数量。一项随机、双盲、安慰剂对照试验（即 PRECISE 研究）在 16 个国家的 80 个研究中心进行，共纳入了 481 例 CIS 患者，试验结果显示：与安慰剂比较，GA 可将 CIS 进展至 CDMS 的风险降低达 45%（HR=0.55，95% CI 0.40～0.77，P=0.0005）。

第四节　其他可能有效的免疫治疗措施

一、静脉注射免疫球蛋白（intravenous immunoglobulin，IVIg）

尽管数项 MS 非对照研究和试验证据表明 IVIg 具有免疫调节、诱发和促进髓鞘再生作用，意向性治疗分析和部分对照试验亦表明 IVIg 对 RRMS 复发和残疾程度亦有影响，但结果并不完全一致，至今仍缺乏大样本研究和最佳有效剂量、疗程及治疗间隔时间等标准。因此，列出以下一些对照研究的结果仅供临床参考。

（一）IVIg 对 RRMS 的作用

150 例 RRMS 患者随机分成每个月 1 次 IVIg（0.15～0.2 g/kg）和安慰剂治疗两组。结果显示，IVIG 组 EDSS 评分降低而安慰剂组则升高（P=0.008），且 IVIg 组 EDSS 评分改善的比例明显高于对照组，而恶化者却明显少于对照组，结果提示了每个月 1 次半量 IVIg 对于 RRMS 的疗效，同时亦证实了其良好的耐受性。

与之类似，在以色列进行的一项为期 2 年的随机、双盲、安慰剂对照研究纳入了 40 例 RRMS 患者，治疗组接受 IVIg 治疗 [0.4g/（kg·d），连续 5d] 后，继之以每 2 个月 1 次 IVIg 治疗（0.4g/kg），对照组患者接受每 2 个月 1 次的安慰剂注射。结果发现：①入组 1 年和 2 年时 IVIg 组的年恶化率（yearly exacerbation rate，YER）显著低于安慰剂组（P=0.0006），年复发率亦降低 38.6%；②在第 2 年时，IVIg 组病情未加重者显著多于安慰组，首次病情加重的出现时间也显著长于安慰剂组（P=0.003）；③IVIg 组 EDSS 评分下降 0.3 分，而安慰剂组则上升 0.15 分；④两组间头颅 MRI 病灶数量未见显著性差异。

（二）对 IVIg 治疗剂量的探索

剂量探索（PRIVIG）试验的目的是通过分析不同剂量 IVIg 对临床和 MRI 活动病灶的影响以选择最佳治疗剂量，但试验结果为阴性。在该多中心、随机、双盲安慰剂对照试验研究中，共纳入了 127 例 RRMS 患者，分为 0.2g/kg 组（n=44 例），0.4g/kg 组（n=42）和安慰剂组（n=41），每隔 4 周用药 1 次，全程共 48 周。结果显示，IVIg 的不良反应较安慰剂无显著性差异，但在无复发患者比例、每 6 周检测 1 次的 MRI 活动病灶指标上未察及明显的治疗作用，使研究者质疑在上述两种常用剂量下 IVIg 对 RRMS 的确切疗效。

（三）IVIg 对 SPMS 可能无效

尽管以上试验表明 IVIg 可改善 RRMS 的复发率和残疾程度，但一项纳入 318 例 SPMS 患者的随机安慰剂对照试验却提示 IVIg 对 SPMS 的临床症状进展和复发均无明显影响。在该试验中，SPMS 患者随机接受每个月 1 次 IVIg（1 g/kg，n=159）或安慰剂（0.1% 白蛋白，n=159），为期 27 个月。结果发现，即便大剂量应用 IVIg 达 1g/kg，其总体耐受性亦非常理想；另一方面，两组之间在经 EDSS 评分确定的首次进展时间和复发率方面均无显著性差异。因此，目前不推荐 IVIg 用于 SPMS 的治疗。

（四）IVIG 对 CIS 的作用

一项随机、双盲、安慰剂对照研究纳入了 91 例 CIS 患者。在首次脱髓鞘病情出现后的 6 周内，治疗组给予首剂 IVIg（2 g/kg）治疗，之后的 1 年内每 6 周给予 1 次 IVIg（0.4g/kg）静脉注射。结果发现：IVIg 组患者进展为 CDMS 的可能性显著小于安慰剂组（OR=0.36，95% CI 0.15～0.88，P=0.03），

MRI T_2 病灶数量、体积和增强病灶的数量均较安慰剂组减少（$P=0.01$，$P=0.01$ 和 $P=0.03$）。因而，该研究者认为，在首次出现脱髓鞘病灶的 CIS 患者发病第 1 年间断应用大剂量 IVIg 可降低发展为 CDMS 的风险，并减少 MRI 活动病灶。

二、血浆置换

从 20 世纪 80 年代以来，血浆置换（plasma exchange，PE）成为神经免疫性疾病的治疗措施，尤其是对重症肌无力症状的改善得以公认。在 MS 治疗方面，PE 通常与细胞毒性免疫抑制剂合用以控制急性复发或减缓疾病的慢性进展，但迄今尚缺少大型 RCT 对其疗效的验证。

（一）PE 对 MS 急性复发的治疗作用

目前证实 PE 对 MS 急性复发疗效的最大规模临床试验被报道于 1989 年，作为一项随机、双盲、安慰治疗对照试验，该研究共纳入了 116 例 RRMS 患者，两组患者在应用了 ACTH 和 CTX 治疗的基础上，在 8 周内进行 11 次 PE 或相应的安慰治疗。结果 PE 组在开始治疗的第 2 周和 4 周临床症状好转明显优于对照组，但在第 12 个月该优势几无。

另一项交叉设计的对照试验亦证实了 PE 对 MS 急性复发的治疗作用，治疗组接受 7 次 PE 后 42％患者的症状减轻，而安慰治疗组则仅为 6％。此外，研究者亦强调的是须在 MS 复发 6 周内开始治疗。

（二）PE 对 CPMS 的治疗作用

Khatri 等最早观察了 PE 对进展型 MS 治疗作用，作为一项双盲、随机、对照试验，该研究纳入了 54 例 SPMS，在 MP 和 CTX 的应用基础上，与对照组比较 PE 治疗在第 5 个月时仍显示有效。

然而，加拿大 MS 研究合作组所做的一项多中心的单盲、对照试验未能证实 PE 能减缓 MS 的病情进展。该研究共纳入了 168 例 CPMS 患者，随机分为三组，一组给予每日小剂量口服 MP 和静脉 CTX 治疗，一组在给予口服 MP 和 CTX 治疗的基础上每周 PE 1 次并持续 20 周，另一组则仅给予安慰剂口服和"假性"置换。各组至少随访 12 个月（平均随访时间 30.4 个月），每 6 个月进行 1 次临床评分。结果显示：在各个评价时间点，在 EDSS 评分进展的患者比例、临床症状稳定的患者比例以及 EDSS 评分的平均值等方面，各组之间均未见显著性差异。该试验未能证实 PE 或免疫抑制治疗可减缓进展型 MS 的病情恶化，由此使得间断长期应用 PE 治疗 MS 的方案被搁置。

（三）PE 对 MS 患者头 MRI 病灶的影响

Sørensen 等在一项仅入组 11 例患者的随机、单盲、交叉设计的探索性试验中，试图探究 PE 联合 AZA 对 SPMS 患者 MRI 病灶的影响，前 4 周每周进行一次 PE，随后的 20 周内则隔周一次（共 14 次），AZA 用量 2mg/kg，最终仅有 8 例患者完成。尽管 MRI T_2 病灶负荷、运动诱发电位较对照组略有差异，但 MRI 强化病灶和新增病灶数量以及临床评分则均未见差异，这可归因于研究的样本量太小，故很难得出可靠的结论。

第五节　数项尚在探索中的潜在治疗措施

一、他汀类药物

大量研究已经证实他汀类药物除了可以降脂外，还具有抗炎和免疫调节等作用，因此可能成为免疫相关性疾病的新治疗选择之一，但目前对 MS 的治疗作用仍有争议。迄今为止，他汀类药物多作为添加治疗出现于Ⅱ期 MS 临床试验,以下列出三项 IFNβ 与他汀联合治疗 MS 的临床试验。

1. 辛伐他汀联合 IFNβ - 1a 治疗 RRMS

Togha 等在一项双盲、随机、安慰剂对照试验中,评估了以每周 1 次肌内注射 30μg IFNβ - 1a 作为基础治疗,联合口服辛伐他汀(40mg,每日 1 次)或安慰剂对 RRMS 的疗效。研究共纳入了 85 例 RRMS 患者,并随访 1 年,研究中安慰剂组和辛伐他汀组分别有 4 例和 2 例患者由于出现 2 次发作而退出。结果显示:①辛伐他汀组的总复发率显著低于安慰剂组($P=0.01$);②辛伐他汀组 EDSS 评分(1.01 ± 1.40)明显低于安慰剂组(1.73 ±1.49),但在基线值校正后两组之间无显著性差异($P=0.07$);③ 他汀治疗组 MRI 强化病灶数量和 T_2 新增病灶数量较安慰剂组有减少趋势,但无统计学意义($P=0.62$)。这些结果表明,这种联合治疗方案安全且耐受性良好,无严重不良事件,且在 IFNβ - 1a 治疗的基础上合用辛伐他汀可能更能减少 RRMS 患者的临床复发。

2. 阿托伐他汀联合 IFNβ - 1a 治疗 RRMS(ACTIVE 研究)

Lanzillo 等选择了单用 IFNβ - 1a(44μg,皮下注射,每周 3 次)疗效不佳的 RRMS 患者($n=45$)。于其治疗 12 个月后随机分成两组,一组在继续 IFNβ - 1a 治疗的同时接受口服阿托伐他汀(20mg,每日 1 次),另一组仍单用 IFNβ - 1a,治疗共持续 24 个月。每 3 个月进行 1 次血液学检查以及 EDSS 临床评分,并分别于治疗前、治疗后 12 个月、24 个月复查 MRI 增强扫描。结果发现:①在第 24 个月时他汀组患者 MRI 强化病灶数量显著少于基线值($P=0.007$),且复发次数明显少于随机入组前 2 年的水平(P< 0.001);②未接受他汀组的 EDSS 评分虽略高于他汀组,但无统计学意义($P=0.053$)。该试验中可察及阿托伐他汀和 IFNβ - 1a 合用的安全性和耐受性良好,提示小剂量口服阿托伐他汀可作为高剂量 IFNβ - 1a 疗效不佳 RRMS 患者的添加治疗措施之一。

3. 阿托伐他汀联合 IFNβ - 1b 治疗 RRMS(SWABIMS 研究)

与之设计类似,SWABIMS 研究评估了口服阿托伐他汀(40mg,每日 1 次)联合 IFNβ - 1b 对 RRMS 的疗效、安全性和耐受性。作为一项多中心、随机、平行、研究者盲性的Ⅱb 期研究,共纳入 80 例未经治疗的 RRMS,首先接受 IFNβ - 1b 治疗,3 个月后随机分为两组,分别接受阿托伐他汀合并干扰素或单用 IFNβ - 1b,随访 12 个月。主要终点是出现新增 T_2 病灶的患者比例(试验结果尚未正式公布)。

二、芬戈莫德(fingolimod,FTY720)

芬戈莫德是一种新型的口服免疫调节剂,作为一种鞘氨醇-1-磷酸受体调节剂,使循环中的淋巴细胞滞留于淋巴结内而不向 CNS 迁移参与发病过程,在动物模型研究中被证实可预防发病并减少 CNS 内病灶的形成,但对复发型 MS 的作用目前仍在评价中。

1. Ⅱ期临床试验

Kappos L 等在其Ⅱ期临床试验中共纳入了 281 例复发型 MS 患者,随机接受口服 FTY720 1.25mg、0.5mg 或安慰剂(每日 1 次),为期共 6 个月,每月进行头颅 MRI 及增强扫描。结果发现:①两个治疗组 [1.25mg 组(中位数为 1,P<0.001),5.0mg 组(中位数为 3,$P=0.006$)] MRI 强化病灶数量均显著低于安慰剂组(中位数为 5)。②两个治疗组 [1.25mg 组(0.35,$P=0.009$),5.0mg 组(0.36,$P=0.01$)] 年复发率均显著低于安慰剂组(0.77)。这些结果提示 FTY720 可减少患者 MRI 强化病灶达 80%,年复发率亦减少,仅为对照组的大约 50%。在其后的开放性扩展试验中,原先的安慰剂组随机接受 FTY720 1.25mg 或 0.5mg(每日 1 次),为期 8 个月。从第 15~24 个月起,接受原安慰剂组的患者随机接受 FTY720 1.25mg(每日 1 次)治疗,共随访 48 个月,最终有 155 例受试者仍参与试验。在Ⅱ期临床试验中的第 6 个月与第 5 个月比较,安慰剂、FTY720 1.25mg 及 0.5mg 组未出现 MRI 强化病灶的患者比例分别为 47.5%、77% 和 80.7%;扩展试验组未出现 MRI 强化病灶的患者仍保持较高比例(78.8%~88.2%)。至第 48 个月时,始终应用 FTY720 治疗的受试者中 63%~70% 仍保持无临床复发,

而自安慰剂转换为 FTY720 治疗的受试者则仅为 51%。所有受试者中 65%～75% 从入组 6 个月后残疾未进展。直到随访的第 4 年时，大部分受试者仍保持无 MRI 新病灶的出现以及临床症状的加重，而该药的副作用相对较小，约 15% 的受试者出现鼻咽部炎症、头痛、流感样症状、疲劳、背痛等改变。

2. Ⅲ期临床试验

随后进行了为期 24 个月的Ⅲ期临床研究，在该项随机、双盲、安慰剂对照试验中，共纳入了 1272 例 RRMS 患者（其中 1033 例最终完成），随机接受 FTY720 口服 0.5mg、1.25mg 或安慰剂（每日 1 次）。结果发现：① FTY720 0.5mg 组、FTY720 1.25mg 组的年复发率分别为 0.18 和 0.16，显著低于安慰剂组（0.40，$P<0.001$）；②24 个月期间，FTY720 0.5mg（$HR=0.70$，$P=0.02$）和 1.25mg（$HR=0.68$，$P=0.02$）残疾进展的风险显著低于安慰剂组；③FTY720 0.5mg 和 1.25mg 组残疾进展的累积概率（入选 3 个月后）分别为 17.7% 和 16.6%，而安慰剂组则为 24.1%；④24 个月后，两个 FTY720 治疗组相关的 MRI 指标均明显优于安慰剂组（两组的新增或扩大的 T_2 病灶、强化病灶数量、脑体积等，$P<0.001$）。导致研究终止或与该药相关的不良事件包括治疗初期的心动过缓、房室传导阻滞、黄斑水肿、肝酶升高和轻度高血压等。由此可见，FTY720 能降低 MS 复发率、残疾进展风险以及改善相关的 MRI 指标，但尚须考虑其可能存在的远期风险。

三、骨化三醇

多项流行病学研究发现，MS 在纬度较高的亚寒带地区发病率最高，认为这可能与紫外线照射少而导致维生素 D 的缺乏有关。已有研究提示维生素 D 缺乏与 MS 发病率增高相关，部分相关试验亦提示了维生素 D 的免疫调节作用，因而近年来有数项将维生素 D_3 作为 MS 添加治疗的试验。

1. 早期试验

Wingerchuk 等首先进行的开放性探索性试验评估了骨化三醇（1，25 -二羟维生素 D_3，简称维生素 D_3）治疗 RRMS 的安全性和耐受性。研究共纳入了 15 例急性复发期 RRMS 患者，口服维生素 D_3 共 48 周（目标剂量为 2.5mg/d）。结果发现，患者口服维生素 D_3 安全且耐受性好，治疗后患者的 MS 恶化率低于基线值。然而，研究中 2 例患者因不节制饮食导致的症状性高钙血症（3.35mmol/L）而中途退出了研究，另 2 例患者发生了轻度高钙血症而须调整给药的剂量。

2. Ⅰ/Ⅱ期研究

在另一项开放性、前瞻性的随机Ⅰ/Ⅱ期研究中，Burton 等评估了大剂量口服维生素 D_3 对 MS 患者生化、免疫学和临床指标的影响。共纳入了 49 例患者（治疗组 25 例；对照组 24 例），治疗组口服维生素 D_3，在 28 周内剂量递增至 40 000 IU/d，以迅速提高血清 25 -羟化维生素 D 水平并达到耐受极限，然后在 12 周内服用 10 000 IU/d，再逐渐减量至 52 周时停用，治疗组同时全程口服钙剂（1200 mg/d）。结果发现，两组患者血钙水平无显著性差异，亦未察及严重不良事件的发生。治疗组的复发次数似较对照组略低，且 T 细胞增加程度亦低。尽管该研究结果提示大剂量维生素 D_3 10 000 IU/d 治疗 MS 安全且有免疫调节作用，但由于试验的统计精确度不佳，且未提供 EDSS 评分的变化数据，故其结果仅供参考。

3. 维生素 D_3 辅助 IFNβ-1a 治疗 RRMS：SOLAR 研究

SOLAR 研究是一项预计为期 96 周的多中心、双盲、随机、安慰剂对照的Ⅱ期研究，将对维生素 D_3 辅助 IFNβ-1a（Rebif）治疗 RRMS 的疗效进行评估，预期于 2011 年 2 月开始，计划于 1 年内完成筛选阶段，希望能更为准确地评价维生素 D_3，对 MS 治疗提供帮助。

第六节　各种多发性硬化治疗策略的疗效对比研究

大部分 RCT 研究告诉了医师和患者某种药物和安慰剂相比对疾病如何有益，副作用相对安慰剂怎样的情况，仅说明这种药物或治疗是否有效、安全。正如多数疾病可有多种治疗措施的选择，MS 亦是如此。所以，在实际工作中还须理解哪种药物对何种类型的 MS 患者更有效，不同药物在同一试验中的疗效对比能帮助我们解答上述问题。IFNβ 和 GA 的疗效比较下述。

1. IFNβ-1a 与 GA 治疗复发型 MS 的比较研究（REGARD 研究）

作为首先把 IFNβ-1a 和 GA 对复发型 MS 的疗效进行平行对照比较的随机试验，该研究是一项大样本的多中心、随机、单盲、平行对照、开放性研究，共纳入了 764 例患者，随机接受 IFNβ-1a（44μg，皮下注射，每周 3 次）或 GA（20mg，皮下注射，每日 1 次），为期 96 周。结果发现：①两组间的首次复发时间、临床复发率无显著性差异。②MRI 活动性 T_2 病灶的数量、体积及强化病灶的体积亦无显著性差异，仅 IFNβ-1a 组的 MRI 强化病灶的数量明显少于 GA 组 [0.24∶0.41（个/人/层面），95%CI：−0.4～0.1，$P=0.0002$]。③两种药物的安全性和耐受性基本一致，不良反应的总次数和严重程度相似，且这些不良反应并非导致受试者提前退出试验的主要原因。因而，对于复发型 MS，以临床复发和 MRI 作为评价指标，皮下注射 IFNβ-1a 和 GA 的疗效大致相当。但因为实际的复发率比试验设计时的预期值减少了 45%，疾病的活动性较低导致可评价的复发事件较少，使得主要观察指标的评价可能有失准确。尽管如此，这亦从另一个角度证明早期治疗，无论是皮下注射 IFNβ-1a 还是 GA 均能更好地发挥作用。

2. IFNβ-1b 和 GA 对 MS 患者头颅 MRI 影响的对比研究（BECOME 研究）

Cadavid 等通过每个月定期进行头颅 MRI 扫描比较 IFNβ-1b 和 GA 治疗对 RRMS 患者疾病活动性的影响。共纳入了 75 例未经治疗的 RRMS 或具 MS 高危性的 CIS 患者，随机分成两组，分别接受标准剂量的 IFNβ-1b 或 GA 治疗，每月复查 1 次头颅 MRI，共为期 2 年，条件允许时行增强 MRI 扫描。结果显示，两组患者 MRI 强化病灶和新发 T_2/FLAIR 病灶的总数无显著性差异，2 年内两组患者的临床复发亦未见显著性差异。因此，对早期 RRMS 患者而言，在以 MRI 病灶和临床活动性作为评价指标时，IFNβ-1b 和 GA 的疗效基本相当。

3. IFNβ-1b 与 GA 治疗 RRMS 的比较研究（BEYOND 研究）

在该随机、对照、单盲、多中心的 III 期临床试验中，共纳入了 2244 例 RRMS 患者，其中包括 2100 例初次治疗的 MS 患者。入选者以 2∶2∶1 比例随机分组，分别接受两个剂量 IFNβ-1b（250μg 或 500μg，隔日皮下注射）或 20mg GA（每日皮下注射），疗程 2～3.5 年。结果发现：三组间复发率、EDSS 评分变化、MRI T_1 低信号病灶体积、正常表现的脑组织体积等均未见明显差异。在不良反应方面，流感样症状更常见于 IFNβ-1b 治疗组（$P<0.0001$），而注射局部反应则更常见于 GA 治疗组（$P=0.0005$）。

4. FTY720 与 IFNβ-1a 治疗复发型 MS 的比较研究

已有临床试验分别证实 FTY720 和 IFNβ-1a（相对安慰剂而言）对 MS 均有效，一项为期 12 个月的 III 期临床试验通过双盲、双模拟对照研究将两者进行了平行对照比较。纳入的 1292 例 RRMS 患者，随机接受口服 FTY720 1.25mg 或 0.5mg（每日 1 次），或肌内注射 IFNβ-1a 30μg（每周 1 次），研究的主要终点为年复发率。结果发现：两个 FTY720 治疗组的年复发率均明显低于 IFNβ-1a 组，其中 1.25mg 组为 0.20（95%CI 0.16～0.26），0.5mg 组为 0.16（95%CI 0.12～0.21，$P<0.001$），IFNβ-1a 组则为 0.33（95%CI 0.26～0.42，$P<0.001$）。MRI（新增或扩大的 T_2 病灶）结果进一步支持了主要终点的预期结果，而每 3 个月评估 1 次的残疾进展情况在各组间则无明显差异。在副作用方面，FTY720 1.25mg 组发生 2 例致死性感染，其中 1 例为弥散性水痘带状疱疹，另 1 例为单纯疱疹病毒性脑炎；其他不良事件包括非致死性疱疹病毒感染、心动过缓、房室传导阻滞、高血压、黄斑水肿、皮肤癌以及肝酶升高等。上述试验提示 FTY720 在降低 MS 临床复发以及减少 MRI 活动性病灶方面优于肌内注射 IFNβ-1a。尽管如此，由于 IFNβ 已临床应用了近 20 年，其疗效和副作用等方面均已得到较为全面的评价，而作为新药的 FTY720 尚需设计长期研究以进一步评估其安全性以及对各型 MS 的疗效。

5. CTX 与米托蒽醌的疗效比较试验

CTX 和米托蒽醌均为治疗 MS 的二线药物，目前多数倾向于米托蒽醌的作用略优于 CTX。Zipoli 等比较了两者对 RRMS 和 SPMS 的疗效，在该研究中 75 例 MS 患者被予以米托蒽醌，前 3 个月每个月静脉注射 1 次，每次 8mg/m^2 体表面积，之后每 3 个月静脉注射 1 次，直至总剂量达到 120 mg/m^2；78 例 MS 患者接受 CTX 治疗，每个月静脉注射 700 mg/m^2 体表面积，连续用药 12 个月后改为隔月用药 1 次继续使用 24 个月，平均随访 3.6 年。结果显示：两者在首次复发时间、MRI 病灶方面均无显著性差异，仅在 EDSS 评分进展 1 分的时间上米托蒽醌组（3.8 年）略优于 CTX 组（3.6 年，$P=0.04$）。此外，两者之间的耐受性整体上大致相同，但 CTX 组因副作用而退出的例数稍多。

第七节　多发性硬化的联合治疗方案

由于 MS 的病因尚未明确，故目前针对 MS 的治疗药物仅能在部分程度上减少患者的临床复发、缓解病灶的活动度或促进病情的恢复。借鉴其他疾病的治疗经验，在一种药物不能达到理想的治疗目的时，可同时应用其他药物进行联合治疗，以此类推研究人员也将这种理念用于 MS 的药物治疗中；另一方面，在进行联合治疗之前亦须权衡联合治疗的利弊。通常情况下，要避免作用机制相似的药物合用，要避免吸收、代谢或作用机制方面相互拮抗的药物合用，尽量选用治疗机制或作用靶点迥异的药物，以达到增强疗效或减少其中某种药物的用量，从而减轻其毒副作用等目的，在合用时亦应注意药物间的叠加、协同作用甚至不可预期的毒副作用等。让人欣慰的是，对 MS 而言有多种可供选择用以联合应用的药物，但须对不同药物的组合进行探究，并确定组合内每种药物的最适剂量，这样就为筛选搭配合理且疗效优异的治疗方案带来希望，同时也增加了建立合理配方的难度。目前 MS 的联合治疗方案已有多种组合，其中部分已经 RCT 试验证实比单药治疗效果更佳。

一、与激素合用的联合治疗方案

1. 静脉滴注甲基泼尼松龙冲击和（或）MTX 联合 IFNβ-1a 治疗 RRMS 的研究（ACT 试验）

作为一项多中心、随机、安慰剂对照的 Ⅳ 期临床试验，该试验纳入了单用 IFNβ-1a（30 μg，肌内注射，每周 1 次）疗效不佳的 313 例 RRMS 患者，随机分组，然后在继续 IFNβ-1a 治疗的同时合并口服 MTX、IVMP、两者均用或安慰剂治疗（表 14-1）。结果发现，尽管 IVMP 与 IFNβ-1a 合用组疗效略好，但各组间新增或扩大的 T$_2$ 病灶、强化病灶数量、人均年复发率及 MSFC 评分变化等指标均无显著性差异。由此可见，IFNβ-1a 与 MTX 或 IVMP 联合治疗的方案安全且耐受性较好，合用 IVMP 患者的 IFNβ 中和抗体滴度亦有所降低。

2. 口服泼尼松和（或）AZA 联合 IFNβ-1a 治疗 RRMS 的研究（ASA 试验）

作为一项随机、双盲、安慰剂对照试验，该研究纳入了 181 例 RRMS 患者，在给予 IFNβ-1a（30 μg，肌内注射，每周 1 次）的同时合并 AZA、泼尼松或两者均用，治疗 2 年后又随访了 3 年（表 14-1）。结果显示：①各组之间年在复发率、保持残疾进展的比例等各项指标上均无显著性差异，仅于治疗第 2 年时联合治疗组 T$_2$ 病灶体积变化较单用 IFNβ-1a 组显著减少（$P<0.05$）。②对部分患者即便进行了 5 年的跟踪随访，结果仍为阴性，这些结果提示对于未经 IFNβ 治疗的早期活动性 RRMS，联合 AZA 和小剂量激素治疗虽耐受性较好，但与单用 IFNβ 的疗效基本相等。

3. 口服甲基泼尼松龙联合 IFNβ-1a 治疗 RRMS 的北欧研究（NORMIMS 研究）

NORMIMS 研究是一项在丹麦、挪威、瑞典和芬兰等北欧国家的 29 个神经科进行的 RRMS 随机、安慰剂对照试验，在应用 IFNβ-1a 的基础上，随机给予安慰剂（$n=64$）或合用口服 MP（每 4 周 1 个疗程）治疗（$n=66$），每疗程连续每天口服 200mg×5d（表 14-1）。结果发现，合用 MP 组的年复发率

（0.22）较安慰剂组（0.59）降低了 62%（95% CI 39～77%，$P<0.0001$），但在 96 周内合用 MP 组退出试验者（17/66，26%）较合用安慰剂组略多（11/64，17%）。发生于合用 MP 组患者的主要副作用包括睡眠障碍以及一些神经精神症状，但两组均未察及骨密度的变化。该试验结果提示：对于接受皮下注射 IFNβ-1a 的 RRMS 患者，同时给予间断的短期激素治疗可明显降低复发率。然而，由于试验的样本量较小，且有较多受试者中途退出，故此结论须经更大样本研究的验证。

4. 口服甲基泼尼松龙联合 IFNβ-1a 治疗 RRMS 试验（MECOMBIN 研究）

该研究系一项由 8 个国家 50 个研究中心参加的双盲、随机、安慰剂对照、平行试验（MECOMBIN 研究），在近 3 年的研究时间内共纳入了 341 例 RRMS 患者，全部患者在经过 3 个月 IFNβ-1a 治疗后，随机分组接受合用安慰剂或激素（每月连续 3d，口服 MP 500mg/d）治疗（表 14-1）。结果显示：两组之间临床症状未恶化的比例、症状恶化出现的时间等指标几无差别，未能证明 IFNβ-1a 联合 IVMP 治疗对 RRMS 残疾进展的疗效优于 IFNβ-1a 单药治疗。也许对某些 MS 人群两药合并治疗有更大益处，但肯定需要一些亚组研究来进一步证实。

表 14-1　以 IFNβ 为基础联合激素治疗的 MS 临床试验

临床试验	ACT	ASA	NORMIMS	MECOMBIN
试验性质	多中心、随机、对照，Ⅳ期	随机、双盲、对照	多中心、随机、双盲、平行对照	多中心、随机、双盲、对照
基础用药	IFNβ-1a（IM）	IFNβ-1a（IM）	IFNβ-1a（SC）	IFNβ-1a（IM）
入组条件	入组前 1 年内至少 1 次临床复发，IFNβ-1a（IM）治疗至少 6 个月	入组前 1 年内至少 1 次临床复发，无治疗药物筛选限制	IFNβ-1a（SC）治疗情况下入组前 1 年内至少 1 次临床复发的 RRMS	未经治疗的 MS，对疾病活动度无限制
第一组	口服安慰剂，不给予 IVMP（$n=78$）	口服 AZA 安慰剂和泼尼松安慰剂（$n=60$）	口服 MP 200mg/d，每个月连用 5d（$n=66$）	口服 MP 500mg/d，每个月连用 3d（$n=172$）
第二组	口服 MTX 20mg 每周 1 次，不给予 IVMP（$n=83$）	口服 AZA 50mg/d 和泼尼松安慰剂（$n=58$）	口服安慰剂每个月连用 5d（$n=64$）	口服安慰剂每月连用 3d（$n=169$）
第三组	口服安慰剂，每 2 个月 1 次 IVMP，1g/d 连用 3d（$n=74$）	口服 AZA 50mg/d 和泼尼松 10mg QOD（$n=63$）	—	—
第四组	口服 MTX 20mg 每周 1 次，每 2 个月 1 次 IVMP，1g/d 连用 3d（$n=78$）			
主要终点	新增或扩大 T_2 病灶	年复发率	平均年复发率	EDSS 评分进展所需时间
结果	阴性结果	阴性结果	阳性结果	主要终点阴性结果
评价	各组间仅 T_2 病灶体积的变化有差异	三种治疗同时并用与单用 IFNβ 相比疗效略好（$P<0.06$）	口服 MP 与安慰剂相比 RR=0.41，$P<0.0001$	次要终点阳性结果中，年复发率、T_2 病灶体积的变化、MSFC 评分两组间有显著差异

ACT：Avonex（IFNβ-1a）联合治疗试验；ASA：Avonex、激素与硫唑嘌呤联合治疗试验；MECOMBIN：口服甲泼尼龙联合 IFNβ-1a 治疗 RRMS 试验；NORMIMS：口服甲泼尼龙联合 IFNβ-1a 治疗 RRMS 的北欧研究；IM：肌内注射；IV：静脉注射；SC：皮下注射；RR：相对风险；MP：甲泼尼龙；MSFC：MS 功能复合评分；MTX：甲氨蝶呤；IVMP：静脉滴注甲泼尼龙；MP：甲泼尼龙；AZA：硫唑嘌呤。

二、与那他珠单抗合用的联合治疗方案

目前已发表结果的与那他珠单抗合用的联合治疗方案有两项，分别是 SENTINEL 试验和 GLANCE 研究。

1. SENTINEL 试验

该研究作为一项Ⅲ期临床试验，观察了合用 IFNβ-1a 和那他珠单抗对复发型 MS 的疗效。共纳入了 1171 例接受 IFNβ-1a 治疗的患者，在入组前 12 个月内至少有一次临床复发，入组后随机接受静脉注射那他珠单抗 300mg 或安慰剂（每 4 周 1 次），共持续 116 周。结果发现：①联合治疗组治疗第 2 年时的残疾进展（持续超过 12 周）风险降低了 24%（HR=0.76，95%CI 0.61～0.96，P=0.02）。②联合治疗组与 IFNβ-1a 单一治疗组相比，年复发率（0.34：0.75，P<0.001）降低，MRI 新发或扩大 T_2 病灶（0.9：5.4，P<0.001）明显减少。③联合治疗的不良反应包括焦虑、咽炎、鼻窦炎症和水肿；另有 2 例进行性多灶性白质脑病，均发生于那他珠单抗治疗者，其中 1 例死亡。

2. GLANCE 研究

该项Ⅱ期、随机、双盲、安慰剂对照研究评价了 GA 联合那他珠单抗治疗复发型 MS 的安全性和耐受性。入组标准是受试之前已至少应用 GA 治疗 1 年，并有至少一次的复发，全部患者被随机分为两组，分别接受那他珠单抗 300mg（n=55）或安慰剂（n=55），每 4 周 1 次，同时两组均继续 GA（20mg，皮下注射，每日 1 次），至少维持 20 周。结果发现：联合治疗组较单用 GA 组可明显降低新发活动性病灶出现的几率（0.03：0.11，P=0.031）、MRI 上新强化病灶亦减少（0.6：2.3，P=0.020）、减少新发/扩大的 T_2 病灶（0.5：1.3，P=0.029）。此外，两组患者感染和注射局部反应的发生率相似，均未发生过敏反应，仅在联合治疗组出现一例严重不良事件（择期的髋关节手术）。上述结果证明，联合应用那他珠单抗和 GA 安全且耐受性良好，MRI 指标上疗效亦优于 GA 单药治疗。

三、与细胞毒性免疫抑制剂合用的联合治疗方案

在临床上常见的是，应用一线药物治疗 MS 后仍有相当一部分患者的病情未得到满意的控制，在此种情况下大多换用一些细胞毒性免疫抑制剂（如环磷酰胺、米托蒽醌等），新近的多项研究亦支持这些免疫抑制剂对应用免疫调节剂疗效不佳的患者有效，另一方面，这类药物的副作用也较大。数项研究探索了经短期大剂量免疫抑制剂诱导后以 DMT 维持治疗的方案，以达到迅速控制病情、维持疗效并尽量减少免疫抑制剂药量和毒性的目的。迄今为止，该类药物中疗效已被认可，包括环磷酰胺和米托蒽醌。

（一）IFNβ 联合环磷酰胺（cyclophosphamide, CTX）治疗 RRMS

Reggio 等在一项自身对比试验中，评估了 CTX 联合 IFNβ 治疗 RRMS 的疗效。入组者系 30 例单用 IFNβ 无效的临床确诊 RRMS，接受 IFNβ 联合 CTX 静脉冲击治疗，随访 24 个月。结果发现，入组时年复发率（RR=14）显著高于治疗 12 个月（RR = 0.4）和治疗 24 个月（RR=0.17）时的年复发率（P<0.001）；治疗 24 个月时的无复发患者比例为 70%（P<0.0001），但 EDSS 评分的降低并不明显，但多数保持在入组时的水平或略有下降，且并无严重的不良反应。这些结果提示 CTX 联合 IFNβ 可阻止 MS 的进展或恶化。

数项在 IFNβ 治疗基础上加用 CTX 的探索性试验先后得出阳性结果，给部分病情难于控制、频繁复发或迅速进展的所谓"恶性"MS 的治疗带来了希望。其中试用的 CTX 疗法为每个月 1 次静脉滴注 CTX，剂量从 500～1500mg/m^2 体表面积，以达到将外周血淋巴细胞总数控制于 600～900 cells/mm^3 为标准，从而能有效降低复发并减缓残疾进展，该免疫抑制作用在部分患者即便停药后仍保持相当一段时间的病情稳定。目前，在 IFNβ 治疗基础上加用 CTX 的随机、双盲、安慰剂对照的Ⅱ期临床试验仍在进行中。

（二）米托蒽醌

近年来，以短程米托蒽醌诱导治疗后继以一线免疫调节剂 IFNβ 或 GA 标准疗法的治疗方案得到多个探索性试验的支持。Edan 等在一项为期 3 年的随机、对照试验中证实了米托蒽醌诱导、IFNβ-1b 维持治疗方案对进展性 RRMS（aggressive relapsing - remitting MS，ARMS）的疗效。在该研究中，诱导组和对照组均每个月 1 次 1g IVMP，连续 6 个月，之后两组均给予 IFNβ-1b（皮下注射，隔日 1 次）治疗 3年，另外诱导治疗组在治疗前 6 个月每个月 1 次米托蒽醌（12mg/m² 体表面积，最大剂量 20mg/m²）静脉注射。结果发现，EDSS 评分加重 1 分的时间在米托蒽醌诱导组推迟了至少 18 个月，症状加重至残疾的风险和临床复发率亦分别降低了 65% 和 61.7%；另外，MRI 强化病灶和 T₂ 新增病灶也明显减少。该疗效对于恶性 MS 患者来说无疑是令人振奋的消息，在其他开放性试验中也得到类似结果，并证实疗效可持续到诱导后 5 年。

四、其他联合治疗方案

1. IFNβ-1b 联合 IVMP 治疗减少中和抗体的产生

已有研究证实，部分 MS 患者在应用 IFNβ 一些时间后产生了中和抗体（neutralizing antibodies，NAb），该抗体可降低药物的疗效。Pozzilli 等在一项随机试验中，比较了 IFNβ-1b 联合 IVMP 与单用 IFNβ-1b 对 NAb 产生的影响。在该研究中 161 例 RRMS 患者接受了 IFNβ-1b（8MIU，皮下注射，隔日 1 次），并随机接受 IVMP 治疗（每次 1g，每个月 1 次）。在基线期和入组后每 3 个月进行一次 NAb 测定，尽管目前对血清 NAb 阳性的定义尚未统一，但该试验结果仍表明：无论按照哪种判断标准，每个月 1 次 IVMP 可明显减少 IFNβ-1b 治疗后中和抗体的产生。

2. IFNβ 联合 CTX 和（或）IVMP 治疗 MS

与之类似，美国 4 个研究中心合作进行了一项多中心的随机、单盲、平行设计研究，入选的 59 例 RRMS 患者在入组前均曾接受了不同种类的 IFNβ 治疗，但单用 IFNβ 未能满意地控制病情。入组初期均接受 IFNβ-1a（30mg，肌内注射，每周 1 次）作为基础用药，然后被随机分为两组，分别接受 CTX 800mg/m² 体表面积联合 IVMP 1g（CY/MP 组）或单用 IVMP 1g 治疗（MP 组），均每个月 1 次，共治疗 6 个月，再随访 18 个月。主要终点为 MRI 强化病灶数量，结果发现 CY/MP 组病灶数更少，治疗 3 个月、6 个月和 12 个月时与 MP 组比较均有统计学意义（$P=0.01$、$P=0.04$ 和 $P=0.02$）；次要终点为治疗失败事件，治疗失败定义为无明显临床复发的 EDSS 评分增加、9 个月内复发 2 次或 2 次以上，或随访中连续 MRI 扫描每次强化病灶均多于 1 个同时存在临床症状恶化，结果发现 CY/MP 组治疗失败率显著低于 MP 组（$OR=0.30$，95% CI $0.12\sim0.75$，$P=0.011$），两组耐受性均好。这些结果提示联合 CTX、IVMP 和 IFNβ-1a 三种治疗可更好地降低 MRI 强化病灶数量并降低临床活动度。

3. IFNβ 联合达利珠单抗对复发型 MS 的治疗研究（CHOICE 研究）

达利珠单抗（Daclizumab）为一种人源化的抗 CD25 单克隆抗体，其功能类似于白介素（interleukin，IL）-2 受体拮抗剂，能抑制 IL-2 介导的 T 细胞激活。该随机、双盲、安慰剂对照的 II 期研究在美国、加拿大、德国、意大利和西班牙的 51 个研究中心进行，共纳入了 230 例复发型 MS 患者，随机接受 IFNβ 治疗，同时随机接受皮下注射 2mg/kg 达利珠单抗（每 2 周 1 次）、1mg/kg 达利珠单抗（每 4 周 1 次）或安慰剂治疗，为期 24 周。结果发现：①各组间常见不良反应的发生基本相同。②药效动力学亚组研究发现，与单独应用 IFNβ 相比，达利珠单抗对 T 细胞、B 细胞、总自然杀伤细胞数量及 T 细胞增殖反应并无显著影响，但小剂量和大剂量达利珠单抗组 CD56^bright 自然杀伤细胞（表达高亲和力的 IL-2 受体）的数量为安慰剂组的 7~8 倍（$P=0.002$，$P<0.0001$）。③与安慰剂组相比，IFNβ 联合大剂量达利珠单抗组的新增或扩大强化病灶数量显著减少（$P=0.004$），小剂量达利珠单抗组则不明显。这些结果提示，与单用

IFNβ 相比，联合达利珠单抗可明显降低新增或扩大的 MRI 强化病灶数量，并能在有效降低 MS 的疾病活动度。

五、仍在探索中的治疗方案

目前，尽管已有多种联合治疗的方案可供选择，但鉴于不断有新药问世，且出于寻求更好的结果的目的，研究者们仍在尝试不同的药物组合对各型 MS 的疗效。现已提出的方案不一，其中一种治疗策略是如果联合两种一线 DMT 能否出现协同效应，另一种治疗策略则是以一种 DMT 为基础治疗，联合应用某种细胞毒性免疫抑制剂能否改善某型 MS 的症状，以及一线 DMT 与神经保护剂合用等。

1. IFNβ - 1a 与 GA 的联合应用方案

从 2005 年 1 月开始的 CombiRX 试验，是由美国 NIH（National Institutes of Health）资助的一项大型的随机、双盲、双模拟设计的Ⅳ期临床试验，纳入了 1008 例 RRMS 患者，随机接受每周 1 次 IFNβ - 1a（肌内注射）、每日 1 次 GA（皮下注射）或合用两种上述药物，主要研究终点为治疗 3 年的临床复发率，计划在 2012 年 1 月完成。将可能给出对 RRMS 患者的长期联合应用 IFNβ - 1a 和 GA 是否比单用其中一种疗效更优越，以及 IFNβ - 1a 和 GA 相比哪种作用更好的解答。

2. 任何 IFNβ 和克拉屈滨的联合应用方案

在口服或静脉注射克拉屈滨的临床试验均得出对 RRMS 有效的结论后，随后又开展了一项共纳入 260 例复发型 MS 患者的随机、安慰剂对照的Ⅱ期试验，该研究计划在皮下注射 IFNβ - 1a 的基础上，2 年内给予患者 4 个疗程克拉屈滨（每个疗程剂量 0.875 mg/kg）或安慰剂治疗，旨在观察克拉屈滨与 IFNβ 联合应用时的安全性和耐受性，并观察在 MRI 指标、临床复发和残疾进展等方面是否较单用 IFNβ 疗效更好。

3. 一线 DMT 与神经保护剂的联合应用方案

目前所有对 MS 有效的治疗措施仅能在一定程度上减少 CNS 的损伤，但来自临床残疾进展和 MRI 各项指标的结果均提示现有治疗尚不能有效阻止 CNS 组织损伤，因而推测在一线药物抗炎基础上添加神经保护剂可能会更大程度地减缓组织损伤。基于这种观点，包括钠离子通道阻断剂等在内与 MS 发病机制或病理损伤相关的一些药物逐渐进入了临床试验，目前正在进行中的有托吡酯、利鲁唑（riluzole）或拉莫三嗪与 IFNβ - 1a 合用的Ⅱ期临床试验。

4. 其他尚在进行中的联合应用方案

包括 IFNβ 与免疫抑制剂吗替麦考酚酯（mycophenolate mofetil，MMF）、特立氟胺（teriflunomide）、多西环素（doxycycline）、米诺环素（minocycline）和羟甲基戊二酰辅酶 A（3 - hydroxy - 3 - methylglutaryl CoA，HMG - CoA）还原酶抑制剂-他汀类药物的联合方案等临床试验，仍在进行中，研究人员期待其能给 MS 的治疗带来更多的选择和更好的疗效。

第八节　临床试验的结果评价

当前，循证医学已成为临床医学中最热门的话题之一，随之而来的是由于循证医学的过热而带来的概念炒作和过度使用等负面影响，因而，这里就如何正确认识和使用循证医学的证据做一简要介绍，以便读者能更准确地认识和应用本章所提及的各临床试验和荟萃分析的结果和结论。

一、临床研究证据的分级

临床研究证据主要分为五级（可靠性依次降低）。一级：所有随机对照试验（即 RCT）的系统评价/荟萃分析；二级：单个样本量足够的 RCT；三级：设有对照组但未用随机方法分组的研究；四级：无对照的系列病例观察；五级：专家意见。这种分级有助于决策时判断证据的权重。目前，国际上公认：相对于其他类型的证据，RCT 的系统评价或 RCT 结果是证明某种疗法有效性和安全性最可靠的依据（金标准）。除此之外，还有几个特殊的问题值得探讨。

二、理解临床试验中的安慰剂作用和 Nocebo 反应

安慰剂（placebo）系指不含任何药理成分的制剂或剂型，外形与真药相像，如蒸馏水、淀粉片或胶囊等。服用安慰剂，对于那些希求治疗、对医务人员充分信任的患者，能在心理上产生良好的积极反应，从而改善人的生理状态，甚至某些不适症状，达到所希望的"药效"，此反应被称为安慰剂效应。不同学科的研究人员曾通过各种类似的实验证明了安慰剂的效果，即只要相信某种治疗能产生效果，就能使部分患者的病情部分改善，当然，有些疾病也有部分自愈和好转的可能。

与此相反，Nocebo 反应（也有翻译成"反安慰剂反应"）是指无毒、无害药物治疗或处置（如安慰剂）所诱发的负面治疗作用，这些反应并非由药物化学成分产生，但安慰剂的使用使其出现了不适、非预期的生理、行为、情绪和认知方面的结果，多由受试者的悲观情绪或不良的心理预期产生。

Papadopoulos 等进行了一项关于 Nocebo 反应的荟萃分析，旨在评估对症治疗（symptomatic treatments，ST）和 DMT 试验中 MS 患者 Nocebo 的发生率和严重度。该作者检索了自 1989—2009 年间发表的全部随机、安慰剂对照、MS 治疗试验，包括 56 项 DMT 和 44 项 ST 研究，分析安慰剂组发生不良事件的百分比以计算 Nocebo 反应的发生率，通过计算安慰剂组内由不良事件所致退出试验的患者比例评估 Nocebo 反应的严重度。结果发现：①DMT 试验中 Nocebo 反应的发生率为 74.4%（95% CI 69.92～88.30），ST 试验则为 25.3%（95% CI 15.24～36.9），两者比较有统计学意义（$P < 0.0001$）。②在 Nocebo 反应的严重度指标方面，DMT 试验为 2.1%（95% CI 1.6～2.67），ST 试验则为 2.34%（95% CI 1.54～3.29）。③回归分析表明 ST 研究中平行设计的 Nocebo 反应发生率高于交叉研究（$P = 0.013$），Ⅱ期 ST 试验的 Nocebo 反应比Ⅲ期试验的严重度高（$P = 0.0001$）。④DMT 试验中 Nocebo 反应的严重度与研究发表年份（$P = 0.011$）和药物应用频率相关（$P = 0.0082$），新近 MS 试验中的 Nocebo 反应更为突出。

三、长期治疗的疗效如何评价

由于多数 MS 的患病为终身性（除了少数良性 MS），尤其患病多年后大部分患者病情进入临床进展期（SPMS、CPMS 等），多数需要持续用药以减缓病情的进展，临床医师必然要回答哪些药物可长期应用、长期应用的安全性、有效性以及如何给予患者长期治疗等问题，而多数临床试验的观察、随访期限通常为 1～2 年。而在实际临床工作中，目前治疗 MS 的一线药物都是昂贵的注射制剂，长期用药存在费用高、使用不方便等缺点，如 IFNβ 长期应用后亦有产生中和抗体的问题，因此是继续维持治疗，还是考虑停药？临床须从长期随访的 RCT 中找到答案。

（一）长期临床试验的设计困难

可以肯定的是，最理想的试验设计是始终保持随机、双盲和安慰剂对照研究，但长期的随机、对照观察是伦理学所不允许的，也不现实。由于中期结果的报道，试验将不能做到盲法观察。长期随访中会因为某些受试者退出试验而造成结果偏倚，选择性治疗亦会造成偏倚，在整个随访期间合用各种其他治疗更造成疗效的判断困难和偏倚。对某药物的回顾性研究结果与对另一治疗的前瞻性研究结果不能平行对比等。另外，通过长期观察虽可评价药物长期应用的安全性，但经常限于受试者例数较少，而可能漏过一些少见或罕见的副作用。

尽管存在上述困难，还是有一些研究者尽可能地克服了困难，采用了一些较为科学的方法，为临床

治疗从某些角度提供了不少可供参考的数据。例如 BENEFIT 试验开始时，入组的 CIS 患者被随机分为 IFNβ-1b 治疗组和安慰剂组，2 年后的中期结果提示，与安慰剂组比较 IFNβ-1b 治疗可明显降低 CIS 患者进展为 CDMS 的风险，试验也由此很难再进行盲法和安慰剂对照研究。为此，研究人员让当初入组的患者在中期结果被暴露后都接受了 IFNβ-1b 治疗，以观察早期用药和延迟用药的区别，因而试验开始 5 年后得出了 BENEFIT 扩展试验结果，第 7 年得到 BENEFIT 扩展随访试验结果，使得结果较为客观、科学和准确。

（二）长期临床试验的缺陷

毋庸置疑，所有的试验在设计上都非完善，尤其长期试验更是不可避免地存在各种缺点（表 14-2）。

表 14-2 三项长期临床试验设计上的优缺点

临床试验	优点	缺点
对醋酸格拉默为期 10 年的随访（Exposure）试验	前瞻性试验设计	没有对照组，没有入组时 MRI 信息，分析偏倚
对 Avonex 进行的 8 年随访试验	队列较大	仅分析了亚组数据，有偏倚
对 Ribif 进行的 8 年随访试验	非偏倚性分析	到试验第 7 年时，能够进行 EDSS 评分的受试者数量已很少，亚组中仅有 68.2% 为原始队列资料（即最初入组者）

（三）一些长期临床试验给我们的提示

对 IFNβ-1b 治疗后 16 年的一项随访试验通过横断面研究，对 IFNβ-1b 治疗 RRMS 的长期安全性进行了评估，最初试验受试者中几乎 90%（328/372）参加了试验开始 16 年后的随访。试验不对当初试验结束后患者的用药进行限定，因而我们无法从这个试验中明确最初的 IFNβ 治疗对患者治疗多年后的临床复发、残疾程度和 MRI 的远期影响，但可在一定程度上对 IFNβ-1b 的安全性等方面进行评价。

1. 安全性和副作用　试验累计随访了 2000 例患者的 IFNβ-1b 应用情况，结果显示：随着时间的推移，最初 IFNβ-1b 治疗中所出现的白细胞减少、肝功能损害和甲状腺功能异常等副作用逐渐减轻或减少，未再发现新的副作用。

2. 长期生存率　参加试验的受试者中有 35 例在随访时已死亡，其中 20 例最初是在对照组（死亡率为 18.3%）中，而小剂量和大剂量 IFNβ-1b 治疗组中的死亡率则分别为 8.3% 和 5.4%，提示 IFNβ-1b 隔日皮下注射 50μg 或 250μg 治疗 5 年可以延长 RRMS 患者的生存期。

3. NAb　最初试验中对 IFNβ-1b 治疗后 NAb 阳性者中 76% 的患者 16 年后再次检测时 NAb 消失。由此可见，NAb 的产生似对临床和 MRI 的长期预后并无太大影响。

4. 早期复发率和长远疗效的相关性　研究发现病程早期临床事件的发生概率（复发率）和长远疗效一致，即能够通过疾病早期的复发率推测长期疗效；长期随访的结果支持早期并持续应用 IFNβ 治疗对 MS 的长远预后有益。

作为 IFNβ 自临床应用后最长时间的随访试验，该研究尽管提供了 III 级证据，但对于长期用药的有效性以及如何给予患者长期治疗等问题仍未给出满意的答案。因而，期待今后研究采用更好的统计学方法和生物学指标为临床提供更多有价值的信息。

（矫毓娟　张伟赫）

参 考 文 献

[1] Martinelli V, Rocca MA, Annovazzi P, et al. A short-term randomized MRI study of high-dose oral vs intravenous methylprednisolone in MS. Neurology, 2009, 73 (22): 1842-1848.

[2] Burton JM, O'Connor PW, Hohol M, et al. Oral versus intravenous steroids for treatment of relapses in multiple sclerosis. Cochrane Database Syst Rev, 2009 (3): CD006921.

[3] Gray O, McDonnell GV, Forbes RB. Methotrexate for multiple sclerosis. Cochrane Database Syst Rev, 2004, (2): CD003208.

[4] Polman CH, O'Connor PW, Havrdova E, et al. A randomized, placebo-controlled trial of natalizumab for relapsing multiple sclerosis. AFFIRM Investigators. N Engl J Med, 2006, 354 (9): 899-910.

[5] Hauser SL, Waubant E, Arnold DL, et al. B-Cell Depletion with Rituximab in Relapsing-Remitting Multiple Sclerosis. HERMES Trial Group. N Engl J Med, 2008, 358 (7): 676-688.

[6] Naismith RT, Piccio L, Lyons JA, et al. Rituximab add-on therapy for breakthrough relapsing multiple sclerosis: a 52-week phase II trial. Neurology, 2010, 74 (23): 1860-1867.

[7] Hawker K, O'Connor P, Freedman MS, et al. Rituximab in patients with primary progressive multiple sclerosis: results of a randomized double-blind placebo-controlled multicenter trial. OLYMPUS trial group. Ann Neurol, 2009, 66 (4): 460-471.

[8] Giovannoni G, Comi G, Cook S, et al. A placebo-controlled trial of oral cladribine for relapsing multiple sclerosis. CLARITY Study Group. N Engl J Med, 2010, 362 (5): 416-426.

[9] Coles AJ, Compston DA, Selmaj KW, et al. Alemtuzumab vs. interferon beta-1a in early multiple sclerosis. CAMMS223 Trial Investigators. N Engl J Med, 2008, 359 (17): 1786-1801.

[10] Schwid SR, Thorpe J, Sharief M, et al. Enhanced benefit of increasing interferon beta-1a dose and frequency in relapsing multiple sclerosis: the EVIDENCE Study. EVIDENCE (Evidence of Interferon Dose-Response: European North American Comparative Efficacy) Study Group; University of British Columbia MS/MRI Research Group. Arch Neurol, 2005, 62: 785-792.

[11] Nikfar S, Rahimi R, Abdollahi M. A meta-analysis of the efficacy and tolerability of interferon-β in multiple sclerosis, overall and by drug and disease type. Clin Ther, 2010, 32 (11): 1871-1888.

[12] Oliver BJ, Kohli E, Kasper LH. Interferon therapy in relapsing-remitting multiple sclerosis: a systematic review and meta-analysis of the comparative trials. J Neurol Sci, 2011, 302 (1-2): 96-105.

[13] Rojas JI, Romano M, Ciapponi A, et al. Interferon Beta for primary progressive multiple sclerosis. Cochrane Database Syst Rev, 2010, (1): CD006643.

[14] Kappos L, Polman CH, Freedman MS, et al. Treatment with interferon beta-1b delays conversion to clinically defi nite and McDonald MS in patients with clinically isolated syndromes. Neurology, 2006, 67 (7): 1242-1249.

[15] Comi G, Fillippi M. Treatment with glatiramer acetate delays conversion to clinically defi nite multiple sclerosis (CDMS) in patients with clinically isolated syndrome (CIS). Neurology, 2009, 71 (1): 153-156.

[16] Kappos L, Freedman MS, Polman CH, et al. Effect of early versus delayed interferon beta-1b treatment on disability after a first clinical event suggestive of multiple sclerosis: a 3-year follow-up analysis of the BENEFIT study. BENEFIT Study Group. Lancet, 2007, 370 (9585): 389-397.

[17] Kappos L, Freedman MS, Polman CH, et al. Long-term effect of early treatment with interferon beta-1b after a first clinical event suggestive of multiple sclerosis: 5-year active treatment extension of the phase 3 BENEFIT trial. BENEFIT Study Group. Lancet Neurol, 2009, 8 (11): 987-997.

[18] Cohen JA, Rovaris M, Goodman AD, et al. Randomized, double-blind, dose-comparison study of glatiramer acetate in relapsing-remitting MS. 9006 Study Group. Neurology, 2007, 68 (12): 939-944.

[19] Jongen PJ, Lehnick D, Sanders E, et al. Health-related quality of life in relapsing remitting multiple sclerosis patients during treatment with glatiramer acetate: a prospective, observational, international, multi-centre study. Health Qual

Life Outcomes, 2010, 8: 133.

[20] Martinelli Boneschi F, Rovaris M, Johnson KP, et al. Glatiramer acetate and relapse rate in multiple sclerosis: meta - a-nalysis of three double - blind, randomised, placebo - controlled clinical trials. Mult Scler 2003; 9 (4): 349 - 355.

[21] La Mantia L, Munari LM, Lovati R. Glatiramer acetate for multiple sclerosis. Cochrane Database Syst Rev, 2010, (5): CD004678.

[22] Wolinsky JS, Narayana PA, O'Connor P, et al. Glatiramer Acetate in Primary Progressive Multiple Sclerosis: Results of a Multinational, Multicenter, Double - Blind, Placebo - Controlled Trial. Ann Neurol. 2007, 61 (1): 14 - 24

[23] Filippi M, Wolinsky JS, Comi G, et al. Effects of oral glatiramer acetate on clinical and MRI - monitored disease activity in patients with relapsing multiple sclerosis: a multicentre, double - blind, randomised, placebo - controlled study. COR-AL Study Group. Lancet Neurol, 2006, 5 (3): 213 - 220.

[24] Comi G, Martinelli V, Rodegher M, et al. Effect of glatiramer acetate on conversion to clinically definite multiple sclero-sis in patients with clinically isolated syndrome (PreCISe study): a randomized, double - blind, placebo - controlled trial. PreCISe study group. Lancet, 2009, 374 (9700): 1503 - 1511.

[25] Fazekas F, Lublin FD, Li D, et al. Intravenous immunoglobulin in relapsing - remitting multiple sclerosis: a dose - find-ing trial. PRIVIG Study Group; UBC MS/MRI Research Group. Neurology, 2008, 71 (4): 265 - 271.

[26] Hommes OR, Sørensen PS, Fazekas F, et al. Intravenous immunoglobulin in secondary progressive multiple sclerosis: randomised placebo - controlled trial. Lancet, 2004, 364 (9440): 1149 - 1156.

[27] Achiron A, Kishner I, Sarova - Pinhas I, et al. Intravenous immunoglobulin treatment following the first demyelinating event suggestive of multiple sclerosis: a randomized, double - blind, placebo - controlled trial. Arch Neurol, 2004, 61 (10): 1515 - 1520.

[28] Togha M, Karvigh SA, Nabavi M, et al. Simvastatin treatment in patients with relapsing - remitting multiple sclerosis receiving interferon beta 1a: a double - blind randomized controlled trial. Mult Scler, 2010, 16 (7): 848 - 854.

[29] Lanzillo R, Orefice G, Quarantelli M, et al. Atorvastatin combined to interferon to verify the efficacy (ACTIVE) in re-lapsing - remitting active multiple sclerosis patients: a longitudinal controlled trial of combination therapy. Mult Scler, 2010, 16 (4): 450 - 454.

[30] SWiss Atorvastatin and Interferon Beta - 1b Trial In Multiple Sclerosis (SWABIMS) - rationale, design and methodolo-gy. SWABIMS Study Group. Trials, 2009, 10: 115.

[31] Kappos L, Antel J, Comi G, et al. Oral fingolimod (FTY720) for relapsing multiple sclerosis. N Engl J Med, 2006, 355 (11): 1124 - 1140.

[32] Kappos L, Radue EW, O'Connor P, et al. Majority of patients with relapsing multiple sclerosis receiving oral fingolimod (FTY720, a sphingosine - 1 - phosphate receptor modulator) remain free from any inflammatory activity: results of a 4 - yr, phase II extension. J Neurol, 2009, 256: Suppl 2: S9.

[33] Kappos L, Radue EW, O'Connor P, et al. A placebo - controlled trial of oral fingolimod in relapsing multiple sclerosis. FREEDOMS Study Group. N Engl J Med, 2010, 362 (5): 387 - 401.

[34] Wingerchuk DM, Lesaux J, Rice GP, et al. A pilot study of oral calcitriol (1, 25 - dihydroxyvitamin D3) for relapsing - remitting multiple sclerosis. J Neurol Neurosurg Psychiatry, 2005, 76 (9): 1294 - 1296.

[35] Burton JM, Kimball S, Vieth R, et al. A phase I/II dose - escalation trial of vitamin D3 and calcium in multiple sclero-sis. Neurology, 2010, 74 (23): 1852 - 1859.

[36] Smolders J, Hupperts R, Barkhof F, et al. Efficacy of vitamin D(3) as add - on therapy in patients with relapsing - re-mitting multiple sclerosis receiving subcutaneous interferon beta - 1a: A Phase II, multicenter, double - blind, random-ized, placebo - controlled trial. J Neurol Sci, 2011 May 25. [Epub ahead of print]

[37] Mikol DD, Barkhof F, Chang P, et al. Comparison of subcutaneous interferon beta - 1a with glatiramer acetate in pa-tients with relapsing multiple sclerosis (the REbif vs Glatiramer Acetate in Relapsing MS Disease [REGARD] study): a multicentre, randomised, parallel, open - label trial. Lancet Neurol, 2008, 7 (10): 903 - 914.

[38] Cadavid D, Wolansky LJ, Skurnick J, et al. Efficacy of treatment of MS with IFN - 1b or glatiramer acetate by monthly

brain MRI in the BECOME study. Neurology, 2009, 72 (23): 1976 - 1983.

[39] O'Connor P, Filippi M, Arnason B, et al. 250 microg or 500 microg interferon beta - 1b versus 20 mg glatiramer acetate in relapsing - remitting multiple sclerosis: a prospective, randomised, multicentre study. Lancet Neurol, 2009, 8 (10): 889 - 897.

[40] Cohen JA, Barkhof F, Comi G, et al. Oral Fingolimod or Intramuscular Interferon for Relapsing Multiple Sclerosis. TRANSFORMS Study Group. N Engl J Med, 2010, 362 (5): 402 - 415.

[41] Zipoli V, Portaccio E, Hakiki B, et al. Intravenous mitoxantrone and cyclophosphamide as second - line therapy in multiple sclerosis: an open - label comparative study of efficacy and safety. J Neurol Sci, 2008, 266 (1 - 2): 25 - 30.

[42] Cohen JA, Imrey PB, Calabresi PA, et al. Results of the Avonex Combination Trial (ACT) in relapsing - remitting MS. Neurology, 2009, 72 (6): 535 - 541.

[43] Havrdova E, Zivadinov R, Krasensky J, et al. Randomized study of interferon beta - 1a, low - dose azathioprine, and low - dose corticosteroids in multiple sclerosis. Mult Scler, 2009, 15 (8): 965 - 976.

[44] Sorensen PS, Mellgren SI, Svenningsson A, et al. NORdic trial of oral Methylprednisolone as add - on therapy to Interferon beta - 1a for treatment of relapsing - remitting Multiple Sclerosis (NORMIMS study): a randomised, placebo - controlled trial. Lancet Neurol, 2009, 8 (6): 519 - 529.

[45] Ravnborg M, Sørensen PS, Andersson M, et al. Methylprednisolone in combination with interferon beta - 1a for relapsing - remitting multiple sclerosis (MECOMBIN study): a multicentre, double - blind, randomised, placebo - controlled, parallel - group trial. Lancet Neurol, 2010, 9 (8): 672 - 680.

[46] Conway D, Cohen JA. Combination therapy in multiple sclerosis. Lancet Neurol, 2010, 9 (3): 299 - 308.

[47] Rudick RA, Stuart WH, Calabresi PA, et al. Natalizumab plus interferon beta - 1a for relapsing multiple sclerosis. N Engl J Med, 2006, 354 (9): 911 - 923.

[48] Goodman AD, Rossman H, Bar - Or A, et al. GLANCE: Results of a phase 2, randomized, double - blind, placebo - controlled study. GLANCE Investigators. Neurology, 2009, 72 (9): 806 - 812.

[49] Reggio E, Nicoletti A, Fiorilla T, et al. The combination of cyclophosphamide plus interferon beta as rescue therapy could be used to treat relapsing - remitting multiple sclerosis patients - twenty - four months follow - up. J Neurol, 2005, 252 (10): 1255 - 1261.

[50] Reggio E, Nicoletti A, Fiorilla T, et al. The combination of cyclophosphamide plus interferon beta as rescue therapy could be used to treat relapsing - remitting multiple sclerosis patients twenty - four months follow - up. J Neurol, 2005, 252 (10): 1255 - 1261.

[51] Patti F, Reggio E, Palermo F, et al. Stabilization of rapidly worsening multiple sclerosis for 36 months in patients treated with interferon beta plus cyclophosphamide followed by interferon beta. J Neurol, 2004, 251 (12): 1502 - 1506.

[52] Le Page E, Edan G. Long - term experience with induction treatment regimens in multiple sclerosis. J Neurol Sci, 2009, 277 (Suppl 1): S46 - 49.

[53] Edan G, Comi G, Le Page E, et al. Mitoxantrone prior to interferon beta - 1b in aggressive relapsing multiple sclerosis: a 3 - year randomised trial. J Neurol, Neurosurg Psychiatry, 2011, 82 (12): 1344 - 1350.

[54] Le Page E, Leray E, Taurin G, et al. Mitoxantrone as induction treatment in aggressive relapsing remitting multiple sclerosis: treatment response factors in a 5 year follow - up observational study of 100 consecutive patients. J Neurol Neurosurg Psychiatry, 2008, 79 (1): 52 - 56.

[55] Smith DR, Weinstock - Guttman B, Cohen JA, et al. A randomized blinded trial of combination therapy with cyclophosphamide in patients - with active multiple sclerosis on interferon beta. Mult Scler, 2005, 11 (5): 573 - 582.

[56] Wynn D, Kaufman M, Montalban X, et al. Daclizumab in active relapsing multiple sclerosis (CHOICE study): a phase 2, randomised, double - blind, placebo - controlled, add - on trial with interferon beta. CHOICE investigators. Lancet Neurol, 2010, 9 (4): 381 - 390.

[57] Papadopoulos D, Mitsikostas DD. Nocebo effects in multiple sclerosis trials: a meta - analysis. Mult Scler, 2010, 16 (7): 816 - 828.

［58］ Ford CC, Johnson KP, Lisak RP, et al. A prospective open‐label study of glatiramer acetate: over a decade of continuous use in multiple sclerosis patients. Copaxone Study Group. Mult Scler, 2006, 12 (3): 309‐320.

［59］ Rudick RA, Lee JC, Cutter GR, et al. Disability progression in a clinical trial of relapsing‐remitting multiple sclerosis: eight‐year follow‐up. Arch Neurol, 2010, 67 (11): 1329‐1335.

［60］ Uitdehaag B, Constantinescu C, Cornelisse P, et al. Impact of exposure to interferon beta‐1a on outcomes in patients with relapsing‐remitting multiple sclerosis: exploratory analyses from the PRISMS long‐term follow‐up study. Ther Adv Neurol Disord, 2011, 4 (1): 3‐14.

［61］ Reder AT, Ebers GC, Traboulsee A, et al. Cross‐sectional study assessing long‐term safety of interferon‐beta‐1b for relapsing‐remitting MS. Investigators of the 16‐Year Long‐Term Follow‐Up Study. Neurology, 2010, 74 (23): 1877‐1885.

第 **15** 章

多发性硬化与中医学

第一节　概念与名称

多发性硬化（multiple sclerosis，MS）仅是西医学名称，在中医学中尚无 MS 的名称记载。中医学根据患者即时的症状特点来确定病名，如起病急骤、肢体不遂和活动困难称中风；突然视力下降、视物不清、凝视、复视和失明称视瞻昏渺；肢体麻木、感觉减退或皮肤发痒称麻木不仁；肢节疼痛或感觉过敏、皮肤疼痛、遇冷有疼痛感、针刺样疼痛或有烧灼感称痹证；如肢体痿软无力和活动困难称痿证；如以头晕为主或伴有恶心、呕吐和视物旋转称眩晕；如以肢体震颤为主、手颤不能握笔写字、不能持物和腿颤不能行走称颤证；亦有突发语言蹇涩甚至不能语言，称为语蹇或失语。因此，针对个体患者而言，不同病程中可有各种名称，如有头晕、视力下降、走路困难等不同的表现；不同的患者首发症状或者复发症状可类同亦可迥异。随着 MS 疾病本身的进展，肢体瘫痪、痿软无力成为大多数患者的主症，故我们通常将本病归入中医"痿证"的范畴。

第二节　发病学特点

一、病因病机

中医认为，本病多由外感六淫、内伤七情、素体禀赋不足或过于疲劳、卒遇外伤所致。

（一）外感六淫

外感风寒邪气，营卫被遏，卫气不能布于表，营气不能荣于里，肢体疼痛，发热恶寒；或感受风湿，困阻气血，经脉痹阻，气血运行不畅，皮肤肌肉失养，出现麻木不仁，肢体活动不利等症。或触冒暑热，伤气耗津，肌肉失养，痿软无力，活动不便。

（二）内伤七情

五脏功能正常则其所主的情志才能正常，七情的变化才能波动在正常的范围内；反之，七情平和有助于五脏功能保持正常，有利于脏腑之间关系维持平衡。若有强烈而持久的情志刺激，超过了脏腑自身的调节能力，就会直接损伤脏腑气血功能，出现相应脏腑功能失衡的症状。如《素问》中悲哀过度伤心、"思想无穷，所愿不得"，皆是痿证的重要原因。

（三）禀赋不足

禀赋源自于父母，是决定体质条件的先天因素。先天脾胃功能低下，脾气不足，运化功能失常，稍食即胀，气滞为湿，食滞为痰，饮食不能化生气血，酿生痰湿，痹阻气血，困厄机体，机体失养，肢体痿软无力；先天肝肾不足，容易手足心热，头晕耳鸣，视物模糊，腰膝酸软，筋骨痿软，月经量少，易生痿证。

（四）劳倦过度

疲劳包括心劳、体劳、房劳。心劳即劳心，思想驰骋，殚精竭虑，劳心过度，必暗耗心血，血脉失养，全身四肢肌肉失养而痿软无力；体劳过度，损伤脾气，脾主四肢肌肉，脾虚则肌肉失养；房劳过度，肾精亏虚，肾主骨生髓，肾虚则骨髓失充，所以过度劳倦是本病发病的重要原因。

（五）损伤

损伤既非外感亦非内伤，为中医病因中的不内不外因，损伤每于意外发生，突发损伤可以直接影响到人体气血的正常运行和脏腑功能的平衡，诸如外伤（外力撞击、敲打、挤压）瞬间，每每气血逆乱，五脏六腑四肢百骸均会失养；外科手术、拔牙、分娩等，每因恐惧亦会导致气血运行异常，故损伤可能系引发本病的重要因素。

二、MS 中医病机之虚实

MS 在中枢神经系统（central nervous system，CNS）内发病部位与病灶大小不同临床表现各异。根据笔者的临床观察，中医辨证属痿证者占 80％以上，其次是麻木不仁、视瞻昏渺、颤证、中风、头晕等。证候不外虚实两端，虚证以脾气亏虚、气血不足、肝肾阴虚（肾阴不足）、肾阳不足为多。其中肝肾阴亏（肾阴亏虚）占到总数的 80％以上，肾阳不足型次之，约 15％，神经功能损伤严重者通常系肾阳不足或阴阳两亏。肾阳不足亦可兼有脾气亏虚，单纯脾气亏虚、气血不足不多。标实包括痰、瘀、热、湿、水停、腑实、痰蒙窍闭，以出现的频次排列依次为瘀证、痰证、热证、湿证、水停、腑实、痰蒙窍闭。临床纯虚纯实证型少见，虚实夹杂是主体。痰瘀常是上述三型的伴发病机，且贯穿于疾病始终，湿热则一般出现在病程的某个阶段。

三、证候学要点

（一）临床表现（首发症状）

急性或亚急性起病，以复发-缓解为病程特点，复发-缓解型 MS（relapsing - remitting MS，RRMS）占本病的大多数。临床表现以运动、视觉、感觉异常、直肠和膀胱功能障碍多见。

1. 运动障碍　肢体软弱无力僵硬、有力量但不能协调；步态不稳、走路偏向或不能行走；足趾屈伸困难或双上肢抬举乏力。

2. 视觉障碍　视力下降甚至失明、视野缺损、光亮色彩异常（正常颜色变暗、变亮）、眼前有光闪烁、复视、凝视、斜视，眼睑下垂或眼球疼痛。

3. 感觉障碍　肢体有麻木感、疼痛感、针刺感、束带感、烧灼感、寒冷感、发痒感、窜电感、发胀感、发酸感或温度觉丧失等。

4. 二便障碍　尿失禁、不能憋尿、尿频、尿急或尿痛，每次排尿尿量少、排尿无力、等待时间长、以手按压腹部方能排出；大便失禁或大便困难（多日一次）、排便无力、大便时无排便感。

5. 性功能障碍　男子异常勃起或勃起困难；性欲减退。

6. 精神障碍　欣快、激动、淡漠、失眠、抑郁症、焦虑症。

7. 其他症状　反应迟钝、记忆减退、言语不能、语蹇语缓或呈吟诗样语言，痴呆、狂躁、癫痫、头痛、头晕等症状较为少见。

（二）证候特点

1. 肝肾阴虚　头晕头蒙，视物不清，肢体麻木，下肢无力，或耳鸣脑鸣，眼睛干涩，或腰酸，或盗汗，五心烦热，月经延期，经少色暗，舌质红，少苔，脉细数或细弦。

2. 肾阳不足（阴阳两虚）　形胖足肿，畏寒肢冷甚至下半身如入冰窖，步履困难，偏身无温热感觉，或麻木，小便失禁，或尿频量少，排尿等待，按压腹部方行，大便不调，或溏或秘，月经延期或闭经，或自觉皮肤发冷而皮下灼热，舌质淡胖衬暗，苔薄白，脉沉细。

3. 脾气不足　肢体活动尚可但不耐远足，远足则步态不整，须休息方可再走。肢体或麻或痒，麻呈间断性，视物正常，二便调和，纳少气短，动辄尤甚，舌质淡红，苔薄白，或白微腻，脉弱。

4. 痰热瘀阻　肢体麻木，下肢沉重，走路困难，或视物不清，心烦少寐，恶梦纷纭，口苦痰多，大便干结，数日一行，小便黄赤而短，唇紫，舌质暗红胖大，舌苔中黄而腻且厚，脉弦滑。

5. 湿热下注　下肢沉重，步履困难，小便黄赤短少，频急，或者尿痛，大便或者秘结（多日一次），或大便黏滞不畅，舌苔黄腻，脉细数或濡数。

四、鉴别诊断（中风、痹症、视瞻昏渺）

1. 中风　突然晕倒，不省人事，醒后半身不遂，语言蹇涩，口眼㖞斜，麻木不仁，发病年龄较大，50 岁以上者多见。中风患者常有高血压病、糖尿病病史。

2. 痹症　以四肢肌肉、关节疼痛为主要表现，或腰脊背疼痛，常与感受风寒湿等邪气有关，初起风胜则窜痛，部位不定，湿胜关节重痛肿胀，寒胜则疼痛剧烈。痹症患者日久不愈，可出现关节变形或者肌肉萎缩，小关节（如指关节）、大关节（如膝关节）是较为常见的关节变形。因此痹证是肌肉关节疼痛，而痿证系肌肉萎缩，如果两者同时出现称痿痹，《内经》有"痿痹"记载。

3. 视瞻昏渺　视物昏花不清，视野缺损，复视、斜视、凝视等。症状局限于眼，感觉丧失、运动异常。

第三节　中医辨证分型与西医疾病分型的关系

西医疾病分型和中医辨证分型似有内在的联系：MS 分 RRMS、继发进展型 MS（secondary progressive MS，SPMS）、原发进展型 MS（primary progressive MS，PPMS）和良性型四种临床亚型，其中以 RRMS 多见，约占 80% 以上。复发缓解呈阶梯样加重。每次急性复发时，由于正邪双方相争剧烈，以及采用糖皮质类固醇激素（以下简称激素）静脉点滴冲击及口服治疗助火伤阴，表现为头晕、头胀、面赤、易生痤疮、视力下降、视物模糊、下肢无力或沉重或萎软、行走困难，或不耐远行，心烦急躁，大便偏干，甚则干结难下，舌质干红，苔黄微腻干燥，脉细弦数，故此期的中医辨证以肝肾阴虚兼夹内热痰瘀最多。PPMS 患者发病后没有明显的缓解期，尽管经过积极的治疗，症状控制多不理想。SPMS 可由最初的良性型或 RRMS 发展而来，经过反复发作，神经功能缺损不断累加，症状不断加重。在中医辨证过程中，虽然证型错综复杂，虚证实证表现多端，似乎无规律可循，但根据经验而言，RRMS 以肝肾阴亏（肾阴亏虚）为主，随着反复发作，大剂量激素的使用，或自身病理特点，肾阴益亏，阳无化源，致肾阳渐虚，终而肾阳亏虚、肾之阴阳两虚。伴随肾阴日亏，损及肾阳的病理过程，神经功能缺损不断累加，西医分型从 RRMS 逐步转变成 SPMS。脾气不足临床相对少见，约 5%～10%，大致与良性型 MS 相当，在 RRMS 缓解期恢复良好者中亦可见及。痰热瘀阻和湿热下注，单独见于西医某型者较少。就临床实际而言，复合证型更为常见，肝肾阴虚合并痰热瘀阻是临床 MS 患者最常见的证型，此外，肝肾阴虚兼湿热下注者亦不少见。

第四节　多发性硬化治疗学要点

一、辨证论治概要

扶正祛邪是 MS 总的治疗法则，正气亏虚的宜扶正，包括滋补肝肾、补益脾气、补益气血、温壮肾阳，阴阳两虚者滋肾阴温肾阳并举。邪实的宜祛邪，分别以活血、化痰、清热、利水、通腑和豁痰开窍。补虚泻实，调和机体之气血、脏腑、阴阳，以恢复其平衡，改善症状，防止复发是治疗的主要目标。

滋补肝肾之阴从六味地黄丸、知柏地黄丸、大补阴丸、左归丸等方出入；补益脾气用补中益气汤、参苓白术散、人参归脾丸、香砂六君丸等出入；温壮肾阳选金匮肾气丸、右归丸加减。阴阳并补用地黄饮子、金匮肾气丸出入。活血化瘀用桃红四物汤出入，化痰包括燥湿化痰、清热化痰、温阳化痰、理气化痰，分别用二陈汤、温胆汤、苓甘五味姜辛汤、三子养亲汤，清热（泄热）以黄连解毒汤，利水以五苓散、苓桂术甘汤、真武汤等出入，通腑、豁痰开窍分别选承气辈、涤痰汤和安宫牛黄丸等出入。

二、MS 属五痿中骨痿，治疗以补肾为要

MS 虽然与多种中医病名有关，但归根结底与中医的痿证关系最为密切。然而痿证亦有五脏五体之分，《素问·痿论篇》将痿证分为肺、心、肝、脾和肾对应的痿躄、脉痿、筋痿、肉痿、骨痿，云："肺热叶焦，则皮毛虚弱急薄，著则生痿躄也；心气热，则下脉厥而上，上则下脉虚，虚则生脉痿，枢折挈胫纵而不任地也；肝气热，则胆泄口苦，筋膜干，筋膜干则筋急而挛，发为筋痿；脾气热，则胃干而渴，肌肉不仁，发为肉痿；肾气热，则腰脊不举，骨枯髓减，发为骨痿"，《内经》论痿虽有五痿之说，多有肢体无力表现。结合临床和影像，MS 与"肾气热，则腰脊不举，骨枯髓减"的骨痿最为接近。该病在"脑与髓"，肾主骨生髓，髓汇于脊柱为脊髓、汇于脑为脑髓。脑为诸阳之会，脊髓为督脉循行所过部位，督脉为阳脉之海，邪阻于脑或脊髓，常常导致阳气运行不畅，郁而化热，热盛为毒，毒热伤阴。此即《素问·痿论篇》所说的"肾气热"，"肾气热"是本病之因，骨枯髓减是本病之本，所以治疗着重补肾填精，滋水清热，结合化痰活血之品，临床证实了有效性。治疗痿证素有独取阳明之说，盖"阳明者，五脏六腑之海，主润宗筋，宗筋主束骨利机关也。……阳明虚则宗筋纵，带脉不引，故足痿不用也"。后期尤其是现代，治疗痿证多从此说。治痿独取阳明，乃"各补其荥通其俞，调其虚实"，因阳明为多气多血之经，从阳明经入手，调其荥、俞，就可调其虚实，达到治疗痿证的目的。诚然，痿证中肉痿（相当于重症肌无力，进行性肌营养不良）从健脾益气入手用补中益气汤等治疗亦属正确，因脾主四肢肌肉，实践证明大剂健脾益气之品治疗肉痿亦有效。另外，本病治疗时间长，须长时间连续服药，故结合考虑健脾益气亦是重要环节之一。所以补肾（肝）为主，结合调理脾胃，化痰活血，并根据临床症状对症用药，是治疗本病的重要环节。

三、MS 的中医对症治疗

（一）脊髓感觉障碍

麻木感、针刺感、束带感、烧灼感、寒冷感、发痒感、疼痛感、无温度觉等。

1. 麻木感　有单肢、单侧、四肢麻木，归属中医"痹"、"中风"等病证范畴，与《金匮》中的"不仁"同义，金以后有麻木症名。MS 的麻木多责之血虚、痰湿、瘀血，血虚当养血，以四物汤，重用当归、白芍，或用丹参；痰湿予燥湿行气化痰，用白芥子祛皮里膜外之痰、茯苓健脾利湿，以杜痰源；半夏和胆星善祛风痰；血瘀可予和血、活血、破血逐瘀，常用桃仁、红花、川芎、姜黄、桂枝、水蛭、蟅

虫等，根据血瘀轻重程度选定；麻木顽固不除，部位固定，可用虫类药，如全蝎、蜈蚣、僵蚕、白花蛇，搜风剔络。

2. 针刺感　多为瘀血所致，活血最为重要，桃仁、红花常用，另也根据部位不同选药，可以结合引经药，如上肢加姜黄、桂枝，下肢加牛膝、益母草、广地龙，头面部加川芎、天麻，胁肋部加柴胡、元胡。

3. 束带感　多系腰胁或者胸背部如系带紧束，范围大小不等。此症消除有一定难度，在胁肋部考虑为肝胆经循行部位，常用柴胡、制香附、川楝子等疏肝理气为主；偏于腰部者，或腰胁部者，舌质淡红或偏淡，用麻黄、细辛、附子、甘草温经散寒；偏于胸部用，舌质衬暗，考虑血府瘀血，用血府逐瘀汤出入活血化瘀，方中柴胡、桔梗上疏气机，牛膝、枳壳下理气机，结合桃红四物活血荣血，苔腻者减去地黄、白芍。加入瓜蒌、薤白，以豁痰理气宽胸。或用失笑散。对于上肢或下肢捆束感，结合《内经》"清阳实四肢"之意，系清阳不达四肢所致，当布达清阳，可适量佐于风药，如麻黄、桂枝、防风、羌活、独活等。

4. 烧灼感　多系气郁化火、痰热滞络或血热搏击而瘀，自觉灼热，触之不热，体温正常，分别给予清肝泻火，如夏枯草、黄芩、川楝子，清热化痰如胆星、天竺黄、广地龙，凉血活血如赤芍、丹皮、忍冬藤、络石藤。肝肾阴虚，相火沿脊背上炎，灼热阵作，可配伍桑白皮、地骨皮、丹皮，清金泻肝，取佐金平木之意，配怀牛膝以引相火下行。

5. 寒冷感　阴寒外束，阳气被遏，不能外达；或阳虚经脉失于温煦，加用温经通脉或温阳散寒之品，如桂枝、麻黄、附子、细辛、乌头等。但这类药物药力竣猛，温燥伤阴，不可长期内服。结合局部外用洗浴，也能收到良好效果。

6. 发痒感　多系阴虚或血虚，络脉失养，虚风内动。用当归、白芍、生地等滋阴养血，结合使用防风、白蒺藜等熄风止痒。

7. 疼痛感　侧重温经活血止痛，《内经·举痛论》云"寒气入经而稽迟，泣而不行，客于脉外则血少，客于脉中则气不通，故卒然而痛"。舌质淡红或偏淡方能温经散寒，温经散寒用附子、桂枝、细辛、麻黄等；活血止痛用路路通、元胡等，甚者加制乳香和制没药，但乳没气味难闻，容易造成恶心、反胃，少数尚可引起过敏反应，应当引起注意。活血的关键是血瘀，见舌质暗，或有瘀点、瘀斑，疼痛部位固定，刺痛即可。

8. 无温度觉　根据临床辨证，当补则补，当泻则泻，补以脾肾为主，泻以化痰活血通脉为要，并可结合药物外治（泡脚、洗浴）、艾灸足三里穴等，以疏通经脉，以促进温度感觉的恢复。

（二）颅神经损害

主要表现为视力障碍，如视力减退、复视、眼睑下垂或眼球震颤等。辨证用药结合"肝开窍于目"，临床上视力减退和复视多与肝肾精血不足、瘀阻眼络有关，补肝肾养精血，以六味地黄丸出入，活血药物选择水蛭、益母草、丹皮；眼睑下垂，在辨证用药的基础上重用黄芪，可从30g开始用至60g以上；眼球震颤加入平肝熄风之品，如天麻、钩藤、僵蚕，或重镇平肝，加生石决明、代赭石、珍珠母等。三叉神经疼痛发炎所致的面瘫、面肌痉挛、疼痛，可加用牵正散即白附子、僵蚕、全蝎，疼痛明显者结合活血通络或虫类搜风剔络之品，如广地龙、僵蚕。

（三）小脑症状（如共济失调、运动障碍）

常从地黄饮子出入，不伴语言障碍，去石菖蒲，舌质红或绛，去附子、肉桂；语言不利加郁金、生蒲黄。下肢萎软无力甚至瘫痪，加桑寄生、金狗脊、怀牛膝、广地龙。腿无力加炙龟板、鹿角霜血肉之品。舌红少苔加知柏地黄丸，舌苔白腻或黄腻四妙散加减。拘挛性瘫痪偏于活血，弛缓性瘫痪偏于补气。

（四）情绪障碍

主要表现为激动、淡漠、抑郁症、焦虑症。对于情绪异常的调节，实际上在本病的治疗过程中加减治疗即可，药物治疗重在调肝，盖肝主疏泄而调畅情志，兼顾运脾，理肺，补肾，宁心，理气化痰、清热活血，但一定要注意药物治疗的局限性，做好心理疏导是治疗的重要环节，既要让患者了解本病的相关知识，又要让患者树立战胜疾病的信心。良好的心理有助于提高药物治疗的效果。

（五）精神异常

狂躁型清心泻火，三黄泻心汤；通腑泻热，大小承气汤；重镇安神，生铁落饮；抑郁型舒肝顺气解郁，六郁散、柴胡舒肝散加减；益气养血，健脾宁心，归脾汤加减。

（六）记忆力减退、智力障碍、痴呆

脑髓通过督脉通于肾，髓消则肾虚，肾虚则髓消，表现为反应缓慢、健忘、智力减退，甚至痴呆，故补肾是治疗上述三症的重要环节，智力障碍、痴呆同时伴有痰瘀热作祟，故在不同时期，结合清热泻火，甚至通腑泻实，豁痰开窍，醒脑安神，健脑益智，对于改善症状和稳定症状都具有一定的作用。在智力障碍和痴呆的治疗中，一定要注意叮嘱患者及家属节制饮食，饮食过度，必然产生内热，内热过盛，即为壮火，"壮火食气"，壮火耗伤元气，而元气由精所化，故壮火耗精。同时，内热盛容易招致外风入侵，造成表里同病。所以，节制饮食是防止内热的重要的环节。通腑泄热是临床常用之法，腑气常通，则内热有出路，浊邪排出体外，以免浊邪害清，清窍神机失用，故有六腑以通为补之说。清内热常用连翘、薄荷、焦山栀、黄芩；通腑用酒大黄、炒枳实、大腹皮。选用人工牛黄则清热、化痰、通腑功能兼备。

（七）癫痫

无痰不作癫痫、痰化生风便作癫痫。本病的癫痫常在炎性脱髓鞘的急性期，一旦炎症控制，脱髓鞘病灶缩小，癫痫发作就自然减少，甚至不再发生。但是，由于脑部炎性脱髓鞘的反复发生，所以癫痫也可能迁延难愈，表现为慢性病程。对于慢性发作，中医多从脾来辨证。脾虚系痰湿之本，痰湿在肝气作用下化风发生癫痫。所以疏理肝气，化痰除湿，是治疗癫痫的有效方法。常用柴胡疏肝散、半夏白术天麻汤、香砂六君子汤、天麻钩藤饮等出入。药物有：白术、茯苓、党参、甘草、天麻、钩藤、清半夏、陈皮、胆星、炙远志等。痰湿或气滞化热者，结合清热之品。

（八）二便异常

小溲频急，或点滴而出，或点滴不出，视舌质红，苔黄腻，用清利湿热之品，如车前子、泽泻、焦山栀、黄柏，舌质淡红，苔薄白，当注意膀胱的温化功能，加桂枝、茯苓、乌药、仙灵脾、肉桂。膀胱功能的恢复是一个较长的过程，需要耐心的调理。相对而言，大便异常的治疗稍容易，急性期大便困难，可以用大黄、枳实、川朴，理气通便，对于不能自主排便，不要用攻下通便之品，在脏腑气血调整的基础上，结合疏肝理气之品，或者润肠通便之品，使大肠逐渐恢复自主排便功能。

对于 MS 的辨证治疗注意三个方面，一是在临床辨证的基础上，滋补肝肾和活血化痰贯彻始终。二是本病的临床症状"千人千面"，一定要注意治疗的个体化。做到对症下药。本病需要长时间的治疗用药，且亦会用及虫类药和矿物药，容易影响脾胃的功能，因此，必须注意顾护脾胃的功能，否则再好的治疗方案和治疗药物亦徒劳无益。三是心理治疗，身体不适、功能障碍造成抑郁、焦虑，药物上须结合疏肝柔肝，养血宁心安神，药物治疗与心理治疗紧密结合。通过中药长期的调治，脾旺肾强，骨强髓充，心

血充盈、肝气条畅，从而使 MS 患者减少复发，改善生活生存质量的目标变为现实。

第五节　常用中成药的选择

一、辨证治疗

1. 肝肾阴虚（肾阴不足）　见腰膝酸软，肢体痿弱无力，步态不正，视物模糊，头晕耳鸣，脑鸣失聪，舌红少苔，脉细，可以选用左归丸、六味地黄丸；兼五心烦热，潮热盗汗等阴虚内热表现者用知柏地黄丸、大补阴丸，头晕目眩明显者用杞菊地黄丸、杞菊地黄口服液，气短明显者则用麦味地黄丸。

2. 肾阳亏虚（脾肾阳虚）　见下肢痿弱无力，步态不正，视物模糊，畏寒肢冷，大便稀溏，或滞涩不畅，小便频数量少，不能憋尿，动则遗尿，舌质淡胖，脉沉细，选用右归丸、金匮肾气丸、附子理中丸。肾精不足：畏寒不显，面色淡白，腰膝酸软，耳鸣失聪，下肢肌肉萎缩明显，阳事不举，遗精早泄，系肾精不足，用河车大造丸，补肾填精。

3. 心脾两虚，气血不足　表现为面色萎黄、或苍白无华，纳少脘胀，心悸少寐，多梦，月经应至不至，或量多色淡，淋漓不尽，大便偏稀，四肢乏力，舌质淡，苔薄白，脉象细弱，选择人参归脾丸、人参养荣丸、八珍颗粒，养心健脾，气血并补；偏气虚者见气短懒言，面色少华，动则汗出，宜补气，用补中益气丸。

4. 湿热下注　双下肢沉重，微肿胀，小便短赤，频急，大便或干结，或黏滞不爽，舌质偏红，苔薄黄腻，脉细，用四妙丸。

5. 痰瘀内阻　肢体麻木胀痛者，舌红苔腻者，用小活络丸。

6. 寒湿痹阻，气滞血瘀者　畏寒肢冷，手足发冷，或胀或麻或疼，或无痛温觉，舌质淡胖，苔薄白，脉细或沉细，用大活络丸散寒祛湿，理气活血。

7. 失眠　兼心烦惊悸，头晕，耳鸣，健忘，五心烦热，口干少津，脉细数，腰酸膝软，心肝阴血不足，心火偏旺，治疗宜滋阴养血，清心泻火，天王补心丹，朱砂安神丸；多寐易醒，头晕心悸，神疲纳少，面色少华，心脾两虚，可用人参归脾丸。

二、对症用药

1. 肢体痿软无力　选用六味地黄丸、知柏地黄丸、大补阴丸补益肝肾阴虚；选用金匮肾气丸温补肾阳治疗肾阳不足或者脾肾阳虚者。用河车大造丸补肾填精。

2. 肢体麻木　用天麻丸、全天麻胶囊、天麻杜仲胶囊祛风通络，用四妙丸清热利湿。

3. 皮肤灼热　用知柏地黄丸滋阴清热。

4. 局部疼痛　肢体疼痛用大活络丸、小活络丸温经散寒，活血通络，胸痛用血府逐瘀胶囊理气活血。

5. 偏身不遂　消栓通络颗粒（补阳还五汤）益气活血通络、大活络丸温经散寒，活血通络。

6. 视力减退　用杞菊地黄丸、石斛夜光丸补益肝肾。

7. 大便障碍　用麻仁润肠丸润肠通便，用六味安消胶囊清热通便。

8. 情绪不稳　用丹栀逍遥颗粒养血清热，疏肝理气。

9. 失眠　肝血不足，心火偏旺用天王补心丸，心火上炎用朱砂安神丸，心血不足，肾阴亏虚，用柏子养心丸；心火上炎，肾水不足，水火不济，用磁朱丸，心脾两虚，气血不足用人参归脾丸。

10. 头晕　选养血清脑颗粒养肝血、滋肾水、潜肝阳，用诺迪康、银杏胶囊活血通脉。

11. 股骨头坏死（骨质疏松）　用补肾之品如肾骨胶囊、仙灵骨宝胶囊、右归丸、左归丸等。

12. 性功能减退　用丹栀逍遥丸养血调肝，用左归丸、六味地黄丸滋补肾阴，用右归丸、金匮肾气丸温肾壮阳，应用人参养荣丸补益气血。

第六节 针灸治疗

一、灸法

灸法是借灸火的热力给人体以温热性的刺激，通过经络腧穴作用，达到防病、治病的目的。一般施灸的原料用艾为主。

1. 作用 艾叶气味芳香，容易燃烧，燃艾灸治，可以温通经脉，行气活血，驱除寒湿、回阳救逆。具体方法包括艾炷灸和艾卷灸。

2. 适应证 适用于 MS 患者中医辨证具有气虚、阳虚或兼有寒湿瘀阻者，对于湿热、实热及阴虚内热者均不适合使用灸法。

3. 方法 艾炷灸包括直接灸和间接灸。直接灸：将大小适宜的艾炷（纯净的艾绒用手捏成圆锥形），直接放在皮肤上施灸，若施灸时须将皮肤烧伤化脓，愈后留有瘢痕称瘢痕灸，不留瘢痕称无瘢痕灸。对 MS 我们主张无瘢痕灸。间接灸指药物将艾炷与施灸部位的皮肤隔开，如以生姜隔开的称隔姜灸，用食盐隔开的称隔盐灸。艾卷灸就是用现成的艾卷（医院或药店有售）点燃后，将点燃的一头熏灼穴位。当然，灸法还有温针灸、温灸器灸、灯草灸和白芥子灸等其他灸法。选择一种即可。

4. 穴位选择 循督脉经取穴，如大椎、风府（当心烧到头发）；或选择背部的腧穴，如肾腧、脾腧、关元腧、气海腧、膀胱腧等。当然对于四肢功能或感觉障碍，也可循经取穴施灸，如足三里、丰隆、阴陵泉、三阴交等。疲乏为主，可以灸足三里、关元、气海。

5. 注意事项 颜面、五官不宜施灸；孕妇的腹部和腰骶不宜施灸；施灸不宜过长，一旦出现小水泡，不要擦破，自然吸收，水泡较大的可用消毒针刺破放水，并注意局部皮肤清洁护理；对于肢体残障比较严重者，须有他人协助施灸，不宜单独操作，以免烫伤皮肤，甚至引起火灾等后果。

二、针刺

1. 治法 醒脑开窍。

2. 选穴 华佗夹脊，取穴：双侧内关、人中、三阴交、极泉、尺泽、委中、风池、完骨、天柱、足三里、阳陵泉、太冲、太溪。

3. 针刺手法 三阴交、太溪、风池、完骨、天柱行补法，内关、人中、极泉、尺泽、委中、太冲行泻法，余穴平补平泻。华佗夹脊：$C_1 \sim C_7$、$L_2 \sim L_5$。

4. 穴位加减 以视力下降、视物不清为主者，选穴睛明、球后、光明等；以肢体麻木、疼痛为主者，针刺手足阳明经和膀胱经穴，法在滋补肝肾，养血明目，壮骨强筋。亦有观点认为头针、耳针、体针应同时或交替使用，如头针取运动区上 1/5、平衡区、视区；耳针取肾上腺、皮质下、内分泌；体针取脾俞、肾俞、腰阳关、环跳、殷门、委中、承山等。针灸对机体机能的调节具有双向性，特别是针灸对神经内分泌免疫调节网络具有整体调控的作用，从而维持机体内分泌免疫的稳态平衡。

第七节 调摄护理

注意预防感冒，感冒时容易引起症状反复或加重，一旦感冒需要休息、多饮水，及时以中医辨证治疗。

1. 切忌过于疲劳 MS 患者要学会自己减负，减少自身工作、学习、体力劳动的强度，保证有较充足的休息时间。如果与同事共同承担某项工作或劳动，要事先沟通，争取其理解。

2. 注意调节情绪　保持平衡平静的心态，疾病稳定时不要过于高兴，得意忘形；症状波动甚至复发时，切忌过度悲观，自暴自弃，要鼓励自己战胜疾病，充满希望地过好每一天生活；如果有焦虑症、抑郁症应当及时治疗。

3. 保证睡眠质量　如有睡眠不佳，及时调整生活作息时间，采取药物或针灸、按摩等非药物治疗。

第八节　古代痿证文献举隅

MS 在中医临床上虽有多个名称，如痿证、中风、视瞻昏渺、肢体不仁等，但笔者在临床上发现，绝大多数 MS 患者均有肢体无力，行走不便症状，即中医属于痿证范畴。今天重新学习《内经》有关痿证的理论，梳理后世医家对痿证理论的继承和发展的脉络，有助于我们加深对中医痿证的概念、病因、病机、治法、方药的认识，拓宽中医治疗 MS 的临证思路，对提高中医治疗 MS 的临床疗效具有重要的指导意义。

一、痿证的概念、成因及相关名称

（一）痿证的概念

痿证指局部或肢体肌肉萎缩，肢体痿废不用。《医宗必读》指出手足痿软而无力，百节缓纵而不收，证名曰痿。东汉许慎《说文解字》云："痿，痹也"，显而易见将痿与痹混同。痿证是以不痛为临床特点，痹证则以关节肌肉疼痛为特点。

（二）痿证的成因

痿证的成因是什么？剖析《素问·痿论篇》以及《内经》的其他篇章，综合后世名家所述，痿证的病因大致归纳如下：

1. 悲哀过度伤心

《素问·痿论篇》云："悲哀太甚，则胞络绝，胞络绝，则阳气内动，发则心下崩，数溲血也。故《本病》曰：大经空虚，发为肌痹，传为脉痿。"心主身之血脉，阳气内动，迫血妄行而出血，血出而脉空虚而失养，此为心痿。

《素问·疏五过论》云："始富后贫，虽不伤邪，皮焦筋屈，痿躄为挛。"《医经原旨》指出："始富后贫，虽不伤邪，皮焦筋屈，痿躄为挛。忧思思虑则心肺俱伤，气血俱损，故为是病。"意为社会地位变化，七情损伤心肺气血，导致痿证，表现为"痿躄为挛"。

2. 思虑与房劳过度

《素问·痿论篇》云："思想无穷，所愿不得，意淫于外，入房太甚，宗筋弛纵，发为筋痿，及为白淫，故《下经》曰：筋痿者，生于肝使内也。"肝主身之筋膜，此为肝痿。思则气结，思虑过度则伤脾，所愿不得，情志不遂则伤肝，入房太甚易伤肾。思虑房劳损伤脾肝肾三脏，导致痿证。

3. 居处湿地伤脾

《素问·痿论篇》云："有渐于湿，以水为事，若有所留，居处相湿，肌肉濡渍，痹而不仁，发为肉痿。故《下经》曰：肉痿者，得之湿地也。"脾主身之肌肉，湿邪伤脾，脾气不能濡养四肢肌肉，此为脾痿，即肉痿。

《内经》中湿邪或湿热致痿的记载还有多处，如《素问·生气通天论篇》云："湿热不攘，大筋緛短，小筋弛长，緛短为拘，弛长为痿"；《素问·气交变大论篇》云："岁土太过雨湿流行，肾水受邪。民病腹痛，清厥意不乐，体重烦冤，上应镇星。甚则肌肉萎，足痿不收，行善瘈，脚下痛，饮发中满食减，四支不举"；《灵枢·九宫八风》曰："此八风皆从其虚之乡来，乃能病人，三虚相抟，则为暴病卒死。两实一虚，病则为淋露寒热。犯其雨湿之地，则为痿。故圣人避风，如避矢石焉。其有三虚而偏重于邪风，则为击仆偏枯矣"。

湿为何致痿？《医经溯洄集》解释道："虽然湿本长夏之令，侵过于秋耳，纵使即发，亦近于过时而发者矣，此当只以秋发病为论，湿从下受，故于肺为咳，谓之上逆。夫肺为诸气之主，今既有病，则气不外运，又湿滞经络，故四肢痿弱无力，而或厥冷也。"所以湿邪致痿，一是影响了肺，使肺主一身之气的功能失司，肺气不降反上逆，而咳嗽；一是湿邪直接阻滞经络，造成四肢痿弱无力。

4. 天热远足伤肾

《素问·痿论篇》云："有所远行劳倦，逢大热而渴，渴则阳气内伐，内伐则热舍于肾，肾者水藏也，今水不胜火，则骨枯而髓虚，故足不任身，发为骨痿。"故《下经》曰："骨痿者，生于大热也。"肾主身之骨髓，此为肾痿。

《难经·十四难》曰："一损损于皮毛，皮聚而毛落；二损损于血脉，血脉虚少，不能荣于五脏六腑也；三损损于肌肉，肌肉消瘦，饮食不为肌肤；四损损于筋，筋缓不能自收持；五损损于骨，骨痿不能起于床者死；从下上者，皮聚而毛落者死。"损伤皮毛、血脉、肌肉、筋脉、骨，均可以成痿，骨痿系痿证中的重症，"不能起于床者死"。

5. 所欲不遂

《素问·痿论篇》云："肺者，藏之长也，为心之盖也；有所失亡，所求不得，则发肺鸣，鸣则肺热叶焦，故曰，五藏因肺热叶焦，发为痿躄，此之谓也。"

《素问·至真要大论》云："诸痿喘呕，皆属于上。"《医经原旨》解释："诸痿喘呕，皆属于上；痿有筋痿、脉痿、骨痿、肉痿之辨，故曰'诸痿'。凡肢体痿弱，多在下部，而曰'属于上者'，如五脏使人痿者，因肺热叶焦，发为痿躄也。肺居上焦，故属于上。"

《儒门事亲》云："大抵痿之为病，皆因客热而成。好以贪色，强力过极，渐成痿疾。故痿躄属肺，脉痿属心，筋痿属肝，肉痿属脾，骨痿属肾，总因肺受火热，叶焦之故。相传四脏，痿病成矣。直断曰痿病无寒。故痿之作也，五月、六月、七月，皆其时也。午者，少阴君火之位；未者，湿土庚金伏火之地；申者，少阳相火之分。故痿发此三月之内，以为热也。故病痿之人，其脉浮而大。刘完素《素问玄机原病式》曰："病痿，皆属肺金。大抵肺主气，病则气祍郁。至于手足痿弱，不能收持，由肺金本燥，燥则血液衰少，不能荣养百骸故也。所以五脏之痿，其始在肺。"

6. 膏粱太过

《素问玄机原病式》说："至如筋痿骨痹，诸所出不能为用，皆热甚郁结之所致也。"强调热邪是筋痿骨痹的原因。《医经原旨》说："凡治消瘅、仆击、偏枯、痿、厥、气满发逆、肥贵人，则高粱之疾也。……偏枯，半身不遂也。痿，痿弱无力也。"上述诸多疾病包括痿证在内，均是过食膏粱厚味产生内热，损伤脏腑所致。膏粱可以导致痈疽也可产生痿厥，那么痈疽与痿厥有何关系？《灵枢·痈疽》论述痈疽时指出："大热不止，热胜则肉腐，肉腐则为脓。然不能陷，骨髓不为焦枯，五脏不为伤，故名曰痈"，即热胜伤肉，肉腐为脓，是为痈；若是疽，热胜伤及骨髓，骨枯髓减，也可为痿证、骨痿。所以，膏粱厚味，产生内热，直接损伤骨髓成痿，也可以变生痈或疽，后者伤及骨髓成痿。

综合上述所云，痿证的病因系外感湿、热（居处相湿、逢大热）、内伤七情（思虑无穷，所愿不得，有所亡失，所欲不得，所欲不遂，悲哀太甚）、体力过劳（远行劳倦）、房劳过度（入房太甚）、饮食不当（高粱之疾）、内伤五脏，发为痿证。痿证是在五脏虚损的基础上形成的。陈无择指出，"痿则内脏不足所致，但不为任用，更无痛楚，此血气之虚。"强调内脏不足，乃血气之虚的结果。李东垣在《脾胃论》中强调在胃虚元气不足是其原因："夫饮食劳役皆自汗，乃足阳明化燥火，津液不能停，故汗出小便数也。

邪之大者莫若中风，风者百病之长，善行而数变，虽然，无虚邪，则风雨寒不能独伤人，必先中虚邪，然后贼邪得入矣。至于痿、厥逆，皆由汗出而得之也。"指出胃虚汗出，贼邪得入，胃虚是成痿的前提。

二、痿证的相关名称

（一）痿躄

痿躄出自《素问·痿论》："五藏因肺热叶焦，发为痿躄"。《丹溪心法》云："《内经》肺主诸气，畏火者也。脾主四肢，畏木者也。嗜欲无节，则水失所养，火寡于畏，而侮所胜，肺得火邪则热矣。肺既受热，则金失所养，木寡于畏，而侮所胜，脾得木邪而伤矣。肺伤则不能管摄一身，脾伤则四肢不能为用而诸痿作矣。"丹溪解释了为何"肺热叶焦"导致五脏痿证，他认为，火热损伤肺金，金气受损而不能制木，木旺乘土，土伤则气血生化无源，四肢失养而痿。《证治汇补》指出，"诸痿有皮、脉、筋、肉、骨五痿之名，应乎五脏。肺主皮毛，脾主肌肉，心主血脉，肝主筋膜，肾主骨髓。惟喜怒劳色，内脏虚耗，使皮肤血脉肌肉筋膜骨髓，无以运养，故致痿躄。"五脏损伤，气血不足，五体失养而痿躄。

痿躄与肺关系密切，《医经原旨》云，"肺痿者，皮毛痿也。盖热乘肺金，在内则为叶焦，在外则皮毛虚弱而为急薄；若热气留着不去而及于筋脉骨肉，则病生痿躄。躄者，足弱不能行也。"所以痿指痿弱无力，而躄特指足弱无力，不能行走。痿躄合用，也指足弱无力，不能行走。

（二）痿厥

痿厥出自《素问·阳明别论》："三阳为病，发寒热，下为痈肿，及为痿厥……"《素问·四气调神大论篇》："冬三月，此谓闭藏，……逆之则伤肾，春为痿厥。"痿厥指四肢痿软无力而伴有寒冷（寒厥）或发热（热厥）。

《脾胃论》指出："病甚则传肾肝为痿厥。厥者，四肢如在火中为热厥，四肢寒冷者为寒厥。寒厥则腹中有寒，热厥则腹中有热，为脾主四肢故也。若肌肉濡溃，痹而不仁，传为肉痿证，证中皆有肺疾，用药之人当以此调之。气上冲胸，皆厥证也。痿者，四肢痿软而无力也，其心烦冤不止。厥者，气逆也，甚则大逆，故曰厥逆。其厥、痿多相须也。"痿与厥相伴出现，系痿证中较重者，厥系足厥阴肝经之主病，系三阴之极，有厥逆胜复之变，故说痿易病已及肝肾。

（三）痿易

痿易出自《素问·阳明别论》："三阴三阳发病，为偏枯，痿易，四肢不举。"《经》所谓"太过则令人四肢不举"，又曰"土太过则敦阜"。阜，高也；敦，厚也。既厚而又高，则令除去。此真所谓膏粱之疾，非肝肾经虚。何以明之？《经》所谓"三阳三阴发病，为偏枯痿易，四肢不举"。王（王冰）注曰："三阴不足，则发偏枯；三阳有余，则为痿易。易，谓变易常用，而痿弱无力也。"《素问病机气宜保命集》："三阴不足责之寒，寒致偏枯；三阳有余责之热，热致痿易，痿易即痿弱无力。"

（四）痿痹

痿痹出自巢源方的《诸病源候论》："夫风寒湿三气合为痹。病在于阴，其人苦筋骨痿枯，身体疼痛，此为痿痹之病，皆愁思所致，忧虑所为。"又云："诊其脉，尺中虚小者，是胫寒痿痹也。"尺脉候肾，尺中虚小者肾虚是矣。

《医宗金鉴》指出痿痹有别："痿痹之证，今人多为一病，以其相类也。然痿病两足痿软不痛，痹病通身肢节疼痛。但观古人治痿，皆不用风药，则可知痿多虚，痹多实，而所因有别也。"从临床表现和病机治疗两方面指出了痿与痹的不同，前者不痛多虚宜补益，后者疼痛多实可祛风。

（五）解㑊

《证治汇补》云："解㑊者，脊脉痛痛而少气懒言。"《内经》："行迹懈怠，筋脉驰解，坐行不任，尺脉缓涩，此即痿类也。"解㑊是否属痿证的别称，待考。

三、痿证的临证症状和脉象

（一）五脏痿证的临床症状

中医认为，五藏使人痿。现代医学则认为，支配肌肉的神经损伤后，神经不能营养肌肉，造成肌肉萎缩而痿。中医以五脏为核心、以整体辨证为其特点，五体归属于五脏。热伤五脏致五脏痿证，五脏痿证病在五脏，也表现在五体。痿证共同表现手足痿软而无力、百节缓纵而不收，不同点则与五脏各自生理、病理特点有关：肺痿则皮毛虚弱急薄；心痿则肢节屈伸困难，腿下垂，无力支撑身体；肝痿则口苦、筋拘急，如《素问·五常政大论》说："阳明司天，燥气下临，肝气上从，筋痿不能久立"；脾痿则口干渴，肌肉不仁，《素问·脏气法时论》说："脾病者，身重，善饥，肉痿，足不收行，善瘛，脚下痛"；肾痿而腰脊不举，站立行走困难。五脏病变引起对应的五体症状，"肺热者色白而毛败，心热者色赤而络脉溢，肝热者色苍而爪枯，脾热者色黄而肉蠕动，肾热者色黑而齿槁"。通过五体症状辨证，对临床用药具有指导意义。在五脏痿证中，为什么肺占有主导地位呢？盖肺为五脏之华盖，为水之上源，"有所失亡，所求不得，肺鸣肺热叶焦"。即水之上源不足，清肃之令失司，津液和水谷精微不能敷布，导致五脏六腑失却滋养而痿，就好比天不降雨，造成庄家、树木枯萎。

（二）痿证的脉象

1. 缓脉

痿证的脉象没有特异性，相对而言缓脉比较常见。如《濒湖脉学》指出："痿病肺虚，脉多微缓。或涩或紧，或细或软"，"缓脉营衰卫有余，或风或湿或脾虚。上为项强下痿痹，分别浮沉大小区"，"弱脉阴虚阳气衰，恶寒发热骨筋痿。多惊多汗精神减，益气调营急早医"。《医经原旨》："缓甚为痿厥，微缓为风痿，四肢不用，心慧然若无病；脾脉宜缓，而缓甚则热，脾主肌肉四肢，故脾热则为肉痿及为厥逆。若微缓则为风痿、四肢不用者，以土弱则木生风也，亦曰脾风痿。弱在经而藏无恙，故心慧然若无病。"

2. 其他脉

《医经原旨》又云："微滑为骨痿，坐不能起，起则目无所见；若其微滑，亦由火王，火王则阴虚，故骨痿不能起，起则目暗无所见。"微滑为骨痿，是对《灵枢·邪气脏腑病形篇》"肾脉微滑为骨痿，坐不能起，起则目无所见"的解释。《儒门事亲》说"故病痿之人，其脉浮而大"，脉浮而大也是痿证的脉象之一。

（三）痿证的治法要点

1. 独取阳明——针刺阳明经，调节阳明经气血

《素问·痿论篇》强调"治痿者独取阳明"，盖"阳明者，五藏六府之海，主闰宗筋，宗筋主束骨而利机关也。冲脉者，经脉之海也，主渗灌谿谷，与阳明合于宗筋，阴阳揔宗筋之会，会于气街，而阳明为之长，皆属于带脉，而络于督脉。故阳明虚则宗筋纵，带脉不引，故足痿不用也。"《灵枢·根结篇》又云："阳明为阖，阖折则气无所止息，而痿疾起矣。故痿疾者取之阳明，视有余不足。无所止息者，真气稽留，邪气居之也。"

《内经》时代针灸治疗占绝对的主导地位，《素问·痿论》提出的治痿"独取阳明"特指针刺是无疑的，但是后世治疗更多的重心在药物治疗。

2. 独取阳明——药物治疗以阳明为核心

后世治痿独取阳明多指药物治疗，如《医宗金鉴·杂病心法要诀》云："五痿皆因肺热生，阳明无病不能成"，意思是痿证虽然始于肺热叶焦，但其发病是因为阳明（即脾胃）气血受困、气血不足，肢体失养所致，所以治疗要从调节阳明脾胃气血入手。其治法更是以胃为核心，"痿燥因何治湿热，遵经独取治阳明，阳明无故惟病肺，胃壮能食审证攻，控涎小胃湿痰热，阳明积热法三承，胃弱食少先养胃，久虚按证始收功"。强调药物治疗脾胃对于治痿的重要性。所列的方剂无不体现着治痿"独取阳明"的思想。

李东垣对"独取阳明"有自己的解释，故《下经》曰："骨痿者，生于大热也。此湿热成痿，令人骨乏无力，故治痿独取阳明。时当长夏，湿热大胜，蒸蒸而炽。人感之多四肢困倦，精神短少，懒于动作，胸满气促，肢节沉疼；或气高而喘，身热而烦，心下膨痞，小便黄而少，大便溏而频，或痢出黄糜，或如泔色；或渴或不渴，不思饮食，自汗体重；或汗少者，血先病而气不病也。其脉中得洪缓，若湿气相搏，必加之以迟，迟病虽互换少差，其天暑湿令则一也。"即认为，长夏湿热，困遏脾胃，造成骨乏无力之骨痿，治疗从脾胃入手，清利湿热，治疗骨痿。李东垣所说的"独取阳明"，也是指的药物治疗。

3. 补益肝肾

痿证涉及五脏，但是肾虚致痿在痿证的论治中占有重要的地位。盖肾为五脏之根、久必及肾。《灵枢·口问》曰："下气不足，则乃为痿厥心悗"，下气即下焦之气不足，也即肾气不足（肝也在下焦，肝肾同源，补肾蕴含补益肝肾之意）。肾主骨生髓，髓汇于脑为脑髓、汇于脊柱为脊髓，"髓海充足，则轻劲有力，自过其度；髓海不足，则脑转耳鸣，胫酸眩冒，目无所见"。

肾虚精亏致痿《内经》还有多处记载，《素问·四气调神大论篇》曰："冬三月，此谓闭藏，水冰地坼，无扰乎阳，早卧晚起，必待日光，使志若伏若匿，若有私意，若已有得，去寒就温，无泄皮肤，使气亟夺，此冬气之应，养藏之道也。逆之则伤肾，春为痿厥。"冬不养精，春天发生痿厥。

《灵枢·本神》曰："恐惧而不解则伤精，精伤则骨痠痿厥，精时自下。"恐惧伤肾，肾伤不能固精，遗精滑精，精损不能生髓养骨，则骨酸痿厥。

《难经·十四难》也强调肾虚骨痿。"五损损于骨，骨痿不能起于床者死"、"然，足少阴气绝，即骨枯。少阴者，肾脉也"。描述了肾虚骨痿的病机和症状。

《难经·五十六难》曰："肾之积名曰贲豚，发于少腹，上至心下，若豚状，或上或下无时。久不已，令人喘逆，骨痿，少气。以夏丙丁日得之。何以言之？脾病传肾，肾当传心，心以夏适王，王者不受邪，肾复欲还脾，脾不肯受，故留结为积。"《杂病源流犀浊·肾病源流》曰："肾之积，曰奔豚……皆由肾虚，脾家湿邪下传客肾所致。"贲豚即奔豚，皆责之肾虚，久不已，可以发为喘逆、骨痿、少气。

徐灵胎《兰台规范》指出："《内经》针痿之法，独取阳明，以阳明为诸筋总会也，而用药则补肾为多，以肾为筋骨之总司也。养其精血而逐其风痰，则大略无误也。"提出药物治疗的大法是补肾，而针刺治疗则是"独取阳明"。

《儒门事亲》指出："痿之为状，两足痿弱，不能行用。由肾水不能胜心火，心火上烁肺金；肺金受火制，六叶皆焦，皮毛虚弱，急而薄着，则生痿躄。躄者，足不能伸而行也；肾水者，乃肺金之子也。令肾水衰少，随火上炎。肾主两足，故骨髓衰竭，由使内太过而致。"亦强调肾亏在痿证的重要性。

4. 辨证论治

独取阳明、补益肝肾虽然是痿证的重要治法，但辨证论治才是治疗痿证的灵魂。而辨证的原则就是虚者补之，实者泻之，损有余，补不足，以达到阴阳平衡的目的。

（四）痿证的治疗取穴与方药

1. 针刺治疗独取阳明

从经脉来说阳明指阳明经，阳明经多气多血。"独取阳明"的具体操作是"各补其荥而通其俞，调其虚实，和其逆顺，筋、脉、骨、肉各以其时受月，则病已矣"。

《医经原旨》指出："诸经之所溜为荣，所注为俞。补者所以致气，通者所以行气，上文云独取阳明，此复云"，各补其荣而通其俞"盖治痿者当取阳明，又必察其所受之经而兼治之可也。"具体治疗取穴如下：

肺热叶焦，则肺喘鸣，生痿躄，色白而毛败者。补其荣鱼际，通其俞太渊。心热生脉痿，数溲血，枢不相提挈，胫纵不能任用于地，色赤而络脉溢者。补其荣劳宫，通其俞太陵。肝热生筋痿，下白淫，口苦，筋急挛，色苍而爪枯者。补其荣行间，通其俞太冲。肾热生骨痿，足不任身，腰脊不举，骨枯髓减，色黑而齿槁者。补其荣然谷，通其俞太溪。脾热生肉痿，干渴，肌肉不仁，色黄而蠕动者。补其荣大都，通其俞太白。

当然，痿证的针刺治疗除"独取阳明"以外，亦有其他治法：《医经原旨》痿躄足不收，取之少阳、阳明之别。经云："足少阳之别，名曰光明，去踝五寸，别走厥阴。虚则痿躄，坐不能起，取之所别也。"又云："淫泺胫痿不能久立，治少阳之维，在外踝上五寸。"又云："足阳明之别，名曰丰隆，去踝八寸，别走太阴，其病虚则足不收，胫枯，取之所别者是也。"

骨痿懈惰，取足少阴髓海。经云："少气，身漯漯也，言吸吸也，骨酸懈惰不能动，补足少阴。"又云："脑为髓之海，其俞上在于其盖，下在风腑。髓海不足，则脑转耳鸣，胫酸，懈怠安卧。审其俞而调其虚实者是也。百节弛纵，取脾手太阳之络。"经云："脾之大络，名曰大包，出渊腋，下脓三寸，布胸胁，虚则百节尽皆纵，此脉若罗络之血者，取之脾之大络也。"又云："手太阳之别，名曰支正，上腕五寸，实则节弛肘废，取之所别者是也。"

《甲乙经》曰："痿不相知，太白主之。一云耳重，骨痿不相知。足下缓失履，冲阳主之。足缓不收，痿不能行，不能言，手足痿躄不能行，地仓主之。"

2. 药物治疗独取阳明

从脏腑来说，阳明则指脾脏胃腑，脾胃乃后天之本，气血生化之源。刘河间以白术黄芪散（白术、黄芪、当归、黄芩、芍药、石膏、甘草、茯苓、寒水石、官桂、人参、川芎），治五心烦，自汗，四肢痿劣，饮食减少，肌瘦昏昧。《素问病机气宜保命集》

李东垣认为："夫痿者，湿热乘肾肝也，当急去之。不然，则下焦元气竭尽而成软瘫，必腰下不能动，心烦冤而不止也。"以清暑益气汤（黄芪、苍术、升麻、人参、白术、橘皮、神曲、泽泻、甘草、黄柏、当归身、麦门冬、青皮、葛根、五味子）清利湿热，健脾益气。治疗痿证，指出"如行步不正，脚膝痿弱，两足欹侧者，已中痿邪，加酒洗黄柏、知母三分或五分，令二足涌出气力矣。"《脾胃论》

在《兰室秘藏》又以健步丸（防己、羌活、柴胡、滑石、炙甘草、瓜蒌根、泽泻、防风、苦参、川乌、肉桂）清热利湿为主，治膝中无力，伸而不得屈，屈而不能伸，腰背腿膝沉重，行步艰难。

《丹溪心法》强调："痿，断不可作风治而用风药。湿热、痰、无血而虚、气弱、瘀血。湿热，东垣健步方中，加燥湿降阴火药。芩、柏、苍术之类。湿痰，二陈汤中加苍术、黄芩、黄柏、白术之类，入竹沥。气虚，四君子汤加苍术、黄芩、黄柏之类。血虚，四物汤中加苍术、黄柏，下补阴丸。亦有食积妨碍不得降者，亦有死血者。"

对于丹溪不可以风药治痿的观点，明代汪纶在《明医杂着·风症》中更有发挥："瘫痪痿软之病，此是无血及兼痰火湿热耳。古人云不可作风治，而用风药，谓小续命汤、西州续命汤、排风汤等药，如羌活、防风、麻黄、桂枝、乌头、细辛等剂，皆发散风邪，开通腠理之药，若误用之，阴血愈燥也。"盖风药发散，易伤阴血。

叶天士记载了多个治疗痿证的医案也强调阳明，如"痿躄，食下呕恶，脘闷，当理阳明。金石斛、茯苓、橘白、半夏曲、木瓜、谷芽"。"阳明之脉，主束筋骨，而利机关。今行走皆艰，纳谷甚少，腹中气攻，头痛，自悲忧五年，日加衰惫，如《灵枢经》论痿云：意伤忧悲愁则肢废也。枸杞、当归、防风根、黄芪、沙蒺藜、元参、牡蛎、羚羊角。"《叶氏医案存真》所载这两个医案从阳明入手调治，盖阳明是气血之源，主束筋骨，而利机关。正如叶氏本人强调："内经论治痿独取阳明，无非流通胃气。盖胃脉主乎束筋骨利机关窍也。"《临证指南医案》

《临证指南医案》载，湿盛困脾或脾生内湿，肌肉不用，如"雨湿泛潮外来，水谷聚湿内起，两因相凑，经脉为痹。始病继以疮痹，渐致痿软筋弛，气随不用，湿虽阻气，而热蒸烁及筋骨，久延废弃有诸"，以大豆黄卷、飞滑石、杏仁、通草、木防己，清热利湿。《未刊本叶氏医案》载，治疗"下虚湿浊，腿软无力"，以"杜仲、虎胫骨、巴戟、木瓜、白蒺藜、萆薢"，可见痿证并非单纯病机，常虚实夹杂，治疗宜补虚泻实兼顾。

王清任创黄芪赤风汤（黄芪、赤芍、防风），治瘫腿，组方如补阳还伍汤，重用生黄芪二两，取其补气率血，强调"此方治诸病皆效者，能使周身之气通而不滞，血活而不瘀，气通血活，何患疾病不除？"

清代名医张锡纯指出："痿证之大旨，当分为三端：有肌肉痹木，抑搔不知疼痒者。其人或风寒袭入经络，或痰涎郁塞经络，或风寒痰涎，互相凝结经络之间，以致血脉闭塞，而其原因，实由于胸中大气虚损。盖大气旺，则全体充盛，气化流通，风寒痰涎，皆不能为恙。大气虚，则腠理不固，而风寒易受，脉管涅淤，而痰涎易郁矣；有周身之筋拘挛，而不能伸者。盖人身之筋，以宗筋为主，而能荣养宗筋者，阳明也。其人脾胃素弱，不能化谷生液，以荣养宗筋，更兼内有蕴热以铄耗之，或更为风寒所袭，致宗筋之伸缩自由者，竟有缩无伸，浸成拘挛矣；有筋非拘挛，肌肉非痹木，惟觉骨软不能履地者，乃骨髓枯涸，肾虚不能作强也。"创立振颓汤（生地黄、知母、野台参、于术、当归、生明乳香、生明没药、威灵仙、干姜、牛膝）治痿废。强调用"用生地黄以补大气，白术以健脾胃，当归、乳香、没药以流通血脉"，调节阳明气血是治疗的关键。张锡纯创立的其他治疗痿证的方剂如振颓丸（人参、于术、当归、马钱子法制、乳香、没药、全蜈蚣、穿山甲、蛤粉炒）、干颓汤（生箭芪、当归、甘枸杞果、净杭萸肉、生滴乳香、生明没药、真鹿角胶）、脑振痿汤（生箭芪、当归、龙眼肉杭萸肉、胡桃肉、蟅虫、地龙、生乳香、生没药、鹿角胶、制马钱子）、起痿汤（生箭芪、生赭石、怀牛膝、天花粉、玄参、柏子仁、生杭芍、生明没药、生明乳香、蟅虫、制马钱子）、养脑利肢汤（野台参、生赭石、怀牛膝、天花粉、玄参、柏子仁、生杭芍、生滴乳香、生明没药、威灵仙、蟅虫、制马钱子）等，均有生箭芪、于术、当归、台参、生杭芍、乳香、没药等健脾益气、养血活血之品，重在流动气血耳。

3. 补益肝肾为主

《汇补》云："故古人治痿，首重阳明。此为气虚者立法也。其专重肾肝，因肾主骨而藏精，肝主筋而藏血，故肾肝虚，则精血竭，精血竭，则内火消烁筋骨为痿，治当补养肾肝。此为阴虚者立法也。善治者辨其孰为气虚，孰为阴虚，合宜而用。至于七情六欲，所挟多端，或行痰瘀，或清湿热，泻实补虚，是在神而明之。"指出了重阳明与补肝肾的区别，可谓要言不烦。

刘河间创立金刚丸（萆薢、杜仲炒、苁蓉、菟丝子）补肾："治肾损骨痿，不能起于床，宜益精。"以牛膝丸（牛膝、萆薢、杜仲、苁蓉、防风、菟丝子、白蒺藜、桂枝），"补益肝肾，治肾肝损，骨痿不能起于床，筋缓不能收持，宜益精缓中"。

丹溪创立虎潜丸，又名健步虎潜丸（黄柏、龟板、陈皮、知母、熟地、白芍、锁阳、虎骨、干姜）功能滋阴降火，强壮筋骨，治疗肝肾不足，筋骨痿软。大补阴丸，有名大补丸（知母、黄柏、熟地、龟板、猪脊髓），功能滋阴降火，治疗肝肾阴虚，虚火上炎，骨蒸潮热，盗汗遗精，咳嗽咯血，心烦易怒，足膝疼痛或痿软，舌红少苔。朱氏"阴常不足，阳常有余"和"气血冲和，万病不生，一有佛郁，诸病生焉"的论点，在治疗痿证理论和用药中得到了很好的体现。

唐中海在《血证论》中云："审系肾中天癸之水不足者，必骨热气逆，足痿脉数，子宫干涩，经血前后，均无浆水，宜左归饮，加菟丝、龟板、阿胶、麦冬、五味、苁蓉、以滋天癸之水。"

叶天士《叶氏医案存真》载："足跟筋骨，痛不能履地，渐至延及腰脊，向患遗精，此肝肾精血内耗，将成痿躄也。生精羊肉，炒当归身，舶茴香，老生姜。""手足软，不能坐立，是属痿也，痿证《内经》历言，五脏之热，髓枯骨软，治应苦坚滋养，今之医者多作阳虚治之，痿症不愈，皆由是也。虎潜丸。"《未刊本叶氏医案》"脉涩，腿痛，艰于步履，溺后如膏，小溲易癃，此属肾虚，延久恐成痿躄。熟地、龟板、苁蓉、川斛、青盐、稆皮、茯神、虎骨。"足见叶氏治疗痿证非常重视肝肾，补益肝肾是治疗痿证的重要方法。

张锡纯治疗痿证喜欢用生黄芪，他认为："生黄芪之性，又善治肢体痿废，""凡脉弱无力而痿废者，多服皆能奏效。"这是重视阳明气血的一面；其还喜爱用马钱子末冲服，特别详细介绍了马钱子的炮制方法。张氏认为，治痿"加制马钱子者，以其能眴动神经使灵活也"。这是张氏治疗痿证的独特经验；同样，张氏重视补益肝肾治疗痿证的作用，在振颓汤的加减运用时指出："脉弦硬而大者，加龙骨、牡蛎各数钱，或更加山萸肉亦佳。骨痿废者，加鹿角胶、虎骨胶各二钱（另炖同服）。然二胶伪者甚多，若恐其伪，可用续断、菟丝子各三钱代之"，诚经验之谈。"骨痿者加鹿胶、虎胶取其以骨补骨也。筋骨受风者，加明天麻取其能搜筋骨之风，又能补益筋骨也。若其痿专在于腿，可但用牛膝以引之下行"，张锡纯不愧是一位临床大家，其创立的诸多方剂至今仍有效地指导着临床实践。

4. 清热润燥

"肺热叶焦"是痿证的源头，肺是痿证的始发之藏，所以清肺润燥是治疗痿证的重要治法之一，李东垣在《脾胃论》中以清燥汤（黄连、酒黄柏、柴胡、麦门冬、当归身、生地黄、炙甘草、猪苓、神曲、人参、白茯苓、升麻、橘皮、白术、泽泻、苍术、黄芪、五味子）"治疗六七月之间，湿令大行，湿热相合而刑庚大肠，燥金受湿热之邪，绝寒水生化之源，源绝则肾亏，痿厥之病大作，腰以下痿软瘫痪不能动，行走不正，两足剉侧"。

喻嘉言创立清燥救肺汤（桑叶、石膏、甘草、人参、胡麻仁、真阿胶、麦冬、杏仁、枇杷叶）治疗痿证，痰多加贝母、瓜蒌。血枯加生地。热甚加犀角、羚羊角或加牛黄。《古今名医方论》对此方按曰："按诸气膹郁之属于肺者，属于肺之燥也。而古今治气郁之方，用辛香行气，绝无一方治肺之燥者。诸痿喘呕之属于上者，亦属于肺之燥也。今拟此方名清燥救肺，大约以胃为主，胃土为肺金之母也"。柯韵伯曰："古方用香燥之品以治气郁，不获奏效者，以火就燥也。惟缪仲淳知之，故用甘凉滋润之品，以清金保肺立法。喻氏宗其旨，集诸润剂而制清燥救肺汤，用意深，取药当，无遗蕴矣。甘凉滋润是肺热叶焦的对症治法。"

5. 辨证论治

治疗痿证理应从五脏辨证入手，审证求因，实者泻之，虚则补之。针对痿证的病因施治，若湿邪、湿热致痿，肢体困重无力，行动困难，舌苔白腻或黄腻，可以淡渗利湿、健脾祛湿、清热利湿，方如五苓散、参苓白术散、四妙散；悲哀过度，情志不遂，情绪低落或胸闷叹息，宜疏肝解郁，理气颐神，调节脏腑平衡，如逍遥散、柴胡疏肝散、越鞠丸；气郁化火，心烦易怒，口干便结，当苦寒直折其火或解郁泻火，如三黄泻心汤、丹栀逍遥散、龙胆泻肝汤；肥甘过度，可以消食导滞，用越鞠保和丸、加味保和丸；膏粱酒湿，见于肥盛之人，血气不能运动其痰，痰湿内停，客于经脉，使腰膝麻痹，四肢痿弱，治宜燥湿健脾行痰；热毒炽盛，宜清热解毒，方如五味消毒饮、仙方活命饮。还有血虚者，证见面色痿黄，手足无力，不能行动，治宜滋养气血，方如八珍汤、人参养荣汤。四肢软弱或仅下肢软弱不用，一般无疼痛，但是也可伴有麻木、肢体痉挛，麻木常属营血不荣，治疗宜补益气血，通利血脉，如黄芪桂枝五物汤、八珍汤等；血瘀者，多因跌仆伤损，腰膝疼痛，四肢无力，运动困难，结合养血活血，消瘀止痛，用桃红四物汤、身痛逐瘀汤、血府逐瘀汤等。"拘挛多属于肝，以肝主筋，筋膜干则收缩。"可用养血荣筋通络之品，如阿胶、当归、桂枝、木瓜、地龙之品。《医学心悟》创五痿汤（人参、白术、茯苓、炙甘草、当归、薏苡仁、麦门冬、炒黄柏、知母）作为五脏痿证的基本方，根据五脏辨证加味，如心气热加黄连、丹参、生地黄；肝气热加黄芩、牡丹皮、牛膝；脾气热加连翘、生地黄；肾气热加生地黄、牛膝、石斛；肺气热加天门冬、百合等。在临床起到执简驭繁的作用。

（五）结语

1. 针药并用，提高疗效

痿证的治疗中，应该充分重视和发挥针灸的作用。《内经》中主要论述经络的循行走向、生理功能、病理表现，对针灸穴位、功效、手法也有所述，《内经》中除藏象、经络、气血津液等内容，针灸的内容占了主要篇幅，可见在《内经》时代针灸治疗占有相当重要的地位。现代临床实践表明针灸治疗痿证是有效的，因此，充分发挥针灸在痿证治疗中的作用，使针灸与药物有机结合，有利于取得更加满意的疗效。

2. 补益肝肾与独取阳明当以辨证为前提

中医治疗痿证临床上除了中医辨证以外，亦应结合西医的辨病，只有病症结合，不断吸取现代研究成果，才使治疗更加有的放矢。比如临床治疗重症肌无力从脾胃入手的多，盖脾主四肢肌肉，补中益气是主要的治疗方法，符合"独取阳明"的经旨；而 MS 引起的下肢痿软无力，则每从补益肝肾入手效果更佳，由于该病发生在 CNS，与中医的肝肾关系更密切。所以临床上痿证有不同的病因病理，至于何时"取阳明"，何时"补肝肾"，应当以辨证为前提。

3. 痿、痹可以并存，补泻因证而施

痿证虽然以肢体痿软无力为主症，以无痛为鉴别要点，但亦并非绝对，临床上 MS 患者在下肢痿软无力的同时可伴有四肢局部或胸背部疼痛；久痹顽痹患者也可在肢体疼痛的同时合并其他部位局部肌肉的萎缩，所以《内经》以降常有痿痹同称，并不是古人不知道两者有别，而是从实际出发描述临床的实际表现。

古人治疗痿证强调不用风药，恐风药生燥热而伤及阴血，临床也不是一概禁用风药，如 MS 有疼痛时，祛风通络可有助于止痛；当然常在滋阴、温阳或益气养血的同时佐用祛风之品。久痹患者，肝肾气血俱亏，当然应该补益肝肾、益气养血，结合祛风之品，有助于引邪外出。所以痿证宜补、痹证宜泻只是相对而言，是否使用风药可视症状而定。

4. 痿证治疗非早夕之功

MS 属于现代医学的难治病，辨证论治是中医治疗本病的特点，不同年龄、性别、不同阶段、不同症状，中医辨证论治亦有所不同。治疗 MS 之肢体无力非朝夕之功，有时也需要多种方法的结合使用，如针药并施、气虚阳虚者可结合灸法；亦可通过局部按摩、药浴帮助神经肌肉功能恢复，逐步达到扶助正气、驱邪通络、起废振痿的目的。诚然，在外在治疗的同时，更需要患者调摄精神情绪，饮食有常，起居有节，选择适宜自身的健身方法，有利于祛病强身。

总之，认真学习继承《内经》以及后世医家对痿证论述，有助于我们古为今用，不断创新，提高临床治疗痿证的疗效。

第九节　现代中医学诊治研究

本节主要讲述证候学研究、药物治疗、针灸治疗、实验研究和其他现代中医学诊治研究。

一、MS 中医证型分类（来自文献分析）

MS 是一种以 CNS 炎性脱髓鞘为主要特点的自身免疫病，好发于 20～40 岁的青壮年，临床特点表现为症状和体征的时间和空间多发性，首次发作多表现为视力障碍、肢体无力和感觉障碍等。国内外对 MS 尚无特殊疗法，西医主要采用激素、干扰素、免疫抑制剂等治疗，因其费用高、副作用大，在临床应用中存在诸多不便。中医虽无 MS 的病名，但根据 MS 临床特点，每从痿证、视瞻昏渺、肢体不仁等论之。近年来我国学者采用中医药及中西医结合治疗，已取得了令人满意的治疗效果。辨证论治作为中医的精髓，亦是中医治疗 MS 的主要手段，但目前对 MS 中医证型的论述、分型方法、分型依据等尚不统一，给疗效的总结和评估带来了许多困难。为了探讨 MS 中医辨证分型的客观规律，指导中医药分型证治，笔者对 1990 年以来国内公开发表的 MS 中医药治疗的相关文献进行了整理和统计分析。

（一）资料与方法

1. 资料来源

在中国期刊全文数据库（即 CNKI）中，检索了 1990 年 1 月至 2010 年 1 月之间公开发表的中医药及中西医结合治疗 MS 的文献，检索词为"MS"及二次检索词为"中医"或"中医药"或"中药"或"中西医"，筛选出有关文献 169 篇供本研究使用（表 15 - 1）。

2. 资料分类

根据文献研究的内容，将 MS 的中医药及中西医结合研究的 169 篇文章分为：临床研究、专家经验、实验研究、综述 4 类。其中临床研究又分为：中医辨证治疗、基本方治疗、单药治疗 3 类。

3. 选择标准

（1）入选标准：中医辨证治疗、基本方治疗 MS 的文献。

（2）排除标准：无确切中医辨证分型标准者。

4. 方法

（1）对与 MS 有关的文献及中医药和中西医结合治疗 MS 的文献进行期刊年代分布分析。

（2）按照选择标准，从 169 篇文献中筛选出 20 篇文献。其中中医辨证治疗 7 篇，基本方治疗 13 篇。对中医辨证治疗中各证型在文献中出现的次数及各型的病例数进行统计分析；基本方治疗则是以方测证，根据相应的治法归纳入相应证型中。

（3）将 20 篇文献中出现的中医证型进行归纳，原文作者所列证型名称不同，但实质相同或相似的归为一类，如脾胃虚弱、气血亏虚归为脾胃虚弱，肝肾阴虚、阴虚阳亢归为肝肾阴虚，瘀血阻络、气虚血瘀归为瘀血阻络等；对无法合并归类的证型仍单独列出，如肺脾气虚、风痰痹阻等。

（二）结果

1. 中医药和中西医结合治疗 MS 的文献年代分布分析：在 1990 年 1 月至 2010 年 1 月之间，与 MS 相关的文献 7389 篇，中医或中药或中医药或中西医文献 495 077 篇，中医药和中西医结合治疗 MS 文献 169 篇（表 15 - 1）。对其进行年代分布分析发现，其相关文献均呈现出逐年上升的趋势（图 15 - 1 和 15 - 2）。

表 15 - 1　检索途径表

代码	检索词	检索项	文献数量（篇）
1	多发性硬化	题	7389
2	中医或中药或中医药或中西医	主题	495 077
3	1 和 2		169

2. 中医辨证治疗的文献分析

检索得到关于 MS 中医辨证治疗的文献 7 篇，其中辨证分型有肝肾阴虚型 5 篇，脾肾阳虚型 5 篇，脾胃虚弱型 5 篇，痰湿壅盛型 5 篇，瘀血阻络型 4 篇，肺脾气虚、风痰痹阻、气阴两虚各 1 篇。对文献中各证型的病例数进行归类总结（表 15 - 2 和表 15 - 3）。

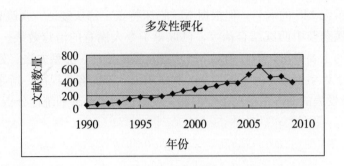

图 15-1　　1990—2010 年多发性硬化相关文献年代分布图

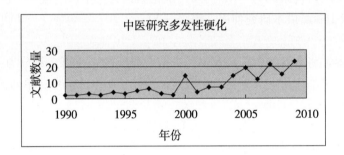

图 15-2　1990—2010 年中医药治疗多发性硬化相关文献年代分布图

表 15-2　文献及其各证型病例数

出处	分型							
	肝肾阴虚	脾肾阳虚	瘀血阻络	脾胃虚弱	痰湿壅盛	肺脾气虚	风痰痹阻	气阴两虚
梁健芬	17	—	8	8	5	—	—	—
石　青	—	—	21	—	9	—	—	—
王宝亮	54	28	31	21	14	9	2	4
詹文涛	15	9	8	—	6	—	—	—
陆　曦	24	—	9	19	6	—	—	—
孙　怡	7	9	—	—	6	—	—	—
陈　阳	—	13	—	19	—	—	—	—
合　计	117	80	56	76	37	9	2	4

表 15-3　证型构成比

序号	证型	例数	构成比（%）
1	肝肾阴虚	117	30.7
2	脾肾阳虚	80	21
3	瘀血阻络	56	14.7
4	脾胃虚弱	76	20
5	痰湿壅盛	37	9.7

续表

序号	证型	例数	构成比（%）
6	肺脾气虚	9	2.36
7	风痰痹阻	2	0.5
8	气阴两虚	4	1.04
合计		381	100

在381例MS患者中，肝肾阴虚型117例，占30.7%；脾肾阳虚型80例，占21%；脾胃虚弱型76例，占20%；瘀血阻络型56例，占14.7%；痰湿壅盛型37例，占9.7%；肺脾气虚型9例，占2.36%；气阴两虚型4例，占1.04%，风痰痹阻型2例，占0.5%。

（3）基本方治疗的文献分析

有关MS基本方治疗的文献共13篇（表15-4）。

表15-4 基本方治疗的文献、治法及病例数分析

出处	治法	例数	总有效率（%）
王殿华	补肾，活血通络	60	85
石丽华	温补肾阳，补气活血通经	19	89.47
王 惠	滋肝肾，泄郁热	15	86.7
高 敏	滋养肝肾，活血化痰通络	38	—
刘晓艳	补肾阳，益精髓，活血通经	43	88.7
吴 文	补肾，活血解毒	16	87.5
梁健芬	补肾，健脾化淤	35	—
张晓雪	补肾，益气活血	49	89.8
李永利	补肾，活血通络	52	84.6
王雅慧	补肾，活血通络	36	94
张江伟	祛风除湿清热、补虚通络	15	86.7
王建宇	补益肝肾，益气健脾，活血化瘀，清热化湿通络	32	93.75
张高泽	益肾固精、祛痰化瘀、通经活络	30	90
樊永平	补肾，活血化痰通络	30	—
合 计		470	

13篇文献中共计MS患者470例，文献均采用了补肾兼活血或化痰通络的治法，由此可看出医生在临床实践中多以补肾活血化痰通络治疗MS患者，以方测证，其相应的证型为肾虚，兼有痰瘀阻络，要分清肾阴虚还是阳虚。

王氏治疗60例，总有效率为85%；石氏治疗19例，总有效率89.47%；王氏治疗15例，总有效率为86.7%；高氏治疗38例，3周后可明显改善神经缺损症状，降低EDSS评分，且较单用常规西医治疗效果更显著；刘氏治疗43例，总有效率88.7%；吴氏治疗16例，总有效率87.5%；梁氏治疗35例，可明显减少复发率；张氏治疗49例，总有效率89.8%；李氏治疗52例，总有效率84.6%；王氏治疗36

例，总有效率 94%；张氏治疗 15 例，总有效率 86.7%；王氏治疗 30 例，总有效率 93.75%；张氏治疗 30 例，总有效率 90%；樊氏治疗 30 例，显示中西医结合治疗能有效改善患者的神经症状，减少激素的副作用，促进患者康复。

（三）讨论

1990 年 1 月至 2010 年 1 月间，CNKI 收录 MS 相关文献共 7389 篇，其中有关中医药和中西医结合治疗的文献 169 篇，且呈现出逐年上升的趋势，说明对 MS 的中医药治疗的研究正越来越受到重视。从中医药治疗 MS 的有效率及预后来看，中医药对 MS 确有明显疗效，而辨证论治恰是其精髓所在，但根据文献所得的临床中医药研究中大多为个人经验报道，按本文要求筛选出的有确切辨证分型的文献也仅 20 篇，因此很有必要先对 MS 的辨证分型规律进行研究，然后在此基础上予以辨证论治。

笔者从中医辨证治疗和基本方治疗两个方面对 20 篇临床研究文献进行系统分析，结果提示 MS 临床证型以肾虚（肝肾阴虚或脾肾阳虚）、痰瘀阻络最多，共 760 例，占总病例数的 89.3%（760/851）。同时结合临床理论和实践笔者发现 MS 的中医病机演变常表现为急性期肾虚气热，水不涵木，母病及子，肝肾阴虚；阴虚生内热，炼液生热痰，痰阻致血瘀，虚实夹杂，痰瘀互结，临床表现复杂多变，病程反复；病程进一步进展阴损及阳，阴阳俱损，则肾精衰枯，髓减脑消，造成不可逆的神经功能障碍，与文献分析相符。故本病的基本证候特点可描述为肾虚兼痰瘀阻络。

本文对 MS 中医证型的分类可作为今后临床中医辨证治疗 MS 证型分类的参考依据，但是仍存在很多不足：其一，以方测证是间接分析证型的方法，与中医辨证治疗相比，可信度相对较低；其二，即使中医辨证治疗文献中有明确的辨证分型，但是其辨证标准缺乏统一性，多属个人经验判定，同时其疗效评价无标准可用，多以自行制定的量表为评价依据。因此，我们下一步的目标是确定 MS 的临床常见中医四诊信息，然后借用临床流行病学和循证医学方法，收集规范的临床数据，运用数据库、计算机、数理统计、数据挖掘等技术进行分析，以期获得更合理的中医证型分类标准，更好地指导 MS 的中医辨证治疗。

二、MS 中医证候分析（来自我们的研究）

MS 作为一种难治性疾病，目前尚无有效的治疗方法阻止本病的进程。近年来，我国 MS 发病有增长趋势，且诸多患者选择中医辨证论治。笔者将近年治疗的 133 例 MS 病例进行简要分析，以初步了解我国 MS 发病的基本特点、中医证候分布，探讨 MS 的病机，有助于规范中医证候学研究和辨证论治，不断提高中医治疗本病的临床疗效。

（一）一般资料

1. 病例来源　本组病例均来自 2005—2010 年间笔者所在医院神经内科病房和中医科门诊。
2. 纳入标准　2005 年版 McDonald 诊断标准。
3. 病例来自的地区（出生地）　国内有北京、河北、内蒙古、山西、辽宁、黑龙江、湖北、河南、山东、云南、安徽、福建、甘肃、青海、四川、天津、浙江、贵州、吉林、江苏、陕西、新疆等 22 个不同省级地区，国外有美国和加拿大。病例来源排在前五位的依次是：北京 31%、河北 10%、内蒙古 8%、山西 8%、辽宁 7%。
4. 性别比例　男性 38 例，女性 95 例，女、男比例为 2.5：1。
5. 年龄　就诊时年龄：38.5±11.9 岁，最大年龄 69 岁，最小年龄 9 岁，以 25～55 岁最多。发病年龄：31.9±11.6 岁，最大年龄 63 岁，最小年龄 6 岁。发病的高峰年龄为 20～40 岁，共 82 例，占病例总数的 61.65%。

6. 发病前诱因　有明确的感冒或感染史者 15 例，有劳累或者受过精神刺激 8 例，手术或外伤发病者 2 例，疫苗接种后发病 2 例。其余 106 例无明显诱因。

7. 西医分型　RRMS 130 例，PPMS 2 例，SPMS 1 例。

8. 起病形式　急性起病 81 例，亚急性起病 32 例，慢性起病 20 例。

9. 病程长度　病程最短 0 年（指就诊当年发病），最长 46 年，平均病程 6.6±6.0 年。

10. 发作次数和复发次数　最多发作次数 11，最少发作次数 1，平均发作次数 3.2 次。最多复发次数 10 次，最少复发次数 0 次，平均复发次数 2.2 次。

11. 病灶部位　114 人留有 MRI，其中大脑病灶 64 例，脑干 23 例，小脑 3 例，脊髓 62 例。

（二）临床表现

1. 首发症状　以感觉异常、视力障碍和运动功能减退为主要表现（表 15-5）。

表 15-5　133 例多发性硬化患者临床首发症状和症状频次分布

症状名称	例数	比例（%）
肢体感觉异常或肢体疼痛	53	39.85
视力下降	27	20.31
肢体无力	24	18.72
呕吐	10	7.52
共济失调	5	3.76
头痛	5	3.76
复视	3	2.26
疲劳	2	1.50
眩晕	2	1.50
精神或智能障碍	1	0.75
面瘫	1	0.75

2. 就诊时神经系统的症状和体征　肢体感觉异常、视力障碍和运动功能异常仍是最主要的表现，而且所占的比例明显比首次发作时增加，感觉异常占 83.5%（111/133），视力视觉障碍（包括视力下降、复视和视野缺损）占 66.2%（88/133），肢体运动障碍占 70.7%（94/133），此外，二便障碍、头痛、头晕和疲劳感也是最常见的临床症状（表 15-6）。

表 15-6　133 例多发性硬化患者就诊时神经系统症状和体征频次统计

症状名称	例数	症状名称	例数
肢体感觉异常	111	精神障碍	16
肢体无力	94	呕吐	13
视力下降	57	眼震	10
眩晕	35	构音障碍	9

续表

症状名称	例数	症状名称	例数
二便障碍	32	耳鸣	9
复视	24	Lihermitte	8
疲劳	23	视野缺损	7
头痛	22	吞咽困难	6
共济失调	19	眼痛	6
不自主运动	17	癫痫	1

3. 就诊时患者舌象，舌质红、暗红占 91 例，舌苔腻 79 例，舌苔黄 53 例，脉细 125 例，脉沉 16 例，脉弦 39 例，脉滑 30 例，脉数 9 例，脉涩 1 例，脉弱 5 例（表 15 - 7）。

表 15 - 7　133 例多发性硬化患者的舌象和脉象统计

舌象	例数	脉象	例数
舌质淡	3	脉细	60
舌淡红	39	脉沉细	10
舌质红	61	脉细滑	11
舌暗红	30	脉细弦	16
舌苔黄腻	43	脉细弱	5
舌苔白腻	34	脉细涩	1
舌苔灰腻	1	脉细数	1
舌苔黄厚薄	1	脉沉细弦	6
舌苔薄黄	9	脉细弦滑	12
舌苔薄白	36	脉细滑数	3
舌少苔	8	脉弦	2
		脉弦滑数	2
		脉弦数	1
		脉滑	1
		脉数	1
		脉滑数	1

（三）中医证候分析

133 例患者中医辨证如下：肝肾阴虚 79 例，其中单纯肝肾阴虚 6 例，兼痰 1 例，兼瘀 19 例，兼内热 8 例，兼痰热 2 例，兼痰瘀 21 例，兼痰热瘀 18 例，兼风动 2 例，脾气不足 1 例，肝阳上亢 1 例。脾肾阳虚 13 例，其中单纯脾肾阳虚 5 例，兼寒凝经脉 1 例，兼瘀 1 例，兼痰瘀 4 例，兼痰热瘀 1 例。阴阳两虚 9 例，其中兼瘀 2 例，兼痰瘀 5 例，兼痰瘀热 2 例。心肾两虚 1 例。脾气不足 9 例，兼肝郁 1 例，兼湿热 1 例，兼痰瘀 2 例，兼痰湿化风 3 例，兼瘀 1 例。风痰阻络 4 例，兼气虚血瘀 1 例。痰瘀湿热诸邪为主共 19 例，其中痰瘀 6 例，痰热瘀 8 例，痰湿瘀 1 例，湿热 2 例，痰热化风 1 例，痰热内阻，气郁化火 1 例（表 15 - 8）。

表 15-8 133 例多发性硬化患者中医证候学分析

临床辨证	兼证	例数
肝肾阴虚	—	6
	痰	1
	瘀	19
	热	8
	痰热	2
	痰瘀	21
	痰热瘀	18
	风	2
	脾气不足	1
	肝阳上亢	1
脾肾阳虚	—	5
	寒凝经脉	1
	瘀	1
	痰瘀	4
	痰瘀热	1
阴阳两虚	瘀	2
	痰瘀	4
	痰热瘀	2
心肾两虚	—	1
脾气不足	—	1
	肝郁	1
	湿热	2
	痰瘀	2
	痰湿化风	3
	瘀	1
风痰阻络	—	3
	气虚血瘀	1
痰瘀	—	6
痰热瘀	—	8
痰湿瘀	—	1
湿热	—	2
痰热化风	—	1
痰热内阻，气郁化火	—	1
合计		133

(四) 讨论

MS 是临床少见的一种神经系统疾病。笔者所诊治的 133 例患者，以来自我国北方地区者为多。北方地区纬度接近北美，是否与此有关有待研究。患者以女性患者为多，女性与男性的比例为 2.5：1，发病年龄以 20~40 岁最多，占 61.65%。西医分型以 RRMS 为主，与国外的文献报道一致。本组病例病灶在大脑、脊髓多见，脑干和小脑也有较高的发病比例。

133 例患者急性起病占 60.9%，有明显感染等诱因者仅 20.3%，但患者自述的原因是否确系本病的病因亦无法确定，很可能系感染、环境、遗传三种因素共同作用的结果。首发症状以感觉障碍、视觉障碍和运动功能减退为最主要的表现，与文献报道一致，且随着病程的延长，反复的发作缓解，感觉、视觉和运动功能障碍更加明显，所占的比例更高。本组病例就诊时二便障碍、头痛、头晕和疲劳感亦是最常见的症状。

MS 的临床症状复杂多变，包括躯体和心理症状。就常见的三大系统功能而言，感觉障碍表现为肢体、颜面（口颊黏膜、舌、牙、牙龈）、躯干部位的麻、木、温度觉缺失、束带感、疼痛、刺痛、痛觉过敏（穿衣亦感觉肌肤疼痛，不能触碰）、皮肤发凉或灼烫、瘙痒等。视觉障碍表现为视野缺损、复视、凝视、视力下降、视物昏暗、视物变色、眼前闪光。运动功能障碍表现为沉重无力，或有力但协调性差、无法使力等。而其他症状如语言、听力、精神障碍、吞咽等，表现多样。

由于症状体征的复杂性，造成了本病临床中医证候学分析的差异较大，从而使证型规范和疗效评价具有难度。本组 133 例患者，中医辨证属于肝肾阴虚为主者共 79 例，脾肾阳虚为主者共 13 例，阴阳两虚为主者 9 例，脾气不足为主者 9 例，心肾两虚 1 例。其中多有兼夹实邪，如 79 例肝肾阴虚兼兼痰 1 例、兼瘀 19 例、兼内热 8 例、兼痰热 2 例、兼痰瘀 21 例、兼痰热瘀 18 例、兼风动 2 例、脾气不足 1 例、肝气上亢 1 例。而纯属虚证者肝肾阴虚 6 例，其他单纯虚证脾肾阳虚 5 例，心肾两虚 1 例，脾气不足 1 例，合计 13 例，不足 10%，而以风、痰、热、瘀、湿为特点的实邪为主的证候合计 22 例，而病邪之间的组合也是变化多样。98 例患者属于虚实夹杂，占 73.7%，如以证候要素归类，痰证 75 例、瘀证 97 例、热证 44 例、湿证 8 例、风证 10 例。综合分析，证候要素以肝肾阴虚和痰瘀为最多。因此笔者认为，肝肾阴虚和痰瘀内阻的病理机制在 MS 患者中具有普遍性和代表性，这一特点从患者的舌象和脉象上亦可获得佐证。

（樊永平）

参 考 文 献

[1] 樊永平，王平，张星虎，等. 二黄方治疗多发性硬化急性发作的临床观察. 北京中医药大学学报，2006，29（4）：273 - 276.

[2] 樊永平. 多发性硬化的中医药病证结合治疗. 中华中医药杂志，2007，22（5）：289 - 292.

[3] 樊永平. 中医药辨证治疗多发性硬化的优势与不足. 北京中医，2005，24（4）：209 - 211.

[4] 高敏，林木灿，张凯娜，等. 地黄合剂（胶囊）治疗急性复发期多发性硬化 38 例临床观察. 湖南中医杂志，2008，24（6）：16 - 17.

[5] 胡学强，麦卫华，王敦敬. 多发性硬化 413 例患者的临床表现特点. 中华神经科杂志，2004，37（1）：11 - 14.

[6] 李青，詹青，琚坚. 詹文涛辨证论治多发性硬化缓解期经验. 中医杂志，2003，44（6）：415 - 416.

[7] 李永利，李红霞，王殿华. 肌萎灵胶囊治疗多发性硬化症 52 例. 陕西中医，2005，26（3）：222 - 224.

[8] 石丽华，王庆武. 中西医结合对防治多发性硬化症复发的疗效初探. 广西中医药，2004，27（2）：14 - 17.

[9] 石青，余尚贞. 中西结合治疗多发性硬化临床疗效观察. 广东医学，2007，28（8）：1352 - 1353.

[10] 王宝亮，钱百成. 中西医结合治疗多发性硬化症 163 例. 中医研究，2009，22（3）：44 - 45.

[11] 王殿华，李永利，平阳. 益髓灵胶囊治疗多发性硬化 60 例临床观察. 山东中医杂志，2005，24（3）：151-152.

[12] 王建宇，张春风，张雅芳. 中西医结合治疗多发性硬化 32 例疗效观察. 牡丹江医学院学报，2007，28（2）：52-53.

[13] 王雅慧，赵辉，黄佳荃，等. 肌萎灵汤治疗多发性硬化的临床研究. 现代中西医结合杂志，2006，15（12）：1608-1609.

[14] 吴文. 补肾活血解毒中药治疗脱髓鞘病的临床分析. 河北中医，2003，25（12）：906-907.

[15] 许贤豪. 多发性硬化研究进展. 中华神经科杂志，2004，37（1）：3-6.

[16] 张高泽，张金生. 固髓通络方治疗多发性硬化临床研究. 中国中医急症，2006，15（6）：595-596.

[17] 张江伟，马治国. 中药治疗多发性硬化 15 例. 河北中医，2004，26（10）：738.

[18] 张晓雪. 补肾益气活血汤治疗多发性硬化 49 例临床观察. 山西中医，2006，22（2）：13-14.

[19] 章洪流，王天芳，郭文，等. 抑郁症中医证型的近 10 年文献分析. 北京中医药大学学报，2005，28（3）：79-81.

第 **16** 章

视神经脊髓炎

第一节 引 言

视神经脊髓炎（neuromyelitis optica，NMO）的发现距今已有约 140 年历史，学者们在临床实践和基础研究中逐渐认识了该病在分类归属、临床特征、免疫病理学特点和治疗方面的特殊性。

1870 年，Allbutt 报道了 1 例"交感性眼痛"患者，其在发病 12～13 周之前曾有急性脊髓炎病史，据此首次发现了脊髓炎和视神经炎之间的相关性；1882 年 Dreschfeld 首次记载了 NMO 患者的尸检病理结果，显示视神经和脊髓均有炎症改变但脑组织正常；1894 年 Devic 等分析了 16 例文献报道病例和 1 例经作者本人诊治的类似死亡病例，之后其学生 Guinon 在攻读博士学位期间总结了上述病例，并提出了"急性视神经脊髓炎"的概念，遂用 Devic 命名这类疾病。此后，Beck（1927）和 Stansbury（1949）分别对其所收集的 NMO 患者做了病理学检查，结果发现部分患者脑干和大脑亦有病理改变。近一个世纪以来，对于 NMO 是一种独立的疾病还是多发性硬化（multiple sclerosis，MS）的亚型一直争论不断。直到 2004 年，随着 NMO 特异抗体 NMO-免疫球蛋白（immunoglobulin，Ig）G 的发现，使得 NMO 的临床、免疫学、发病机制和治疗方面均出现里程碑式的进展。

第二节 视神经脊髓炎的流行病学和遗传学

目前关于 NMO 的发病率和患病率报道较少，尤其在 Wingerchuk 等（2006）提出了新诊断标准之后，过去曾诊断为 MS 的病例现在可能会确诊为 NMO。与 MS 类似，NMO 患病与地域和种族有关，但在亚洲，NMO 多于 MS，而在西方则 MS 多于 NMO。在北美国家，NMO 是一种较为罕见的疾病，与经典的 MS 人群相比，非白种人群患 NMO 者更多，但有的 NMO 病例可能被误诊为严重的 MS。在日本，NMO 约占脱髓鞘病的 7.6%，而在印度则占 6% 以上。但最近的观点认为，日本提出的"视神经脊髓型 MS（opticospinal MS，OSMS）"跟白种人群中的 NMO 同属一类疾病；随着对 NMO 高危综合征和脑部有病灶并非作为 NMO 排除标准的更新认识，NMO 的实际患病率可能会更高。

种族之间的变异说明遗传因素有可能较为重要，有少量报道 NMO 病例呈现家族遗传性（仅限于同胞中）。人类白细胞抗原（human leukocyte antigen，HLA）与 NMO 的关系尚未明确，HLA DPB1*0501 曾被报道与亚洲人群中的 OSMS 关联，但在白种人群中并未得以证实，因此对于 NMO 遗传因素的作用尚无定论。

第三节 视神经脊髓炎的病理和免疫学特点

NMO 主要选择性地累及视神经和脊髓，表现为脊髓炎和（或）视神经炎的症状，以往认为不涉及中枢神经系统（central nervous system，CNS）的其他部位。近年来发现，侧脑室、第 III 脑室周围、下丘脑以及脑干亦常为

NMO的病变部位。NMO受累的脊髓病变节段较长，通常超过3个椎体以上，而MS则一般不超过2个脊髓节段。

2002年，Lucchinetti等研究了NMO患者（$n=9$）并进行了尸解病理，结果显示视神经和脊髓处共有82个病灶，病理特点为：脊髓病灶累及多个节段，受累脊髓肿胀、软化，出现广泛的脱髓鞘，并有空洞、坏死以及急性轴索损伤；典型的病灶位于脊髓中央，少突胶质细胞丢失明显，罕有髓鞘再生，病灶周围为髓鞘保留区；病灶内有明显的巨噬细胞、小胶质细胞及B细胞浸润，亦有少数$CD3^+$ T细胞；在早期活动性髓鞘破坏区，病灶的血管周围可见明显的嗜酸性粒细胞、中性粒细胞浸润以及IgG、补体C_9（补体激活的标记）的沉积，此种较重的炎性浸润特征完全迥异于MS以淋巴细胞为主的轻度浸润。目前对嗜酸性粒细胞在NMO发病中的作用尚不清楚，可能系炎症的最初应答或继发于补体C5a片段的激活。MS病灶内虽有激活的补体，但程度没有NMO明显，且Ig和激活的补体主要沉积于病灶内变性的髓鞘以及病灶边缘的巨噬细胞和少突胶质细胞上，而非血管周围。此外，NMO病灶内出现中等大小的血管壁增厚、纤维化以及玻璃样变，同时伴血管增生，急性病灶血管内可见IgG和IgM免疫复合物"环形"或"玫瑰花形"沉积，存在NMO特异性补体的激活，提示血管周围的体液免疫在病理机制中起着重要的作用，所有病例同时伴脊髓坏死及轻度的以巨噬细胞细胞为主的炎性细胞浸润。因此在免疫学发病机制方面，根据上述NMO与MS病理学的差异，目前认为MS是由Ⅰ型辅助性T（T helper type 1，Th1）细胞介导的免疫应答，而体液免疫则在NMO的发病机制中发挥重要的作用。

Bergamaschi等比较了MS（$n=411$）和NMO（$n=11$）患者，发现NMO组IgG、IgM，特别是IgG、Eo-2和Eo-3显著高于MS对照组，提示NMO存在体液免疫应答参与嗜酸性粒细胞的激活。对NMO患者的脑脊液（cerebrospinal fluid，CSF）寡克隆带（oligoclonal band，OCB）检测，97%（399/411）MS患者OCB阳性且持续存在，而仅27%（3/11）NMO患者OCB阳性且易消失。在日本人群中对OSMS患者的研究发现，CSF中白细胞介素（interleukin，IL）-17和IL-8浓度显著升高，而MS则很低，鉴于IL-17和IL-8主要与嗜酸性粒细胞的趋化有关，提示OSMS患者CSF内鞘内合成IL-17和IL-8，支持NMO的炎性应答过程以体液免疫为主。

第四节 视神经脊髓炎的临床表现和辅助检查

一、起病形式和前驱症状

NMO发病前可有前驱症状，如上呼吸道感染或胃肠道感染，部分患者发生于带状疱疹感染或疫苗接种后，亦有发生于其他自身免疫病活动期或间歇期，如干燥综合征、类风湿关节炎及甲状腺疾病等（表16-1）。

表16-1 NMO相关的感染源和疾病

感染源和免疫源	其他疾病
水痘	系统性红斑狼疮
传染性单核细胞增多症	自身免疫性甲状腺疾病
流感病毒A	干燥综合征
链球菌咽炎	恶性贫血
人类疱疹病毒-6和-8	白塞病
人类免疫缺陷病毒	混合性结缔组织病
结核分枝杆菌	播散性胆固醇血栓
肺炎衣原体	溃疡性结肠炎
风疹疫苗	原发性硬化性胆管炎
天花疫苗	特发性血小板减少性紫癜

发病年龄为 5～60 岁，以 21～41 岁最为常见，平均年龄为 40 岁，比 MS 患者晚 10 年左右，亦有婴儿或 80 岁起病者，女性发病至少为男性的 4 倍。

起病形式多样，可呈急性、亚急性或慢性。急性起病者病情进展迅速，数小时或数日内视力丧失、截瘫或四肢瘫；亚急性起病 1～2 个月内达到高峰；少数患者慢性起病，视力障碍或脊髓症状在数月内逐渐进展或进行性加重。

依据临床过程分为单相型和复发型。复发型更常见，约占 70%，以女性居多（80%），平均发病年龄较大（40 岁），更易并发自身免疫病（10%～33%）。

二、临床特征

NMO 主要表现为脊髓受累和视神经受累，二者可相继出现，也可相隔数十年；双侧同时受累，也可两侧交替受累。

（一）视神经炎（optic neuritis, ON）

视神经损害主要累及视神经和视交叉，出现视力下降，甚至失明，视野改变可呈不同形式的视野缺损，如中心暗点、生理盲点扩大。

NMO 患者视神经症状较 MS 严重，可为单侧或双侧视神经炎，伴或不伴球后疼痛。单侧受累多于双侧，尽管累及双侧者相对少见，但亦较 MS 常见。大多数患者视力经治疗可有改善，尤其是单时相病程患者。复发性 ON 患者则可导致逐渐积累的视力损害。在 NMO 临床症状尚未完全出现前，部分患者可能已累及视神经。经尸检亦证实，部分仅有复发性脊髓炎的患者视神经和视交叉存在慢性脱髓鞘改变。

眼部 MRI 检查在急性期 ON 患者中可见及视神经或视交叉肿胀或增粗，视交叉前段视神经出现片状长 T_1、长 T_2 异常信号，有或无强化，病灶较 MS 为大。累及单眼或双眼，随着病程的反复和进展，MRI 检查可见视神经变细或萎缩。病理上 NMO 患者视神经病变表现为髓鞘脱失、轻度炎性细胞浸润，病灶较 MS 更广泛，与眼部 MRI 检查结果相一致。病理学检查证实由于视神经炎性应答，引起局部 CSF 循环受阻，从而导致 T_2 加权像上呈"轨道样"高信号。在部分无视力减退的患者中，亦存在类似表现。随着病程延长，部分患者视神经可见点状高信号改变，增强扫描显示受累视神经的小条状强化改变。

眼底检查示急性期的视盘水肿，与 MRI 和病理学上视神经的肿胀或增粗相对应；慢性期视盘颜色变淡或苍白，与病理上视神经萎缩或髓鞘脱失相对应。

（二）脊髓炎

NMO 患者颈段、胸段或腰段可单独受累或多处受累，其中以颈段为多见；病灶多为连续性，多大于 3 个以上椎体节段；可呈横贯性，亦可仅累及一侧。

典型急性脊髓炎的发作表现为脊髓完全横断，从数小时至数天内脊髓损害平面以下的运动、感觉和括约肌功能均严重受损，而类似表现则较少见于 MS 患者。运动障碍可迅速进展为截瘫或四肢瘫，可发生脊髓休克。如病变为非对称性，则可表现为 Brown-Sequard 综合征、脊髓中央综合征。发作性感觉异常如 L'hermitte 征、痛性痉挛、根痛、发作性搔痒，常见于复发型 NMO，可能与髓鞘脱失后轴索受刺激有关。部分患者有呃逆，与延髓损害有关；内分泌紊乱与下丘脑损害有关。首发症状多数可缓解，反复发作的脊髓炎可严重致残，甚至导致死亡。

在 MRI 上，脊髓炎在急性期通常可见受累节段的水肿或肿胀，强化亦明显。T_2 加权像上呈条状高信号，T_1 加权像上呈低信号，增强扫描可显示病灶的不规则强化；脊髓纵向融合病变，多累及 3 个或 3 个以上椎体节段，可表现为一定程度的占位征象，病灶内可见到空洞或坏死；随时间的延长，脊髓病灶由水肿、强化逐渐发展为持续存在的髓内 T_2 异常信号，并出现节段性脊髓萎缩；而 MS 患者脊髓病灶则很少超过 2 个椎体且多位于脊髓周边，少见占位征象或脊髓萎缩。

三、辅助检查

在急性脊髓炎发作期，30％NMO 患者的 CSF 细胞数增多（白细胞＞50 cells/mm³），且以中性粒细胞为主。OCB 阳性率为 20％～40％，IgG 24h 鞘内合成率异常者则较少见。

血清 NMO 特异性抗体 NMO-IgG 或水通道蛋白-4（aquaporin 4，AQP4）抗体阳性。作为 CNS 内的主要水通道，AQP4 作为 NMO-IgG 的靶抗原，主要位于血管周围和软膜下星形胶质细胞足突，高水平地表达于视神经、下丘脑、脑干、脑室周围和脊髓灰质。AQP4 的丢失可能破坏水平衡和谷氨酸转运，导致髓鞘脱失、少突胶质细胞和轴索的损害。血清胶原纤维酸性蛋白（glial fibrillary acidic protein，GFAP）检查对区别 NMO 和 MS 有一定意义，急性期 NMO 患者的 GFAP 水平经常明显升高，而 MS 急性期则大多正常。此外，NMO 患者血清常可检出一种或多种自身抗体，如抗核抗体（anti-nuclear antibody，ANA）、双链脱氧核糖核酸（double strain deoxyribonucleic acid，dsDNA）抗体、可提取性核抗原抗体（extractable nuclear antigen，ENA）和抗甲状腺抗体。

电生理学检查对诊断 NMO 也有一定的参考价值，尤其是视觉诱发电位（visual evoked potential，VEP）对于视神经有亚临床病灶但仅表现为复发性脊髓炎的患者而言，尽管未将其纳入新的诊断标准中。

四、NMO 的脑部病变

对于 NMO 的脑部病变，以往观点认为：如果患者罹患视神经和脊髓病变，同时伴有任何形式的脑部病变，就只能诊断为 MS 而非 NMO，这一点在以往 Wingerchuk 等提出（1999）的 NMO 诊断标准被重点强调。近来随着 NMO-IgG 研究的深入，已认识到 NMO 患者同样存在着脑部损害，并据此总结了不同于 MS 脑部损害的特点。

2006 年 Pittock 等分析了符合 Wingerchuk 诊断标准（1999）的 NMO 患者（$n=60$），其中 60％（36/60）脑内存在异常，大多数 NMO 患者的脑部损害部位为非特异性，但在脑干、下丘脑以及脑室周围的损害（围绕 III、IV 脑室和中脑水管）相对具有特异性，而 MS 则多发于侧脑室周围。实际上在临床工作中，合并脑部病变的一些 NMO 患者易被误诊为 MS，此方面须引起临床医师的注意。

笔者及其所在的研究小组，观察了 37 例 NMO 和 NMO 高危综合征患者的临床和头颅 MRI 表现，45.9％患者（17/37）MRI 扫描显示异常，主要累及大脑半球白质、脑干、下丘脑、胼胝体、脑室和中脑导水管周围等部位，其中仅有 3 例病灶对称。目前认为侧脑室、III 脑室、IV 脑室、中脑导水管周围 FLAIR 压水像［即液体衰减反转恢复序列（fluid attenuated inversion recovery，FLAIR）］高信号为 NMO 的特异性改变，上述受累部位与 AQP4 高表达区一致，与以往的国外研究结果相一致。在此，笔者认为按照病灶的形态进一步可将 NMO 脑部损害分为下列 3 种类型：①散在的不规则病灶：最为多见，是近皮质、皮质下及深部白质的小变性灶，直径通常小于 6mm；②融合性病灶：病灶融合成大片状，直径常大于 3cm；③类似 MS 样。

笔者通过其所做的临床和影像学研究发现，虽然 NMO 是以视神经和脊髓受累为主的 CNS 疾病，但脑损害亦很常见（约占 50％），其与 MS 不同之处在于：①病灶部位：多位于 III 脑室、中脑导水管周围、侧脑室周围、IV 脑室、脑干等 AQP4 的高表达区，病灶多不对称；②病灶形态：在大脑白质区融合呈不规则大片状，位于 III 脑室、IV 脑室旁呈线条状病灶；③临床表现与病灶大小无关而与病灶部位有关，脑干损害可出现嗜睡、呕吐、复视、视物旋转等相应症状，而脑白质大片融合性及脑室周围病灶则可无相应的表现。

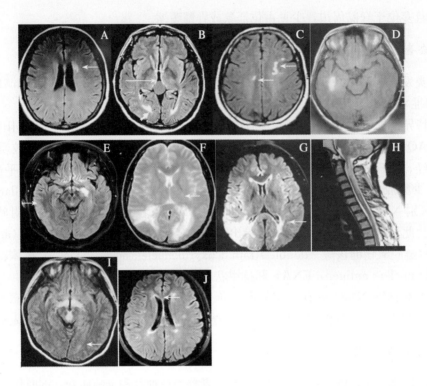

图 16-1 视神经脊髓炎（neuromyelitis optica，NMO）的头颅 MRI 改变 A. 男，63 岁，横断面液体衰减反转恢复序列（fluid attenuated inversion recovery，FLAIR）像显示其左侧侧脑室旁单个近卵圆形病灶，呈高信号影。B. 女，58 岁，横断面 FLAIR 像显示其双侧侧脑室后角非典型病灶（粗箭头），III 脑室周围非特异性高信号影（细箭头）。C. 女，37 岁，横断面 FLAIR 像显示双侧皮质下白质不规则片状的非典型高信号病灶影。D. 女，45 岁，横断面 FLAIR 像显示右侧颞叶类圆形高信号影，1 年后复查头颅 MRI，该病灶完全消失。E. 女，18 岁，横断面 FLAIR 像显示其左侧海马单个片状病灶，该患者初次就诊的头颅 MRI 提示完全正常，两次影像间隔 9 个月。F-H. 女，36 岁，病程 15 年，NMO-IgG 抗体滴度为 1∶100（糖皮质类固醇激素使用 3d 后）。横断面 T₂ 示双侧皮质深处融合成片状的非典型高信号病灶；横断面 FLAIR 显示该病灶明显缩小，但是仍未完全消失。颈髓 T₂ 加权像矢状位示 $C_{1\sim7}$ 高信号影。I. 女，26 岁，横断面 FLAIR 像显示 III 脑室旁、中脑导水管周围高信号病灶影，该患者表现为嗜睡、复视。J. 女，44 岁，横断面 FLAIR 像显示侧脑室旁多发散在病灶，类似 MS 影像学改变，该患者表现为右眼失明，四肢麻木无力，二便障碍，血清 NMO-IgG 滴度为 1∶1000。

五、NMO 特异性抗体在 NMO 诊断和发病机制中的作用

近年报道了一种新的血清自身抗体 NMO-IgG 检测方法，具有较高的敏感性和特异性。该抗体的发现，不仅使 NMO 的诊断和鉴别诊断有了较准确的实验室指标，亦使对 NMO 发病机制的研究进入了新时代。

（一）NMO-IgG 的发现及其临床应用价值

NMO 特异性抗体 NMO-IgG 最早于 2003 年由 Lennon 等提出，该小组最初在对副肿瘤综合征标记物的筛查中发现该抗体。当以鼠脑切片为底物，采用间接免疫荧光法时，发现 NMO 患者的血清呈现出与对照组明显不同的染色，故命名为 NMO-IgG。2004 年 Lennon 等进一步对北美及日本 NMO 患者（包括 OSMS）（$n=92$）进行了大样本的检测，以 MS（$n=32$）及其他疾病作为对照，结果显示 NMO-IgG 诊断北美人群 NMO 的敏感度和特异度分别为 73% 和 91%，诊断日本人群 OSMS 的敏感度和特异度分别为 58% 和 100%，次年又进一步证实该抗体的靶抗原系水通道蛋白 4（aquaporin-4，AQP4）。鉴于 NMO-

IgG 诊断 NMO 的高敏感性和特异度，2006 年 Wingerchuk 在其提出的新诊断标准中将 NMO-IgG 列为诊断指标之一。

目前研究显示，AQP4 抗体滴度与疾病活动性及严重程度可能相关。以往报道发现：受累脊髓节段越长及存在脑病变者，AQP4 抗体滴度越高，而与扩展的残疾状况量表（expanded disability status sacale，EDSS）评分未见相关；应用大剂量糖皮质类固醇激素（以下简称激素）可使 AQP4 抗体滴度降低，在复发时该抗体滴度再度升高；单独给予甲基泼尼松龙或联合应用齐多呋定可使缓解期时的抗体滴度保持在低水平，由此可见抗体滴度与疾病的活动或复发相关，免疫抑制剂使得抗体滴度保持在低水平而有助于减轻疾病损害，尽管尚无法确定一个适用于所有患者的缓解期抗体滴度阈值。

目前 NMO-IgG 的检测方法主要有间接组织免疫荧光法、细胞免疫荧光法、放射免疫沉淀法、细胞免疫沉淀法、酶联免疫吸附法及流式细胞术等，特异度均较高（91%～100%），但敏感度则存在一定的差异（54%～91%）。其中细胞免疫荧光法的敏感性和特异性最高。

总之，NMO-IgG 或 AQP4 抗体有助于 NMO 的诊断及鉴别诊断，该抗体及其滴度的测定有望作为一项判断疾病活动、病情轻重、治疗效果的参考指标。但在一些自身免疫病，如神经白塞病、系统性红斑狼疮、干燥综合征、重症肌无力和吉兰-巴雷综合征等患者中亦可测及该抗体，临床医生须进行综合分析以明确诊断。

（二）靶抗原 AQP4 参与 NMO 发病机制的结构基础

水通道蛋白（aquaporin，AQP）是广泛存在于哺乳动物、植物及微生物体内的参与跨细胞水转运的膜通道蛋白家族。迄今为止，在哺乳动物中共发现 11 种水通道蛋白（AQP0～AQP10），其中 AQP4 主要分布于 CNS，基因定位于染色体 18q11.2-12.1 上，共有 5 个外显子。AQP4 蛋白由 4 个单体以四聚体的形式组成跨膜蛋白，每个单体包括 6 个跨膜区域和 5 个环形结构（A、B、C、D 和 E 环），B、D 环及羧基、氨基末端均位于细胞内，A、C、E 环则位于胞膜外侧，胞外 A、C 环可能为抗体结合的位点。AQP4 系脑内一重要的水通道蛋白，参与脑组织与血液、脑组织与 CSF 间的水转运和渗透压调节。血管周围的星形胶质细胞突起为水分子流动的主要部位。AQP4 通道可使水分子跨膜移动，在生理条件下参与脑脊液（cerebrospinal fluid，CSF）的形成和吸收，参与血-脑脊液屏障（blood-CSF barrier，BCB）对水分子的转运调节，并调节细胞外间隙的钾离子浓度；在病理状况下，AQP4 的表达发生改变，参与各种原因引起的脑水肿。已有研究发现，在急性和慢性 NMO 病灶内 90% AQP4 的免疫活性丧失，该 AQP4 主要分布于 IgG 和补体沉积的血管周围。与之相反，MS 脱髓鞘斑块内的 AQP4 仍保留了良好的活性。

在 CNS 内，AQP4 主要存在于构成血脑屏障（blood-brain barrier，BBB）的星形胶质细胞终足上，为星形胶质细胞质膜的内在蛋白。通常情况下，AQP4 大量分布于视神经和脊髓，亦见于脑组织的各个部分。经免疫组织化学检查显示，在脑和脊髓接触毛细血管和软脑膜的星形胶质细胞终足上、下丘脑视上核胶质板、室管膜细胞的基底外侧膜均见 AQP4 的表达。AQP4 亦分布于小脑的蒲肯野细胞层以及下丘脑室旁核、脑室旁和导水管周围，这就可能解释了 NMO 患者常出现与下丘脑有关的内分泌改变。在 NMO-IgG 阳性的 NMO 患者（n=120）中，8 例头颅 MRI 扫描显示下丘脑和脑室旁的病灶，该区域系 AQP4 高度表达的区域，提示 NMO 病灶与 AQP4 的高表达部位相一致，由此，新的 NMO 诊断标准（2006）将脑部病灶的存在不再列为 NMO 排除标准的重要支持依据。

（三）AQP4 抗体在 NMO 发病过程中的作用机制

NMO 在急性发作期 CSF 中可见炎性细胞，但无鞘内 IgG 合成。当血清 AQP4 抗体滴度超过 1∶512 时可测及 CSF 抗体。通常 CSF 中 AQP4 抗体与血清抗体的比率为 1∶500，当血清抗体滴度为 1∶256 或更低时，CSF 中 AQP4 抗体则为阴性，表明 NMO 患者无鞘内合成的 AQP4 抗体。这是因为 AQP4 抗体产生于外周淋巴组织，由于 BBB 的存在使得抗体进入脑内血管外间隙的程度有限，因此临床上多以血清 AQP4 抗体的检测作为诊断指标，而 CSF 则因含量少而不作为常规检测。进入脑组织的少量 IgG 可能通过两条潜在途径致病：①在炎性免疫应答早期，通过特异性 IgG 直接与 AQP4 蛋白结合。在某种特定的 IgG 介导下，该蛋白的同源四聚体结构可有效地激活补体。②在疾病早期补体未被激活时，炎症和髓鞘脱失可能系由 IgG 介导的组织内水平衡失调所致，且在罹患 NMO 时 BBB 常被破坏，AQP4 抗体由此可通过 BBB 进至 CNS 内，结合于星形胶质细胞足突上的 AQP4 胞外域。抗原抗体与补体、免疫细胞之间的相互作用导致 AQP4 丧失。类风湿因子 IgM 亚型经血管漏出后能继发地结合于表达 AQP4 抗体的星形胶质细胞终足上。此外，在 NMO 患者体内亦发现了其他多种自身抗体，提示 B 细胞免疫失调的存在。然而，这些抗体不只存在于 NMO 患者，亦可见于其他疾病。

虽然对于 NMO-IgG 是疾病的启动因素还是病理生理过程中的步骤之一尚无确切结论，但依据目前的证据推测，NMO 的病理生理过程可能如下进行：某种外源性抗原（如微生物）激活免疫系统 AQP4 反应性 T 细胞，经 B 细胞产生了 NMO-IgG，透过 BBB 与位于星形胶质细胞足突上的 AQP4 分子结合，激活了补体的级联反应，破坏 BBB 的完整性，导致 AQP4 抗体以及其他一些致病因子进至 CNS，激活了中性粒细胞和嗜酸性粒细胞，从而产生了血管周围炎症并进一步损害少突胶质细胞，最后导致神经组织的破坏。与此相一致的是，多项研究通过体内和体外实验发现 AQP4 抗体可引起 NMO 样的脑组织损害，且自身反应性 T 细胞可识别 AQP4，并可能与其抗体共同参与了上述脑损害的过程。目前已有的证据强烈提示 AQP4 抗体阳性的患者的损伤本质系血管源性水肿，对此今后尚需更多的证据予以明确。

近来研究发现，感染可能与 NMO-IgG 有关，在于多数 NMO 患者有过前驱感染史，如结核分枝杆菌或支原体感染。现今研究发现，分枝杆菌和支原体表达的蛋白与 AQP 家族具有同源性，进一步的研究发现分枝杆菌和支原体表达的 AQP 与人类 AQP4 存在着类似的残基。此外，亦有 NMO 患者有艾滋病、登革热、疱疹或巨细胞病毒感染史以及病毒感染导致视神经炎的数项报道。如能进一步地研究上述重要的临床现象，无疑会有助于揭示 NMO-IgG 的产生机制，从而设法自免疫应答的起始阶段阻断抗体的产生。

第五节　视神经脊髓炎的诊断

继 1999 年 Wingerchuck 等提出的 NMO 诊断标准后，该学者于 2006 年又对该诊断标准做了修改，并于 2007 年进一步提出 NMO 高危综合征和 NMO 疾病谱的新概念，对于今后流行病学研究以及临床治疗方向的确定有着重要作用。

一、NMO 诊断标准

诊断 NMO 的必要条件是同时或相继出现视神经炎和脊髓炎，但这并非 NMO 所特有，同样亦可见于 MS 和其他的自身免疫病（如神经白塞病、系统性红斑狼疮、干燥综合征等）。

在 1999 年 Wingerchuck 等提出的 NMO 诊断标准中，包括必要条件、主要支持条件和次要支持条件三部分。(1) 必要条件：①视神经炎；②急性脊髓炎；③无视神经及脊髓以外的受累。(2) 主要支持条件：①发病时颅脑 MRI 阴性（正常或不符合 MS 影像学诊断标准）；②脊髓 MRI 有≥3 个椎体异常的 T_2 信号；③CSF 细胞数增多（WBC>50 cells/mm³ 或中性粒细胞>5 cells/mm³）。(3) 次要支持条件：①双侧视神经炎；②至少一眼视力持续低于 20/200（<0.1）；③与疾病相关一个或一个以上肢体的持续无力［英国医学研究理事会（Medical Research Council，MRC）标准 2 级或以下］。确诊须符合全部必要诊断标准、1 个主要支持条件或 2 个次要支持条件，并除外其他自身免疫病所致的视神经脊髓损伤的可能性。该诊断标准针对不同地区和种族的人群以及临床首次发病的孤立病灶（如视神经炎或脊髓炎），有助于将

NMO 与 MS 相鉴别，但亦有一定的局限性，如部分 NMO 患者显示 MRI 脑部病灶，则与诊断标准不相符。此外，部分患者表现为视神经炎、病变初期 MRI 无脊髓炎特征，则其后的病程无法与典型 MS 相区分。

2006 年 Wingerchuck 等对诊断标准做了部分修订，去掉了次要支持条件，保留必要标准以及主要支持条件中的前两条，并将第三条 CSF 细胞数改为血清 NMO－IgG 抗体阳性。该诊断标准包括必要条件和支持条件，具备全部必要条件和支持条件中的 2 条，即可诊断 NMO（表 16－2）。

表 16－2　视神经脊髓炎诊断标准

必要条件
　　视神经炎
　　急性脊髓炎

至少具备下列 3 项支持条件中的 2 项
　　脊髓 MRI 病灶延伸≥3 个椎体节段
　　头颅 MRI 不符合多发性硬化诊断标准
　　血清 NMO－IgG 阳性

（摘自 Wingerchuk DM，Lennon VA，Pittock SJ，et al. Revised diagnostic criteria for neuromyelitis optica. Neurology，2006，66：1485－1489.）

二、NMO 高危综合征

尽管 2006 年 NMO 诊断标准已比以前的内容有所拓展，但仍未能涵盖所有今后可能发展为 NMO 的疾病形式，在于 NMO 视神经与脊髓可能并不同时受累，使得早期判断 NMO 抑是 MS 更为困难，但有些发病形式提示其今后更可能进展为 NMO，称之为 NMO 高危综合征，包括：①长节段的脊髓炎，MRI 示病变长度≥3 个椎体节段，伴或不伴脑部病变；②反复发生的视神经炎，无脑部病变；③视神经炎伴脊髓炎（<3 个椎体节段），伴脑部病变但不符合 MS 影像学诊断标准。

三、NMO 谱系疾病

Wingerchuck 等 2007 年又提出了 NMO 谱系疾病（NMO spectrum disorders，NMOSD）的概念：①NMO（据 2006 年诊断标准）；②NMO 限定形式：特发性单次发作或复发性纵向延伸性脊髓炎（MRI 病灶长度≥3 个椎体节段）、复发性视神经炎；③亚洲 OSMS；④伴系统性自身免疫病的视神经炎或纵向延伸的脊髓炎；⑤伴典型 NMO 脑部病灶（下丘脑、胼胝体、脑室旁或脑干）的视神经炎或脊髓炎。

NMO 谱系疾病涵盖了最可能是 NMO 的类型，其中包括肯定的 NMO、NMO 高危综合征，伴有与 AQP4 分布相关脑损害的 NMO、伴系统性自身免疫病的 NMO，上述类型疾病血清 NMO－IgG 常呈阳性。

四、鉴别诊断

（一）MS

NMO 与 MS 有诸多相似之处，如多在青壮年发病，好发于女性，均存在 CNS 脱髓鞘改变等，因此 NMO 一度被认为系一种 MS 亚型。但 NMO 的临床、实验室检查、神经影像学及免疫病理等方面均与 MS 不同（表 16－3）。

表 16-3　视神经脊髓炎与多发性硬化临床及辅助检查的鉴别点

	视神经脊髓炎	多发性硬化
发病年龄	任何年龄，中位数 39 岁	儿童和 50 岁以上少见，中位数 29 岁
临床特征		
视神经炎	较重，双侧或同时受累多，恢复差	相对轻，很少双侧或同时受累，多恢复较好
脊髓炎	常累及双侧，可呈横贯性损害	常单侧
大脑半球受累	约占 50%，很少有症状	多受累，病灶多，症状多样
丘脑下部受累	可有，出现内分泌症状、嗜睡	无
脑干受累	多为延髓，呃逆、头晕、呕吐	多为脑桥，眼外肌症状多见
合并自身免疫病	常有，如干燥综合征、类风湿关节炎	不常有，偶有甲状腺功能减退
MRI 特征		
大脑	病灶孤立或融合成片	病灶多发、散在，与侧脑室成直角
脑室旁	病变多在 III 脑室和中脑导水管旁	病变多在侧脑室旁
小脑	很少受累	较常受累
脊髓	病灶长度≥3 个椎体，多见急性期肿胀，慢性期萎缩	病灶长度多小于 3 个椎体，少见肿胀和萎缩
脑脊液		
细胞数量	有时增多，白细胞>50 个/mm³	很少增多
细胞种类	中性粒细胞	淋巴细胞
寡克隆区带	30% 阳性	85% 阳性
血清 AQP4 抗体	活动期多为阳性	很少阳性

AQP4：水通道蛋白-4。

（二）与硬脊膜动静脉瘘鉴别

硬脊膜动静脉瘘常慢性起病，逐渐发展为脊髓横贯损害，临床表现为下肢麻木、进行性肢体无力伴二便障碍、背部及双下肢针刺样或电击样疼痛，临床表现酷似脊髓炎，甚至经激素治疗会有一过性改善；MRI 可见长节段脊髓损害，脊髓增粗亦类似于脊髓炎，因此临床上极易误诊为脊髓炎。但该病多见于 40 岁以上男性，病程进展更缓慢，MRI 扫描 T_1 加权像矢状位可见及脊髓背侧和（或）腹侧蛛网膜下腔内脊髓软膜表面的串珠样或蚯蚓样血管流空信号，系二者的主要不同点，通过脊髓 MRA 或 DSA 检查可确诊。

（三）其他

亦应与脊髓肿瘤、颈椎病、Leber 病、神经梅毒、脊髓小脑性共济失调、遗传性痉挛性截瘫、脊髓血管病、肝性脊髓病、系统性自身免疫病（系统性红斑狼疮、神经白塞病或干燥综合征）伴发的脊髓损害等疾病鉴别。

第六节 视神经脊髓炎的治疗

NMO 的治疗方法包括急性发作期治疗、预防复发、对症治疗以及康复锻炼等。

一、急性期治疗

（一）激素

激素是治疗 NMO 急性发作期的经典药物，用法与治疗 MS 相同。由于 NMO 通常较 MS 的病情更为严重，故主张在急性期大剂量应用，以免使得临床症状控制不理想而遗留残疾。

通常采用下述两种方法：①静脉点滴甲基泼尼松龙 1000mg/d，随后每 3d 剂量减半，直至停药。②静脉点滴甲基泼尼松龙 1000mg/d，3～5d 后停用或改为口服泼尼松 60mg/d，以后渐减量并维持一定时间。与 MS 不同的是，部分 NMO 患者对激素有一定依赖性，在减量过程中病情反复，有研究报道当泼尼松减至 5～15 mg/d 时出现了病情恶化。因此，对激素依赖性者，激素减量过程要慢，小剂量激素维持时间应较 MS 要长一些。激素治疗的副作用包括感染、水电解质紊乱、血糖升高、血压升高、血脂异常、股骨头无菌性坏死、上消化道出血等。为减轻激素常见的副作用，同时给予钙剂、钾盐、抑酸剂等辅助治疗药物。

（二）静脉注射免疫球蛋白（intravenous immunoglobulin，IVIg）

对激素冲击疗法反应差的患者可选用 IVIg，尽管目前缺乏确切的证据。IVIg 常用剂量为 0.4 g/(kg·d)，连续用 5 d 作为一个疗程。也可每月应用 1 次，每次 0.4 g/(kg·d)，对 NMO 的视神经和脊髓功能改善和防止复发有益。

（三）血浆置换

对于激素冲击治疗难以控制的严重病例，可选用血浆置换。血浆交换能从血液中移除自身抗体，从而改善新近发病且存在广泛脊髓损害的 NMO 患者的预后。有临床试验表明，用激素冲击治疗无效的 NMO 患者，用血浆置换治疗约 50% 患者仍有效。

每次血浆交换量为 2～4L，开始为隔日 1 次，以后可酌情 1～2 次/周，一般建议置换 3～5 次，多数置换 1～2 次后即可见效。血浆置换的副作用主要包括静脉并发症、血栓、脑栓塞、低血压、胸痛、肺炎、荨麻疹、支气管痉挛、缺铁性贫血、低钙血症、氮质血症以及血中纤维蛋白原、Ig 及补体水平下降。

（四）激素联合其他免疫抑制剂

在激素冲击疗效不佳时，特别是合并其他自身免疫病者，可选择激素联合其他免疫抑制剂的治疗方案，如联合环磷酰胺治疗，以终止病情进展。

二、预防 NMO 的复发

对于急性发作后的 NMO、NMO 高危综合征及血清 NMO-IgG 阳性者应早期预防治疗。一线药物包括硫唑嘌呤、吗替麦考酚酯（mycophenolate mofetil，MMF），有条件者可使用利妥昔单抗（rituximab）；二线药物包括环磷酰胺、甲氨蝶呤、那他珠单抗（natalizumab）及米托蒽醌等，定期 IVIG 治疗也可用于 NMO 治疗。其他如环孢素 A、FK506、来氟米特等免疫抑制剂也可试用。

（一）口服小剂量激素

NMO 缓解期是否用激素尚无定论，应权衡利弊个体化治疗，部分 NMO 患者对激素有一定依赖性，对于这些患者激素减量要比 MS 慢，有报道小剂量泼尼松维持治疗（20 mg/d）能减少 NMO 复发，特别适用于合并血清其他自身抗体者，但≤10 mg/d 则易复发。然而临床实践发现，在 NMO 初期该治疗方案可能有效，但随着疾病进展，单用小剂量激素则难以控制病情恶化，有时会出现新发的视神经炎和脊髓炎，对此尚需更多的证据。

（二）硫唑嘌呤

是目前最常用于 NMO 的免疫抑制剂，常用剂量为 2.5～3 mg/（kg·d）单用或联合口服泼尼松[1mg/（kg·d）]，通常在硫唑嘌呤起效后（2～3 个月）将泼尼松渐减量，但何时停药尚无推荐方法，而预防和治疗效果亦无定论。副作用包括骨髓抑制、肝功能损害、胃肠道不适等，长期应用可能会有导致非霍奇金淋巴瘤和皮肤癌的危险。

（三）利妥昔单抗

利妥昔单抗作为一种针对 $CD20^+$ 单克隆抗体，其作用机制是能选择性地与 $CD20^+$ 分子结合，去除体内 B 细胞（在体液免疫失调时产生抗体），以减少 NMO 的复发次数。应用利妥昔单抗治疗 NMO 的临床试验结果显示 B 细胞消减治疗有显著疗效。

对其应用的方案不一，主要参考 B 细胞淋巴瘤和类风湿关节炎的治疗方案，通常采用下述两种方法：①按体表面积 375 mg/m² 静脉点滴，每周 1 次，连用 4 周；②1000mg 静脉点滴，共用 2 次（间隔 2 周）。不良反应包括发热、寒战、皮肤潮红、荨麻疹或皮疹、头痛、瘙痒、呼吸困难，暂时性低血压、心律失常等滴注相关症候。少数发生出血性副作用，通常症状轻微且为可逆性，有待今后更多的研究评估该药的疗效及安全性。

（四）环磷酰胺

尤其适用于合并其他自身免疫病（系统性红斑狼疮或干燥综合征）的 NMO 患者。常用剂量为 7～25mg/kg 静脉点滴，每个月 1 次，共用 6 个月。副作用包括外周血白细胞和血小板减少、脱发、胃肠道反应、出血性膀胱炎等。可同时应用美司钠（uromitexan）注射，以预防出血性膀胱炎。

（五）米托蒽醌

该药通过作用于核酸合成抑制 T 细胞、B 细胞和巨噬细胞的增殖、降低炎性细胞因子等机制发挥作用，研究发现其对预防 NMO 复发有效，对于反复发作而其他方法治疗效果不佳的 NMO 可考虑选用。

推荐剂量为按体表面积 12mg/m² 静脉点滴，每个月 1 次，共 6 个月，以后每 3 个月 1 次再用 3 次，不良反应主要是心脏毒性作用，故其治疗的终生积累总量不能超过 140mg/m²（体表面积），推荐每次给药前评估左心室射血分数，然后每年 1 次，终生评估以警惕迟发性心脏毒性的可能。其他副作用包括骨髓抑制、白血病、脱发和恶心。

（六）麦考酚酸酯（MMF）

MMF 通过抑制肌苷磷酸脱氢酶从而选择性抑制 T、B 细胞的增殖和功能。研究发现其对预防 NMO 复发有效，尤其是对硫唑嘌呤不耐受者。推荐剂量为口服 1～3g/d。其副作用主要为胃肠道症状和增加感染机会。

（七）其他

包括甲氨蝶呤、IVIG 以及血浆置换等方法。亦有报道干扰素 β 和醋酸格拉默（glatiramer acetate，GA）用于 NMO 效果差，且易使病情加重，复发更频繁，对此尚需更多的证据明确。

三、对症治疗

1. 痛性痉挛 可应用苯妥英钠、卡马西平、加巴喷丁、巴氯芬、乙哌立松等药物。A 型肉毒素可能对局部痉挛有效。当口服最大耐受剂量的药物仍无效时，可尝试鞘内给予巴氯芬。

2. 疼痛和感觉异常 可采用抗惊厥药和抗抑郁药治疗，如加巴喷丁、卡马西平、阿米替林、5-羟色胺和去甲肾上腺素再摄取抑制剂（serotonin and noradrenaline reuptake inhibitor，SNRI）、普瑞巴林等药物。

3. 抑郁症或焦虑症 可应用选择性 5-羟色胺再摄取抑制剂（selective serotonin reuptake inhibitor，SSRI）（如氟西汀、舍曲林等）、SNRI（如文拉法辛）等药物以及心理辅导治疗。

4. 疲劳 可应用莫达芬尼、金刚烷胺。

5. 震颤 可应用苯海索、阿罗洛尔等。

6. 膀胱直肠功能障碍 尿失禁可选用奥昔布宁、托特罗定、达非那新等；尿潴留须留置导尿管，便秘可用缓泻药（如番泻叶、乳果糖等），重者可灌肠。

7. 性功能障碍 可应用改善性功能药物，选择性磷酸二酯酶抑制剂（如西地那非、伐地那非或他达拉非）可提高勃起功能。女性可局部应用雌激素药膏或一些润滑油以改善阴道干燥性和阴蒂敏感性。

8. 认知障碍 应用胆碱酯酶抑制剂（如多奈哌齐、卡巴拉汀等）。

9. 肢体运动功能障碍 可试用钾通道阻滞剂氨吡啶。

四、康复训练

在应用大剂量激素时，不宜过多活动，以免加重骨质疏松及股骨头负重。当减量到小剂量口服时，可鼓励活动，进行相应的肢体功能训练。

（叶　静）

参 考 文 献

[1] Bergamaschi R，Tonietti S，Franciotta D，et a1，Oligoclonal bands in Devic's neuromyelitis optica and multiiple sclerosis：differences in repeated cerebrospinal fluid examinations. Mult Scler，2004，10（1）：2-4.

[2] Cabrera-Gomez JA，Quevedo-Sotolongo L，Gonzalez-Quevedo A，et al. Brain magnetic resonance imaging findings in relapsing neuromyelitis optica. Mult Scler，2007，13（2）：186-192.

[3] Cree BA，Goodin DS，Hauser SL. Neuromyelitis optica. Semin Neurol，2002 ，22（2）：105-122.

[4] Cree BA，Lamb S，Morgan K，et al. An open label study of the effects of rituximab in neuromyelitis optica. Neurology，2005，64（7）：1270-1272.

[5] Falcini F，Trapani S，Ricci L，et a1. Sustained improvement of a girl affected with Devic's disease over 2 years of mycophenolate mofetil treatment. Rheumatology（Oxford），2006，45（7）：913-915.

[6] Gartzen K，LimmrotIl V，Putzki N. Relapsing neuromyelitis optics responsive to glatiramer acetate treatment. Eur J Neurol，2007，14（6）：12-13.

[7] Hinson SR，Pittock SJ，Lucchinetti CF，et al. Pathogenic potential of IgG binding to water channel extracellular domain in neuromyelitis optica. Neurology，2007，68（24）：2221-2231.

［8］ Jacob A，Matiello M，Wingerchuk DM，et al. Neuromyelitis optica：changing concepts. J Neuroimmunol，2007，187 (1-2)：126-138.

［9］ Jarius S，Probst C，Borowski K，et al. Standardized method for the detection of antibodies to aquaporin-4 based on a highly sensitive immunofluorescence assay employing recombinant target antigen. J Neurol Sci，2010，291 (1-2)：52-56.

［10］ Kira J. Neuromyelitis optica and asian phenotype of multiple sclerosis. Ann N Y Acad Sci，2008，1142 (1)：58-71.

［11］ Lennon VA，Kryzer TJ，Pittock SJ，et al. IgG marker of optic-spinal multiple sclerosis binds to the aquaporin-4 water channel. J Exp Med，2005，202 (4)：473-477.

［12］ Lennon VA，Wingerchuk DM，Kryzer TJ，et al. A serum autoantibody marker of neuromyelitis optica：distinction from multiple sclerosis. Lancet，2004，364 (9451)：2106-2211.

［13］ Lucchinetti CF，Mandler RN，McGavern D，et al. A role for humoral mechanisms in the pathogenesis of Devic's neuromyelitis ptica. Brain，2002，125 (pt7)：1450-1461.

［14］ Misu T，Fujihara K，Kakita A，et al. Loss of aquaporin-4 in lesions of neuromyelitis optica：distinction from multiple sclerosis. Brain，2007，130 (5)：1224-1234.

［15］ Moreh E，Gartsman I，Karussis D，et al. Seronegative neuromyelitis optica：improvement following lymphocytapheresis treatment. Mult Scler，2008，14 (6)：860-861.

［16］ Pittock SJ，Lennon VA，Krecke K，et al. Brain MRI abnormalities in neuromyelitis optica. Arch Neurol，2006，63 (3)：390-396

［17］ Pittock SJ，Weinshenker BG，Lucchinetti CF，et al. Neuromyelitis optica brain lesions localized at sites of high aquaporin 4 expression. Arch Neurol，2006，63 (7)：964-968.

［18］ Roemer SF，Parisi JE，Lennon VA，et al. Pattern-specific less of aquaporin-4 immunoreactivity distinguishes neuromyelitis optiea from multiple sclerosis. Brain，2007，130 (pt5)：1194-1205.

［19］ Takahashi T，Fujihara K，Nakashima I，et al. Anti-aquaporin-4 antibody is involved in the pathogenesis of NMO：a study on antibody titre. Brain，2007，130 (Pt 5)：1235-1243.

［20］ Weinstock GB，Ramanathan M，Lincoff N，et al. Study of mitoxantrone forthe treatment of recurrent neuromyelitis optica (Devic's disease). Arch Neurol，2006，63 (7)：957-263.

［21］ Wingerchuk DM，Lennon VA，Lucchinetti CF，et al. The spectrum of neuromyelitis optica. Lancet Neurol，2007，6 (9)：805-815.

［22］ Wingerchuk DM，Lennon VA，Pittock SJ，et al. Revised diagnostic criteria for neuromyelitis optica. Neurology，2006，66 (10)：1485-1489.

［23］ 陈道文，徐俊，刘文，等. 视神经脊髓炎脑部病灶的影像学特征及临床表现. 中华神经医学杂志，2009，8 (8)：825-831.

［24］ 何洋，刘广志，高旭光. 水通道蛋白-4抗体与神经系统自身免疫病. 中华内科杂志，2011，50 (3)：264-266.

［25］ 廖张元，叶静，关云谦，等. 水通道蛋白4慢病毒表达载体的构建与临床应用. 中华医学杂志，2010，90 (3)：208-212.

［26］ 刘广志，吉良润一. 水通道蛋白4抗体的检测方法研究进展. 中华神经科杂志，2010，43 (6)：449-450.

［27］ 陆正齐，吕科峰，胡学强，等. 视神经脊髓炎患者头颅磁共振成像特点. 中华神经科杂志，2009，42 (6)：370-374.

［28］ 尤小凡，叶静，李存江，等. 视神经脊髓炎IgG抗体与临床相关性研究. 中华医学杂志，2010，90 (35)：2477-2460.

［29］ 孙慧，叶静，李存江，等. 视神经脊髓炎患者脑损害临床和影像学研究. 中华内科杂志，2011，50 (3)：193-196.

附录　常用评分量表

一、Kurtzke 扩展残疾状况量表

1955 年第一次出版了 Kurtzke 残疾状态量表，1983 年修订并更新为扩展的残疾状况量表（Expanded Disability Status Scale，EDSS）作为评估 MS 进行性残疾的方法。EDSS 是个复合量表，包括锥体系、小脑、脑干、感觉、直肠和膀胱、视觉、大脑和其他功能。0 分是正常，10 分代表由多发性硬化（multiple sclerosis，MS）所致死亡，此量表现已普遍用于 MS 的临床试验。

0：神经系统检查均正常［所有功能系统（functional systems，FS）为 0，但可包括大脑 FS 为 1］

1.0：无伤残，仅有一个 FS 出现轻微异常体征（即任何一项 FS 为 1，但不包括大脑 FS 为 1）

1.5：无伤残，一个以上 FS 出现异常体征（一项以上 FS 为 1，但不包括大脑 FS 为 1）

2.0：一个 FS 出现伤残（仅一项 FS 为 2，其余均为 0 或 1）

2.5：两个 FS 出现轻度伤残（2 项 FS 为 2，其余均为 0 或 1）

3.0：能自由行走；1 项 FS 为 3，其余均为 0 或 1；或 3～4 项 FS 分为 2，其余为 0 或 1

3.5：能自由行走；一项 FS 为 3，1～2 项 FS 为 2；或 2 项 FS 为 3，其余均为 0 或 1；5 项 FS 为 2，其余均为 0 或 1

4.0：能自由行走，每天可活动大约 12h，尽管有相对严重的残疾，能自由连续行走 500m，1 项 FS 为 4，其余为 0 或 1；或没有一项 FS 为 4，但综合的 FS 超过 3.5 的规定条件；可自由连续行走 500m

4.5：能自由行走，并能整日工作，但有相对严重的残废，日常活动间或部分受限，有时需要轻微的帮助，通常一项 FS 为 4，其余均为 0 或 1；或 FS 不到 4，但综合的 FS 超过 4.0 的规定条件；可自由连续行走 300m

5.0：可自由连续行走 200m，伤残程度已严重到限制了日常活动（如在没有特殊的帮助下，难以整日坚持工作）（一项 FS 为 5，其余均为 0 或 1；或 FS 不到 5，但综合的 FS 超过 4.0 的规定条件）

5.5：可自由连续行走 100m，伤残程度已严重到明显限制了日常活动；一项 FS 为 5，其余均为 0 或 1；或 FS 不到 5，但综合的 FS 超过 5.0 的规定条件

6.0：需间断或持续一侧辅助（拐、杖）行走 100m，中途可稍休息；2 项以上 FS 大于 3

6.5：需持续双侧辅助（拐、杖），能一次连续行走 20m（2 项以上 FS 大于 3）

7.0：即使在别人的搀扶下亦不能行走 5m，基本在轮椅上，每天 12h 内能自行驱动手动轮椅；1 项以上 FS 大于 4，有时仅锥体系 FS 为 5

7.5：挪动几步很困难，依赖轮椅，在转移时可能需辅助，可自行驱动标准型轮椅但不能维持整日，可能需马达驱动的轮椅；1 项以上 FS 大于 4

8.0：基本上卧床或限于轮椅，可离床多时；保留许多自理功能，大致上双上肢能有效地照顾自己；几项 FS 大于 4

8.5：多数时间基本上卧床，部分上肢有效运用，保留一些自理功能；几项 FS 大于 4

9.0：卧床，能说话和进食；多数 FS 大于 4

9.5：完全卧床；丧失自解能力，说话和进食均困难；几乎所有 FS 均大于 4

10：死于多发性硬化

＊功能系统

一、锥体系功能

0. 正常

1. 没有残疾的异常体征

2. 轻度残疾

3. 轻度/中度截瘫或偏瘫；或严重的单瘫

4. 明显的截瘫或偏瘫；或中度四肢瘫；完全单瘫

5. 完全截瘫或偏瘫；或明显的四肢瘫

6. 完全四肢瘫

V. 不知道

二、小脑功能

0. 正常

1. 异常体征，无残疾

2. 轻度共济失调

3. 中度躯干和四肢共济失调

4. 严重共济失调，累及四肢

5. 由于共济失调不能进行协调运动

V. 不知道

X. 当因无力（锥体系功能在 3 级或以上时）影响此项检查时，应注明此符号

三、脑干功能

0. 正常

1. 仅有体征

2. 中度眼震或其他轻度伤残

3. 严重的眼震，明显的眼外肌力弱或其他颅神经的中度伤残

4. 明显的构音障碍或其他明显的伤残

5. 不能吞咽或说话

V. 不知道

四、感觉功能

0. 正常

1. 仅在一个或两个肢体有振动觉或图形觉的减退

2. 一个或两个肢体有触觉、痛觉或位置觉的轻度减退，和（或）振动觉中度减退；仅三个或四个肢体振动觉减退

3. 一个或两个肢体有触觉、痛觉或位置觉的中度减退，和（或）实质上振动觉消失；三个或四个肢体触觉或痛觉轻度减退和（或）所有本体感觉中度减退

4. 触觉或痛觉的明显减退或本体觉消失，单独或混合；超过两个肢体的触觉或痛觉中度减退和（或）严重的本体感觉减退

5. 一个或两个肢体感觉消失（实质上），或触觉、痛觉中度减退和（或）头部以下大部分躯体本体感觉消失

6. 头部以下感觉实质上消失

V. 不知道

五、膀胱和直肠功能

0. 正常膀胱功能

1. 轻度排尿延迟、尿急或尿潴留

2. 中度的尿便频、尿便急或尿便潴留或偶有尿失禁

3. 频繁的尿失禁

4. 几乎需要持续的尿管导尿

5. 膀胱功能丧失

6. 膀胱直肠功能丧失

V. 不知道

六、视觉功能（视力为矫正后）

0. 正常

1. 有盲点且视力在 20/30 以上

2. 患眼有盲点且视力为 20/30～20/59

3. 患眼的盲点大，或视野中度变小且其视力范围为 20/60～20/99

4. 患眼的视野明显减小且其视力范围为 20/100～20/200；或第 3 级加上对侧眼的视力不大于 20/60

5. 患眼的视力不大于 20/200；或第 4 级加上对侧眼的视力不大于 20/60

6. 第 5 级加上对侧眼的视力不大于 20/60

X. 被用于以上各级表明存在视盘颞侧苍白

七、大脑（或精神活动）功能

0. 正常

1. 仅有情感改变（不影响残疾状态量表评分）

2. 轻度精神活动减退

3. 中度精神活动减退

4. 明显精神活动减退（慢性大脑综合征-中度）

5. 痴呆或慢性大脑综合征-严重或无能力

V. 不知道

八、其他功能

0. 无

1. 任何其他与多发性硬化有关的神经功能异常（特定）

V. 不知道

二、Scripps 神经功能评定量表

　　Scripps 神经功能评定量表用于 MS 患者的临床评估，作者来自加州 La Jolla 的 Scripps 诊所，测评最高分值为 100 分，最低为- 10 分。

检测参数	损害程度			
	正常	轻度损害	中度损害	重度损害
智能和情绪	10	7	4	0
眼和相关颅神经				
视力	5	3	1	0
视野、视盘、瞳孔	6	4	2	0
眼球运动	5	3	1	0
眼球震颤	5	3	1	0
下组颅神经	5	3	1	0

续表

检测参数	损害程度			
	正常	轻度损害	中度损害	重度损害
运动功能				
右上肢	5	3	1	0
左上肢	5	3	1	0
右下肢	5	3	1	0
左下肢	5	3	1	0
深部腱反射（DTR）				
上肢	4	3	1	0
下肢	4	3	1	0
*巴彬斯基征	4	0	0	0
左侧	2	0	0	0
右侧	2	0	0	0
感觉				
右上肢	3	3	1	0
左上肢	3	3	1	0
右下肢	3	3	1	0
左下肢	3	3	1	0
小脑体征				
上肢	5	3	1	0
下肢	5	3	1	0
步态、躯干和平衡	10	7	4	0
膀胱、直肠、性功能障碍	0	-3	-7	-10

* 巴彬斯基征：每侧缺失定为 2 分，存在则定为 0 分。

三、Hauser 行走指数

Hauser 行走指数直接评估有关行走的病史和观察行走，范围从 0（正常）到 9（轮椅；不能独立转换）

水平	评估
0	无症状，活动完全
1	行走正常，但报告有疲劳可影响体育运动或其他要求的活动
2	异常步态或发作性平衡障碍；被家人和朋友发现有步态异常；在 10s 内能行走 25 英尺（8m）
3	独立行走；在 20s 内可行走 25 英尺（8m）
4	需单侧辅助（手杖或单侧腋杖）行走；在 20s 内可行走 25 英尺（8m）
5	需双侧辅助（手杖、腋杖或步行器），在 20s 内可行走 25 英尺（8m）；或者需单侧辅助但行走 25 英尺（8m）要大于 20s

续表

水平	评估
6	需双侧辅助，行走 25 英尺（8m）要大于 20s，偶用*轮椅
7	双侧辅助时行走步数受限；不能行走 25 英尺（8m）；大多数活动须用*轮椅
8	限于轮椅；能自己独立转换方向
9	限于轮椅；不能自己独立转换方向

　*轮椅使用可决定于生活方式和动机，现认为获 7 分的患者较或 5、6 分者更频繁使用轮椅。然而，5~7 分范围的评估决定于患者行走一给定距离的能力，并非其使用轮椅的程度。

四、剑桥 MS 基本评分

　　剑桥 MS 基本评分量表是一个复合量表包括四项：（a）残疾和损害、（b）复发、（c）进展和（d）残障。每项评分为 1~5。作为一种简单、快速的测验，该量表适合办公室应用。

残疾和损害

　　患者残疾不知晓

1	患者完全独立，无视觉、感觉、括约肌、上肢功能或活动的障碍
2	患者仅有以下症状之一：轻度的疲劳、视物模糊，但能阅读、较轻的感觉症状、较轻的括约肌功能障碍、上肢功能改变或轻度的行走困难
3	患者具有以下症状中的至少一项：频繁或持续地协助患者大小便、明显的视觉症状阻止其阅读、不能应用一侧或两侧上肢、明显疼痛或感觉障碍、行走需要双侧辅助、明显的智力受损
4	患者限于轮椅，或者其他主要的严重限制日常活动的残疾
5	限于床上或所有护理完全依靠他人

复发

　　复发状态不能被分级

1	静止或非复发的疾病模式
2	较基线状态主观上加重但改善或客观上无变化
3	较基线状态主观上加重并且继续恶化
4	作为一个确定的复发，较通常明显恶化
5	严重恶化需要住院并对护理者的依赖增多

进展

　　至今尚不知疾病的自然史

1	除了近来的急性改变外，过去数年临床病情无变化
2	过去数年临床病情无明显恶化
3	在过去数年残疾明显加重
4	在过去数年残疾迅速加重
5	在过去数年呈破坏性进展，如疾病的"恶性形式"

续表

残障

要求患者标出下面的线以获得残障分数

"在生活中的作用"

"您的病情影响您在生活中执行正常作用的能力的严重程度如何？在下面线上的数字作一标记来表示。数字 1 表明您的病情没有影响您的生活作用、职业或维持您家庭的能力。数字 5 表明您的情况使得您完全不能执行任何有益的生活作用、且完全阻止您适应正常的社会作用（如工作能力，在家庭生活中发挥正常作用的能力）。

你可以在线上的任何数字上作一标记

1	2	3	4	5

（刘广志　方丽波）

参 考 文 献

[1] Hauser SL，Dawson DM，Lehrich JR，et al. Intensive immunosuppression in progressive multiple sclerosis. A randomized，three - arm study of high - dose intravenous cyclophosphamide，plasma exchange，and ACTH. N Engl J Med，1983，308（4）：173 - 180.

[2] Kurtzkc JF. Rating neurologic impairment in multiple sclerosis：an expanded disability status scale（EDSS）. Neurolgy，1983，33（11）：1444 - 1452.

[3] Mumford CJ，Compston A. Problems with rating scales for multiple sclerosis：a novel approach - the CAMBS score. J Neurol，1993，240（4）：209 - 215.

[4] Sipe JC，Knobler RL，Braheny SL，et al. A neurologic rating scale（NRS）for use in multiple sclerosis. Neurology，1984，34（10）：1368 - 1372.

后 记

我于 2010 年初获悉北京大学医学出版社批准了本书出版基金的通知后，按照章节内容的要求开始与各位编者联系约稿，得到了积极、热情的响应。数月之后，终于陆续将稿件收齐。在此过程中，我耳瞻目睹了他们为此所付出的辛劳，如郭玉璞和高晶教授就其撰写的视神经脊髓型多发性硬化（OSMS）内容进行了多次讨论，并几易其稿；矫毓娟博士尽管其时在美国 Myao 医学院深造，在百忙之中仍抽出时间就多发性硬化（MS）临床试验的细节问题予以更为详尽的解释，并提出其相应观点。以上的点点滴滴，不胜枚举，无一不透射出诸位编者科学、严谨的态度，使我不论是在专业知识，还是在治学态度上均受益匪浅。

另一方面，在校稿当中我亦产生了一些新的疑惑，带着这些问题，我同包括许贤豪、Jun‐Ichi Kira、Brain Weinshenker 等教授在内的多位专家进行了探讨，对此，他们热情地给予了诸多有益的指导和建议。本着与读者进一步沟通、商榷的态度，就此总结如下：

1. 对于英文文献中"lesion"和"focus"的诠释，查阅现有中文文献多将前者译为"病灶"，而与后者相混淆，对此是否译为"病损"更为准确？

2. 对于 OSMS 亚型的存在与否，以日本 Kira 等为主的学者提出并确定了 OSMS 临床亚型，而以美国 Weinshenker 等为主则坚持认为该亚型仅系复发的视神经脊髓炎（NMO），并将其纳入了 NMO 谱系疾病。在本书中，北京协和医院述及数例临床诊断符合典型 NMO 的患者，经尸检病理却证实为 MS。亦有报道对 NMO 患者经随访后发现其数年后出现了典型 MS 的临床症状，以上事实提出了这样一个问题，即 OSMS 是一疾病单元、NMO 和 MS 的中间过渡型，还是不典型 NMO？对此，今后有必要在我国进行更多的临床和基础研究予以明确。

3. 对于 NMO 与 NMO‐IgG 的关系，自从血清 NMO‐IgG 及其靶抗原水通道蛋白‐4（AQP4）被发现后，在中枢神经系统（CNS）炎性脱髓鞘病研究上起到了很好的推动作用。目前多数倾向于该抗体的检测在 NMO 诊断中具有重要作用，随之进行的部分基础研究也在一定程度上证实了此点。但问题在于：①如果 NMO‐IgG 确系 NMO 的致病因子，其应主要存在于脑脊液而非血清中，脑脊液寡克隆区带应呈阳性且较持久，但事实上并非如此。②有个别报道血清 NMO‐IgG 阳性病人并无视神经和脊髓受累，而仅有脑受累的表现，于是提出"水通道蛋白病（aquaporinopathy）"。③在其他数种自身免疫病患者中亦发现了 AQP4 抗体，包括干燥综合征和系统性红狼疮等，而无视神经和脊髓受累。④有报道提出，AQP4 抗体由外周 B 细胞产生，而后进入 CNS 引起 AQP4 破坏；但 AQP4 抗体如何通过血脑屏障进入 CNS 有待研究证实。因此，若要证明 NMO 是针对 APQ4 主要由体液免疫（即 AQP4 抗体）介导的自身免疫病，则尚需有大量工作要做，包括在病理上与人类 NMO 相似的动物模型等。

4. 关于干扰素 β（IFN‐β）对 NMO 的疗效，以往欧美数项个案和小样本观察报道 IFN‐β 治疗 NMO 无效，甚至加重，但在亚太地区亦有不少有效的报道，究其原因可能系未能做进一步的分层研究（如根据 NMO‐IgG 阳性与否）或样本量偏小所致，对此有必要进行随机、多中心临床观察予以明确。

毫无疑问，以上问题仅为冰山之一角，相信读者在阅毕此书后会有更多的问题浮出水面。所谓仁者见仁，智者见智，该书正是本着提纲挈领、抛砖引玉的目的，旨在进一步加强国内同道对于 MS 的认识，并期望其对此提出更多适合于国情的合理化建议，进一步提高对该病的诊治水平，从而更好地为人民的卫生保健服务。

刘广志

写于 2012 年 4 月 9 日

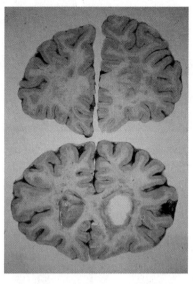

彩图 5-1 脱髓鞘斑的大体图像

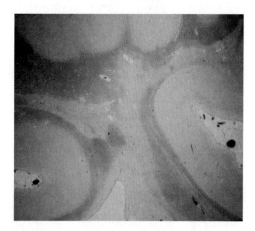

彩图 5-2 镜下脱髓鞘斑块（Weil 染色）

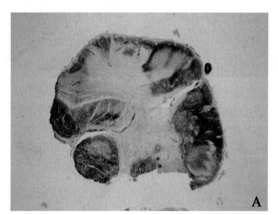

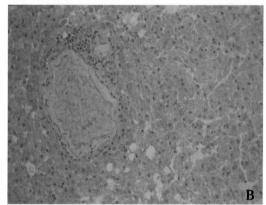

彩图 5-3 MS Marburg 型的病理改变。A. 延髓的弥漫性坏死脱髓鞘病灶。B. 病灶内大量吞噬细胞。

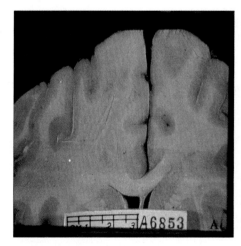

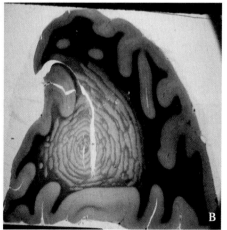

彩图 5-4 Baló 病的大体所见。A. 冠状切面左侧额叶白质同心圆改变。B. 左侧额叶白质切片显示脱髓鞘和髓鞘保留带呈同心圆性病变。

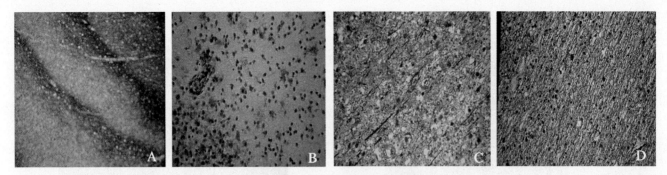

彩图 5-5 Baló 病同心圆性病变镜下所见。A. 脱髓带和髓鞘保留带呈同心圆性改变，Luxol 固蓝（Luxol fast blue，LBF）× 低倍；B. 脱髓带重度吞噬细胞和血管周围淋巴细胞浸润，相对髓鞘保留带细胞浸润轻，HE 染色 × 中倍；C. 相对髓鞘保留带显示部分有髓纤维存在和吞噬细胞，少突胶质细胞脱失，LBF 染色 × 中倍；D. 髓鞘保留带白质纤维保留完整可见少数肥胖型星形细胞。银浸润染色 × 中倍。

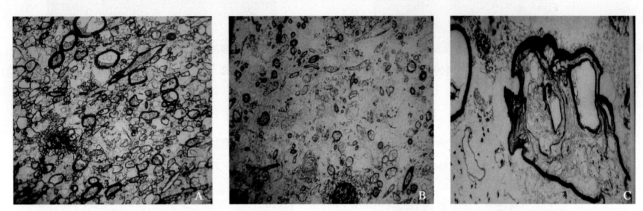

彩图 5-6 Baló 病电镜所见。A. 右侧额叶白质非病变区可见髓鞘保留部分的轴索变化，（3000×）；B. 左侧额叶同心圆脱髓鞘带显示大的髓鞘纤维脱失，仅残留少数薄髓小纤维，（1500×）；C. 大髓纤维髓鞘紊乱，结构变形和小薄髓纤维，（12000×），此区内亦可见吞噬了髓鞘碎片的吞噬细胞。以上图片为本实验对一例尸检标本电镜观察，虽然有些死后改变，但正常区和同心圆病灶区某些成分仍可看出其病理改变。在髓鞘坏变区可见髓鞘崩解破坏、吞噬细胞胞浆内大量破碎髓壳残片和脂肪滴。所谓髓鞘保留区可见髓鞘改变，形态奇特，亦可见到吞噬细胞与正常白质区迥然不同。

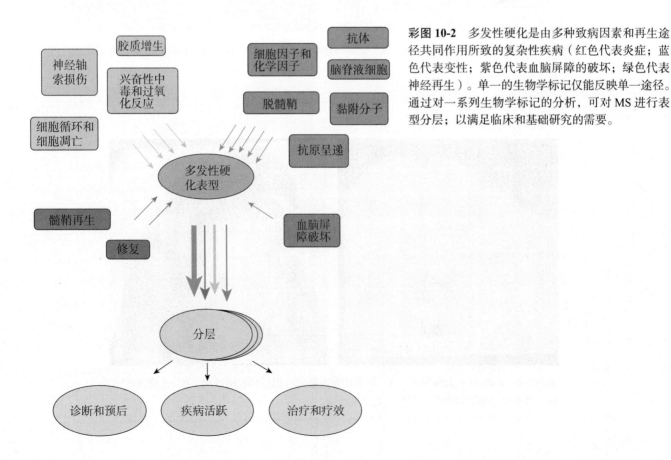

彩图 10-2 多发性硬化是由多种致病因素和再生途径共同作用所致的复杂性疾病（红色代表炎症；蓝色代表变性；紫色代表血脑屏障的破坏；绿色代表神经再生）。单一的生物学标记仅能反映单一途径。通过对一系列生物学标记的分析，可对 MS 进行表型分层；以满足临床和基础研究的需要。